Biochemistry, Molecular Biology, and Genetics

リーバーマン

カラー
コア生化学

著 リーバーマン／ライサー

監訳 近江谷克裕

訳 芦髙恵美子／吉宗一晃

西村書店

This is a translation of

BRS Biochemistry, Molecular Biology, and Genetics
6th Edition

Michael A. Lieberman, PhD
Distinguished Teaching Professor
Department of Molecular Genetics, Biochemistry, and Microbiology
University of Cincinnati College of Medicine
Cincinnati, Ohio USA

Rick Ricer, MD
Professor Emeritus
Department of Family Medicine
University of Cincinnati College of Medicine
Cincinnati, Ohio USA

Copyright © 2014, 2010, 2007, 1999, 1995 Lippincott Williams & Wilkins, a Wolters Kluwer business.
Japanese edition copyright © 2018 Nishimura Co., Ltd.

Published by arrangement with Wolters Kluwer Health, Inc., USA
Wolters Kluwer Health did not participate in the translation of this title and therefore it does not take any
responsibility for the inaccuracy or errors of this translation.

All rights reserved.
Printed and bound in Japan

本書に記載された医薬品の具体的な適応，用法，副作用については，出版時の最新情報に基づき確認するよう
努力を払っていますが，医学は日進月歩で進んでおり，情報は常に変化しています。読者は，薬物の使用にあ
たっては，必ず製薬会社の医薬品情報をご確認ください。著者（監訳者，訳者），ならびに出版社は，本書中
の誤り，省略，および内容について保証するものではありません。また，本書の情報を用いた結果生じたいか
なる不都合に対しても責任を負うことは一切ありません。

訳者より

　本書『カラー　コア生化学』は，*BRS Biochemistry, Molecular Biology, and Genetics*, 6th ed. を翻訳したものである。原著は，そのまえがきにもあるように，USMLE（米国医師免許試験）ステップ1や生命科学を学ぶ学生の試験準備に対応するよう執筆されているため，光合成などの植物の生化学に関わる記載はない。しかし，生命科学を学ぶ学生たちが，短時間で生化学の全体像，生命を支える物質の体内での流れ，および各々の物質の役割を学ぶには最良の教科書である。

　さらに本書のユニークさは，簡潔明瞭に生化学の基礎を学べるだけでなく，ひとつの病気に対して，いろいろな角度から考察できる点にある。たとえば糖尿病に関する記述は，第1章では食餌から得られる燃料分子の代謝という観点から，第4章ではシグナル伝達という観点から，第6章では糖代謝という観点から，また第9章では体の組織という観点から取り上げられている。このような従来にない本書のユニークさは，生命科学を学ぶすべての人にとって大いに役立つものとなるだろう。本書の著者たちに大いに敬意を表したい。

監訳者　近江谷克裕
訳　者　芦髙恵美子
　　　　吉宗一晃

まえがき

　本書，*BRS*（*Board Review Series*）*Biochemistry, Molecular Biology, and Genetics*, 6th ed. は，USMLE（米国医師免許試験）ステップ1を受験する学生や，生命科学を学ぶ学生の試験準備に役立つよう執筆されている。生化学の基本的な内容は，人体の生理機能と関連づけて説明されると，どんな細かな事項でも覚えやすいものである。よって本書では，このことをふまえつつ，生化学の基礎的事項を総合的に，かつ簡潔に組み立て，わかりやすい図とともに紹介した。

　本書は単に試験対策だけを目標としたものではない。将来，医療にかかわることになった読者が，患者の悩みを知る上で欠かせない基礎，すなわち生化学の考え方を，基礎医学，臨床医学の現場で役立てられるよう期待している。

　最後に，第10章「ヒトの遺伝学」を丁寧に査読いただいた Anil Menon 博士に感謝申し上げる。また，本書の編集担当 Stacey Sebring にも大いに感謝する。

M. A. リーバーマン

R. ライサー

■本書の使い方■

　医学や生命科学を専攻する学生ならだれもが実感するように，どの科目についても，学習し復習する時間は常に足りないものである。そこで本書は，読者が必要に応じて，あるいは短時間で効率良く復習できるよう，全体を簡潔にまとめることを心がけた。

　各章の冒頭で，その章の学習目的を明確に説明し，そのあとの「概説」で，章内で取り上げる具体的な事項を箇条書きにして示した。要点がコンパクトにまとまった，この「概説」は，あとでここだけ見返しても，生化学の基礎的事柄や考え方を整理する助けになるはずである。

　本文中に適宜挿入されている「臨床との関連」は，臨床現場での診察や医療行為に生化学的な知識による裏づけを与えたものである。読者は，本書で学ぶ知識が臨床現場で役立つことを，このコーナーで実感することができるであろう。

　本書を何度も読み返し，上手に活用することによって，読者は本当に必要な事項，忘れやすい事項などを効率的に確認できるはずである。

目　次

訳者より　iii

まえがき／本書の使い方　iv

第1章　燃料分子の代謝と栄養の基本　　1

I．燃料分子の代謝と食餌成分　1

II．摂食時　4

III．空腹時・絶食時　6

IV．長期の絶食（飢餓）　7

第2章　生化学の基本——有機化学，酸・塩基化学，アミノ酸，タンパク質の構造と機能，酵素反応　　9

I．生化学に必要な有機化学の基礎知識　9

II．酸・塩基・緩衝液　10

III．アミノ酸とペプチド結合　11

IV．タンパク質の構造　15

V．酵　素　21

第3章　遺伝子の発現（転写），タンパク質合成（翻訳），遺伝子発現制御　　25

I．核酸の構造　25

II．DNA 合成（複製）　30

III．RNA 合成（転写）　36

IV．タンパク質合成（mRNA の翻訳）　40

V．タンパク質合成の調節　45

VI．組換え DNA と医療　54

第4章　細胞生物学，シグナル伝達，がんの分子生物学　62

Ⅰ. 細胞の区画化：細胞生物学と生化学　63
Ⅱ. 化学伝達物質による細胞シグナル伝達　68
Ⅲ. がんの分子生物学　76
Ⅳ. がんとアポトーシス　81
Ⅴ. がんは複数の変異を必要とする　82
Ⅵ. ウイルスとヒトのがん　82

第5章　燃料分子からの ATP 産生と酸素毒性　83

Ⅰ. 生体エネルギー論　83
Ⅱ. アデノシン三リン酸（ATP）の特性　85
Ⅲ. 電子運搬体とビタミン　86
Ⅳ. TCA サイクル　90
Ⅴ. 電子伝達系と酸化的リン酸化　95
Ⅵ. 酸素毒性とフリーラジカルによる損傷　99

第6章　糖代謝　104

Ⅰ. 糖（炭水化物）の構造　104
Ⅱ. プロテオグリカン，糖タンパク質，糖脂質　107
Ⅲ. 糖（炭水化物）の消化　110
Ⅳ. グリコーゲンの構造と代謝　112
Ⅴ. 解糖系　117
Ⅵ. 糖新生　124
Ⅶ. フルクトースとガラクトースの代謝　129
Ⅷ. ペントースリン酸経路　131
Ⅸ. 血中グルコース濃度の維持　134

第7章　脂質およびエタノール代謝　138

Ⅰ. 脂質の構造　138
Ⅱ. 膜　141
Ⅲ. トリアシルグリセロールの消化　143
Ⅳ. 脂肪酸とトリアシルグリセロールの合成　145
Ⅴ. 脂肪組織における貯蔵トリアシルグリセロールの合成　149

目 次　vii

VI. コレステロールと胆汁酸塩の代謝　150

VII. 血中リポタンパク質　153

VIII. 脂肪組織のトリアシルグリセロールのゆくえ　157

IX. 脂肪酸酸化　158

X. ケトン体の合成と利用　162

XI. リン脂質とスフィンゴ脂質の代謝　164

XII. エイコサノイドの代謝　167

XIII. エタノールの代謝　168

第8章　窒素代謝──アミノ酸，プリン，ピリミジン，アミノ酸代謝産物　172

I. タンパク質の分解とアミノ酸の吸収　173

II. アミノ酸窒素の付加と除去　174

III. 尿素サイクル　176

IV. アミノ酸の合成と分解　179

V. アミノ酸代謝における組織間の相互関係　185

VI. テトラヒドロ葉酸，ビタミンB_{12}，S-アデノシルメチオニン　189

VII. アミノ酸に由来する特殊生成物　193

第9章　分子内分泌学と組織代謝の概要　202

I. ホルモンの合成　202

II. ホルモン作用の一般的なメカニズム　205

III. ホルモンレベルの調節　205

IV. 特定のホルモンの作用　206

V. 組織の生化学的機能　214

第10章　ヒトの遺伝学　223

I. メンデルの遺伝の様式　223

II. 遺伝子　224

III. 変異　225

IV. 遺伝の形態　225

V. 遺伝様式　229

VI. 細胞遺伝学　229

VII. 集団遺伝学　233

Ⅷ. 多因子疾患（複雑形質）　234

Ⅸ. トリプレットリピート（３塩基繰返し）伸長　234

Ⅹ. インプリンティング（刷込み）　235

Ⅺ. 腫瘍抑制の遺伝学　236

和文索引　238

欧文索引　246

第1章

燃料分子の代謝と栄養の基本

　この章では栄養の基本を説明する。対象は例えば，人気のダイエット法を用いて減量に励む人，糖尿病食を摂る患者，栄養情報を理解しない患者，食欲不振の患者，慢性疾患の患者や吸収障害の問題を抱える患者などである。また，例えば，要介護の高齢者，臓器障害の終末期患者，あるいは静脈栄養や経管栄養を行う入院患者の適切な食事法の指導にも役立つだろう。燃料分子の代謝の基本を学ぶことは，正常なヒトの機能を学ぶ上でとても重要であり，燃料分子の代謝の異常を理解することは，多種多様な疾患の診断，処置を可能にする。

概　説

■ 主な燃料分子——糖質（炭水化物），脂質，タンパク質——は食餌から摂取され，体内の燃料分子貯蔵庫に蓄えられる。

■ 食後には，摂取した燃料分子は身体のエネルギー要求を満たすために使われるが，余分な燃料分子はグリコーゲンまたはトリアシルグリセロールとして貯蔵される。

■ 食間や朝食前の空腹時には，貯蔵燃料は次の食事までに必要とされるエネルギーとなる。

■ 絶食が長期化し飢餓状態になると，長時間生き延びるのに適応するよう，生体内での貯蔵燃料分子の使われ方が変わる。

■ 摂食時には血中インスリン濃度が上昇し燃料分子の貯蔵を促進するが，一方，空腹時にはグルカゴン濃度が増加し燃料分子の放出を促進する。

I. 燃料分子の代謝と食餌成分

● 糖質（炭水化物），脂質，タンパク質は体内の主な燃料分子であり，食餌から得られる。消化，吸収の後，燃料分子群はエネルギーを産生するため酸化される。

● 身体がすぐに必要とする以上に摂取した燃料分子は，主に脂肪，一部はグリコーゲン（炭水化物の貯蔵分子）として貯蔵される。必要に応じ，身体を構成するタンパク質も燃料分子として使われる。

● 各個体の1日のエネルギー消費量（DEE）は，基礎代謝率（BMR）と物理的活動に必要なエネルギーの和である。

● エネルギーの需要を満たすほかに，食餌は身体の構成成分を合成するための前駆体分子として使われ，また，体内で合成できない必須成分を供給する。必須成分には，必須脂肪酸，必須アミノ酸，酵素の補因子としてはたらくビタミン，ミネラル（無機栄養素）などがある。

A. 燃料分子

　体内で燃料分子が代謝されると熱が発生し，アデノシン三リン酸（adenosine triphosphate：ATP）が合成される。

① 燃料分子を CO_2 と H_2O に酸化する時にエネルギーが発生する。

　a. 炭水化物（糖質）からは約4 kcal/g が発生する。

　b. タンパク質からは約4 kcal/g が発生する。

　c. 脂質からは約9 kcal/g が発生する。

　d. いろいろな食品に含まれるアルコールからは約7 kcal/g が発生する。

② 医師や栄養士は kcal（キロカロリー）を Cal（カロリー）ということが多い。

③ 燃料分子の酸化で発生する熱は，体温維持に使われる。

④ 燃料分子の酸化に伴って合成される ATP は，生化学反応，筋収縮，その他のエネルギーを必要とするプロセスで使われる。

表 1.1 平均的成人男性（体重 70 kg）の朝食前（1 夜絶食後）の燃料分子の組成

燃料分子	重量 (kg)	全カロリーに対する割合（%）
グリコーゲン		
筋	0.15	0.4
肝	0.08	0.2
タンパク質	6	14.4
トリグリセリド（トリアシルグリセロール）	15	85

表 1.2 BMI（肥満度指数）の判定基準（WHO 基準）

分類	BMI (kg/m^2)
低体重	<18.50
普通体重	18.50〜24.99
太りすぎ	>25.00
過体重	25.00〜29.99
肥満	≧30.00
Ⅰ度肥満	30.00〜34.99
Ⅱ度肥満	35.00〜39.99
Ⅲ度肥満	≧40.00

B. 体内貯蔵燃料分子の組成（表 1.1）

① トリアシルグリセロール（triacylglycerol，別名：トリグリセリド triglyceride）

  a. 脂肪組織のトリアシルグリセロールは身体の主要な貯蔵燃料分子である。

  b. 脂肪組織は非常に効率よく燃料分子を貯蔵する。水分は 15% 以下で，他の組織よりも g（グラム）あたりのカロリー貯蔵量が多い（筋肉組織の水分は 80% 以上）。

② グリコーゲン（glycogen）は貯蔵庫としては小さいが，非常に重要である。

  a. 肝グリコーゲンは空腹時（絶食初期）に血中グルコース（血糖）を維持するのに使われる。

  b. 筋グリコーゲンは筋収縮に使われる。どんな状況下でも，筋グリコーゲンは血中グルコース濃度の維持には使われない。

③ タンパク質は燃料源以外としても使われるので，一定量までしか分解されない。

  a. 全身のタンパク質は約 1/3 までは分解可能である。

  b. エネルギー供給のためタンパク質の酸化が進み続けると，身体機能は著しい障害を受ける。

C. 1 日のエネルギー消費量（DEE）

1 日のエネルギー消費量（daily energy expenditure：DEE）は 1 日に必要なエネルギー量である。

① 基礎代謝率（basal metabolic rate：BMR）は，12 時間以上絶食状態で寝て，目覚めた後の安静時に使われる，1 日のエネルギー量である。大まかに BMR を見積もれば，以下のようになる。

$$ヒトの 1 日の BMR = 24 \, kcal/kg \, 体重$$

② 食餌由来の生熱作用（diet-induced thermogenesis：DIT）は食物を消化，吸収する時に起こる代謝率の増加をさす。この値は全エネルギーの 10% 以下であり，正確な値は知られていないので無視することもある。

③ 運動などの物理的な活動量

  a. 運動などの物理的な活動量を DEE に加えなければならない。例えば，歩行なら 5 kcal/分，ランニングなら 20 kcal/分となる。

  b. 事務職などのデスクワークなら BMR の 30% を，もっと活動が多い場合は BMR の 50% を加える。

臨床との関連

　甲状腺で産生する甲状腺ホルモンは，個体の BMR に大きな影響を与える。**甲状腺機能亢進症**(hyperthyroidism)の中でも最も有名な**グレーブス（Graves）病**では，身体がつくる抗体が甲状腺を刺激し，**過剰に甲状腺ホルモン**を合成する。その結果，BMR は増加し，症状として甲状腺肥大，眼球突出，興奮，震え，心悸亢進（動悸），呼吸増加や体重減少があらわれる。また，**甲状腺機能低下症**（hypothyroidism）では**甲状腺ホルモンが減少**する。このため BMR が減少し，声帯と皮下組織にムコ多糖が蓄積，症状として無気力，皮膚乾燥（ドライスキン），しわがれ声，記憶力の低下や体重増加が現れる。

D. 肥満度指数（BMI）

　肥満度指数（Body Mass Index：BMI）は健康な身体の体重を規定する。

① BMI はヒトの体重（kg）を身長（m）の 2 乗で割った値で定義される。

$$BMI = kg/m^2$$

② 表 1.2 に BMI の判定基準を示す（WHO 基準）。

臨床との関連

　BMI の異常に関わる疾患は多く，そのいくつかはライフスタイルの変化による。その中でも肥満（obesity）は高血圧（hypertension），心血管疾患（cardiovascular disease），**2型糖尿病**（type 2 diabetes mellitus：type 2 DM）などを引き起こす。治療はライフスタイルの改善，特に食餌量を減らし運動を増やすことが重要である。2型糖尿病はインスリンに対する細胞の応答性の低下により引き起こされる。最初，インスリン産生は正常か，正常よりいくぶん高い程度である。**神経性食欲不振症（拒食症** anorexia nervosa）は自己誘導的な体重減少である。自分は太っている，という思い込みにたびたび悩む女性に多い。それはむしろ行動科学の問題であり，患者は減量への脅迫観念にとりつかれている。**食欲異常亢進症（過食症** bulimia）の患者は過食しても，**自己嘔吐**によって体重増加を抑える。

E. そのほか，正常成人が必要とする燃料分子と量

1 脂質
  a. 脂肪は総カロリーの 20〜35% となるよう摂取すべきであり，そのうち 10% 以下が飽和脂肪酸であることが望ましい。
  b. **コレステロール**は 1 日 300 mg 以上摂取しないこと，特にアテローム（粥状）硬化症の患者は 1 日 200 mg 以下にすべきである。
  c. **リノール酸**（linoleic acid）や**α-リノレン酸**（α-linolenic acid）などの**必須脂肪酸**は，アラキドン酸やエイコサペンタエン酸（eicosapentaenoic acid：EPA）などのプロスタグランジンや他の**エイコサノイド**（eicosanoid）の合成に必要な多不飽和脂肪酸の前駆体である。多くの必須脂肪酸は魚油に多く含まれている。

2 食餌中のタンパク質
  食餌中のタンパク質の必要量は 1 日 0.8 g/kg 体重が目安である。食餌中のタンパク質には高品質と低品質がある，高品質タンパク質群には必須アミノ酸が多く含まれ，豆，鶏肉や魚に多く含まれている。一方，低品質タンパク質群は多くの野菜に含まれ，ヒトの食餌に必要な必須アミノ酸が不足する。

臨床との関連

  多くのダイエット法の中に**高タンパク質ダイエット**（high-protein diet）がある。高タンパク質ダイエットは低カロリーではあるが食餌由来のタンパク質の必須アミノ酸が不足し，**低生物価**（吸収されたタンパク質由来の窒素に対して，体に保持された窒素の比）となり，**負の窒素バランス**となる。そのためアミノ酸から糖をつくるために体内タンパク質が分解される。これによって心筋が減少すれば死にいたる。またタンパク質の生物価が高くてもアンモニアと尿素の濃度が上がり，腎臓への負担が増す。果物と野菜が不足するのでビタ

ミンの欠乏も起こりやすい。

  a. **必須アミノ酸**
  1）体内で合成できない 9 種アミノ酸は，体内のタンパク質合成に必要なので必ず食餌に含めることが必要である。必須アミノ酸は**ヒスチジン**（histidine），**イソロイシン**（isoleucine），**ロイシン**（leucine）**リシン**（lysine），**メチオニン**（methionine），**フェニルアラニン**（phenylalanine），**トレオニン**（threonine），**トリプトファン**（tryptophan），**バリン**（valine）である。
  2）ヒスチジンの必要量はわずかだが，小児，妊婦，回復期の患者などでは**多量**に必要である。
  3）**アルギニン**（arginine）の体内合成量は限られているので，**成長期**には食餌で摂取することが必要である。

  b. **窒素バランス**
  1）**食餌中のタンパク質群**には約 16% の窒素（nitrogen）が含まれ，これが身体の窒素源となる。
  2）タンパク質は体内で絶えず合成・分解される。
  3）アミノ酸が酸化されると窒素は**尿素**（urea）となり，腎臓から排泄される。アミノ酸からつくられる他の窒素化合物（**尿酸** uric acid，**ク**レアチニン creatinine，NH_4^+）も腎臓から排泄される。
  4）健康な成人では**窒素バランス**が正常であり，体内のタンパク質の**分解量**と新しいタンパク質の**合成量**が等しい。
  5）体内のタンパク質の分解量が合成量を上回れば**負の窒素バランス**になり，摂取窒素量より排泄窒素量が多くなる。これは摂取したタンパク質量が適切でない，あるいは必須アミノ酸が欠乏していることによる。
  6）体内のタンパク質の合成量が分解量を上回れば**正の窒素バランス**となり，排泄窒素量より摂取窒素量が多くなる。これは成長期や新組織の合成時に起こる。

3 炭水化物
  a. 炭水化物は食餌に必ずしも必要ではない。なぜなら体内ではアミノ酸の炭素から，必要とするすべての炭水化物を合成できるからである。
  b. 健康的な食餌は総カロリーの 45〜65% を炭水化物で摂取するのが望ましい。

4 ビタミンとミネラル（無機栄養素）
  a. 食餌には**ビタミンとミネラル**が必要である。そ

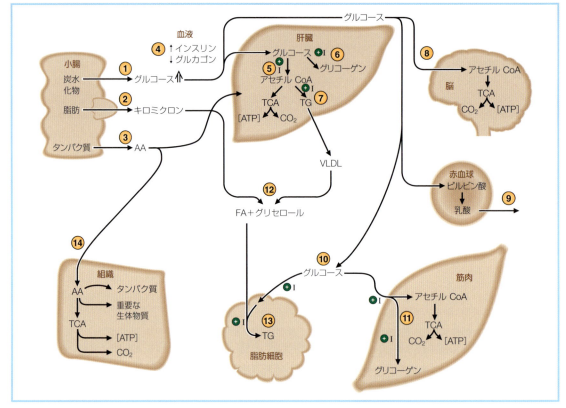

図 1.1 摂食時
丸囲み番号は体内で起こるおよその順序を示す。　AA＝アミノ酸，ATP＝アデノシン三リン酸，FA＝脂肪酸，I＝インスリン，TCA＝TCA サイクル，TG＝トリアシルグリセロール，VLDL＝超低密度リポタンパク質，⊕＝促進効果

の多くは**酵素の補因子**としてはたらく。
b. 多量に必要な**ミネラル**としては骨の形成に必要な**カルシウム**（calcium）や**リン酸塩**（phosphate）がある。微量に要求されるミネラルとしてはヘムの成分となる**鉄**（iron）がある。

II. 摂食時 （図1.1）

- 食餌中の炭水化物は消化によって分解され，単糖分子，主にグルコースを生じ，血液に入る。グルコースはいろいろな組織でエネルギー源として酸化されるが，肝臓や筋肉ではグリコーゲンとして貯蔵される。肝臓ではグルコースはトリアシルグリセロールにも変換され，超低密度リポタンパク質（VLDL）に詰め込まれ，血液に放出される。VLDL の脂肪酸は脂肪組織に吸収される。
- 食餌中の脂肪（トリアシルグリセロール）は脂肪酸と 2-モノアシルグリセロール（2-モノグリセリド）に分解される。分解物は小腸上皮細胞でトリアシルグリセロールに再合成され，キロミクロンに詰め込まれ，リンパ球を経て血液に入る。キロミクロンの脂肪酸は脂肪組織でトリアシルグリセロールとして貯蔵される。食餌中のコレステロールは小腸上皮細胞に吸収され，食餌中のトリアシルグリセロールと同じ流れをたどる。
- 食餌中のタンパク質群はアミノ酸に分解され，血液に吸収される。アミノ酸は各組織でタンパク質合成や窒素化合物（プリン，ヘム，クレアチン，エピネフリンなど）の合成に使われ，また，エネルギー源として酸化される。

A. 消化と吸収

1 炭水化物

a. 植物の**貯蔵炭水化物**であるデンプン（starch）は，主な食餌中の炭水化物である。
　1) 口内では**唾液 α-アミラーゼ**（α-amylase），小腸では**膵 α-アミラーゼ**がデンプンを二糖とオリゴ糖に分解する。
　2) **マルターゼ**（maltase），**イソマルターゼ**（isomaltase）活性をもつ酵素が小腸上皮細胞表面の複合体として存在する。この作用で，デンプンは完全にグルコースになる。

b. 摂取した二糖である**スクロース**（ショ糖 sucrose）と**ラクトース**（乳糖 lactose）は小腸上皮細胞表層で複合体を構成する酵素により分解される。

1) **スクラーゼ**（sucrase）はスクロースを**フルクトース**（果糖 fructose）と**グルコース**（glucose）に分解する。

2) **ラクターゼ**（lactase）はラクトースをグルコースと**ガラクトース**（galactose）に分解する。

c. **単糖**（主にグルコース，わずかな**フルクトース**と**ガラクトース**）は小腸上皮細胞に吸収され血液に入る。

2 脂肪

a. **トリアシルグリセロール**は主な食餌中の脂質成分である。植物や動物の貯蔵脂肪として食物となる。

b. トリアシルグリセロールは小腸で**胆汁酸塩**（bile salt）により**エマルジョン化**（乳化）され，**膵リパーゼ**（pancreatic lipase）により **2-モノアシルグリセロール**と**脂肪酸**に加水分解される。分解物は胆汁酸塩で可溶化され，ミセルに詰め込まれて小腸上皮細胞に吸収され，**トリアシルグリセロール**に再合成される。

3 タンパク質

a. タンパク質は，まず胃で**ペプシン**（pepsin）により**消化**され，小腸で一連の酵素作用を受ける。

1) 膵臓が産生する**トリプシン**（trypsin），**キモトリプシン**（chymotrypsin），**エラスターゼ**（elastase），**カルボキシペプチダーゼ**（carboxypeptidase）は小腸内腔ではたらく。

2) **アミノペプチダーゼ**（aminopeptidase），**ジペプチダーゼ**（dipeptidase），**トリペプチダーゼ**（tripeptidase）は小腸上皮細胞付近ではたらく。

b. タンパク質は最終的に**アミノ酸混合物**に分解されて小腸上皮細胞に入る。一部の**アミノ酸**はここで代謝され，残りは血液に入る。

臨床との関連

　嚢胞性線維症（cystic fibrosis）は，頻度の高い致死的な遺伝病で，アメリカの白人に多い。**塩化物イオン**（Cl⁻）**チャネル**を形成するタンパク質に**欠陥**があり，エクリン腺（漏出分泌物），外分泌腺の機能が障害を受ける。肺疾患，膵臓機能不全を伴うことが多い。食物中の，特に脂肪とタンパク質の消化が不完全となり，**栄養失調**にいたる。**非熱帯性スプルー**（nontropical sprue）または成人脂肪便症（adult celiac disease）は，穀物中のタンパク質グルテンに対する応答が引き起こす。小腸上皮細胞がダメージを受け，**吸収不全**にいたる。一般的な症状は脂肪便，下痢，体重減少などである。

B. 血液中の消化産物

1 消化産物が血液に入ると**ホルモン濃度が変化**する。

a. 主に**血中グルコース濃度**が上がれば**インスリン濃度は上昇**，血中アミノ酸濃度が上がっても少し上昇する。

b. 血中グルコース濃度の上昇で**グルカゴン濃度**は**低下**するが，血中アミノ酸濃度の上昇では上がる。全体として，炭水化物，脂肪，タンパク質の混合食を摂取した後では，血中グルカゴン濃度は一定であるか，わずかに下がる。

2 グルコースとアミノ酸は小腸上皮細胞を出て，門脈から**肝臓**に入る。

臨床との関連

　1型糖尿病（type 1 diabetes mellitus：type 1 DM）では，血中グルコース濃度を適切に維持することが難しい。主に自己免疫疾患が原因で膵島 β 細胞が破壊されるため，インスリン濃度が極度に低下する。インスリン治療薬が出回る前は，1型糖尿病患者の代謝は飢餓状態と同じで，食後もインスリンが上がらず，燃料分子は貯蔵されない。そのため，筋タンパク質や脂肪組織のトリアシルグリセロールが分解され，肝臓はグルコースとケトン体を合成するので，過剰量は腎臓から排泄される。体重は減少し，若年で死にいたる。インスリンが使えるようになり，代謝障害はある程度は治療できるようになってきている。

C. 摂食時のグルコースの流れ

1 **肝臓におけるグルコースの流れ**：肝細胞はグルコースを酸化するか，グリコーゲンやトリアシルグリセロールに変える。

a. グルコースは肝臓のエネルギー状態に応じて CO_2 と H_2O に酸化される。

b. 余分なグルコースは肝臓の**グリコーゲン**として貯蔵され，空腹時の血糖値の維持に用いられる。

c. 余分なグルコースは脂肪酸とグリセロールに変換されるほか，トリアシルグリセロールにも合成され，**超低密度リポタンパク質**（very low density lipoprotein：VLDL）として肝臓から血液に放出される。

2 **肝臓以外でのグルコースの流れ**

a. **脳**はエネルギーの需要をグルコースに依存，CO_2 と H_2O に酸化して ATP を産生する。

b. ミトコンドリアのない**赤血球**では，グルコースは**ピルビン酸と乳酸**に分解され，血球に放出される。

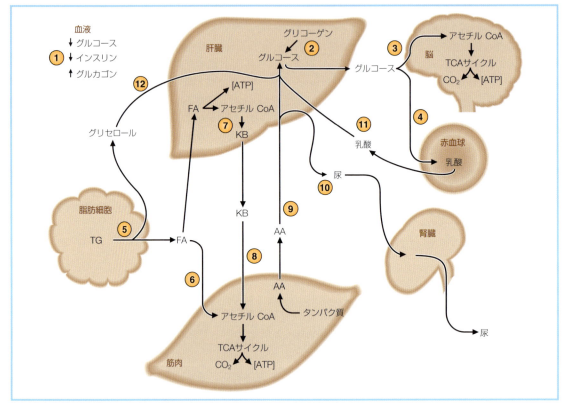

図 1.2 空腹時（基底状態）：1 夜絶食（12 時間）後の状態
丸囲み番号は体内で起こるおよその順序を示す。　AA＝アミノ酸，ATP＝アデノシン三リン酸，FA＝脂肪酸，KB＝ケトン体，TG＝トリアシルグリセロール

 c. 筋細胞はインスリンで促進される輸送系によりグルコースを取り込み，CO_2 と H_2O に酸化して筋収縮に必要な ATP を産生，また，収縮エネルギーを供給するためのグリコーゲンを貯蔵する。
 d. 脂肪細胞はインスリンで促進される輸送系によりグルコースを取り込み，グルコースを酸化しエネルギーを産生，さらにグリセロール部分に変換され貯蔵するトリアシルグリセロールを産生する。

D. 摂食時のリポタンパク質の流れ

① 食餌由来のキロミクロン（chylomicron）と肝臓でつくられた VLDL に含まれるトリアシルグリセロールは毛細血管でリポプロテインリパーゼ（lipoprotein lipase）によって脂肪酸とグリセロールに加水分解される。
② 脂肪酸（fatty acid）は脂肪組織に取り込まれ，トリアシルグリセロールに変換後，貯蔵される。

E. 摂食時のアミノ酸の流れ

食餌中のタンパク質のアミノ酸は細胞内に入った後，
① mRNA の指令のもと，リボソーム上でタンパク質合成に使われる。タンパク質は常に合成，分解される。
② ヘム，ホスホクレアチン（クレアチンリン酸），エピネフリン，DNA や RNA の塩基などの窒素化合物の合成に使われる。
③ 酸化されて ATP を産生する。

III. 空腹時・絶食時（図 1.2）

● 食後，時間の経過とともに血糖値が低下すると，インスリン濃度も下がり，一方，グルカゴン濃度が上昇，貯蔵燃料分子が血中に放出される。
● 肝臓はグルコースとケトン体を血液に供給する。肝臓はグルコース濃度をグリコーゲン分解と糖新生（乳酸，ピルビン酸，アミノ酸からグルコースを合成）で一定に保ち，脂肪組織から供給される脂肪酸からケトン体をつくる。正常人の血糖値は 80〜100

mg/dL であるが，**低血糖症**（hypoglycemia）では，それより減少，**高血糖症**（hyperglycemia）では上昇する。

● 脂肪組織は貯蔵トリアシルグリセロールから脂肪酸とグリセロールを遊離する。脂肪酸は肝臓以外の組織では CO_2 と H_2O に酸化され，肝臓ではケトン体に変換される。グリセロールは糖新生に使われる。健常人のトリグリセリドは<150 mg/dL であるが，**高脂血症**（hyperlipidemia）では血中脂質濃度が上昇する。

● 筋肉はアミノ酸を放出する。アミノ酸の炭素は肝臓で糖新生に使われ，窒素は尿素に変換される。

A. 空腹時（絶食時）の肝臓

肝臓は**グルコース**と**ケトン体**をつくって血液に放出し，他の組織の栄養のエネルギー源を供給する。

❶ 肝臓によるグルコース産生：肝臓は主に**血糖値を維持**する。脳，赤血球などの細胞は特に**グルコース**を必要とする。脳はグルコースを CO_2 と H_2O に酸化し，赤血球はグルコースをピルビン酸と乳酸に分解する。

　a. **グリコーゲン分解**：食後2～3時間くらいで肝臓は貯蔵グリコーゲンの分解を始め，グルコースを血中に放出する。グルコースは組織に取り込まれ，酸化される。

　b. **糖新生**

　1）絶食4～6時間ほど後に肝臓は**糖新生**（gluconeogenesis）を始める。30時間以内に肝臓の貯蔵グリコーゲンが底をつき，主に糖新生だけで血糖値を維持する。

　2）糖新生の炭素源は以下の通り：

　　a）**乳酸**：赤血球でつくられるか，筋肉運動で生成する。

　　b）**グリセロール**：脂肪組織のトリアシルグリセロールを分解して生成する。

　　c）**アミノ酸**：特にアラニンは筋タンパク質から生成する。

　　d）**プロピオン酸**：奇数炭素脂肪酸の分解で生成するが，少量である。

❷ 肝臓によるケトン体の産生

　a. グルカゴン濃度が上がると，脂肪組織は貯蔵トリアシルグリセロールを脂肪酸とグリセロールに分解し，血液に放出する。

　b. β 酸化により肝臓は脂肪酸をアセチル CoA に変換する。

　c. 肝臓は**アセチル CoA**（acetyl CoA）から**ケトン体**，**アセト酢酸**（acetoacetate）と**3-ヒドロキ**

シ**酪酸**（β-hydroxybutyrate）を合成する。肝臓はケトン体を酸化できず血液に放出する。

> ### 臨床との関連
>
> **静脈からの栄養補給**（intravenous feeding）：患者の静脈に 5 g/dL のグルコース溶液を注入することがあるが，短期間に限定されるべきである。この溶液には必須脂肪酸やアミノ酸が含まれず，必要な熱量を得るだけの分量を注入することは不可能である。ただし，非経口栄養補給液なら，長時間の注入が可能である。

B. 空腹時（絶食時）の脂肪組織

❶ グルカゴン濃度が上がると脂肪組織の**貯蔵トリアシルグリセロール**が動員される。肝臓は脂肪酸をケトン体に変え，グリセロールからグルコースをつくる。

❷ 筋肉などの組織は脂肪酸を CO_2 と H_2O に酸化する。

C. 空腹時（絶食時）の筋肉

❶ 筋タンパク質の分解

　a. 絶食中，筋タンパク質が分解してアミノ酸を生成，その一部は筋肉で代謝され，主に**アラニン**（alanine），**グルタミン**（glutamine）は血液中に放出される。

　b. 腸管や腎臓などの組織はグルタミンを代謝する。

　c. タンパク質の分解産物，主に**アラニン**や**グルタミン**は肝臓に運ばれ，炭素はグルコースに合成され，窒素は尿素になる。

❷ 脂肪酸とケトン体の酸化

　a. **絶食中**の筋肉は，脂肪組織から放出された脂肪酸と，肝臓でつくられるケトン体を酸化する。

　b. **運動中**の筋肉は，自分の貯蔵グリコーゲンと，血液から供給されたグルコース，脂肪酸，ケトン体を使う。

IV. 長期の絶食（飢餓）

● **飢餓**（長期の絶食）状態では，筋肉はケトン体の使用を減らす。結果，血中のケトン体濃度は上がり，脳がエネルギーとして使う。そこで脳のグルコース要求が減り，糖新生も遅くなって，筋タンパク質の分解が節約される。これが起こるのは，絶食3～5日後のことである。

● このように各組織での燃料分子の使い方が変わる

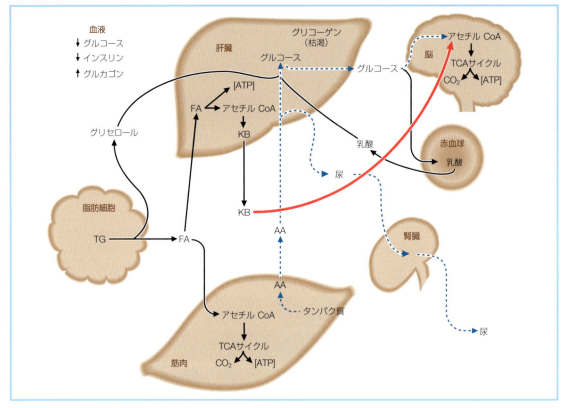

図1.3　飢餓時：絶食（3～5日間）後の状態
青の点線は基底状態より減少する経路を，赤線は増加する経路を示す．　AA＝アミノ酸，ATP＝アデノシン三リン酸，FA＝脂肪酸，KB＝ケトン体，TG＝トリアシルグリセロール

と，食物なしでも長期生存できるようになる．

A. 飢餓時の代謝様式の変化（図1.3）

　絶食3～5日で飢餓状態となり，貯蔵燃料分子の使い方が変わる．
① 筋肉はケトン体の使用を減らし，エネルギー源として主に脂肪酸を酸化する．
② 筋肉による消費が減れば，血中ケトン体濃度が上昇する．
③ 脳はエネルギー源としてケトン体を酸化する．グルコースは，なお脳の主要なエネルギー源であるが，消費は減る．
④ 肝臓の糖新生は減少する．
⑤ 筋タンパク質の消費が節約される．つまり，筋タンパク質の分解が減り，アミノ酸からの糖新生も減る．
⑥ アミノ酸からの糖新生も減るので，1晩絶食した時よりもアミノ酸の窒素に由来する尿素産生も減少する．

臨床との関連

　クワシオルコル（kwashiorkor）や消耗症（marasmus）を含む栄養失調や飢餓は，熱量（カロリー）不足で低タンパク質群の食餌を強いられた発展途上国の子どもたちにみられる．食餌中のタンパク質の不足はタンパク質合成の低下をまねき，小腸上皮細胞の再生も不十分となり，吸収不全にいたる．そのため肝肥大，そして腹部が膨脹する．つまり，血中のアルブミン量の不足は毛細血管の浸透圧に影響を及ぼし，そのため腹水が貯留，腹部が膨脹する．食餌中のタンパク質と熱量がともに不足すると消耗症，さらにこれが長引けば死にいたる．

B. 脂肪が主な燃料分子

　飢餓状態では身体は貯蔵脂肪を主な燃料分子として使用，機能性タンパク質の消耗を抑える．
① 総合的にみて，脂肪は最も重要な燃料分子である．
② 食べ物を摂らずに生き延びる期間は，主に脂肪細胞の貯蔵脂肪量に依存する．

第 2 章

生化学の基本——有機化学，酸・塩基化学，アミノ酸，タンパク質の構造と機能，酵素反応

　　この章では，アシドーシス，アルカローシス，腎不全治療，薬理学的な考え方，治療薬の用量および投薬の頻度，ヘモグロビン症などを理解する上での基本となるタンパク質の構造と機能を説明する。

概　説

■ 酸は解離して，プロトンを放出し，共役塩基を生じる。

■ 塩基はプロトンを受容し，共役酸を生じる。

■ 共役酸と共役塩基の対をもつ緩衝液はプロトンの授受を行い，溶液の pH を一定に保つ。

■ アミノ酸より構成されるタンパク質は，体内で多くの役割（例：酵素，構造体，ホルモン，抗体等）を担っている。

■ アミノ酸残基間の相互作用からタンパク質の三次元立体配座（コンホメーション）が決定される。よって，一次構造が二次，三次構造をつくり，タンパク質サブユニットの構成で四次構造が形成される。

■ 酵素は生化学反応を触媒するタンパク質である。

■ 酵素は活性化におけるギブズ（Gibbs）の自由エネルギーを減ずることで反応を促進する。

■ 酵素触媒反応はミカエリス・メンテン（Michaelis-Menten）式で表すことができ，K_m値は反応生成物の生成速度で，最大反応速度 V_{max} の 1/2 と同じ値を与える基質濃度である。

■ 可逆的な酵素阻害剤は競合と非競合の 2 つに分類され，ラインウィーバー・バーク（Lineweaver-Burk）プロットで区別できる。

Ⅰ. 生化学に必要な有機化学の基礎知識

● 生化学的な反応は分子の官能基で行われる。

A. 炭素原子の識別

　図 2.1 に示すように，各炭素は番号か，ギリシア文字で表す。

B. 生化学における機能を担う主な官能基

官能基の分類：アルコール，アルデヒド，ケトン，カルボン酸（カルボキシ基），酸無水物，スルフヒドリル（SH）基，アミン（アミノ基），エステル，アミド，第 4 級アンモニウムは，すべて生体化合物の重要な官能基である（図 2.2）。

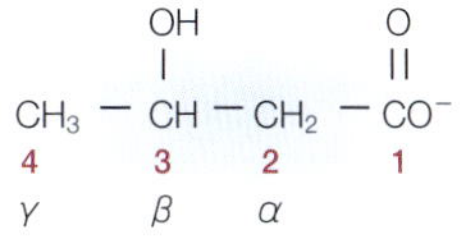

図 2.1　有機化合物の炭素原子の表示
最も酸化された炭素を 1 の番号で示し，また，その最も酸化された炭素の隣の炭素を「α-炭素」とギリシア文字で表記する。本図に示した化合物は 3-ヒドロキシ酪酸，あるいは β-ヒドロキシ酪酸で，ケトン体の 1 つである。

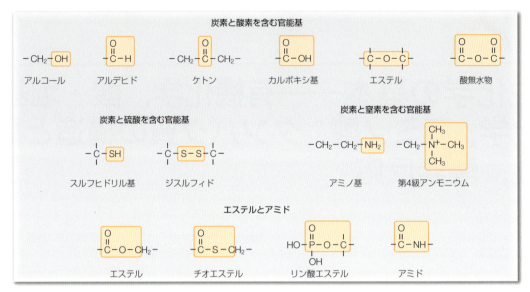

図2.2 ヒトの生体化合物に含まれる官能基の主なもの

C. 生化学反応

① 生化学反応は反応を担う官能基によって分類する。例えば、**エステル化反応**, **水酸化反応**（ヒドロキシ化反応）, **カルボキシ化反応**, **脱炭酸反応**などである。

② スルフヒドリル基の**酸化**でジスルフィド（S-S）結合が、アルコールの酸化でアルデヒドとケトンが、またアルデヒドの酸化でカルボン酸が生じる。

　a. 多くの酸化物は可逆的に**還元**（reduction）される。

　b. **酸化**（oxidation）反応によって電子は失われ、還元反応で電子が得られる。

　c. **食餌の酸化**では、取り出された電子は電子伝達系を通して運ばれる。この際、**アデノシン三リン酸**（adenosine triphosphate：ATP）が産生される。ATPはエネルギーを供給し、身体の多くの機能を支える。

II. 酸・塩基・緩衝液

- 小さい分子から大きなポリマーまで、多くの生体分子は生理的なpHでプロトン（H^+）の授受を行い、その結果、電荷を運ぶ。
- 多くの生化学反応は水溶液中で行われる。
- 溶液のpHは水素イオン濃度〔H^+〕の$-\log_{10}$である。
- 酸はプロトン供給体、塩基はプロトン受容体である。
- ヘンダーソン・ハッセルバルヒ（Henderson-Hasselbalch）式はpH, pK（$-\log_{10}K$のこと）と共役塩基濃度比の関係を表す。
- 緩衝液は共役酸・塩基対を含む溶液である。緩衝液はH^+やOH^-が加えられてもpHを安定に保つ。
- 身体に取り入れられたり、つくられたりする酸は、炭酸水素塩、タンパク質、特にヘモグロビンによる緩衝作用を受ける。緩衝剤は生命の耐えられる範囲内にpHを維持する。

A. 水

① 水は**生命を支える溶媒**であり、以下のように解離する。

$$H_2O \rightleftharpoons H^+ + OH^-$$

平衡定数は、

$$K = \frac{[H^+][OH^-]}{[H_2O]}$$

② 水の解離はわずかであり、溶液中の水の濃度は55.5 Mとほぼ一定である。水のイオン積は以下のようになる。

$$K_w = [H^+][OH^-] = 1 \times 10^{-14}$$

③ 溶液のpHは、その水素イオン濃度の$-\log_{10}$値である。

$$pH = -\log_{10}[H^+]$$

純水では、

$$[H^+] = [OH^-] = 1 \times 10^{-7}$$

つまり，純水の pH は 7 である。

B. 酸と塩基

酸はプロトン供与体，塩基はプロトン受容体である。

1 酸は解離する。

a. 塩酸（HCl）のような**強酸**は完全に解離する。

b. 酢酸のような**弱酸**は部分的に解離する。

$$HA \rightleftharpoons H^+ + A^-$$

ここで HA は酸，A^- は共役塩基である。

c. 弱酸の**解離定数** K は，

$$K = \frac{[H^+][A^-]}{[HA]}$$

2 解離定数の式から，pH 値を算出する**ヘンダーソン・ハッセルバルヒ式**（Henderson-Hasselbalch equation）が導かれる。

$$pH = pK + \log_{10}\frac{[A^-]}{[HA]}$$

pK は解離定数 K の $-\log_{10}$ 値である。

3 身体でつくられる主な酸は**リン酸**（phosphoric acid），**硫酸**（sulfuric acid），**乳酸**（lactic acid），ケトン体ともいわれる**アセト酢酸**（acetoacetic acid）や **β-ヒドロキシ酪酸**（β-hydroxybutyric acid）である。CO_2 もまたつくられるが，カルボニックアンヒドラーゼ（carbonic anhydrase）の触媒作用で水と反応して**炭酸**（carbonic acid）を生じる。

$$CO_2 + H_2O \overset{\text{カルボニックアンヒドラーゼ}}{\rightleftharpoons} H_2CO_3 \rightleftharpoons H^+ + HCO_3^-$$

C. 緩衝液

1 緩衝液は，酢酸と酢酸塩のような関係にある**共役酸・塩基対**をもつ溶液である。

a. 緩衝液は pK 付近で酸や塩基を加えても，pH を大きく変化させないはたらきをする。弱酸の場合，pK を pK_a と書くこともある。

b. 溶液の pH が pK_a と等しい時，$[A^-]$ と $[HA]$ は等しく，緩衝能は最大である。

2 体内での緩衝作用について

a. 動脈血の**正常 pH** は 7.37～7.43 の範囲に保たれている。

b. 血液の主な緩衝剤は**炭酸水素塩**（bicarbonate：HCO_3^-/H_2CO_3）と**ヘモグロビン**（hemoglobin：Hb/HHb）である。

c. これらの緩衝剤は，腎臓のプロトン排出，肺の CO_2 吐出と協同して体内の pH を正常な範囲に維持する役割を担っている。

臨床との関連

酸-塩基障害（acid-base disturbance）は種々の条件下で引き起こされる。低換気は肺における CO_2 のうっ滞の原因で，**呼吸性アシドーシス**（respiratory acidosis）を引き起こす。換気亢進は**呼吸性アルカローシス**（respiratory alkalosis）を引き起す。**代謝性アシドーシス**（metabolic acidosis）は代謝による酸生成物（乳酸または β-ヒドロキシ酪酸やアセト酢酸などのケトン体）の蓄積，または酸の摂取，代謝で生ずるメタノールやエチレングリコールなどの摂取による。**代謝性アルカローシス**（metabolic alkalosis）は HCO_3^- の増加に伴う pH の増大である。酸-塩基障害では正常な pH を保とうとする補償応答が起こる。例えば，代謝性アシドーシスでは換気亢進で CO_2 を放出し pH を下げる。代謝性アシドーシスでは腎臓はアンモニアを放出，H^+ をアンモニウムイオン NH_4^+ に変える。

$$H^+ + NH_3 \rightleftharpoons NH_4^+$$

胃食道括約筋の機能不全は，胃酸（HCl）が食道に上がる胃食道逆流症を引き起こす可能性がある。胃酸の食道への逆流は食道にダメージを与えることになるが，治療はできる。胃の壁細胞のプロトン移動 H^+/K^+ ATPase を抑制する薬剤を使うことで，ATP のエネルギーを用いて K^+ 濃度勾配に対して細胞外の K^+ を交換するように胃の内腔へとプロトンを送り込む。それらの薬により胃の内部の pH は上昇し，胃酸による食道へのダメージを和らげ，組織を健康な状況へと戻す。

Ⅲ．アミノ酸とペプチド結合

- アミノ酸はふつう α-炭素にカルボキシ基，アミノ基，側鎖が結合したものである。
- アミノ酸は通常，L 型の立体配置である。
- 生理的な pH ではアミノ酸のアミノ基は正電荷，カルボキシ基は負電荷である。
- アミノ酸の側鎖は様々な化学的な性質をもち，ある側鎖は電荷をもつ。
- ペプチド結合がタンパク質中の隣り合うアミノ酸残基を結び付ける。

A. アミノ酸

a. タンパク質は 20 種類のアミノ酸（amino acid）から構成される。図 2.3 にアミノ酸の構造，3 文字略号，1 文字略語を示す。タンパク質合成にはこれら 20 種類のアミノ酸が使われ，mRNA の指令にしたがってリボソーム上で行われる（第 3 章参照）。

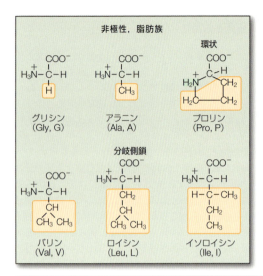
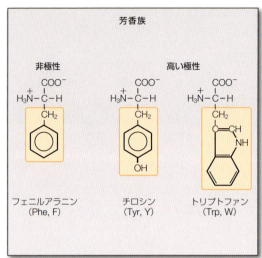
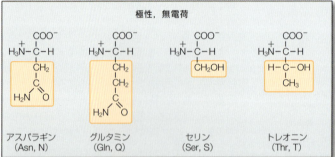
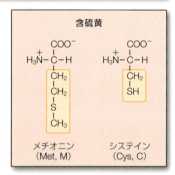
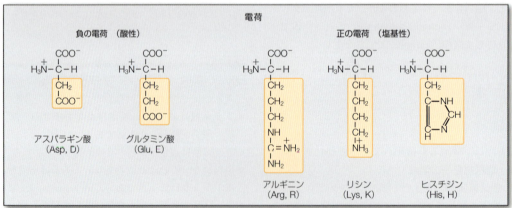

図 2.3 アミノ酸の側鎖の特徴
アミノ酸の側鎖はその構造や極性によって分類することができる。それらの分類は必ずしも絶対的でなく，例えば，チロシンとトリプトファンは非極性に分類されることもあるが，そのフェノール基やインドール基のおかげで，他の芳香環の側鎖をもつアミノ酸よりも極性が高い。各々のアミノ酸の 1 文字略号，3 文字略号もカッコ内に併記する。

b. 遺伝(子)暗号をもたないアミノ酸も存在する。例えば，尿素サイクルのアミノ酸や，タンパク質の翻訳後修飾でつくられる，コラーゲンの水酸化プロリンのようなアミノ酸である。

c. セレノシステイン（selenocysteine）は，セレノシステイン tRNA を介して，セリン残基がセレノシステイン残基に変換される。セレニウム（selenium）はグルタチオンペルオキシダーゼのような酵素の活性発現に必要な金属である。

① アミノ酸の構造（図 2.3 参照）

a. ほとんどのアミノ酸では**カルボキシ基**（carboxyl group），**アミノ基**（amino group），**側鎖**（side chain）（R）が α-炭素に結合する。例外は，下記のとおりである。

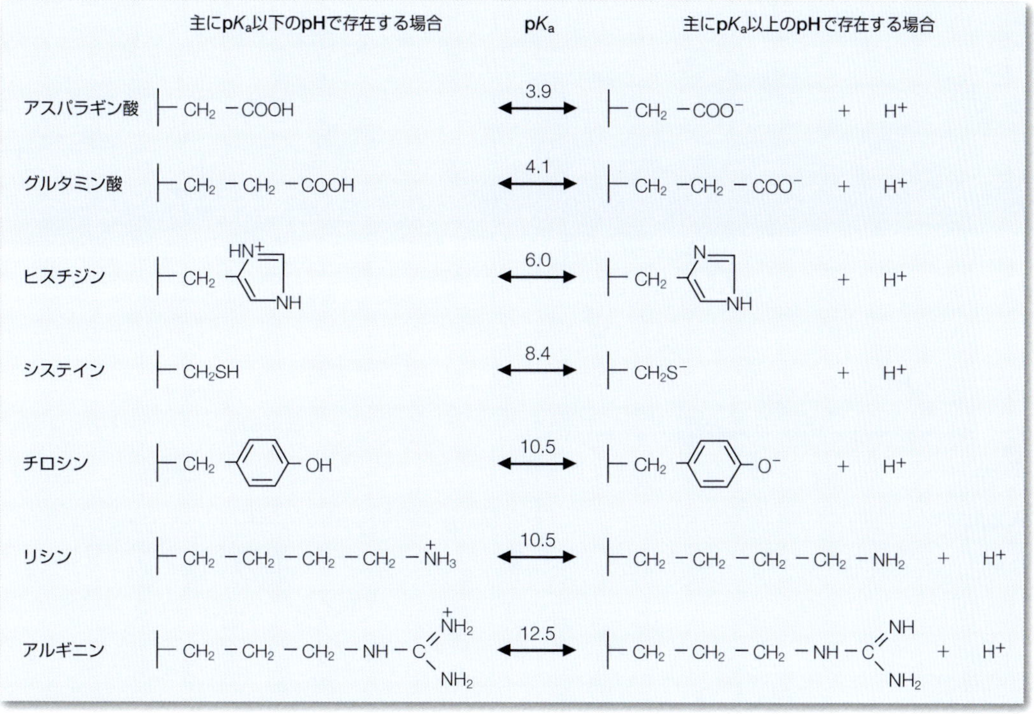

Ⅲ．アミノ酸とペプチド結合　13

	主にpKₐ以下のpHで存在する場合	pKₐ	主にpKₐ以上のpHで存在する場合	

主にpK_a以下のpHで存在する場合 — pK_a — 主にpK_a以上のpHで存在する場合

アスパラギン酸　CH_2-COOH　　3.9　⟷　CH_2-COO^-　＋　H^+

グルタミン酸　CH_2-CH_2-COOH　　4.1　⟷　$CH_2-CH_2-COO^-$　＋　H^+

ヒスチジン　CH_2（HN^+…NH イミダゾール環）　6.0　⟷　CH_2（N…NH イミダゾール環）　＋　H^+

システイン　CH_2SH　　8.4　⟷　CH_2S^-　＋　H^+

チロシン　CH_2—〈ベンゼン環〉—OH　　10.5　⟷　CH_2—〈ベンゼン環〉—O^-　＋　H^+

リシン　$CH_2-CH_2-CH_2-CH_2-\overset{+}{N}H_3$　　10.5　⟷　$CH_2-CH_2-CH_2-CH_2-NH_2$　＋　H^+

アルギニン　$CH_2-CH_2-CH_2-NH-C(\overset{+}{N}H_2)-NH_2$　　12.5　⟷　$CH_2-CH_2-CH_2-NH-C(NH)-NH_2$　＋　H^+

図 2.4　側鎖がイオン化するアミノ酸
溶液の pH が増加した時，アミノ酸の側鎖の電荷がゼロからマイナスに，プラスからゼロに変わることがあるが，pK_aは，この時のpHをさす。pK_aでは両側のアミノ酸が等量存在する。

1) グリシン（glycine）は側鎖をもたない。α-炭素には 2 個の水素が結合する。
2) プロリン（proline）は窒素が環で結ばれている。

b. 20 種のアミノ酸のうちグリシンを除いたすべてが **L 型立体配置**（L-コンフィギュレーション L-configuration）である。よってグリシンはキラル（不斉炭素）をもたないアキラル構造であり，光学活性を示さず，D 型でも L 型でもない。

c. アミノ酸はその側鎖によって**分類される**。
1) 疎水性アミノ酸の側鎖は脂肪族側鎖（バリン，ロイシン，イソロイシン）や芳香族側鎖（フェニルアラニン，チロシン，トリプトファン）であり，疎水性相互作用に関与する。チロシン（tyrosine）は pK_a（〜10.5）以上で負電荷のフェノール性 OH 基をもち，この pH では疎水性を示さない。
2) **水酸基**（ヒドロキシ基 hydroxyl group）をもつセリンとトレオニンは水素結合を形成する。
3) システインとメチオニンは**硫黄原子**（sulfur）をもつ。2 つのシステインの**スルフヒドリル基**（sulfhydryl group）どうしが酸化されジスルフィド（disulfide）（S-S）結合を形成，シスチンとなる。

4) 7 個のアミノ酸が**イオン化側鎖**をもち，pH によって電荷をもち，電荷により**静電結合**を形成する。
5) アスパラギン（asparagine）とグルタミン（glutamine）の側鎖には**アミド**（amide）がある。
6) プロリンの側鎖は α-炭素につく窒素原子と**環**を形成する。

2 アミノ酸の電荷（図 2.4）
a. α-**アミノ基**や α-**カルボキシ基の電荷**：生理的な pH では α-アミノ基はプロトン化（pK_a〜9）し，**正に荷電する。カルボキシ基**では解離（pK_a〜2）し，**負に荷電する**。
b. **側鎖の電荷**
1) 塩基性アミノ酸である**アルギニン**（arginine），**リシン**（lysine），**ヒスチジン**（histidine）の側鎖は pH7 で正電荷をもつ。
2) 酸性アミノ酸である**アスパラギン酸，グルタミン酸**の側鎖は pH7 で負電荷をもつ。
3) 正電荷の数と負電荷の数が等しい pH を**等電点**（pI）といい，この場合，アミノ酸の総電荷は 0（ゼロ）である。

3 アミノ酸の滴定曲線
a. アミノ酸のイオン化基は低い pH（高い水素イオ

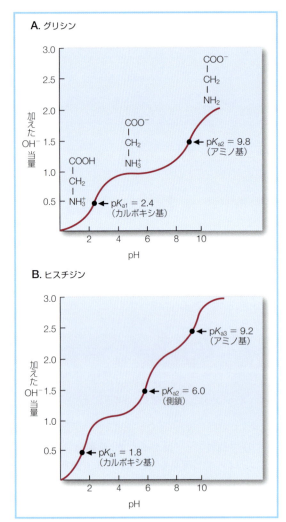

図 2.5　グリシン（A）とヒスチジン（B）の滴定曲線
いろいろな pH におけるグリシンの分子形をカーブ上に示す。ヒスチジンでは側鎖のイミダゾール環の解離定数が pK_{a2} である。

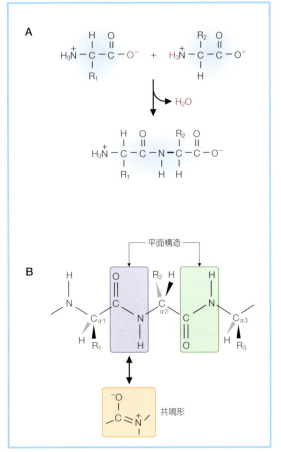

図 2.6　ペプチド構造
A：ポリペプチド鎖の中のアミノ酸は，1つのアミノ酸のカルボキシ基と隣のアミノ酸のアミノ基がペプチド結合を介して連続的につながる。　B：ペプチド結合の共鳴特性により，ペプチド結合の C と N は固定された平面構造となる。α-炭素の周りは自由回転が許される。

ン濃度〔H^+〕）でプロトンをもち，pH が上がると解離する。もし，pH がイオン化基の pK_a より低ければ，イオン化基はプロトン化する。そして，pH が pK_a より高ければ，イオン化基は解離する。
b. イオン化側鎖をもたないアミノ酸では，滴定曲線により2つの pK_a を特定できる（図 2.5A）。
　1) 最初の pK_{a1} は α-カルボキシ基（pK_{a1}～2）に対応し，プロトンが解離することで，カルボキシ基はゼロから負電荷になる。
　2) 2番目の pK_{a2} は α-アミノ基（pK_{a2}～9）に対応し，プロトンが解離することで，アミノ基は正電荷からゼロになる。
c. イオン化側鎖をもつアミノ酸は，滴定曲線により3つの pK_a を特定できる（図 2.5B）。
　1) α-カルボキシ基の pK_a は2，α-アミノ基の pK_a は9である。
　2) 3番目の pK_a はアミノ酸により異なり，その側鎖がもつ pK_a に依存する（図 2.4 参照）。

B. ペプチド結合

タンパク質の主鎖では，各アミノ酸の α-カルボキシ基が隣のアミノ酸の α-アミノ基と共有結合で結ばれ，ペプチド結合が形成される（図 2.6）。
① 特徴
a. ペプチド結合に関与する原子は，固定された平面構造を形成する。
b. ペプチド結合は部分的に二重結合をもつため，回転は許されない。
c. ただし，α-炭素周辺の回転はタンパク質内の制約を受け，限られた角度にはなるが，回転の自由度はある。

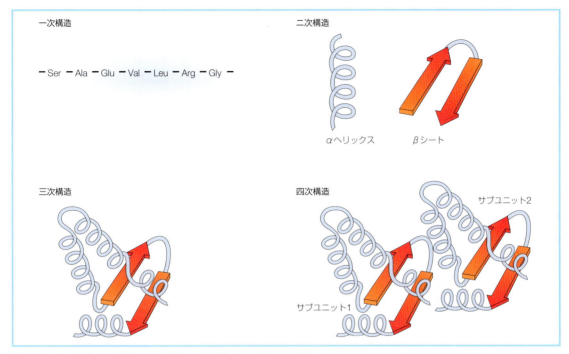

図2.7 タンパク質の一次構造，二次構造，三次構造，四次構造の模式図

❷ ペプチド結合は非常に安定している。一般にペプチド結合の切断はタンパク質分解酵素により行われる。

Ⅳ. タンパク質の構造

- タンパク質の一次構造とは直鎖上に並んだアミノ酸の配列である。
- タンパク質の二次構造とは水素結合を形成する繰返しパターンによるαヘリックス，βシート，その他のタイプの折りたたみ構造である。
- 三次構造とは静電相互作用あるいは疎水性相互作用による分子間力，双極子間のファンデルワールス力（van der Waals interactions），そして水素結合やジスルフィド結合により形成されるタンパク質の三次元立体配座（コンホメーション）である。
- 四次構造とは，1つあるいは複数種のサブユニット間で三次構造を安定化させる，同様の分子間力などで形成された機能を発揮するタンパク質構造をさす。
- タンパク質は以下のようないろいろな役割を担う。酵素，ホルモン，受容体，抗体，構造タンパク質，他の化合物を運ぶ輸送体，筋肉の収縮組織などである。

A. タンパク質の基礎（図2.7）

ポリペプチド鎖のアミノ酸残基の並び方（**配列**）がタンパク質の三次元立体配置（コンフィギュレーション）を決定し，**タンパク質の構造**がその機能を決める。

❶ **一次構造**はポリペプチド鎖に並んだアミノ酸の配列である。
   a. アミノ酸の配列はN末端のアミノ酸残基から始まり，左から右に書くのが習慣である。
   b. ペプチド結合には解離性のプロトンが存在しないので，ポリペプチド鎖のN末端のアミノ酸とC末端（図2.6参照）および特定のアミノ酸残基の側鎖にのみ電荷が存在する（図2.4参照）。
   c. タンパク質は与えられたpHにおける電荷に依存して**電場の中を移動**する。
   1）正電荷を帯びたタンパク質はカチオンで，陰極（負極，−極）に移動する。
   2）負電荷を帯びたタンパク質はアニオンで，陽極（正極，＋極）に移動する。
   3）等電点（pI）では正味の電荷はゼロとなり，タンパク質は移動しない。

❷ **二次構造**は側鎖の原子が関与しない，局所的な立体配座の変化による構造をさす。二次構造は骨格となる原子の間の規則的な水素結合の繰返しパターンによってつくられる。
   a. **αヘリックス**（α-helix）はペプチド結合の主鎖

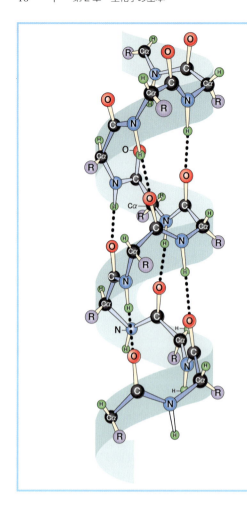

図2.8　αヘリックス構造
ペプチド結合のカルボニルCO基の各々の酸素原子は，ペプチドの鎖の中の4つ後方のペプチド結合を形成する窒素原子にある水素原子と水素結合を形成した場合にαヘリックスとなる。この結果，コンパクトで強固な構造となる。

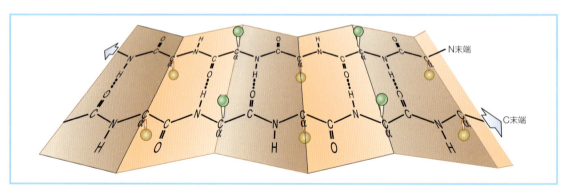

図2.9　逆平行のβシート構造
本図ではペプチド鎖の方向は逆向きである。大きな水色の矢印はカルボキシ基の方向を示している。一方のアミノ酸の側鎖（図中の緑色と黄色の球）はお互いにトランスとなり，シートの上面と下面に互い違いに現れる構造となる。

のカルボニルCO基と4残基後方のペプチド結合のNH基が**水素結合**してつくられる（**図2.8**）。
1) アミノ酸残基の側鎖は棒状αヘリックス構造の中心軸に沿って外側を向く。
2) プロリン残基は環状構造のため，αヘリックスの幾何学的な秩序を壊す。また，荷電側鎖，かさ高い側鎖を数多く含む配列もαヘリックスを壊す。

b. **βシート**（β-sheet）は2本ののびたポリペプチド鎖の間，あるいは1本のポリペプチド鎖が折り返した領域の間につくられた**水素結合**により形成される（**図2.9**）。
1) βシートにおける**分子間力**は，1つのペプチド鎖の**カルボニルCO基**と他の鎖のNH基と

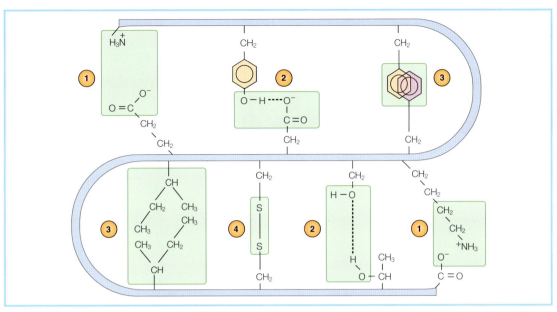

図2.10　ポリペプチド鎖中のアミノ酸残基間の相互作用
①静電相互作用，②水素結合，③疎水性相互作用，④ジスルフィド結合

　　の間にできる水素結合である。
2) 水素結合を形成する鎖は同じ向き（並行）の場合もあるし，逆向き（逆並行）の場合もある。

c. 超二次構造
1) αヘリックスやβシートが含まれる特定の折りたたみ（フォールディング）パターンには**ヘリックス-ターン-ヘリックス，ロイシンジッパー，Zn（ジンク）フィンガー**などがある。
2) これら以外の型の**ヘリックス，ターン，ループ**などはタンパク質ごとに異なるので，ランダムコイルとよばれる。

③ タンパク質の**三次構造**は**三次元立体配座（コンホメーション** three-dimensional conformation**）**をさす。ポリペプチド鎖の一次構造で離れた位置のアミノ酸残基間の相互作用も三次構造の形成に関与する（図2.10）。
a. **疎水性アミノ酸残基**は水を排除して球状タンパク質の**内部**を形成，**親水性アミノ酸残基**はタンパク質の**表面**で水分子と相互作用する。
b. タンパク質の三次構造をつくるアミノ酸残基の相互作用には，**疎水性相互作用，静電相互作用，水素結合**などの非共有結合と，**ジスルフィド結合**の共有結合がある。

④ **四次構造**はタンパク質の1本以上のポリペプチド鎖からなる**サブユニット**間の特別な配置をさす（図2.7参照）。サブユニットは1本のポリペプチド鎖内の多様なセグメントが，ジスルフィド結合や非共有性相互作用により三次構造をつくるように四次構造を形成する。

⑤ **タンパク質の変性と再生**
a. タンパク質の**変性**（denaturation）は熱や尿素などの変性因子によりペプチド結合の切断なしにポリペプチド鎖の**折りたたみ構造が壊れる**ことをさす。
b. 変性剤は一次構造に影響を及ぼすことなく，二次，三次構造を壊す。
c. 変性因子を取り除くと変性タンパク質が元の状態に戻ることがあるが，この過程を**再生**（renaturation）という。

⑥ タンパク質の**翻訳後修飾**（posttranslational modification）はリボソーム上のタンパク質合成後に起こる。リン酸化，グリコシド化（糖の負荷），ADPリボシル化，メチル化，水酸化，アセチル化などがアミノ酸残基間の荷電や相互作用に影響し，**三次元立体配置（コンフィギュレーション** three-dimensional configuration**）**を変え，最終的にタンパク質の機能を変える。

臨床との関連

　間違った折りたたみ構造をもつタンパク質の集積が疾患を引き起こす。これが身体の組織の中で起これば，組織の機能に影響が及ぶ。**プリオン病**(prion disease, 例：狂牛病，スクレイピー，クールー，クロイツフェル

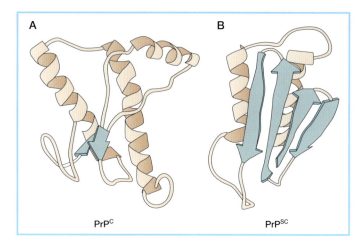

図 2.11　正常プリオンタンパク質（PrP^c）と感染性プリオンタンパク質（PrP^sc）のアイソフォーム構造の相違
プリオンタンパク質には4つの銅イオンCu^{2+}が結合できるN末端とC末端の2つのドメインがある。PrP^cのC末端ドメインには2～3の水素結合により形成された実質的なヘリックスと2, 3残基のβシートがある。全体のおよそ40％がαヘリックスのみの構造である。一方，PrP^scのC末端ドメインにはβシートができ，全体のおよそ40～50％がβシート構造，20～30％がαヘリックス構造となり，凝集しやすい構造となる。

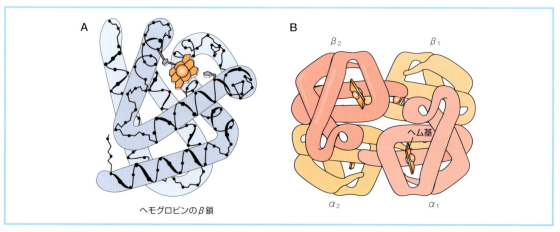

図 2.12　ヘモグロビンのβ鎖構造（A）とヘモグロビンの複合体構造（B）
円筒中の黒いらせん状のものはαヘリックスを示す。中心付近の平面構造はヘムである。（Fersht A. *Structure and Mechanism in Protein Science*. New York, NY：Freeman and Company, 1999. より許可を得て掲載）

ト・ヤコブ病などに代表される**海綿状脳症** spongiform encephalopathy）では神経関連タンパク質の三次構造が変性，多量化し，不溶化タンパク質として分解できなくなる（図 2.11）。家族性のクロイツフェルト・ヤコブ病ではタンパク質の遺伝的な変異により，狂牛病，クールーでは感染によるが，通常，変性したタンパク質を摂取したために起こる。**アミロイドーシス**（amyloidosis）は多くの疾患の総称であるが，共通する点は**アミロイドタンパク質**がつくられ，その二次，三次構造が変化することで，種々の組織に集積され沈着することである。例えばALアミロイドーシスでは免疫グロブリンの軽鎖が異常産生され沈着する。βアミロイド（Aβ）はアルツハイマー病において脳の病変部にみられるタンパク質である。

B. ヘモグロビン（図 2.12）

❶ **ヘモグロビンの構造**：成人ヘモグロビン（hemoglobin A：HbA）は4本のポリペプチド鎖（α鎖2本，β鎖2本）よりなり，各々の鎖は1個の**ヘム**（heme）をもつ。

a. HbAのα鎖，β鎖，また筋ミオグロビンのアミノ酸配列は異なるが，互いに三次元立体配置は類似している。

b. 各々の鎖の中にはAからHまでの8つのαヘリックスがある。

c. ヘムはグロビン鎖の割れ目の中にあり，2個のヒスチジンの側鎖と相互作用している。

❷ **ヘモグロビンの機能**：ヘモグロビンは赤血球細胞にあり，肺から各組織に酸素を運び，さらに各組織から肺に二酸化炭素とプロトンを運ぶ。

a. ヘモグロビンの酸素飽和曲線はシグモイド（S字形）の関数である（図 2.13）。

1）各々のヘムは1つの酸素O_2分子を結合，HbA分子あたり4つの酸素分子を結合できる。HbAに酸素分子が結合すると硬い（低親和性の）T型から柔軟な（高親和性の）R型へ変化する。

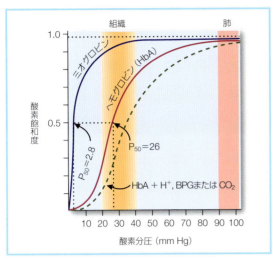

図 2.13 ミオグロビンと成人ヘモグロビン（HbA）の酸素飽和曲線

ミオグロビンは極端な飽和度を示す曲線を、HbA はゆるやかなシグモイド曲線を描く。HbA の曲線は、低 pH や高濃度の 2,3-ビスホスホグリセリン酸（BPG）存在下、または HbA に CO_2 が結合した時に右側にシフトし、O_2 は解離しやすい。P_{50} は酸素が 50% 飽和する時の酸素分圧である。

いる。最もよく知られている**鎌状赤血球貧血症**（sickle cell anemia）ではヘモグロビン鎖の 6 番目のグルタミン酸残基がバリンに置換されている。この変異を「E6V」と表記することがあるが、6 番目のグルタミン酸 E がバリン V に変異したことをさす。この変異ヘモグロビン（HbS）は、負電荷をもつアミノ酸残基が疎水性アミノ酸残基に置換されたため、HbS の電荷がなくなり重合化し大きな複合体を生じ、赤血球の形を鎌状にする。鎌状化細胞は**溶血**し**貧血**（anemia）が進行する。痛みを伴う**腸管閉塞症**（vaso-occlusive crisis）を引き起こし、最終的には**終末器官障害**を起こす。

加えてヘモグロビン症では組織への酸素の輸送を妨害するので、**一酸化炭素中毒**に似た状態となる。一酸化炭素中毒ではヘムの鉄に CO が強固に結合するため、組織への酸素の輸送を阻害、同じく、電子伝達鎖内で必要とするチトクロームオキシダーゼ内の電子移動を阻害する。ヘモグロビンに対する CO の親和性は、ヘモグロビンに対する酸素分子の親和性の 230 倍になる。CO はタバコの煙や内部燃焼エンジンの排ガスといった燃焼物に含まれる。

2) ヘモグロビンの 1 つのヘムに酸素分子が結合すると、他のヘムの酸素親和性が増加する。これにより酸素のシグモイド（S 字形）飽和曲線になり、正の協調関係を示す。

b. HbA にプロトンが結合すると酸素の放出を促す。これを**ボーア効果**（Bohr effect）という（図 2.13 参照）。

1) 代謝過程でつくられる CO_2 により、[H^+]濃度が高い組織では酸素がさかんに放出される。
2) 逆に、肺では HbA が酸素と結合し、CO_2 を放出する（図 2.14）。

c. 組織内で HbA に CO_2 が共有結合すると酸素が放出する。

d. 2,3-ビスホスホグリセリン酸（2,3-<u>b</u>isphospho<u>g</u>lycerate：BPG）は赤血球での解糖系の副産物で、HbA に結合して酸素分子の親和性を弱める。結果として、BPG が HbA に結合した組織では酸素が急激に放出される（図 2.13 参照）。

e. 胎児ヘモグロビン（fetal hemoglobin：HbF）は α 鎖 2 本、γ 鎖 2 本よりなり、HbA より BPG に対する親和性が低い。このため HbF は HbA より酸素親和性が高い。

臨床との関連

ヘモグロビン症（hemoglobinopathy）はヘモグロビンの構造を変える**変異**であり、多くの実例が知られて

C. コラーゲン

コラーゲンは細胞質間、眼のガラス体液、骨や軟骨などに含まれる一連の構造類似タンパク質群である。

1 コラーゲンの構造

a. コラーゲン（collagen）は 3 本のポリペプチド鎖からなり、互いに絡み合って三重ヘリックスを形成する。

b. コラーゲン鎖は約 1,000 個のアミノ酸残基からなり、1/3 は**グリシン**である。配列上、主に Gly-X-Y が反復し、X は主にプロリン、Y はヒドロキシプロリンやヒドロキシリシンが多い。

2 コラーゲンの合成

a. プレプロコラーゲンのポリペプチド鎖は**粗面小胞体**で合成され、シグナル配列（プレ配列）は切断される。

b. プロリンとリシン残基は酸素とビタミン C を必要とする反応により**水酸化**される。

c. ガラクトースとグルコースがヒドロキシリシン残基に結合する。

d. 三重ヘリックスを形成、プロコラーゲンは細胞外に分泌され、プロ配列であるペプチド結合が切断されコラーゲンになる。

e. 架橋構造ができる。リシンとヒドロキシリシン残基の側鎖が酸化してアルデヒドを形成し、アルドール縮合とリシン残基のアミノ基とのシッフ塩基形成で架橋される。

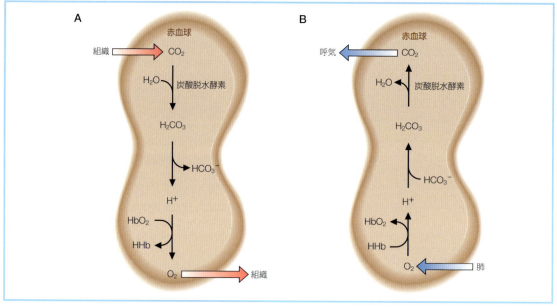

図 2.14 ヘモグロビン（Hb）における酸素結合に対する水素イオン（H^+）の影響
A：組織では，放出された CO_2 は赤血球中で炭酸となり，次にプロトンを放出する。このプロトンが Hb と結合すれば，組織に酸素を供給する。 B：肺では，この反応が逆になり，酸素（O_2）がプロトン化された Hb と結合して，プロトンを放出する。プロトンは重炭酸塩と結合して炭酸となり，水と CO_2 に分解する。これが呼気である。

臨床との関連

　結合組織や構造タンパク質に関わる多くの疾患がある。**コラーゲン**の合成やプロセッシングの変異で**エーラース・ダンロス（Ehlers-Danlos）症候群**が起こる。特徴は皮膚，じん帯や内部組織の異常である。皮膚はもろく，簡単にのびきって，関節弛緩も起こる。**骨形成不全症（osteogenesis imperfecta）**ではⅠ型コラーゲン遺伝子の異常がみられ，骨はもろく簡単に折れる。**壊血病（scurvy）**はビタミンC不足によるが，プロリン残基の水酸化が不足し不安定なコラーゲンがつくられる。骨，歯，血管や他の**コラーゲン**の多い構造に異常が発生し，歯肉の出血や創傷治癒の遅れがみられる。**マルファン（Marfan）症候群**はフィブリリンタンパク質遺伝子の欠損による。臨床的な症状はいろいろあるが，高身長で，クモにたとえられる細長い指趾をもち，僧帽弁逸脱症や眼内レンズ偏位などもみられる。**アルポート（Alport）症候群**では腎糸球体細胞を支える網状ネットワークを形成するⅤ型コラーゲン遺伝子の変異により，腎不全にいたる。Ⅴ型コラーゲンがないことにより，腎細胞の基底膜では血液の不要物を濾過することができなくなる。**遺伝性球状赤血球症（hereditary spherocytosis）**は赤血球が両凹形状から球状になることで，溶血性貧血にいたる。脾臓は球状の赤血球を異物とみなし，循環系から排除，貧血にいたる。この病気は**スペクトリン（spectrin）**や**アンキリン（ankyrin）**といった赤血球の種々の表層タンパク質の変異によってもたらされる。脾腫は遺伝性球状赤血球症でみられ，治療の1つとして脾臓摘出が行われる。**家族性肥大性心筋症（familial hypertrophic cardiomyopathy：FHC）**は種々の筋内の筋節（サルコメア）タンパク質，特にβミオシン重鎖などの変異により心筋の肥厚が起こり，進行すれば運動中に突然死することもある。筋節タンパク質は，筋の収縮に関係する筋内の構造的な役割を担う。

D. インスリン

1. **インスリンの構造**（図 2.15）
    a. インスリン（insulin）は**膵臓のβ細胞**でつくられるペプチドホルモンである。51個のアミノ酸からなる2本のポリペプチド鎖は2つの**ジスルフィド結合**で結ばれている。
2. **インスリンの合成**
    a. プレプロインスリンは粗面小胞体で合成され，シグナル配列（プレ配列）が切り取られプロインスリンとなる。
    b. 分泌顆粒でプロインスリンから**Cペプチド**が切り出され，残った部分が活性型のホルモンとなる。
3. **インスリンの機能**
    a. 食餌で炭水化物を摂取し，血中グルコースが上昇すると，インスリンは腎臓から放出される。
    b. インスリンは筋肉や脂肪細胞に**グルコースの輸送**を促進する。

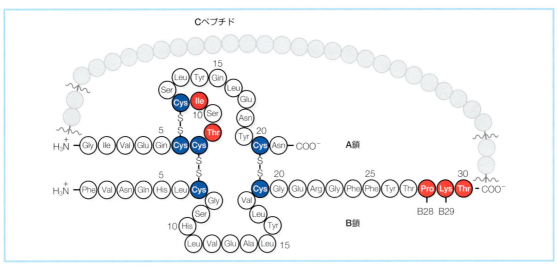

図 2.15　ヒトインスリンの一次構造
赤字はウシおよびブタインスリンの一次構造上のアミノ酸残基の置換を示す。青色で示したシステイン残基はジスルフィド結合を形成する。プロインスリン（前駆体）は図中で示された波線の部分で切断され，インスリンとなる。C末端の31個のアミノ酸残基および数個のアミノ酸残基が切り出され，A鎖とB鎖が結合している。活性型のインスリンは2つの鎖がつながった分子である。

c. インスリンは**エネルギーの貯蔵**を促進する。つまり，肝臓や筋肉ではグリコーゲンの合成を，また，肝臓ではトリアシルグリセロール合成を刺激する。

臨床との関連

糖尿病（diabetes mellitus）には**インスリンが欠乏**する**1型糖尿病**と，インスリンの分泌が減少あるいはインスリンに対して組織が**抵抗**，不感化する**2型糖尿病**があり，結果として**高血糖症**（hyperglycemia）になる。自己免疫症は1型糖尿病の病因となり，インスリン合成を行う膵細胞に対する抗体が血漿に含まれることによる。

V. 酵　素

- タンパク質の重要なはたらきの1つが酵素であり，生化学反応を触媒する。酵素の役割は，化学反応においてギブズ（Gibbs）の自由エネルギー ΔG を低下させ，遷移状態に入りやすくする。
- 酵素の活性部位は基質を結合，生成物をつくり，放出する部位である。
- 多くの酵素触媒反応の速度（v）はミカエリス・メンテン（Michaelis-Menten）式で表される。ミカエリス・メンテン型反応速度を示す酵素では，反応速度-基質濃度のプロットは双曲線になる。
- ミカエリス・メンテン式からラインウィーバー・バーク（Lineweaver-Burk）式が導かれる。
- 競合阻害剤は，酵素の活性部位への結合を基質と競合する。
- 非競合阻害剤は，酵素あるいは酵素-基質複合体の活性部位とは異なる部位に結合する。
- アロステリック酵素は，活性部位とは異なる部位で活性化剤や阻害剤と結合する。アロステリック酵素における反応速度-基質濃度のプロットはシグモイド曲線を示す。

A. 酵素の一般的な性質

1. 酵素の触媒反応がなければ，細胞内の化学反応は生命を維持できるほどの速度では進まない。
2. **基質**は酵素の**活性部位**に結合，反応生成物に変換し，反応生成物は放出される。
3. 酵素は基質，反応生成物に**高い選択性**をもつ。これが**基質特異性**である。
   a. 多くの酵素は基質として唯一の化合物を認識する。
   b. 消化酵素など，基質特異性の低い酵素もある。
4. 多くの酵素は補因子を必要とする。補因子の多くは**金属イオンやビタミン**の誘導体である。
5. 酵素は活性化エネルギーを減少させる。しかし反応における基質や生成物の平衡濃度を変えることはないし，全体としての**ギブズの自由エネルギー**（Gibbs free energy）を変えることもない。

臨床との関連

酵素の欠陥，欠損による疾患は多いが，患者数は多くはない。フェニルケトン尿症（phenylketonuria，白人およびアジア系で 1 万人に 1 人の割合）はフェニルアラニンをチロシンに変える**酵素フェニルアラニンヒドロキシラーゼ**の欠損が原因である。必須アミノ酸のチロシンがつくられず，フェニルアラニンが体内に蓄積する。循環器系でフェニルアラニンが上昇し，必須アミノ酸の脳内への供給が不足，代謝のかく乱により**知能障害**が起こる。**ラクターゼの欠損**も大きな問題であり，アメリカ先住民，アフリカ系，アジア系アメリカ人の 80% 以上が該当する。ラクトースが正常な速度で消化されず，消化管に蓄積する。消化管のバクテリアが未消化物を代謝分解するため，ガスが発生して腹部が膨脹し，腹部を圧迫し，下痢を引き起こす。気腫（emphysema）は肺のエステラーゼ活性を阻害する α1 アンチトリプシンの遺伝的な欠損によって引き起こされる。エステラーゼは好中球のセリンプロテアーゼの 1 つであり，空気中から吸引で入り込む有機物を壊す役割を担っている。好中球からエステラーゼが放出された時，エステラーゼは肺の細胞を破壊するプロテアーゼとなる。体内を循環する α1 アンチトリプシンは，エステラーゼのはたらきをブロックし，肺を守る。また，タバコの煙に含まれる酸化剤は α1 アンチトリプシンの重要なアミノ酸であるメチオニン残基を攻撃，α1 アンチトリプシンが失われる。長年にわたる喫煙によって気腫が起こるのは，このためである。

B. 反応速度に対する酵素濃度，基質濃度，反応温度，pH の影響

1. 基質濃度[S]が一定であれば，反応速度（v）は**酵素濃度[E]に比例して増加**する。
2. [E]が一定であれば，v は[S]の増加とともに増加し，**最大反応速度**（V_{max}）に達する。V_{max} の時，酵素の活性部位はすべて基質で飽和する。
3. 酵素反応速度は温度とともに上昇するが，ある温度で最大となり，より高温では酵素は変性によって失活する。
4. 酵素には**至適 pH（最適 pH）**があり，酵素，基質ともに最適な電荷を帯び，反応速度が最大となる。pH が変化すると酵素や基質の電荷は変化し，反応速度は遅くなる。pH が極端に高いか低い場合，酵素は変性する。

C. ミカエリス・メンテン式

1. 反応進行中，**酵素–基質複合体**が生じる。解離すれば遊離酵素と基質に戻り，**反応すれば生成物を放**

出し遊離酵素となる。

$$E + S \underset{k_2}{\overset{k_1}{\rightleftharpoons}} ES \overset{k_3}{\rightarrow} E + P$$

E は酵素，S は基質，ES は酵素–基質複合体，P は生成物，k_1，k_2，k_3 は速度定数である。

2. この条件で，**ミカエリス・メンテン式**（Michaelis-Menten kinetics）は下記のように求められる。

$$v = \frac{V_{max}[S]}{K_m + [S]}$$

$K_m = (k_2 + k_3)/k_1$，V_{max} は最大反応速度である。

3. 生成物のできる速度（反応速度 v）は**酵素–基質複合体の濃度に比例**する。

$$v = k_3 [ES]$$

V_{max} は酵素がすべての酵素–基質複合体を形成した時の反応速度である。

4. K_m は $v = 1/2 V_{max}$ の時の基質濃度である。[S] = K_m の時，ミカエリス・メンテン式で [S] = K_m にすると，$v = 1/2 V_{max}$ が得られる。
5. 反応速度を [S] に対してプロットすると**双曲線**になる（図 2.16A）。

D. ラインウィーバー・バーク式（図 2.16B）

双曲線の関係から V_{max} を決定するのは難しいので，ミカエリス・メンテン式を直線関係のラインウィーバー・バーク式（Lineweaver-Burk equation）に変換する。

E. 酵素阻害剤による酵素の反応速度の減少

1. **競合阻害剤**は酵素の活性部位に対して基質と競合し，基質–阻害剤(EI)複合体を形成する（図2.17A）。
   a. 競合阻害剤は，正規の基質 [S] が増加すれば，解離する。
   b. V_{max} は変わらないが，見かけの K_m（K'_m）は増加する。
   c. ラインウィーバー・バークプロットでは，阻害反応の直線と非阻害剤反応の直線は y 軸上で交わる。
2. **非競合阻害剤**は酵素，または酵素–基質複合体の活性部位と異なる部位に結合し，酵素の活性を減少させる（図 2.17B）。このため V_{max} は減少する。
3. **不可逆的阻害剤**は酵素と強固に結合，酵素を不活性化する。

V．酵素　23

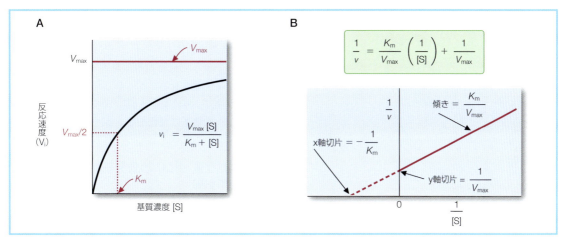

図 2.16　ミカエリス・メンテン型酵素の反応速度
A：反応速度(v) 対 基質濃度。　B：ラインウィーバー・バークプロット。各々のプロットから V_{max} と K_m が決定される。
V_{max}＝最大反応速度，K_m＝反応速度が $1/2\ V_{max}$ の時の基質濃度

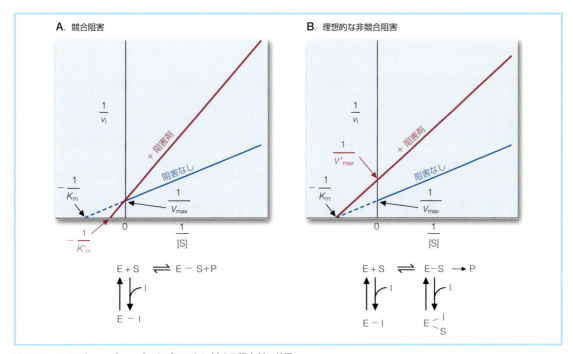

図 2.17　ラインウィーバー・バークプロットに対する阻害剤の効果
A：競合阻害であり，y 軸の交差点は V_{max} が同じことを示す。　B：理想的な非競合阻害であり，阻害剤（I）が同じ親和力で E や ES と結合する。x 軸の交差点は K_m が同じことを示す。阻害剤が E や ES に異なる親和性をもつ場合，x 軸では交差しない。見かけの K_m（K'_m）は K_m と異なる。同様に見かけの V_{max}（V'_{max}）も V_{max} と異なる。

臨床との関連

多くの薬剤は**酵素を阻害する**ことで疾患を治療する。例えば，5-フルオロウラシル（5-FU）はチミジル酸シンテターゼの阻害剤であり，dUMP を dTMP に変換し，DNA 合成においてチミンを供給する。**化学療法剤**として 5-FU を使うことで，がん細胞の増殖を阻害できる。**アスピリン**（Aspirin）はシクロオキシゲナーゼの不可逆的阻害剤であり，痛みのシグナルの二次伝達物質プロスタグランジンやトロンボキサンの産生を抑制する。**アロプリノール**（allopurinol）はキサンチンオキシダーゼを阻害する**痛風**（gout）の治療薬である。キサンチンオキシダーゼはアロプリノールを基質として認識し，酸化反応を触媒，オキシプリノールが生成する。このオキシプリノールは酵素活性部位に強固に結合し，離れないため，この反応が起こるとキサンチンオキシダー

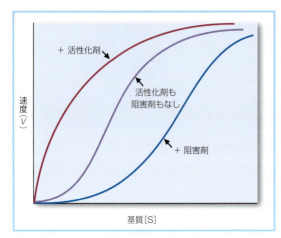

図2.18 アロステリック酵素に対する活性化剤と阻害剤の効果

ゼは酵素として機能しない。よって，アロプリノールを自殺的阻害剤とよぶこともある。**アルコール依存症**（alcoholism）の治療に使う薬にはアルデヒドデヒドロゲナーゼの不可逆的阻害剤があり，これを服用した状態でアルコールを摂取するとアセトアルデヒドが体内に蓄積する。アセトアルデヒドは二日酔い症状の不快感をまねくものであり，患者はアルコールを飲むたび不快になる。

F. アロステリック酵素

1. アロステリック酵素（allosteric enzyme）は活性部位以外の部位で**活性化剤，阻害剤**と結合する（図2.18）。
2. vを[S]に対してプロットすれば**シグモイド曲線**となる。
   a. アロステリック酵素は2個以上のサブユニットからなり，各サブユニットは**基質結合部位**をもち，各部位と基質の結合は互いに協同性を示す。1つの部位に基質が結合すると，他の部位への基質の結合が容易になる。
      1) アロステリック活性化剤は酵素への基質の結合を容易にする。
      2) アロステリック阻害剤は酵素への基質の結合を困難にする。
   b. 同様な効果は**ヘモグロビン**への酸素分子の結合でもみられる（図2.13 参照）。

G. 共有結合の修飾による酵素活性の制御

酵素の活性は化学基が共有結合することで増減する。
1. リン酸化は多くの酵素に影響を与える。
   a. ピルビン酸デヒドロゲナーゼやグリコーゲンシンターゼはリン酸化で活性が抑制される。
   b. グリコーゲンホスホリラーゼはリン酸化で活性が促進される。
2. ホスファターゼはリン酸基を取り去ることで酵素の活性を変化させる。
3. リン酸化によりタンパク質に負の電荷が導入され，二次，三次構造に変化を与える。

H. タンパク質-タンパク質分子間相互作用による制御

タンパク質は酵素に結合して，その活性を変化させる。例えば，調整サブユニットはプロテインキナーゼAの活性を阻害する。この調整サブユニットがcAMPと結合して酵素から離れると，触媒サブユニットが活性化される。

I. アイソザイム（イソ酵素）

1. アイソザイム（isozyme）はアミノ酸配列や性質が異なるが，同じ酵素反応を触媒する酵素である。
2. 組織には**特徴的なアイソザイム**あるいはアイソザイム混合物が含まれている。乳酸デヒドロゲナーゼやクレアチンキナーゼなどは組織間で異なるアイソザイムをもつ。
   a. 乳酸デヒドロゲナーゼ（lactate dehydrogenase）は4個のサブユニットからなる。各サブユニットには心臓（H）型と筋肉（M）型がある。5種のアイソザイム（HHHH，HHHM，HHMM，HMMM，MMMM）が存在する。
   b. クレアチンキナーゼ（creatin kinase：CK）は2種のサブユニットからなる。各サブユニットには筋肉（M）型，脳（B）型がある。3種のサブユニット（MM，MB，BB）が存在し，心筋にはMB型が最も多く存在する。

臨床との関連

血中の酵素量を調べることで細胞組織のダメージを評価できる。酵素は通常，細胞内でつくられるので，細胞が傷ついた時，細胞から血中に酵素が放出される。例えば，**心臓発作を起こすとクレアチンキナーゼ（CK），特にMB（心筋）型の血中レベルが増加する**。他に心臓発作では診断手段としてトロポニンを測定することがある。トロポニンには3つのアイソザイム（I，C，T）があるが，特に心筋細胞の障害の程度を診断するためにI，Tが測定される。

第3章

遺伝子の発現（転写），タンパク質合成（翻訳），遺伝子発現制御

　この章では，遺伝的な変異，DNA複製の重要性，ウイルスやバクテリアによる感染を分子レベルで説明する。加えてタンパク質合成のしくみ，抗生物質が原核生物のタンパク質合成をターゲットとし，毒と同様の効果をもつことを説明する。併せて，特定の疾患の検査や試験に対して組換えDNA技術を用いることが，将来の医療検査に重要であることを説明する。

概　説

■ 遺伝情報はDNAの中に書き込まれており，真核生物では主に核とミトコンドリアの一部にある。

■ 遺伝情報は伝達され，発現する。この伝達は複製の過程で行われる。親DNA一本鎖はコピーをするための鋳型となり，娘細胞へと伝わっていく。

■ DNAの損傷にともなう変異は，細胞の異常増殖やがんといった遺伝的な変化をもたらす。

■ 遺伝子の組換えは遺伝的な多様性を生み出す。

■ 遺伝子の発現は転写と翻訳という2段階で行われる。DNAはメッセンジャーRNA（mRNA）に転写され，次にタンパク質に翻訳される。リボソームRNA（rRNA），転移RNA（tRNA）は翻訳過程で用いられる。

■ タンパク質は細胞の構造体としてはたらく。また酵素として細胞内の化学反応を触媒する。つまり遺伝子の産物であるタンパク質は，細胞がどのような形状になるのか，そしてどのように機能するのかを決定する。

■ 遺伝子発現は多様なメカニズムで制御され，どんな細胞でもゲノム遺伝子のほんの一部しか発現しない。

■ 組換えDNAの技術は，遺伝子を研究し，遺伝子操作するために発展し，医療検査の分野でも活用されている。遺伝子治療は，現段階では主要な方法ではないが，いくつかのケースで成功しつつある。

I．核酸の構造

● 核酸のモノマー単位がヌクレオチドである。各ヌクレオチドはヘテロ環状構造の窒素塩，糖，リン酸からなる。

● DNAはアデニン（A），グアニン（G），シトシン（C），チミン（T）を含み，RNAはA，G，Cと，チミンの代わりにウラシル（U）を含む。

● DNAの糖はデオキシリボース，RNAではリボースである。

● ポリヌクレオチドはヌクレオシドが3′,5′-リン酸ジエステル結合で結ばれてできる。遺伝的なメッセージはこのポリヌクレオチド鎖に沿った塩基の配列上にある。

● DNAの2本のポリヌクレオチド鎖は互いの塩基がアデニン対チミン，グアニン対シトシンの塩基対で結ばれ，二重らせんを形成する。一方の鎖が5′から3′方向へ，もう一方が3′から5′方向へのびる。

● 真核生物のDNA分子はヒストンと結びつき，ヌクレオソームを形成し，緻密なコイル構造となる。クロマチンは核内の染色体上で見いだされるタンパク質-DNA複合体である。

● RNAは一本鎖構造だが，一本鎖を折り返してループ構造をつくり，グアニン対シトシン，アデニン対ウラシルの塩基対を形成する。RNAが三次元構造

25

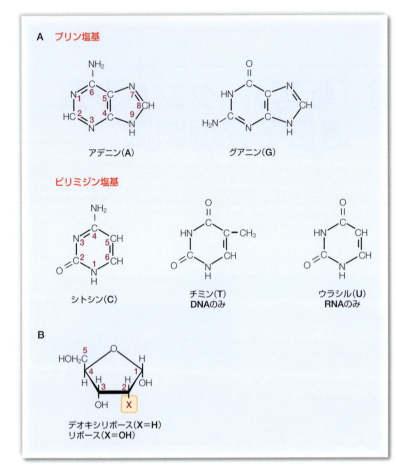

図 3.1
A：**核酸塩基**。プリン，ピリミジン環に番号を記載した。チミジンは DNA のみに，ウラシルは RNA のみに含まれる。　B：**リボースとデオキシリボースの構造と核酸の糖鎖**。リボースでは，図中 X の炭素 2 位は水酸（OH）基である。一方，デオキシリボースでは X は水素原子である。

を形成することで，特有のタンパク質や酵素が結合する。
- メッセンジャー RNA（mRNA）は 5′ 末端にキャップ構造を，3′ 末端にポリ（A）尾部をもつ。
- リボソーム RNA（rRNA）は多くの塩基対をもつ。
- 転移 RNA（tRNA）は A，G，C，U 以外に多数の修飾ヌクレオシドを含むクローバー葉構造で，アンチコドンをもつ。

A．DNA の構造

① DNA の化学構造

a. DNA のポリヌクレオチド鎖にはヘテロ環状の**窒素塩基（A，G，C，T），デオキシリボース，リン酸**からなるヌクレオチドが含まれる（図3.1，図3.2）。
1）塩基は**プリン**（purine）誘導体の**アデニン**（adenine：A）と**グアニン**（guanine：G），**ピリミジン**（pyrimidine）誘導体の**シトシン**（cytosine：C）と**チミン**（thymine：T）である。
2）**ホスホジエステル結合**（phosphodiester bond）は 1 つの糖の C3′ と隣の C5′ が結合したものである（図3.3）。

② DNA の二重らせん

a. DNA 分子は塩基間の水素結合で結ばれた 2 本の**ポリヌクレオチド鎖**（polynucleotide chain）よりなる（図3.4）。
1）一方の鎖の**アデニン**は他方の鎖の**チミン**と対を形成する。
2）**グアニンはシトシン**と対を形成する。
3）2 本の鎖の**塩基配列は相補的**である。つまり，一方の鎖のアデニンは他方の鎖のチミンと，グアニンはシトシンと対をつくる。

b. **鎖は逆平行**で，1 本の鎖は 5′ から 3′ 方向へ，他方の鎖は 3′ から 5′ にのびる（図3.5）。

c. 2 本の分子鎖が互いによじれて主溝と副溝のある**ヘリックス**（らせん helix）を形成する（図3.6）。
1）2 本の鎖に結合した**塩基対**は分子の中央部にらせん階段のように**積層（スタック）**する。
2）**リン酸基**は二重らせん外側にくる。個々のリン酸基の酸性 OH 基はホスホジエステル結合を形成，3 番目の酸性 OH 基は生理的な pH で

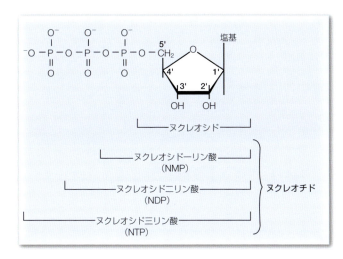

図 3.2 ヌクレオシドとヌクレオチドの構造
糖の炭素に位置を示す数字が付けられている。この数字（1′, 2′ 等）は塩基の中の窒素の位置を示す数字と区別するためにある。

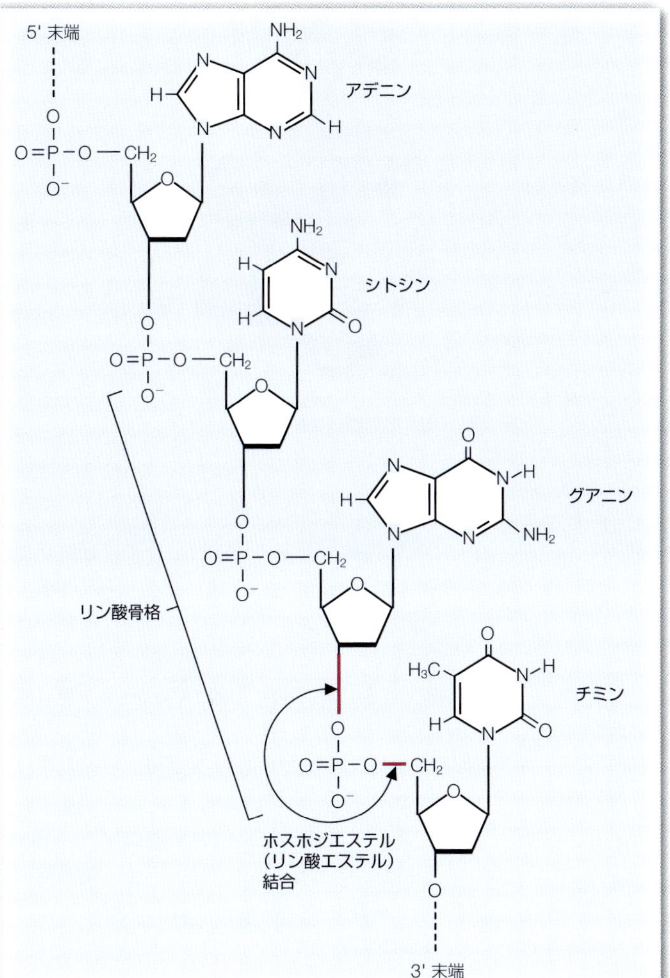

図 3.3 ポリヌクレオチド鎖の 1 つのセグメント
この鎖にはチミンとデオキシリボースがあるので，DNA である。ホスホジエステル（リン酸エステル）結合が糖の 3′ と 5′ の炭素で起こっている。

プロトンを解離し，分子を**負に荷電**させる（図 3.3 参照）。

3) ワトソン（Watson）とクリック（Crick）が最初に述べた **B 型 DNA** は右巻きで，**一巻きあ**たり 10 塩基対をもち，塩基対どうしは 3.4Å 離れている。他に A 型 DNA は B 型 DNA よりコンパクトである。また，Z 型 DNA は左巻きで塩基はらせん表面近くに位置する。

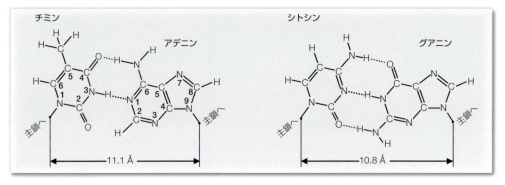

図 3.4 DNA の塩基対

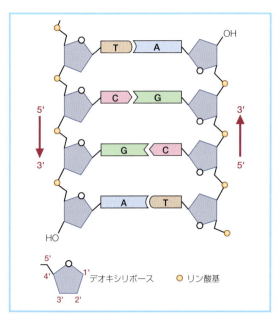

図 3.5 DNA の逆平行鎖
主鎖が反対方向に向くが，この方向はデオキシリボースが 5′ と 3′ の炭素に結ばれる時の水酸（OH）基によって決まる。

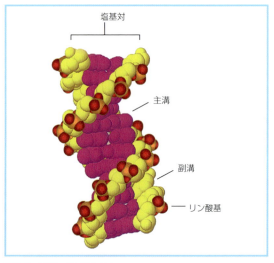

図 3.6 DNA の二重らせん

3. 変性，再生，ハイブリダイゼーション
  a. 変性（denaturation）：アルカリ，熱によって DNA の二本鎖は一本鎖になるが，ホスホジエステル結合は壊れない。
  b. 再生（renaturation）：DNA を熱処理で分離しても，適当な条件下でゆっくり温度を下げると，塩基対は再結合し，相補的な DNA に戻る（アニーリング）。
  c. ハイブリダイゼーション（hybridization）：一本鎖 DNA は，相補的な塩基対をもつ DNA 鎖，または RNA 鎖と会合して二本鎖をつくる。

4. 非常に巨大な DNA 分子
  a. 大腸菌の全染色体は 4×10^6 塩基対の環状の DNA である。バクテリアは細胞内小器官（オルガネラ）がないので，DNA は細胞質内（サイトプラズマ）にある。
  b. ヒト染色体の一番長い DNA 分子は直鎖状で，長さは 7.2 cm にも達する。真核生物の DNA の一部はミトコンドリア内にあるが，大部分は核内にある。

5. 真核細胞における DNA の核へのパッキング（詰め込み）
  a. 真核細胞のクロマチンはヌクレオソーム中にヒストンに巻きついた DNA よりなる（図 3.7）。
  1) ヒストン（histone）はアルギニン（arginine）とリシン（lysine）の多い，小さな塩基性のタンパク質分子である。なお，原核生物はヒストンをもたない。
  2) 8 分子のヒストンよりなる八量体（オクタマー）に，およそ 140 塩基対の DNA が巻きつき，ヌクレオソームコア（コア＝中心）を形成する。
  3) 1 つのヌクレオソームコアと次のコアをつなぐ DNA 領域に，ヒストン H1 と複合体をつく

I. 核酸の構造　29

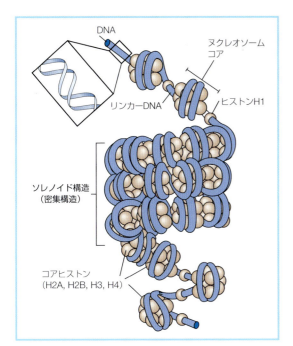

図 3.7　ポリヌクレオソーム
コアヒストンに DNA が巻きついている。DNA を青色のチューブで，ヒストンを薄茶色の球で表している。

る。
　b.「紐とビーズ」のようなクロマチンのヌクレオソーム構造はさらにソレノイド構造（らせん状，チューブ状コイル；図 3.7 参照）に詰め込まれる。

B. RNA の構造

1 RNA と DNA の違い
　a. RNA のポリヌクレオチド構造は DNA と基本的に同じだが，次の点が異なる。糖は**リボース**（ribose）でデオキシリボースではない。チミンの代わりに**ウラシル**（uracil）を含む。ただし，少量だが，tRNA の中にチミンが含まれる。
　b. RNA はふつう**一本鎖**である。二本鎖の DNA とは対照的である。
　　1）一本鎖 RNA が**ループ**をつくって折り返し，ウラシルとアデニン，シトシンとグアニンが相補的な塩基対を形成する。
　　2）RNA 分子は**広範な塩基対**で二次，三次構造を形成，これが RNA の機能にとって重要である。
　　3）RNA 分子は塩基の相補性により DNA や他の RNA を認識する。
　c. ある種の **RNA 分子**は**化学反応**を**触媒**する。タンパク質のような酵素活性をもつ RNA をリボザイムとよぶ。
　　1）**リボザイム**（ribozyme）は通常 rRNA 前駆体で，自分自身の内部セグメントを除去し，その両端をつなぐ（スプライシング）。
　　2）RNA は他の RNA 分子を切り出す**リボヌクレアーゼ**（ribonuclease）のようなはたらきをする。例えば，RNase P は tRNA 前駆体を切り出す。
　　3）タンパク質合成の酵素である**ペプチジルトランスフェラーゼ**（peptidyl transferase）は RNA よりなる。

2 真核細胞のメッセンジャー RNA(mRNA)はキャップ構造とポリ(A)尾部をもち，核内で合成される。
　a. **キャップ**（cap）は mRNA の 5′ 末端リボースの水酸基に**メチルグアノシン三リン酸**（methyl guanosine triphosphate）が結合したものである（図 3.8）。
　　1）グアニンの N7 がメチル化される。
　　2）mRNA の 1 番および 2 番リボースの水酸基はメチル化されることがある（図 3.8 参照）。
　b. 200 個に達するアデニン（A）からなる**ポリ(A)尾部**が mRNA の 3′ 末端水酸基に結合する。

3 リボソーム RNA (rRNA) は多数のループと広範な塩基対を含む。
　沈降速度（S）の異なる各種 rRNA 分子がタンパク質と相互作用してリボソームを形成する（図 3.9）。
　a. **原核生物**（prokaryote）のリボソームは 16S，23S，5S の 3 種の rRNA と 55 種のタンパク質から形成される。
　b. **真核生物**（eukaryote）のリボソームは 18S，28S，5S，5.8S の 4 種の rRNA と 83 種のタンパク質から形成される。ミトコンドリア rRNA は原核生物のものに類似する。

4 転移 RNA (tRNA) はクローバー葉構造をもち，修飾ヌクレオシドを含む。tRNA は比較的小さな分子で，80 ヌクレオチドよりなる（図 3.10）。
　a. 真核細胞の rRNA の多くのヌクレオチドは修飾されている。
　　1）ほとんどの tRNA には修飾ヌクレオシドとして**シュードウリジン**（pseudouridine：Ψ），ジヒドロウリジン（dihydrouridine：D），リボチミジン（ribothymidine：T）が存在する（図 3.10 参照）。
　b. すべての tRNA 分子は塩基配列が異なるが，類似した**クローバー葉構造**である。
　　1）5′ 末端から最初のループ，D ループは，ジヒドロウリジンを含む。
　　2）2 番目のループ，**アンチコドン**（anticodon）

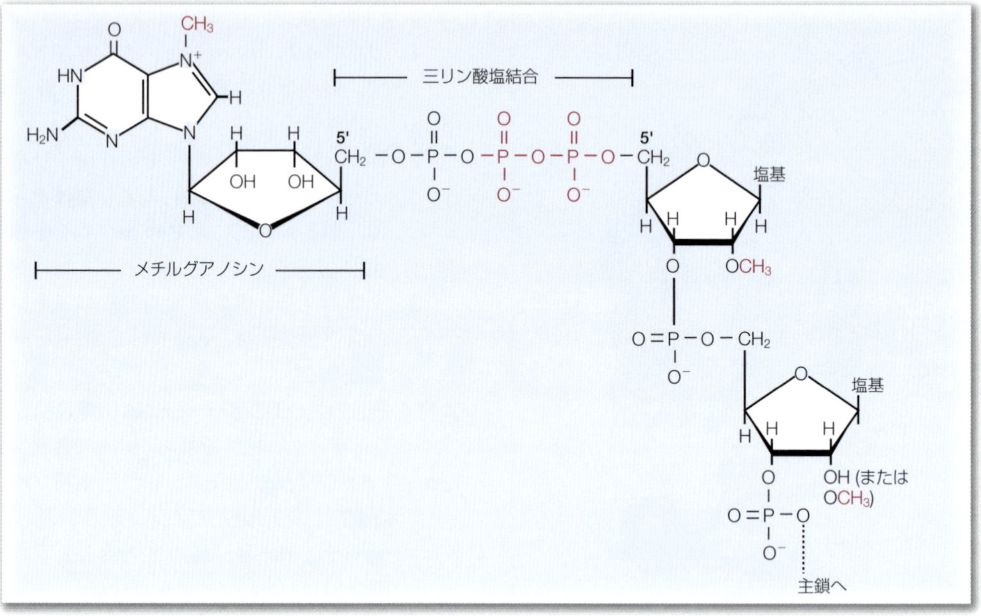

図 3.8 mRNA のキャップ構造

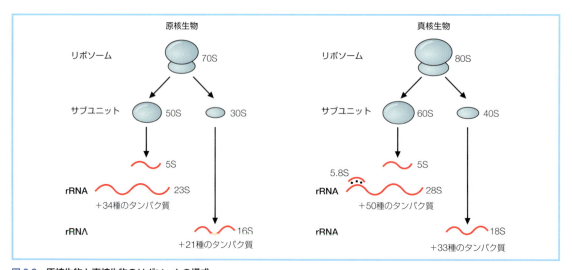

図 3.9 原核生物と真核生物のリボソームの構成

　ループは，mRNA のコドンと相補対を形成するアンチコドンを含む。
3) TψC ループは，リボチミジンとシュードウリジンをともに含む。
4) 3′ 末端の CCA 配列はアミノ酸を運ぶ。

II. DNA 合成（複製）

- DNA 合成過程である複製は，真核生物では細胞周期の S 期に起こり，DNA ポリメラーゼを含むタンパク質複合体が触媒する。
- 2 本の親 DNA 鎖は相補鎖をつくるための鋳型となる。
- DNA ポリメラーゼは 3′ から 5′ に向かう鋳型鎖をコピーしながら 5′ から 3′ へと新しい鎖を合成する。デオキシヌクレオシド三リン酸を前駆体（原料分子）とする。
- 酸はプロトン供給体，塩基はプロトン受容体である。
- DNA ポリメラーゼは新しい鎖の合成を開始できない。短い RNA がプライマーとしてはたらく。
- 親二本鎖をほどいたり，2 本の親鎖を同時にコピーしたりするために，種々のタンパク質や酵素が必要である。

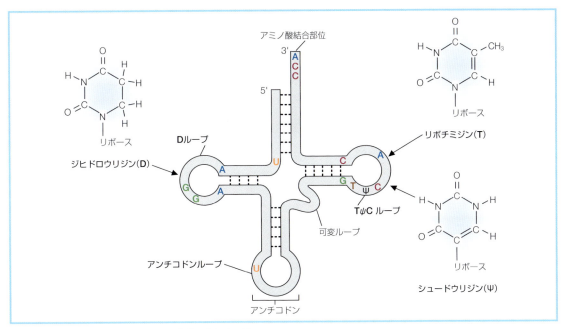

図 3.10　tRNA の構造と多くにみられる修飾ヌクレオシド
特定の位置に共通に保存された塩基を文字で示す。ステム領域の塩基対を鎖間の点線で示す。

- 複製時に生じたエラーは複製複合体にある酵素群が修正する。
- DNA 分子に生じた障害は修復メカニズムによって修正される。障害を受けた領域を除去し、障害を受けていない鎖を鋳型に、無傷の鎖に置き換える。
- DNA 分子は組換えができる。1つの分子鎖のある部分を他の分子の部分と交換できる。
- 遺伝子は染色体のある部位から他の部位へ転位できる（トランスポジション）。

A. 真核生物の細胞周期（図 3.11）

1. G_1 期（第 1 間期）に細胞は染色体の**複製**を準備する。
2. S 期（合成期）に DNA 合成（複製）を行う。
3. G_2 期（第 2 間期）に細胞分裂の準備を行う。
4. M 期（有糸分裂期）に細胞分裂を行う。
5. 細胞は何度か細胞分裂を繰り返す。
6. 細胞は細胞周期からはずれ、二度と細胞分裂を起こさずにいることもできる。また、長時間の休止期（G_0 期）にも移行できる。適当な刺激があれば、G_0 期の細胞は再び細胞周期に入って、細胞分裂を始める。

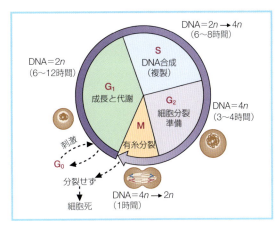

図 3.11　真核生物の細胞周期（セルサイクル）

B. 複製のメカニズム

1. 複製（replication）は二方向性と半保存性をもつ（図 3.12）。
   a. **二方向性**（bidirection）とは複製が起点より始まり、同時に両方向に進むことを意味する。
     1) 原核生物の染色体には複製起点が1つのみある。
     2) 真核生物の染色体には多数の複製起点がある。
   b. **半保存性**（semiconservation）とは、複製で生まれる娘 DNA 分子は、鋳型となる親鎖と、この鎖に塩基対合する新しく合成した娘鎖からなることをさす。

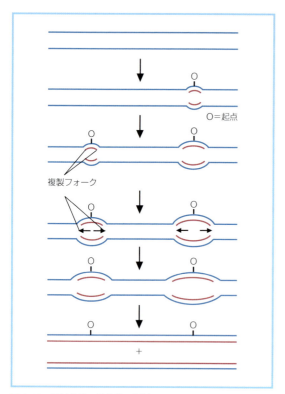

図 3.12 真核生物の染色体の複製
青線は親鎖を,赤線は新規の合成鎖を示す。複製は各起点(O)にできる複製フォークから二方向に向かって進む。

❷ 複製フォーク(replication fork,複製の分岐点)はDNA合成の起こる場所である。つまりDNAの親鎖が分離し,二重らせんが複製フォークの前方でほどける(図3.13)。
  a. ヘリカーゼ(helicase)は二重らせんをほどき,一本鎖結合タンパク質が一本鎖の構造を保つ。
  b. トポイソメラーゼ(topoisomerase)は,複製フォークが親の二本鎖をほどきながら進むと,前方にスーパーコイルが生じるので,それを防ぐ役割を担う。
    1) トポイソメラーゼはDNA鎖の切断と再結合を行う。
    2) キノロンで阻害されるトポイソメラーゼ,DNAジャイレース(DNA gyrase)は原核生物にのみ存在する。

❸ DNAポリメラーゼはDNA合成を触媒する(表3.1)。
  a. 原核生物は3種類のDNAポリメラーゼ:polⅠ,polⅡ,polⅢをもつ。polⅢは複製酵素,polⅠは修復とラギング鎖の合成に関わる。
  b. 真核生物は多くのDNAポリメラーゼをもつ。主要な酵素の特徴を表3.2にまとめる。真核生物のポリメラーゼはギリシャ文字で名前が付けられている。主要なものは,DNAポリメラーゼ α,β,γ,δ,ε である。DNAポリメラーゼαはDNAの複製の生成プライマーを含んでいる。DNAポリメラーゼβは特に修復に使われ

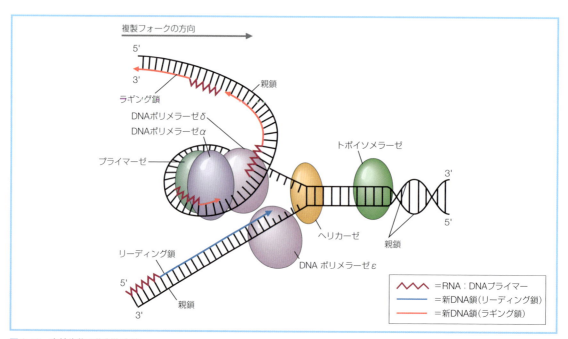

図 3.13 真核生物の複製複合体
ラギング鎖は複製複合体のまわりにループをつくり,5′から3′方向にDNA鎖を合成する。一本鎖結合タンパク質群(図示されていない)は一本鎖領域に結合する。表3.1に,この複合体に関わるタンパク質群をまとめる。

Ⅱ．DNA 合成（複製） 33

表3.1 真核生物の DNA 複製に関わるタンパク質群

DNA ポリメラーゼ	鋳型 DNA の 3′ から 5′ をコピーし，ヌクレオチドを 5′ から 3′ へと付加。
プライマーゼ	RNA プライマーを合成。
ヘリカーゼ	二重鎖をほどき，親 DNA 鎖を分離。
一本鎖結合タンパク質群	一本鎖 DNA の再結合を防ぐ。
トポイソメラーゼ	巻き戻しに起因する親二重鎖のねじれ・歪みを緩和[a]。
プライマー除去酵素群	リボヌクレアーゼ H は DNA-RNA ハイブリッドの RNA を分解。 フラップエンドヌクレアーゼⅠ（FENⅠ）は "フラップ flap" を認識し，プライマーの 5′ 末端の RNA のアニーリングされない突出部分を切断する酵素群。フラップとは岡崎フラグメントが合成される時，ポリメラーゼδで置き換わる突出した領域。
DNA リガーゼ	同じ鋳型から生まれた近接する DNA 鎖を，ホスホジエステル結合を形成して連結。
PCNA	複製フォークにある多くのタンパク質が集まり，DNA ポリメラーゼのはたらきを強化。

[a] ジャイレース（gyrase）は原核生物特有のトポイソメラーゼであり，キノロン系抗菌剤によって阻害される。

表3.2 真核生物の DNA ポリメラーゼの種類と機能

ポリメラーゼ	機能[a]	エキソヌクレアーゼ活性
Pol α	複製（プライマーゼと複合体をつくり，プライマーの開始を助ける） DNA 修復	なし
Pol β	主に DNA 修復	なし
Pol γ	ミトコンドリアの DNA 複製	3′～5′
Pol δ	複製（ラギング鎖の DNA 合成） DNA 修復	3′～5′
Pol ε	複製（リーディング鎖の DNA 合成） DNA 修復	3′～5′
Pol κ	DNA 修復（バイパスポリメラーゼ）[b]	なし
Pol η	DNA 修復（バイパスポリメラーゼ）	なし
Pol ξ	DNA 修復（バイパスポリメラーゼ）	なし
Pol τ	DNA 修復（バイパスポリメラーゼ）	なし

[a] 新しい DNA 鎖の合成は常に 5′から 3′に向かって起こる。
[b] バイパスポリメラーゼは DNA の損傷部を「回避」し，DNA 複製を継続する。いくつかの酵素は間違わないで正しい塩基を，またある酵素は間違った塩基をランダムに付加する。

る。ポリメラーゼδは複製中，ラギング鎖の先導ポリメラーゼであり，ポリメラーゼεはリーディング鎖の先導ポリメラーゼである。ポリメラーゼγはミトコンドリアで機能を発揮する。

c. **DNA ポリメラーゼは 3′ から 5′ 方向に DNA 鋳型をコピーし，5′ から 3′ へと新しい鎖を合成する。**

d. **デオキシヌクレオシド三リン酸**（deoxyribonucleoside triphosphate）（dATP，dTTP，dCTP，dGTP）は DNA 合成の前駆体（基質）である。

1）鋳型鎖の塩基に対する前駆体が塩基対をつくり，成長鎖の末端の 3′ 水酸基とホスホジエステル結合を形成する（**図 3.14**）。

2）生じたピロリン酸は 2 分子の無機リン酸に開裂される。

❹ **DNA ポリメラーゼにはプライマー**（primer）が必要である（**図 3.15**）。

a. **DNA ポリメラーゼだけでは新しい鎖の合成を開始できない。**

b. **RNA** は *in vivo* において DNA ポリメラーゼの

プライマーとしてはたらく。

1）約 10 個のヌクレオチドの RNA プライマーは，**DNA プライマーゼ：ポリメラーゼα**が触媒する反応によって親鎖をコピーしてつくられる。

c. **DNA ポリメラーゼは RNA プライマーの 3′ 水酸基にデオキシヌクレオチドを加え，成長 DNA 鎖の最後まで加え続ける。**

d. **親 DNA の 2 本の鋳型鎖**は方向が反対向きになるが，複製フォークでは同時にコピーされる。

1）**リーディング鎖**（先行鎖 leading strand）は，複製フォークに向かい親鎖を 3′ から 5′ への方向に連続コピーして形成される。

2）**ラギング鎖**（遅行鎖 lagging strand）は，複製フォークと**逆向き**に親鎖を 5′ から 3′ への方向に不連続にコピーして形成される。

a）二重らせんがほどけると，新しいプライマーからラギング鎖の合成が始まる。この過程で生まれる短いフラグメントを**岡崎フラグメント**という。

b）RNA プライマーはヌクレアーゼ（RNase

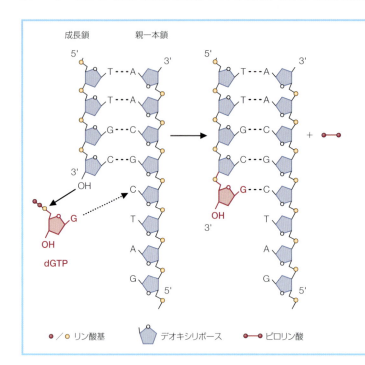

図 3.14 DNA ポリメラーゼのはたらき
デオキシリボヌクレオシド三リン酸は DNA ポリメラーゼが DNA 鎖を伸長させる際の前駆体（基質）である。DNA ポリメラーゼは鋳型 DNA 鎖の 3′ から 5′ 方向をコピー，新しい鎖を 5′ から 3′ 方向につくる。

H）により取り除かれ，生じたギャップは他の DNA ポリメラーゼにより相補的なデオキシヌクレオチドによって埋められる。

c）最後に DNA リガーゼが岡崎フラグメントを結合する。この酵素は 2 本のポリヌクレオチド鎖をホスホジエステル結合でつなぐ。

e. 真核生物では，一度のラギング鎖合成でおよそ 200 のデオキシリボヌクレオチドが加わる。原核生物では 1,000〜2,000 加わるが，どちらも岡崎フラグメントの長さに相当する。

⑤ 複製の信頼度は非常に高い。エラーが起こる比率は $10^{-9} \sim 10^{-10}$ である。

a. エラー（不適当なヌクレオチドが加わる）は複製段階の校正機能で修正される。この校正機能はポリメラーゼ複合体のもつ 3′ から 5′ 方向へのエキソヌクレアーゼ活性により行われる。

b. 複製後修復プロセスにより，例えばミスマッチ修復等により，信頼度はさらに向上する。

C. 変異（突然変異）

DNA 分子が変化すると変異が起こる。変異は複製され，娘 DNA の塩基配列に残る。

① 変化を伴う変異には次のものがある。

a. 複製期に起こった修正されないエラー。

b. 酸化的な脱アミノ，放射線や化学物質等を原因とした複製中または複製前の DNA 損傷により，DNA 鎖に切れ目ができたり，塩基が化学変化を起こしたり，除去されたりする。

② 変異の型には次のものがある。

a. 点変異（point mutation）：1 つの塩基が他の塩基に変わる。

b. 挿入（insertion）：DNA 配列に 1〜数個のヌクレオチドが付加される。

c. 欠失（deletion）：DNA 配列から 1〜数個のヌクレオチドが除去される。

D. DNA の修復（図 3.16）

① 一般に修復では，損傷やミスマッチ塩基のある DNA セグメントを除去し，損傷のない娘鎖を鋳型に用いて DNA ポリメラーゼでギャップを埋め，さらに新しく合成されたセグメントと残っていた鎖を再結合させる。

② エンドヌクレアーゼ（endonuclease），エキソヌクレアーゼ（exonuclease），DNA ポリメラーゼ，DNA リガーゼが修復に必要である。

a. ヌクレオチド除去修復では DNA 鎖から損傷のあるヌクレオチド鎖を除去して修復する。

b. 塩基除去修復では特異的なグリコシラーゼ（glycosylase）が N-グリコシド結合を加水分解して損傷塩基を除き，アプリン酸（プリンなし核酸）やアピリミジン酸（ピリミジンなし核酸）部位を生成し，これを切断して修復する。

c. ミスマッチ修復（mismatch repair）では複製されたての鎖のミスマッチ塩基対を含む部分を除

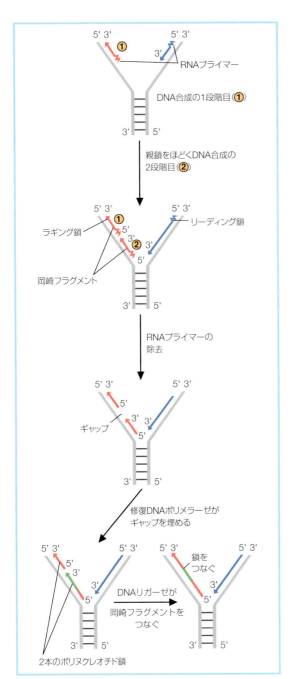

図 3.15 複製フォークにおける DNA 合成メカニズム
2 段階の DNA ポリメラーゼ作業を示す（①と②）。各段階で加わるヌクレオチドの数は図示するよりも多い。真核生物のラギング鎖の合成では，1 段階に約 10 のリボヌクレオチドと 200 個のデオキシリボヌクレオチドが加わる。リーディング鎖の合成は連続的に進む。

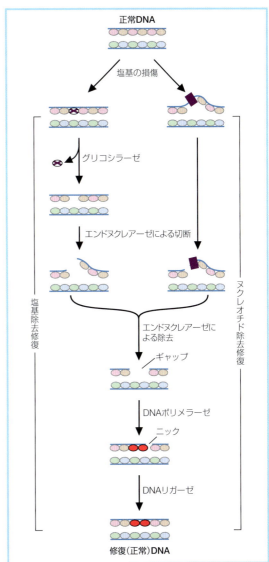

図 3.16 DNA 修復における塩基とヌクレオチドの除去
円形（○）は正常な塩基を示し，⊗や■は損傷した塩基を示す。実際に除去されるヌクレオチド数（ギャップサイズ）は図示したものより多い。

去する。細菌では**新たに合成された鎖は親鎖と違い，メチル化されていないので認識される**。真核細胞でのメカニズムはわかっていない。

d．DNA から合成された RNA からなる転写装置が，転写されつつある遺伝子内に DNA 損傷を

みつけた時に**転写共役修復**（transcription-coupled repair）が起こる。修復酵素は転写が再び開始される前に損傷した部分を補充する。

E．遺伝子組換え

いろいろな過程で遺伝子の新しい組換えが起こり，その結果として遺伝的な多様性が生ずる。相同組換えは，DNA 二重鎖切断の修復過程で起こる。非相同末端結合（nonhomologous end joining：NHEJ）も DNA 二重鎖切断の修復過程で起こる。

❶ **相同組換え**（recombination）は配列がよく似た

DNA セグメント間で起こる。

② **転位（トランスポジション transposition）**では，一方の部位から全く相同性のない部位に DNA フラグメントが移動する。

  a. **トランスポゾン（transposon あるいは jumping gene ともいう）**は移動（転位）する遺伝子，転位因子である。

  b. ある種のトランスポゾンは，抗生物質耐性の遺伝子をもつことがある。抗生物質耐性遺伝子はプラスミドと染色体遺伝子の間を行き来することで，多抗生物質耐性遺伝子を含む R プラスミドを通じて，多抗生物質耐性の細菌が生まれる。

F. 逆転写

① **RNA を鋳型として DNA 合成**は**逆転写酵素**によって触媒される。

② **レトロウイルスの遺伝物質は RNA である。**

  a. レトロウイルス RNA は逆転写酵素による DNA 合成の鋳型になる。

  b. 合成された DNA は宿主（ホスト）細胞の染色体に導入され，発現する。

③ あるトランスポゾンはトランスポゾンの DNA コピーを合成するために逆転写酵素を利用し，それを染色体領域へ挿入できる。

臨床との関連

　がん（cancer）は細胞が正常な増殖制御を行えない一群の病気である。がんの主な原因は放射線，化学物質，ウイルスである。**放射線や化学物質**は **DNA を傷つけ**，速やかに修復されないと**変異を生じ**，結果としてがんになる。

　有機化合物（例：タバコ）が燃えると，DNA 塩基と結合する化学物質，例えば**ベンゾピレン benzo(a) pyrene** がつくられ，**肺がん**にいたる変異が生まれる。太陽光に含まれる**紫外線**は DNA 中に**ピリミジン二量体**をつくり，**皮膚がん**の原因となる。この状況は，特に DNA の修復システムが正常に機能しない**色素性乾皮症（xeroderma pigmentosum：XP）**の患者に顕著に現れる。他に DNA 修復機構の変異により，ミスマッチ修復の不全による**遺伝性非ポリポーシス大腸癌（hereditary nonpolyposis colorectal cancer：HNPCC）**，DNA 複製において DNA 鎖をほどくヘリカーゼの不全による**ブルーム（Bloom）症候群**，転写共役 DNA 修復の不全による**コケイン（Cockayne）症候群**，DNA の一本鎖，二本鎖切断修復の不全による**乳がん**などがある。

　オンコジーン（がん遺伝子）はがんの原因となる。正常な細胞にはがん遺伝子に相同な**プロトオンコジーン（がん原遺伝子）**があり，**正常な増殖と発生を支えてい**る。ウイルス感染によりがん遺伝子が細胞に侵入したり，正常ながん原遺伝子が変化したり，異常に発現したりするとがんになる。がん遺伝子は**増殖因子**，増殖因子受容体，転写因子や増殖因子誘導に関するタンパク質群をコードする。核に入って**遺伝子を活性化する**がん遺伝子産物もある。がん遺伝子理論によれば，**ウイルス**は細胞中へがん原遺伝子の**追加コピー**や**異常コピー**を挿入，あるいは，これらの遺伝子の発現を調整する領域に強い**プロモーター**を挿入，これががんの原因となる。がん原遺伝子は**増幅**でき，その制御領域を含めて，放射線や化学物質によって変異する可能性がある。がん原遺伝子の生成物や発現レベルの変化で細胞の増殖特性が変わり，結果としてがんとなる。

　慢性骨髄性白血病（chronic myelogenous leukemia：CML）は 9 番染色体と 22 番染色体の間で転座が起こり，bcr-abl という異常な融合タンパク質が生まれる。融合タンパク質 bcr-abl の立体構造解析により，**イマチニブ（imatinib）**という薬が開発された。この薬は融合タンパク質 bcr-abl に結合，キナーゼ活性の抑制を止めることで，がんを寛解する。

　細胞増殖を抑制するタンパク質の変化もがんの原因となる。**がん抑制遺伝子**（例：網膜芽細胞腫 p53 など）の発現が抑制されて細胞増殖が増加する。**マイクロRNA（miRNA）**は，その制御機能によって，がん遺伝子や腫瘍抑制剤に分類される。

　がんの治療には **DNA 合成を抑制**する薬が使われる。例えば，**5-フルオロウラシル（5-FU）**は dUMP の dTMP の変化を阻害し，DNA 合成に必要なチミンヌクレオチドのレベルを減少させる。**メトトレキセート（methotrexate）**はジヒドロ葉酸からテトラヒドロ葉酸の還元を阻害する。その結果，DNA，RNA 合成に必要なプリンの生成が阻害される。ただし，ある特定のがんではメトトレキセートのターゲットであるジヒドロ葉酸レダクターゼ遺伝子の増幅により，メトトレキセート耐性となる。

　アドリアマイシン（adriamycin）は DNA 塩基対の間に挿入する縮合環構造をもつ。アドリアマイシンがあれば，DNA は複製や転写のための鋳型になれない。**エトポシド（etoposide）**は DNA 複製期に二重鎖をほどく酵素であるトポイソメラーゼの動きを止め，DNA 複製を止める。

Ⅲ. RNA 合成（転写）

● RNA ポリメラーゼは転写，すなわち DNA 鋳型から RNA 合成を触媒する。RNA ポリメラーゼは DNA 鋳型を 3′ から 5′ 方向にコピーし，5′ から 3′ 方向に一本鎖 RNA 分子を合成する。DNA ポリメラーゼとは異なり，RNA ポリメラーゼは新しい鎖を自ら合成開始するので，プライマーを必要としない。

- 真核細胞では，タンパク質合成が始まる前に RNA の一次転写産物が修飾やトリミングを受ける。転写は細胞内の核で起こり，その RNA 産物はタンパク質合成を行う細胞質に移行する。
- 真核細胞のメッセンジャー RNA（mRNA）は RNA ポリメラーゼⅡがつくり，5′ 末端にキャップ構造が，3′ 末端にポリ（A）尾部が付く。タンパク質の構造をコードしないイントロンが取り除かれ，成熟 mRNA のセグメントとなるエキソンがつながる。これがスプライシングである。
- 真核細胞のリボソーム RNA（rRNA）は 45S RNA 前駆体として RNA ポリメラーゼⅠがつくり，メチル化後，3 個の rRNA（18S，28S，5.8S）に切断されリボソームの一部となる。5S rRNA は別の遺伝子から RNA ポリメラーゼⅢによってつくられる。核小体は rRNA を産生，リボソームを構築する部位である。
- 真核細胞の転移 RNA（tRNA）は RNA ポリメラーゼⅢがつくる前駆体の 5′ 末端，3′ 末端を切り取ってつくられる。イントロンが除かれエキソンどうしが結合する（スプライシング）。
- 成熟した tRNA につくられる特殊なヌクレオチドは通常のヌクレオチドの転写後修飾でつくられ，最後に 3′ 末端に CCA 配列が付加される。
- 真核細胞の RNA は核から翻訳を行う細胞質に移行する。
- 細菌には核がないので，転写と翻訳が同時に進行する。細菌では 1 つの RNA ポリメラーゼが mRNA，rRNA，tRNA をつくる。また，大腸菌などの細菌の転写産物はイントロンを含まない。

A. RNA ポリメラーゼ

1. RNA ポリメラーゼは**新しい RNA 鎖の合成を開始**できる。プライマーは必要ない。
2. DNA 鋳型を 3′ から 5′ 方向にコピーし，5′ から 3′ 方向に一本鎖 RNA 分子が伸長する。
   a. 鋳型鎖はアンチセンス鎖または非コード鎖ともよばれる。
3. 鋳型とならない DNA 鎖は，転写された RNA と同じ配列を含んでいる。ただし，DNA ではチミン(T)だが，RNA ではウラシル（U）である。
   a. 非鋳型鎖はセンス鎖またはコード鎖ともよばれる。
4. リボヌクレオシド三リン酸（ATP，GTP，UTP，CTP）は RNA 鎖の**前駆体**（基質）で，その合成プロセスは DNA と似ている（**図 3.14** 参照）。

B. 細菌の RNA 合成

1. 大腸菌では RNA ポリメラーゼは 4 個のサブユニット $\alpha_2\beta\beta'$ がコア酵素を形成する。5 番目のサブユニットは σ（シグマ）因子が RNA 合成の開始に必要である。
2. 遺伝子には RNA ポリメラーゼが結合する**プロモーター**（promoter）領域がある。
   a. プロモーターにはコンセンサス配列 **TATAAT**（Pribnow ボックス，または TATA ボックスとよばれる）が転写開始点（+1）の 10 位上流（−10 位）にある。
   1) コンセンサス配列（consensus sequence）は調べられた DNA の −10 位に最も多くみられる配列である。
   b. 2 番目のコンセンサス配列（TTGACA）は通常，Pribnow ボックス上流で，転写開始点のおよそ 35 位上流（−35 位）付近にある。
3. RNA ポリメラーゼが**プロモーター**と結合すると，局所的に DNA のヘリックスが緩み，DNA 二本鎖がほどける。ポリメラーゼは転写を開始，**鋳型鎖を**コピーする。
   a. RNA ポリメラーゼが DNA 鎖に沿って動く時，二重らせん前方部分はほどけ，同時に転写の終わった一本鎖は，その相補鎖と再結合する。
   b. 転写終結は，転写物が複数の U からなるヘアピンループを形成する場所で起こる。これを ρ（ロー）**因子非依存型の終結**（rho-independent termination）という。
   c. ρ 因子はいくつかの転写の終結を助ける。この因子が合成中の転写産物に結合，ATP の加水分解から得たエネルギーをもとに，鋳型から転写物を引き離し細胞質に放出する。
4. mRNA は**ポリシストロン性転写物**（polycistronic transcript）として転写され，転写されながら翻訳される。
   a. ポリシストロン性 mRNA は翻訳を経て複数のタンパク質を合成するが，各シストロンは 1 個のタンパク質に対応する。
   b. 大腸菌 mRNA の半減期は短く，数分で分解する。
5. rRNA は大きな転写産物としてつくられた後，切断され，16S rRNA は 30S リボソームサブユニットの，23S rRNA と 5S rRNA は 50S リボソームサブユニットの，それぞれ成分である。
   a. 30S リボソームサブユニットと 50S リボソームサブユニットが結合して 70S リボソームになる。
6. tRNA は大きな転写産物から切り出され，つくられ

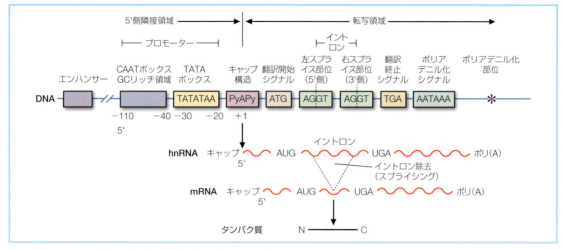

図 3.17　真核細胞の遺伝子の構造とタンパク質合成における全体像
遺伝子はプロモーターと転写領域を含んでいる。転写領域にはタンパク質配列をコードしないイントロンとタンパク質配列をコードするエキソンからなる。転写領域 DNA 配列と同じ RNA 鎖が合成されるが、DNA ではチミンにあたるものが RNA ではウラシルになる。初めに合成される RNA にはイントロンもエキソンも含まれており、ヘテロ核 RNA（hnRNA）という。hnRNA には 5′末端にキャップ構造が、3′末端にはポリ(A)尾部が付加される。スプライシングという作業によりイントロンは除去され、成熟 mRNA となり、核からサイトプラズマに入りタンパク質合成が開始する。Py はピリミジン（C と T）を示す。本図には TATA ボックスを示したが、それは 12.5% の真核細胞のプロモーターがこのボックスをもつことによる。

る。切断酵素の 1 つ RNase P は、RNA 分子を含んでおり、触媒として機能する。

C. 真核細胞の核内での RNA 合成

① mRNA 合成（図 3.17）

a. 真核細胞の mRNA をつくる遺伝子は**基本のプロモーター領域**を含む。この領域に結合する転写因子（タンパク質）が RNA ポリメラーゼ II と結合する。プロモーターにはいくつかの保存配列がある。
　1) **TATA ボックス**（Hogness ボックス）は TATATAA コンセンサス配列を含み、転写開始部位（＋1 位）の 25 位上流（−25 位）付近に位置する。
　2) **CAAT ボックス**は開始部位の 70 位上流付近でよくみられる。
　3) **GC リッチ領域**は−40 から−110 位付近でみられる。
　4) 真核細胞と原核細胞のプロモーターを比較したのが図 3.18 である。真核細胞のプロモーター領域には、RNA 合成開始に重要な多くのエレメントが見出されている。このエレメントは遺伝子の転写産物の中の DNA 領域内にもある。

b. **エンハンサー**（enhancer）は転写速度を**増強**する機能をもつ DNA 配列である。転写開始部位の重量や下流に数千基離れて位置することもあ

る。一方、転写を**抑制**する配列を**サイレンサー**（silencer）という。

c. RNA ポリメラーゼ II は、最初にヘテロ核 RNA（hnRNA）とよばれる、エキソンもイントロンも含む大きな一次転写産物を合成する。
　1) 一次転写産物内の**エキソン**（exon）部分が成熟 mRNA の配列となる。
　2) 一次転写産物内の**イントロン**（intron）部分は**除去**され、成熟 mRNA には現れない。

d. hnRNA のプロセッシングで成熟 mRNA がつくられ、核孔（核膜孔）を通じて細胞質に移行する。
　1) 一次転写産物（hnRNA）の転写中に 5′末端にキャップ構造が付加する。
　2) 20〜200 ヌクレオチド長のポリ(A)尾部が転写産物の 3′末端に付加する。hnRNA 中の AAUAAA が hnRNA の切断シグナルとなり、その後ろから poly(A)ポリメラーゼによりポリ(A)尾部が付加される。この際、ATP が前駆体として使われ、鋳型を必要としない。
　3) **スプライシング**（splicing）でイントロンが切り出され、エキソンどうしが結合する。
　　a) スプライシング点は通常エキソンの 3′側が AG、イントロンの 5′側が GU で始まる。またイントロンの 3′側が AG、エキソンの 5′側が GU であることが多い（図 3.17 参照）。
　　b) **低分子リボ核タンパク質**（snRNA）複合体をつくる低分子 RNA（例：U1 と U2）が切

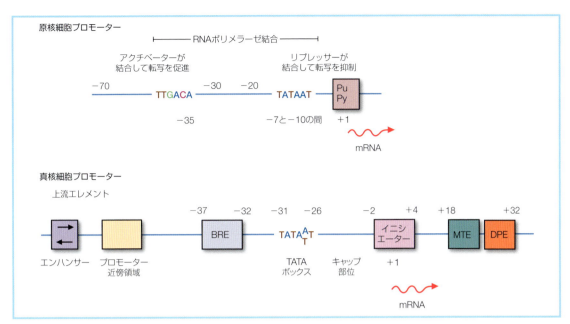

図 3.18　原核細胞と真核細胞のプロモーターの比較
プロモーター近傍領域には複数の転写因子が結合できる部位がある。これにより RNA ポリメラーゼがプロモーターに結合して転写速度を加速する。　BRE＝認識エレメント，DPE＝プロモーター下流エレメント，MTE＝モチーフ 10 エレメント

断とスプライシング過程に関与する。スプライシング反応では**投げ縄構造（ラリアット構造 lariat structure）**が生み出される。
4) hnRNA には 50 以上のエキソンを含むものもあるが，正確にスプライシングされ，成熟 mRNA となる。また，イントロンがない hnRNA もある。

② rRNA 合成とリボソームの構築
a. **45S 前駆体**は核小体の線維質の部分にある RNA ポリメラーゼⅠで rRNA 分子からつくられる。多数の遺伝子のコピーがスペーサー領域でつながっている。
b. 45S 前駆体はメチル化され，切断を受け 18S rRNA と 28S rRNA になる。28S rRNA は 5.8S rRNA と水素結合で結ばれる。
c. 18S rRNA はタンパク質との複合体をつくり，40S リボソームサブユニットとなる。
d. 28S，5.8S と 5S rRNA はタンパク質との複合体をつくり，60S リボソームサブユニットとなる。5S rRNA は核小体外にある RNA ポリメラーゼⅢによってつくられる。
e. リボソームサブユニットは核孔から細胞質へ移行，mRNA と複合体を形成し 80S リボソームとなる。なお，沈降係数 S は粒子の形と重量に依存するので，積算はできない。
f. rRNA 前駆体はイントロンを含む成熟前に除去される。ただし，ある組織では rRNA イントロンを切り出す酵素が rRNA 前駆体それ自体にあり，タンパク質を必要としない。このような自己触媒能をもつ RNA を**リボザイム（ribozyme）**という。

③ tRNA 合成
a. **RNA ポリメラーゼⅢ**は tRNA を合成する酵素である。プロモーターは遺伝子のコード領域に存在する。
b. tRNA の**一次転写産物**は 5′,3′ 末端で切り出される。
c. いくつかの前駆体では除去される**イントロン**を含んでいる。
d. tRNA 前駆体のプロセッシングを通じて**ヌクレオシドが修飾**される。転写後修飾によりウリジンの一部はシュードウリジン（Ψ），リボチミジン（T），ジヒドロウリジン（D）に変換される。他の修飾ヌクレオシドもつくられる。
e. 3′ 末端への CCA 配列の付加が，ヌクレオチドトランスフェラーゼによって触媒される。

臨床との関連

RNA 合成を阻害する化合物は抗生物質として有効である。**抗生物質**は選択的に細菌機能に影響を与えるが，ヒトには効果をもたないので，細菌感染の治療に用いられる。原核生物の RNA 合成開始反応を阻害する**リファンピシン（rifampicin）**は結核の治療に用いられる。

第3章 遺伝子の発現（転写），タンパク質合成（翻訳），遺伝子発現制御

表3.3 遺伝暗号（遺伝コード）

第1塩基	第2塩基				第3塩基
(5′)	U	C	A	G	(3′)
U	Phe	Ser	Tyr	Cys	U
	Phe	Ser	Tyr	Cys	C
	Leu	Ser	終止[a]	終止	A
	Leu	Ser	終止	Trp	G
C	Leu	Pro	His	Arg	U
	Leu	Pro	His	Arg	C
	Leu	Pro	Gln	Arg	A
	Leu	Pro	Gln	Arg	G
A	Ile	Thr	Asn	Ser	U
	Ile	Thr	Asn	Ser	C
	Ile	Thr	Lys	Arg	A
	Met	Thr	Lys	Arg	G
G	Val	Ala	Asp	Gly	U
	Val	Ala	Asp	Gly	C
	Val	Ala	Glu	Gly	A
	Val	Ala	Glu	Gly	G

[a] 終止コドンは mRNA 上の翻訳終止を指令するシグナル。

> 毒キノコ *Amanita phalloides* が産生する**α-アマニチ ン**（α-amanitin）は**真核生物**の RNA ポリメラーゼ， 特に RNA ポリメラーゼⅡを阻害する。α-アマニチン を少量摂取しただけで，胃腸に障害が起こり，最終的に 死にいたる。

Ⅳ. タンパク質合成 （mRNA の翻訳）

- mRNA の翻訳は真核細胞の細胞質のリボソーム上 で起こる。
- 翻訳過程では，mRNA が合成されるタンパク質のア ミノ酸配列を決定する。
- mRNA は rRNA を含むリボソームと結合する。多数 のリボソームが一本の mRNA に同時に結合，ポリ ソームを形成する。
- tRNA はリボソームのタンパク質合成の場にアミノ 酸を運ぶ。各アミノアシル–tRNA のアンチコドンは mRNA の相補的なコドンと結合する。コドンとは固 有のアミノ酸に対応する mRNA 中の3連続のヌク レオチド配列をさす。
- ポリペプチド鎖の合成はメチオニン（コドン AUG） から始まる。
- その後，mRNA のコドン配列に対応し，アミノ酸は 成長するポリペプチド鎖に加わる。アミノアシル– tRNA と GTP が伸長反応にエネルギーを与える。
- mRNA の 5′ から 3′ へのコドンにしたがい，タンパ

ク質は N 端から C 端に合成が進む。
- ポリペプチド鎖の合成が完了すれば，終止コドン （UGA，UAG または UAA）でポリペプチド鎖が放 出される。
- 膜結合，分泌，そして小器官標的タンパク質は粗面 小胞体（RER）で合成される。粗面小胞体ではリボ ソームが小胞体（ER）に付着している。

A. 遺伝暗号（遺伝コード）（表3.3）

① 遺伝暗号はタンパク質中の全アミノ酸を指定する コドンの集合体である。

② **コドン**（codon）は mRNA（5′ から 3′）中の**3塩 基配列**で，それぞれのアミノ酸に対応する。翻訳時 に mRNA の連続コドンが，成長するポリペプチド 鎖のアミノ酸配列を決める。

　a. **遺伝暗号は縮重（縮退）している。** 20 種の標準 アミノ酸は少なくとも 1 個のコドンに対応す る。多数のコドンをもつアミノ酸も多い。

　b. 各ヌクレオチドは 1 回しか使われないので，遺 伝暗号は**重複しない**。mRNA の 5′ 末端近くに 初めて現われる開始コドン（AUG）で始まり， 3′ 末端近くの終止コドン（UGA，UAG，UAA） で終結する。

　c. コドンには**コンマがない**。つまり，1 つのコド ンと次のコドンを区別する句読点はない。

　d. コドンは**ほとんど共通である**。これまで調べら れたほとんどすべての種で，同じコドンが同一 のアミノ酸に対応する。しかし，ミトコンドリ

アで使われるコドンのいくつかには違いがある。

e. 細胞内でエネルギーを生み出す小器官であるミトコンドリアは、独自の環状 DNA とタンパク質を生合成するしくみをもつ。ミトコンドリア環状遺伝子がコードするのは、少数のミトコンドリアタンパク質であり、他のものは細胞核遺伝子にコードされている。

f. 開始コドン（AUG）は読み枠を決定する。連続するヌクレオチドは 3 つごと、連続するコドンとして読まれていく。

B. タンパク質変異の影響

① DNA 内の変異は mRNA に転写され、その結果、コードされるタンパク質の構造を変える。

② DNA 内に起こる多様な変異は、コードされるタンパク質に異なる影響を与える。

a. DNA 内の 1 塩基が他の塩基に置換された**点変異**（point mutation）は mRNA のコドンを変える。

 1) **サイレント変異**（silent mutation）ではタンパク質のアミノ酸配列は変わらない。例えば、CGA が CGG に変わっても同じアルギニン残基のコドンである。

 2) **ミスセンス変異**（missense mutation）では 1 つのアミノ酸が他のアミノ酸に置換される。例えば、CGA が CCA に変われば、アルギニンはプロリンになる。

 3) **ナンセンス変異**（nonsense mutation）ではポリペプチド鎖の成長が未完成なまま終結する。例えば、CGA が UGA に変われば、アルギニンは終結コドンになる。

b. **挿入**（insertion）は 1〜数塩基が DNA に加わることである。その結果、タンパク質は正常なものよりアミノ酸が多くなることがある。

c. **欠失**（deletion）は 1〜数塩基が DNA から削除されることである。その結果、タンパク質は正常なものよりアミノ酸が少なくなることがある。

d. **フレームシフト変異**（frameshift mutation）は連続した塩基（3 塩基ではない）の挿入や欠失により引き起こされる。変異点以降の読み枠がシフトし、全く異なるコドンとなる。

臨床との関連

ヘモグロビン異常に関わる多くの疾患がある。鎌状赤血球貧血では点変異（GAG から GTG）により β グロビン鎖の 6 番目の残基であるグルタミン酸がバリンに置換されている。バリン残基に関わる疎水性相互作用で多数のヘモグロビン分子が会合し、赤血球が変形して溶血する。**ヘモグロビンウェイン**（Wayne）**症**では、塩基の欠失による**フレームシフト**でヘモグロビン β 鎖の 127 番目のアミノ酸残基以降が間違った配列になる。**ヘモグロビン C**（HbC）では β グロビン鎖 6 番目の点変異により、グルタミン酸がリシンになる。赤血球の鎌状化をともなわない、比較的軽い貧血となる。ただし、HbS/HbC ヘテロ接合体の保持者は HbA/HbS ヘテロ接合体の保持者よりも実質的な鎌状になりやすい。

サラセミア（thalassemia, **溶血性貧血症**）では、変異が RNA 代謝のすべての段階に影響を及ぼす。サラセミアはグロビンタンパク質の合成が不均等に、つまり α サラセミアでは α サブユニットが、β サラセミアでは β サブユニットが過剰になる。サラセミアは多くの変異をもたらす。例えば、**TATA ボックス**内の置換はプロモーター機能を減少させる。**スプライシング接合点**の変異では異なるスプライシング部位をつくる。**ポリアデニル化部位** AATAAA が AATAGA へ変異すると hnRNA のプロセッシングが不正確となり、生じた RNA は分解される。あるいは 39 番目をコードする CAG が TAG に変異して**終止コドン**となり、短くて機能のないタンパク質が合成される。これらの変異により欠陥グロビン鎖ができ、貧血を起こす。一方、イントロンの中の 3′ スプライス部位が変異すると、一方のグロビン鎖の合成が減少する。

C. アミノアシル tRNA の形成（図 3.19）

アミノ酸が活性化され、対応する tRNA に結合する反応は、高い基質特異性をもつアミノアシル tRNA シンテターゼにより触媒される。

① 各アミノアシル tRNA シンテターゼは固有のアミノ酸とアミノ酸に対応する tRNA を認識する。

② アミノ酸は初めに ATP と反応し、酵素–アミノアシル AMP の複合体とピロリン酸ができ、ピロリン酸は $2P_i$ に加水分解される。

③ アミノアシル AMP は、そのアミノ酸に特異的な tRNA の 2′ または 3′–水酸基とエステル結合をつくり、アミノアシル tRNA と AMP が生ずる。

④ いったんアミノ酸が tRNA に結合すると、成長するポリペプチド鎖へのアミノ酸導入はコドン–アンチコドン相互作用で進行する（図 3.20）。

D. 翻訳開始（図 3.21）

① 真核細胞では、メチオニル tRNA$_i^{Met}$ はリボソーム小サブユニットに結合する。mRNA の 5′ キャップが小サブユニットと結合、最初の AUG コドンとメチオニル tRNA$_i^{Met}$ のアンチコドンが塩基対をつく

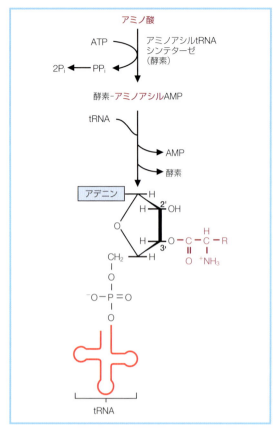

図3.19 アミノアシル tRNA の形成
アミノ酸はリボース末端の 3′-水酸基あるいは 2′-水酸基に共有結合する。 AMP＝アデノシン一リン酸，ATP＝アデノシン三リン酸，Pi＝無機リン酸，PPi＝無機ピロリン酸

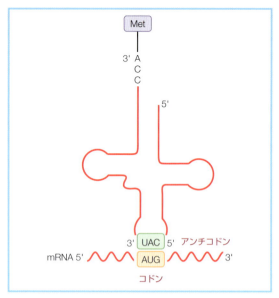

図3.20 mRNA と逆平行に結合するアミノアシル tRNA
Met＝メチオニン

る。タンパク質合成を開始するメチオニンは，ふつう完成したペプチドの N 末端から除去される。
　a. 細菌ではタンパク質合成するメチオニンはホルミル化され，tRNA$_f^{Met}$ で運ばれる。
　b. 原核細胞の mRNA には 5′ キャップがない。翻訳開始部位（シャイン・ダルガーノ配列 Shine-Dalgarno sequence）より上流の mRNA に 16S rRNA の 3′ 末端が結合する。
❷ リボソーム大サブユニットが結合し，複合体が完成する。
　a. メチオニル tRNA$_i^{Met}$ は開始複合体の P 部位（ペプチジル部位）に結合する。
　b. 開始複合体の A 部位（アクセプター部位またはアミノアシル部位）は空である。
　c. E 部位（エジェクション〔排出〕部位）は空っぽであり，tRNA が運んできた 2 つのアミノ酸がペプチド結合をつくった後，リボソームからフリーの tRNA を動かすために使われる。
❸ 開始因子 ATP とグアノシン三リン酸（guanosine 5′-triphosphate：GTP）は開始複合体の形成に必要である。
　a. 開始因子は原核細胞では IF-1, IF-2, IF-3 である。真核細胞では eIF-1, eIF-2 など 7 種以上が存在する。
　b. 開始因子の遊離には GTP がグアノシン二リン酸（guanosine 5′-diphosphate：GDP）と P$_i$ に加水分解する反応が伴う。
❹ 真核細胞と原核細胞における開始反応の違いを表 3.4 にまとめる。

表 3.4 タンパク質合成開始における真核生物と原核生物の違い

	真核生物	原核生物
リボソーム小サブユニットへの mRNA の結合	mRNA の 5′ 末端のキャップ構造に eIF と tRNA$_i^{Met}$ を結合した 40S リボソームサブユニットが結合する。mRNA はコザック（Kozak）配列中の開始コドン AUG を認識する。	開始 AUG 配列の上流にあるシャイン・ダルガーノ（Shine-Dalgarno）配列は，16S rRNA 内の相補的な配列に結合する。
最初のアミノ酸残基	メチオニン	ホルミルメチオニン
開始因子	eIF（12 種類またはそれ以上）	IF（3 種類）
リボソーム	80S（40S と 60S サブユニット）	70S（30S と 50S サブユニット）

Ⅳ．タンパク質合成（mRNAの翻訳）　43

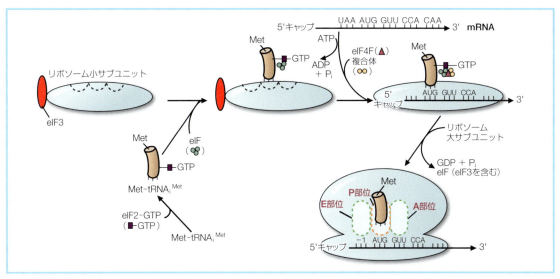

図 3.21　タンパク質合成（翻訳）の開始
eIFは真核生物の開始因子（IFは原核生物の開始因子）。真核生物の開始配列はAUGである。　ADP＝アデノシンニリン酸，GDP＝グアノシンニリン酸，GTP＝グアノシン三リン酸，Met＝メチオニン

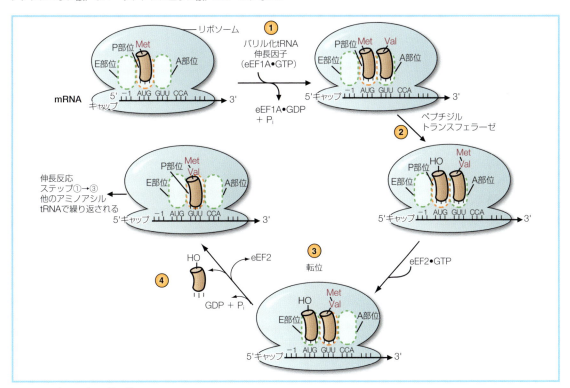

図 3.22　ポリペプチド鎖の伸長
①バリル化tRNA^{Val}のA部位への結合，②ペプチド結合の形成，③転位，④遊離tRNAの放出。③の後，A部位の新しいコドンに対応するアミノアシルtRNAを用いて再び①に戻り，以下繰り返される。この4つのステップは終止反応が起こるまで繰り返される。　eEF＝真核生物の伸長因子，GDP＝グアノシンニリン酸，GTP＝グアノシン三リン酸

E．ポリペプチド鎖の伸長（図3.22）

　伸長（あるいは延長）するポリペプチド鎖へのアミノ酸の付加はA部位にアミノアシルtRNAが結合，ペプチド結合をつくり，P部位にペプチジルtRNAが転位する。

❶ アミノアシルtRNAのA部位への結合
　a．A部位のmRNAのコドンが結合するアミノアシルtRNAを決める。
　　1）コドンとアンチコドンは逆平行の塩基対を形

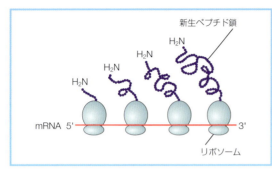

図 3.23　ポリソーム

を占めると，放出因子は新しく合成されたポリペプチド鎖を RNA から加水分解し，リボソームから放出する。よって，リボソームサブユニットが mRNA から解離する。

G. ポリソーム（図 3.23）

① 1 本の mRNA に 1 個以上のリボソームが結合できる。mRNA に多数のリボソームが付いた複合体を**ポリソーム**（polysome）という。

② 各リボソームがもつ新生ペプチド鎖は，mRNA の 3′ 末端に近づくほど長くなる。

成する（図 3.20 参照）。

2) ポリペプチド鎖内のメチオニン残基は AUG コドンに対応して付加される。このメチオニンを運ぶ専用の tRNA はメチオニル tRNA$_m^{Met}$ であり，開始のメチオニル tRNA$_i^{Met}$ とは異なり，開始には使われない。

b. **伸長因子**（延長因子ともいい，原核細胞では EF-Tu，真核細胞では eEF-1）と GTP の加水分解が必要である。

② ペプチド結合の形成

a. A 部位にあるアミノアシル tRNA のアミノ基と P 部位の tRNA に結合するアミノアシル基のカルボニル基の間でペプチド結合が起こる。ペプチド結合の形成は**ペプチジルトランスフェラーゼ**が触媒する。これはリボソーム大サブユニットのリボ核酸 rRNA の触媒作用（例：リボザイム）である。

b. P 部位の tRNA はアミノ基を含んでいない，空の状態になる。

c. 伸長ポリペプチド鎖は A 部位の tRNA と結合する。

③ ペプチジル tRNA の転位

a. ペプチジル tRNA（peptidyl-tRNA）は mRNA に結合したまま A 部位から P 部位に転位，空の状態の tRNA はリボソームから放出される前に E 部位に移動する。この転位には**伸長因子**（原核生物では EF-G，真核生物では EF-2）と GTP の加水分解が必要である。

b. この段階で mRNA の次のコドンが A 部位となる。

c. A 部位に終止コドンが来るまで，伸長と転位が繰り返される。

F. 翻訳終結

終止コドン（UGA，UAG または UAA）が A 部位

臨床との関連

タンパク質合成を阻害する物質も抗生物質として用いられる。ストレプトマイシン，テトラサイクリン，クロラムフェニコールやエリスロマイシンは原核生物の 70S リボソーム上でのタンパク質合成を阻害，種々の感染症の治療に用いられている。ミトコンドリアの 70S リボソームは原核生物と機能が似ているので，それらの化合物は**ミトコンドリアのタンパク質合成も阻害する**。クロラムフェニコールは特にミトコンドリアリボソームに障害を与えるので，投与には注意が必要である。**ストレプトマイシン**（streptomycin）は原核生物の 30S リボソームに結合，mRNA の読み間違いを生じさせ，開始複合体の形成を阻害する。**テトラサイクリン**（tetracycline）は原核生物の 30S リボソームに結合，アミノアシル-tRNA の A 部位への結合を阻害する。**クロラムフェニコール**（chloramphenicol）は原核生物の 50S サブユニットのペプチジルトランスフェラーゼの活性を阻害する。**エリスロマイシン**（erythromycin）は原核生物の 50S サブユニットに結合，転位を阻害する。いくつかのタンパク質合成を阻害する化合物は臨床的には使えないことがあるが，研究には有用である。**ピューロマイシン**（puromycin）は A 部位に結合し，伸長ペプチド鎖とペプチド結合をつくり，合成を不完全に停止させる。原核生物，真核生物ともに影響される。**シクロヘキシミド**（cycloheximide）は真核生物のペプチジルトランスフェラーゼを阻害する。

タンパク質合成の阻害剤が病気を引き起こすことも知られている。ジフテリア毒（diphtheria toxin）は細菌 *Corynebacterium diphtheriae* に取り込まれたファージ遺伝子から産生される毒素である。この毒素は呼吸器系に致命的な疾患であるジフテリアの原因となる。この毒素の A フラグメントは EF-2 の **ADP リボシル化**を触媒し，真核生物の転位を阻害する。毒素の A フラグメントが細胞に集まると，急激にタンパク質合成が止まり，死にいたる。

リシン（ricin）はトウゴマ（ヒマ）の油分からみつかった糖タンパク質で，*N*-グリコシダーゼとしてタン

パク質合成を阻害する毒素である。リボソーム大サブユニット内の 28S rRNA から，糖-リン酸骨格を維持しながらも，特異的にアデニン塩基を切断する。この切断は，主にリボソームへの開始因子と伸長因子の結合を不活性化し，それによってタンパク質合成を阻害する。

H. 翻訳後プロセッシング

合成が終了すると，**タンパク質**はリン酸化，グルコシル化，ADP リボシル化，水酸化，その他の**修飾**を受ける（図 3.24）。

I. 標的タンパク質や分泌タンパク質の合成と放出（図 3.25）

1. タンパク質はタンパク質の中の特定の配列によって，細胞内小器官を標的として行き先が決められている。
    a. C 末端の **SKL**（Ser-Lys-Leu）配列は細胞質タンパク質を**ペルオキシソーム**（peroxisome）へと移行する。
    b. タンパク質の C 末端近傍の **KDEL**（Lys-Asp-Glu-Leu）配列は ER 内腔ではタンパク質が ER に留まる。
    c. アルギニンやリシンなどの**塩基性アミノ酸が高い頻度**で並んだ，あるいは含まれた細胞質で合成されたタンパク質は，**核へと移行**する。
    d. ER やゴルジ体にいるタンパク質に**マンノース 6-リン酸**（mannose-6-phosphate）が付加されると，タンパク質は**リソソーム**（ライソソーム lysosome）に移行する。
2. 細胞から放出される**分泌タンパク質**やリソソームタンパク質のような標的タンパク質は，真核細胞においては **RER**（粗面小胞体）に結合するリボソーム上で合成される。
3. 分泌タンパク質の N 末端の**疎水性のシグナル配列**が新生タンパク質の RER 内腔への通過シグナルとなる。シグナル配列は N 末端から切り離され，タンパク質は RER でグリコシル化されることもある。
4. 小胞内のタンパク質は**ゴルジ**（Golgi）へ移行，さらなるグリコシル反応を受け，分泌顆粒へと詰め込まれる。
5. タンパク質を詰め込んだ**分泌顆粒**はゴルジ体から細胞膜へ移行する。タンパク質は**エキソサイトーシス**（exocytosis）で細胞外に放出される。
6. タンパク質の 1 つが，ある細胞内小器官を標的としている場合，タンパク質は固有の受容体と結合し，ゴルジ体で形成された分泌顆粒に詰め込まれ，顆粒は標的組織に移動，小器官にタンパク質を運び込む。

V. タンパク質合成の調節

- 原核生物のタンパク質合成の調節は，オペロンという遺伝子群の単位で，主に転写レベルで行われる。
- オペロンに含まれるプロモーター領域にタンパク質が結合し，RNA ポリメラーゼの結合を促進あるいは抑制する。
- RNA ポリメラーゼがオペロンの構造遺伝子群を転写すれば，ポリペプチドを 1 個以上コードしたポリシストロン性 mRNA をつくる。
- 真核生物では，タンパク質合成の制御は DNA の修飾，核での転写レベル，核内での mRNA プロセッシング，あるいは細胞質での翻訳で行われる。
- 遺伝子は細胞から欠落，あるいは増幅，再構成，メチル化のような修飾を受ける。
- ヒストンは遺伝子の転写を非特異的に抑制する。
- DNA の調節エレメントはタンパク質合成遺伝子の発現を制御する。調節エレメントは基本プロモーター（開始点近傍の TATA ボックスや他の配列），エンハンサーやサイレンサーを含んでいる。
- 誘導物質（インデューサー）は DNA の応答配列にタンパク質を結合させ，特定の遺伝子の発現を促進する。
- 成熟 mRNA をつくる hnRNA のプロセッシングでも調節が起こる。例えば，転写開始部位，イントロン除去するスプライス部位やポリ(A)尾部を付加するポリアデニル化部位に変化が起こる。また mRNA が RNA 編集されることもある。
- タンパク質合成は翻訳段階でも調節される。
- タンパク質合成は miRNA による RNA サイレンシングによって，mRNA の分解過程を通じて調節される。

A. 原核生物のタンパク質合成の制御

1. タンパク質合成と栄養供給の関係
    a. 原核生物は栄養の供給の変化に対応し，最も効率よくエネルギーを獲得，あるいは貯えられるように変化する。
       1) 大腸菌のような原核生物は炭素源が必要である。通常の炭素源は糖で，エネルギーとして活用するため酸化される。
       2) **窒素源**は構造タンパク質や酵素を生み出すアミノ酸合成に必要である。

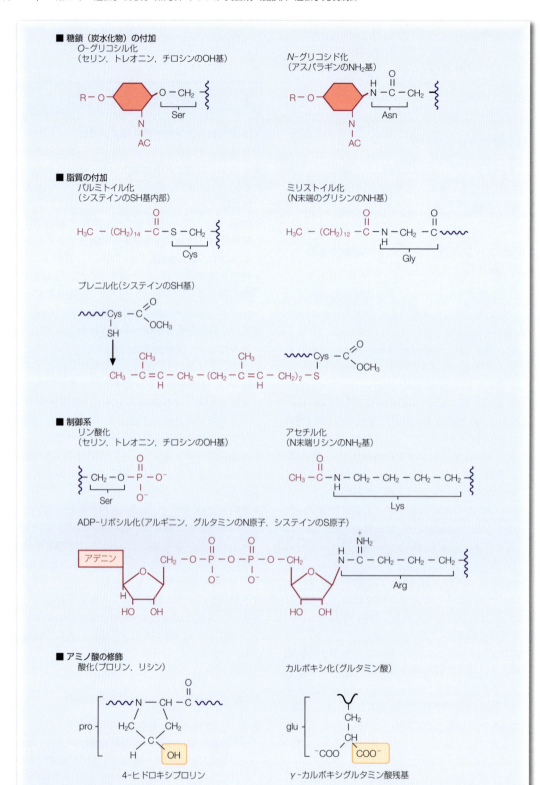

図 3.24 タンパク質の翻訳後修飾
新たに加わるところを赤字で示す。

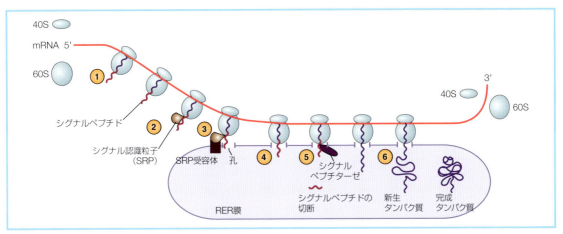

図 3.25　RER（粗面小胞体）上でのタンパク質合成
シグナル認識粒子（SRP）がシグナルペプチドに結合，細胞質ゾル（サイトゾル）でタンパク質合成が開始された後，リボソーム-mRNA 複合体は小胞体に移動，合成を続け，完成したタンパク質を小胞体内腔へ送り込む。合成が完了したタンパク質は小胞体とゴルジ体で適当な修飾を受け，細胞の内部あるいは外部へと，そのタンパク質がターゲットする場所に輸送される。

b. 大腸菌は**グルコース**があれば，優先的に使う。グルコースの利用経路のタンパク質群は**常に一定量**つくられる。

c. 培養液に**グルコースはない**が，他の糖があれば，大腸菌はその糖からエネルギーを産生するようにタンパク質や酵素をつくる。このような酵素生合成の調節を**誘導（インダクション induction）**という。

d. 培養液に**アミノ酸**があれば，大腸菌はそのアミノ酸の合成に必要な酵素の産生を中止してエネルギーを節約する。このような酵素生合成の調節を**抑制（リプレッサー repressor）**という。

❷ オペロン

a. オペロン（operon）はゲノム中の**隣接遺伝子のセット**であり，同調的に発現が制御される。つまり，オペロン遺伝子は同時に全部発現するか，全く発現しないかである。

b. オペロンの構造遺伝子は一連の異なるタンパク質をコードする。
　1) 1 本のポリシストロン性 mRNA は 1 つのオペロンが転写される。この 1 本の mRNA には，その全タンパク質がコードされている。
　2) ポリシストロン性 mRNA には一連の**開始，終止コドン**があり，1 本の mRNA から翻訳で異なる複数のタンパク質が合成される。

c. 転写は構造遺伝子の上流に位置する**プロモーター領域**周辺で始まる。

d. プロモーターとの結合は**オペレーター（operator）**とよばれる短い配列部分で起こり，これが遺伝子発現の有無を決める。

e. オペレーターにリプレッサータンパク質が結合

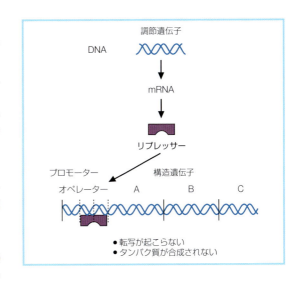

図 3.26　リプレッサーによるオペロン制御
リプレッサータンパク質がオペレーターに結合すると，RNA ポリメラーゼは結合できなくなり，転写ができなくなる。

すると，プロモーターへの RNA ポリメラーゼの結合が妨害され，オペロンの構造遺伝子の**転写が阻害される**（図 3.26）。
　1) リプレッサータンパク質は調節遺伝子にコードされ，ゲノムのどこにでも位置しうる。

❸ 誘導（インダクション）（図 3.27）

a. 誘導とは**誘導物質**（小分子）がオペロンの**転写を促進**することをいう。

b. 誘導物質は通常，糖または糖の代謝産物であり，誘導性オペロンから産生されたタンパク質が糖（誘導物質）の代謝を可能にする。
　1) 誘導物質はリプレッサーに結合して，その抑

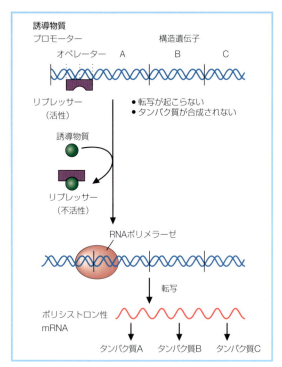

図 3.27 誘導可能なオペロン（例：lac オペロン）
誘導物質がなければリプレッサーは活性で，オペレーターに結合して RNA ポリメラーゼの結合を阻止する．この場合，転写は起こらない．誘導物質があればリプレッサーは不活性となり，オペレーターと結合できなくなる．その結果，RNA ポリメラーゼが結合，構造遺伝子が転写される．

　　　制作用を不活性化する．
 2) 不活性型リプレッサーはオペロンに結合しない．
 3) その結果，RNA ポリメラーゼはプロモーターに結合し，オペロンを転写する．
 4) オペロンにコードされている構造タンパク質が産生される．
 c. ラクトース（lac）オペロンは誘導可能である（図 3.29A 参照）．
 1) ラクトースの代謝産物アロラクトース（allolactose）は誘導物質である．
 2) lac オペロン遺伝子がつくるタンパク質群はエネルギー源として細胞内のラクトースの酸化を行う．遺伝子 Z は β-ガラクトシダーゼ（β-galactosidase），遺伝子 Y はラクトースパーミアーゼ（透過酵素），遺伝子 A はトランスアセチラーゼをつくる．
 3) lac オペロンはグルコース欠乏時のみ誘導される．これをカタボライト抑制（catabolite repression）という．

❹ **抑制**
 a. 抑制は，小分子であるコリプレッサーがオペロンの転写過程を阻害する過程である（図 3.28）．
 b. コリプレッサー（corepressor）は通常アミノ酸であり，抑制性オペロンから産生されたタンパク質がアミノ酸の生合成に関与する．
 1) コリプレッサーがリプレッサーに結合して活性化する．
 2) 活性化されたリプレッサーがオペレーターに結合する．
 3) その結果，RNA ポリメラーゼはプロモーターに結合できなくなり，オペロンは転写されない．
 4) 細胞はオペロンにコードされる構造タンパク質の産生を止める．
 c. トリプトファン（trp）オペロンは抑制可能である．
 1) トリプトファン（tryptophan）はコリプレッサーである．
 2) trp オペロン遺伝子がつくるタンパク質群はトリプトファンの合成に関与する．
 3) 培養液にトリプトファンがあれば，細胞はトリプトファンをつくる必要がないので trp オペロンは抑制される．

❺ **正の調節**
 a. 転写を活性化するメカニズムにはたらくオペロンもある．
 b. アラビノース（ara）オペロンのリプレッサーにアラビノースが結合すると，リプレッサーはコンホメーションを変えアクチベーターとなり，プロモーターへの RNA ポリメラーゼの結合を促進する．オペロンは転写を始め，アラビノースの酸化に必要なタンパク質がつくられる．

❻ **カタボライト抑制（図 3.29B）**
 a. 細胞はグルコースがあれば，優先的に使う．
 b. グルコースが培地中にあれば，いくつかのオペロン（例：lac, ara）は発現しない．これらオペロンの発現には cAMP が必要である．
 1) グルコースが細胞内の cAMP 濃度を減少させる．
 2) グルコースが減少すると，cAMP 濃度が上昇する．
 3) cAMP はカタボライト活性化タンパク質（CAP）と結合する．
 4) cAMP-CAP 複合体はオペロンのプロモーター近くに結合し，RNA ポリメラーゼのプロモーターへの結合を促進する．
 c. lac オペロンがカタボライト抑制を示す．
 1) ラクトース存在，グルコース非存在下で，lac リプレッサーは不活性化され，cAMP 濃度が上昇し RNA ポリメラーゼのプロモーターへ

V. タンパク質合成の調節　49

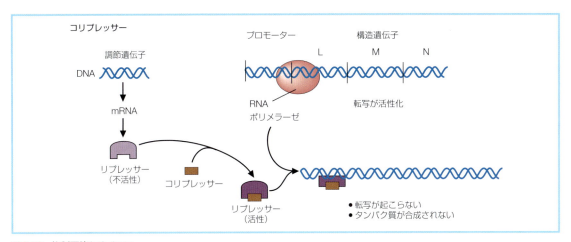

図 3.28　抑制可能なオペロン
リプレッサーはコリプレッサーという小さい分子が結合するまで不活性である。リプレッサー-コリプレッサー複合体はオペレーターに結合し，転写を抑制する。

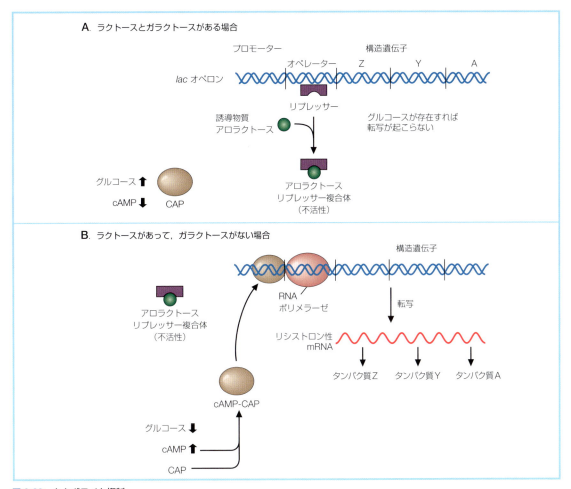

図 3.29　カタボライト抑制
グルコース濃度が低い時，オペロンは転写される。サイクリックアデノシン一リン酸（cAMP）濃度が上昇，誘導物質がリプレッサーに結合し不活性化する。同時に，cAMP-CAP 複合体ができて DNA に結合し，RNA ポリメラーゼによる転写開始を促進する。本図では *lac* オペロンによるカタボライト抑制を示す。

の結合が促進される。

  2）オペロンは転写され，細胞がラクトースを利用するためのタンパク質が合成される。

⑦ **アテニュエーション**（転写減衰 attenuation）

  a. 原核細胞では，**転写と翻訳**（translation）が同時に進行する。

  b. アテニュエーションでは，つくりたての転写産物をすぐに翻訳開始することから**転写が強制的に終了**する。

  c. 転写産物がつくられ，リボソームが結合しすぐに翻訳が開始されると，mRNA 中に RNA ポリメラーゼの翻訳を終結させる二次構造がつくられる。

  d. 翻訳がゆっくりと進行すれば，この終結構造はつくられず，**翻訳は継続**する。

    1）アミノ酸の多重コドンがmRNA の翻訳開始部位近くにある。

    2）オペロンのコードから産生されるアミノ酸の濃度が低い場合，そのコドンに結合するアミノアシル tRNA が少なくなり，翻訳がゆっくり進む。

  e. *trp* オペロンは他のアミノ酸生合成オペロンと同様にアテニュエーションで調節される。

⑧ **σ**（シグマ）**因子**のような因子は，**RNA ポリメラーゼ活性**に直接影響する。これらの因子は RNA ポリメラーゼのコアと結合し，特異的プロモーターへの結合を増加させる。

B. 遺伝子発現調節における原核生物と真核生物の違い

❶ 真核細胞は細胞分化を繰り返し，組織は種々の発生段階を経る。

❷ 真核細胞には**核が存在**する，したがって，転写と翻訳は別々に行われる。一方，原核細胞では転写と翻訳が同時に行われる。

❸ 真核細胞では DNA はヒストンと複合体を形成するが，原核細胞にはヒストンはない。原核細胞ではヒストンと DNA が解離，非解離することで遺伝子発現を調節できる。

❹ 哺乳類のゲノムは大腸菌ゲノムの 1,000 倍の DNA をもつ（10^9塩基対：10^6塩基対）。

❺ ほとんどの哺乳類細胞は**二倍体**である。

❻ 哺乳類細胞のゲノムの大部分はタンパク質をコードしない。

❼ いくつかの真核細胞の遺伝子は，原核細胞のように**単一**であり，ゲノムあたり 1～数個のコピーしかない。

❽ 他方，真核細胞の遺伝子は，原核細胞と異なり，tRNA，rRNA やヒストンのようにたくさんのコピーをもつ。

❾ 比較的短い DNA の反復配列が真核細胞ゲノム全体に散在する。これらの反復配列は Alu 配列のようにタンパク質をコードしていない。

❿ 真核細胞の遺伝子には**イントロン**があるが，細菌にはない。

⓫ 細菌の遺伝子は単一のプロモーターで調節される**オペロン**によって組織されている。真核細胞の遺伝子はそれ自体にプロモーターをもつ。

C. 真核生物におけるタンパク質合成の調節

mRNA への転写，mRNA のプロセッシング，核から細胞質への輸送，mRNA の翻訳，mRNA 自体の安定性などの種々のメカニズムや遺伝子内の変化で，合成は調節される。

① **遺伝子の変化**

  a. 細胞から遺伝子が欠落，あるいは部分欠落する。その結果，機能タンパク質がつくられないことがある。例えば，赤血球の分化過程で起こることがある。

  b. 遺伝子が増幅されることがある。例えば，メトトレキサート製剤はジヒドロ葉酸レダクターゼ遺伝子のコピーを何 100 倍も増幅させ，その結果，細胞内に薬剤耐性ができる。

  c. DNA セグメントは，ゲノムの 1 つの部位から別の部位に移動する。移動に関連して異なるタンパク質が合成される。

    1）抗体産生遺伝子では，様々な潜在的な配列の組み合わせで抗体の多様性が生み出される。

    2）リンパ球の分化過程において，特異的抗体をつくるために特定の配列が選択，再構成される。その配列はゲノム中で隣接し，単一の抗体を生み出す転写ユニットとなる。

  d. DNA 塩基の修飾により遺伝子の転写活性が影響される。

    1）シトシンの C5 位がメチル化されると，プロモーター配列に CpG アイランドが生まれる。

    2）メチル化の進行とともに，遺伝子の転写が減少する。

      a）グロビン遺伝子を発現する赤血球系細胞よりも，非赤血球系細胞で，よりメチル化を受ける。

      b）オスとメスの異なるメチル化パターンがインプリンティングの基礎をつくる（第 10 章参照）。

2 転写レベルの調節

a. **ヒストン**（histone）は小さな塩基性のタンパク質で，真核生物のDNAと結合して，非特異的リプレッサーとしてはたらく（図3.30）。
  1) **ヒストンアセチルトランスフェラーゼ**（histone acetyltransferase：HAT）または**ヒストンアセチラーゼ**（histone acetylase：HAC）がヒストンのリシン側鎖をアセチル化し，ヒストンとDNAの電荷相互作用を弱める。
  2) **ヒストンデアセチラーゼ**（histone deacetylase：HDAC）はヒストンからアセテート基を除くことで，ヒストンのDNAの再会合を進める。
  3) **ヘテロクロマチン**（heterochromatin）ではヒストンとDNAが強く会合し，ゲノムの不活性領域の転写を強く抑制する。
  4) **ユークロマチン**（euchromatin）ではゲノムの転写活性がさかんであり，ヒストンとゲノムの会合は弱い。
b. 特定の遺伝子の**発現**は正の調節機構で促進される。
c. ステロイドホルモンなどの**誘導物質**が細胞内に入ると受容体と結合，核内のクロマチンと相互作用し，**特定の遺伝子を活性化**する（第4章参照）。
d. ある種の遺伝子は複数のプロモーターをもつ。よって，生理条件の違い，細胞の違いによって**異なるプロモーター**が使われる。

3 クロマチンリモデリング（クロマチン再構成）：転写が起こるようなヌクレオソームの置換が起こる。

a. ATP誘導型**クロマチンリモデリング複合体**（chromatin remodeling complex）はアセチル化ヒストンを含むDNA領域に結合する。複合体のタンパク質の**ブロモドメイン**（bromodomain）はアセチル化ヒストンを認識する。一度，結合するとエネルギー源をATPとして，複合体が移動，転写部分のDNA領域のヒストンを解離させる。
b. ヒストンアセチラーゼは**転写**を必要とするDNA領域に結合する転写因子と会合し，DNAからヒストンを除き，転写装置に結合することを容易にする（図3.30参照）。
c. 図3.31は遺伝子の転写の制御に関わる因子をまとめたものである。そこにはTATA配列，エンハンサーやホルモン応答エレメント（HRE）が含まれている。図中に示したように，コアクティベーターのタンパク質は直接DNAには結合しないが，むしろDNA結合タンパク質の複

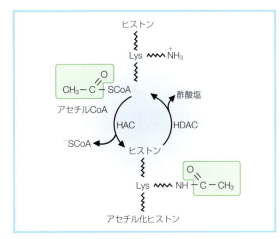

図3.30 ヒストンのアセチル化
HAC＝ヒストンアセチラーゼ，HDAC＝ヒストン脱アセチル化酵素（ヒストンデアセチラーゼ）

合体と結合する。

4 mRNAのプロセッシングと輸送を通じた調節

キャッピング（キャップを付ける），ポリアデニル化やスプライシングなどの調節機構でmRNAからつくられるタンパク質のアミノ酸配列や産生量が変化する。mRNAの編集（エディティング）が起こる。また，mRNAの分解速度も調節される。

a. **選択的スプライス部位**はさまざまなmRNAの作成に利用される。
  1) 異なるスプライス部位を選択することで，例えば甲状腺や脳ではカルシトニン遺伝子から異なるタンパク質が産生される（図3.32）。
b. **選択的ポリアデニル化部位**は様々なmRNAを生み出している。
  1) リンパ球は発生のある段階では膜結合型IgM抗体を産生，その後の段階で可溶型抗体を分泌する。この抗体の遺伝子は2つのポリアデニル化部位をもつ。ポリアデニル化は疎水性アミノ酸残基をコードする2個の最終エキソンの後で起こる場合と，前で起こる場合がある。
  2) 2個の最終エキソンの後で切断とポリアデニル化が起これば，抗体の疎水領域が細胞から抜け出せない。一方，ポリアデニル化がエキソンの前で起これば，抗体には疎水領域はなく，細胞外に分泌される。
c. mRNAが核内で合成された後，細胞質で翻訳が開始される前にヌクレアーゼで**分解**されることがある。
  1) mRNAは異なる半減期をもつ。あるmRNAは他のものより速やかに分解する。

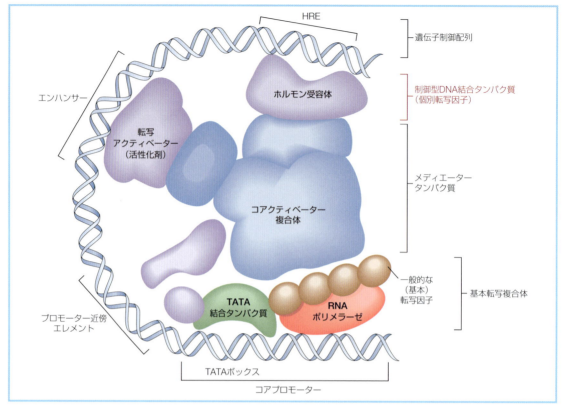

図 3.31　プロモーター配列およびエンハンサーやホルモン応答エレメント（HRE）などの遺伝子制御配列から構成される遺伝子制御調節領域

本例では，TATA ボックスはプロモーターに含まれる。遺伝子制御タンパク質（制御型 DNA 結合タンパク質）は直接 DNA に結合するので，転写因子あるいは転写アクティベーターとよばれる。それらは特定の遺伝子の転写の活性化剤あるいは抑制剤である。特定の転写因子はメディエータータンパク質（コアクティベーター，コリプレッサー）に結合し，基本転写複合体の一般的な転写因子と相互作用をもつ。基本転写複合体は RNA ポリメラーゼと関連転写因子（TFⅡ）を含み，TATA ボックスに結合することで遺伝子転写が開始される。

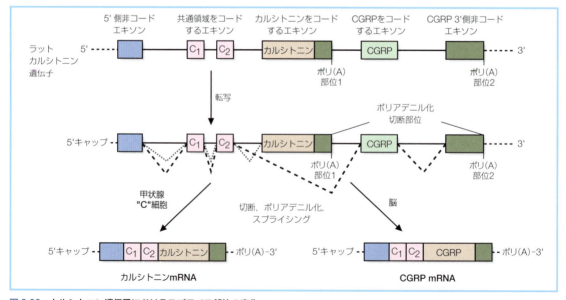

図 3.32　カルシトニン遺伝子におけるスプライス部位の変化

甲状腺細胞ではカルシトニン遺伝子から転写された hnRNA はプロセッシングを受けてカルシトニンを産生する mRNA となる。脳では，同じ転写産物が異なるスプライシングを受けて，第 1 のポリアデニル化部位が切り出され，第 2 のポリアデニル化部位が使われ，カルシトニン遺伝子関連タンパク質（CGRP）となる。

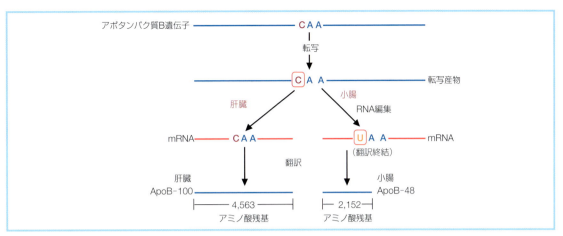

図 3.33　RNA 編集（RNA エディティング）
肝臓ではアポタンパク質 B 遺伝子がアミノ酸残基 4,000 個以上を含むタンパク質 ApoB-100 を産生する。これは超低密度リポタンパク質（VLDL）の主要なタンパク質成分である。小腸細胞では，同じ遺伝子からアミノ酸残基が 48% しかないタンパク質 ApoB-48 が産生され，これがキロミクロンの主要アポタンパク質となる。これは mRNA 編集が行われて C が U に変わることで（CAA→UAA），mRNA 中に終止コドンができるためである。

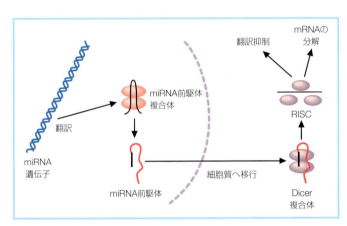

図 3.34　miRNA の合成とはたらき
miRNA は核内で RNA ポリメラーゼ II によりつくられる。miRNA 遺伝子より miRNA 前駆体（pre-miRNA）がつくられ，細胞質へ移動する。細胞質では miRNA 前駆体はリボヌクレアーゼ（Dicer）でさらに処理され，結果として二本鎖 miRNA の一方が選択され，ガイド鎖（黒で示す）とともに RNA 誘導サイレンシング複合体（RISC）の中に入る。RISC のガイド鎖はターゲットした mRNA の 3′ 非翻訳領域と複合体をさらに形成，mRNA の分解あるいは翻訳の抑制を行う。

2）インターフェロンは 2′,5′-オリゴ（A）の合成を促進，ヌクレアーゼによる mRNA の分解を活性化する。

d. **RNA 編集（RNA エディティング）**は転写した mRNA の寿命を変化させる（図 3.33）。

e. **低分子干渉 RNA：miRNA と siRNA**

1）遺伝子のサイレンシングは低分子の RNA 産物（miRNA）によって行われる。内在性の miRNA は標的 mRNA の翻訳を止めたり，標的 mRNA の分解を促進したりする。

2）miRNA 分子は染色体全体に散らばって存在する遺伝子産物で，イントロンの中に存在することもある。

3）miRNA は核内で合成され，標的 RNA と結合することで活性型となり，標的の発現を干渉する（図 3.34）。

4）siRNA は化学的に合成した二重鎖の RNA 分子であり，将来的に治療分子として有望である。

5) **タンパク質合成**は開始や伸長反応を通じて，**翻訳段階で調節**できる。

a. ヘムはタンパク質合成の開始因子 eIF-2 のリン酸化による不活性化を阻害することで，グロビンの合成を促進する。

b. インターフェロン（interferon）は eIF-2 のリン酸化を促進し，翻訳開始を抑制する。

c. mRNA 中の鉄応答エレメント（IRE）はフェリチンとトランスフェリン受容体のそれぞれの mRNA の翻訳を制御する。それらのエレメントは鉄濃度が高い場合，トランスフェリン mRNA を不安定化，あるいはフェリチン受容体 mRNA の翻訳を進める。なお，フェリチンは鉄貯蔵タンパク質である。トランスフェリン受容体は体内を循環しながら鉄を運ぶトランスフェリンと

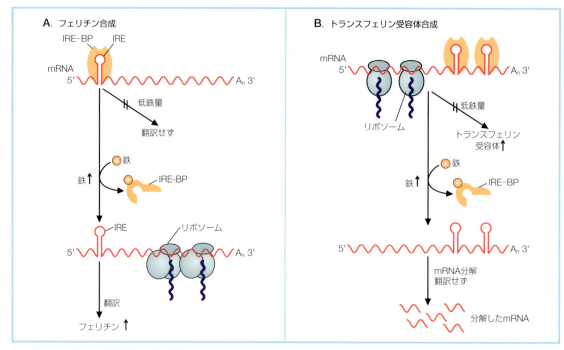

図 3.35 鉄イオンによる翻訳・分解の制御
A：**フェリチンタンパク質合成の翻訳制御**。フェリチンの mRNA は鉄調節エレメント（IRE）をもっており、鉄調節エレメント結合タンパク質（IRE-BP）が鉄を結合していない時は、翻訳は起こらない。IRE-BP に鉄が結合し複合体が解離すると、その mRNA は翻訳される。　B：**トランスフェリン受容体 mRNA の分解制御**。IRE-BP が鉄調節エレメントに結合することで、トランスフェリン受容体 mRNA の 3′ 側にあるヘアピンループが mRNA の分解を防いでいる。鉄濃度が高まると IRE-BP が鉄と結合し、mRNA と結合しなくなる。結果として、mRNA は急速に分解、トランスフェリン受容体の合成が抑制される。

結合して細胞内に入る（図 3.35）。

臨床との関連

ウイルス感染の治療：ウイルスが細胞に感染すると、ウイルスが自らの新しいウイルスをつくるため、細胞内の DNA、RNA、タンパク質を産生するしくみを乗っ取る。これまで、ウイルス感染に対する有効な治療薬はほとんどない。チミジンの類縁体である**アジドチミジン**（azidothymidine：**AZT**）は細胞内でリン酸化され、DNA 鎖の鎖伸長反応阻害剤としてはたらき、**レトロウイルスの逆転写酵素によるウイルス RNA から DNA コピーへの逆転写を阻害する**。AZT は、**AIDS に関わる HIV 感**染の治療にも使われる。また**ジデオキシイノシン**（**ddI**）のような核酸類縁体も、鎖伸長反応阻害剤として治療に用いられる。一方、**HIV プロテアーゼの阻害剤**が生み出されてきた。これらの阻害剤は、ウイルスゲノムから生み出されるポリタンパク質（多数のタンパク質が 1 本につながったままのポリペプチド）の切断を抑制し、ウイルスの粒子を構築するために必要な構造タンパク質や酵素の合成を阻害する。プロテアーゼ阻害剤と DNA 鎖の伸長反応阻害剤の組合わせが、最も効果的な HIV 感染の治療法である。ウイルス感染細胞はしばしばインターフェロンを産生することでウイルスに応答、抗ウイルス剤のような、または抗がん剤のような役割をする。インターフェロンで細胞を処理することで、eIF-2 がリン酸化され eIF-2B と複合体をつくり、タンパク質合成の開始に参加できないため、タンパク質合成が減速する。タンパク質合成の阻害により、インターフェロン応答細胞ではウイルスの増殖が減衰する。

VI. 組換え DNA と医療

- 分子生物学で新規に発達した技術は、生命科学研究に使われるばかりでなく、医療診断や治療用タンパク質の生産などに使われている。これらの技術が不治の病と考えられてきた疾患の治療法に希望を与えている。
- 制限酵素は DNA の特定の短い配列を認識し切断するが、これによって研究用の DNA フラグメントの取得、他の生物資源から得た DNA の挿入を可能にする。後者の融合体は**キメラ DNA**、**リコンビナント DNA** である。
- DNA 鎖が相補的な DNA 鎖や RNA 鎖と塩基対を形成することを利用して、ハイブリダイゼーションと

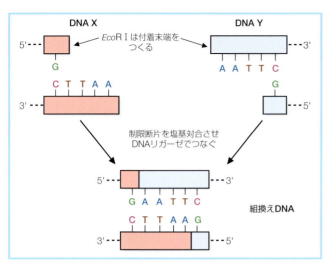

図 3.36　制限酵素のはたらき
EcoRⅠはパリンドローム（回文）配列（5'-GAATTC）を切断し，相補的な一本鎖領域（粘着末端，付着末端）をもつ2個のフラグメントをつくる。2種の異なるDNA（例：XとY）をEcoRⅠで切断し，XとYの付着末端どうしを塩基対合させれば，組換えDNAをつくることができる。

いう技術が発達した。標識DNAをプローブとして，相補配列をもつDNAやRNAを検出する。

- ゲル電気泳動はDNAフラグメントを大きさで分離する。
- DNAのヌクレオチド配列を決定することで，DNAからつくられるタンパク質の配列を推定できる。
- ポリメラーゼ連鎖反応（polymerase chain reaction：PCR）により多量のDNAをつくることができる。
- ゲノムDNAやmRNAからコピーしたDNA（cDNA）から得られたDNAのフラグメントは，PCR法によって増幅，クローン化（クローニング）することができる。クローン化とは，例えば，動物の酵素遺伝子を単離して大腸菌に導入し，酵素を生産するように，外来DNAを他の生物（菌類，酵母，植物，昆虫や脊椎動物など）に導入し，DNAの複製やタンパク質発現できることをさす。これによって，タンパク質の効果を研究でき，また多量のタンパク質を得ることもできる。
- 医学の分野では，組換えDNA技術によって治療に必要なタンパク質やワクチンを製造することができる。また，この技術は疾患診断，遺伝子障害のリスク予想や親子鑑定などの遺伝的な相関関係の解析に用いることもできる。すでに遺伝子治療に用いられている例もある。

A. 遺伝子のコピーやDNAフラグメントを得る方法

① 短いDNA配列（オリゴヌクレオチドoligonucleotide）はin vitro（インビトロ，「試験管内」という意）で合成可能で，DNA合成のためのプライマーやDNAやRNAの配列を検出するプローブとなる。

② 制限酵素はDNAを断片化（フラグメント化）する。
   a. 制限酵素はDNA中の短い配列を認識し，この配列内で二本鎖の両方を切断する（図3.36）。
   b. 制限酵素が認識するDNA配列のほとんどは，パリンドローム配列である。パリンドローム（palindrome）とは回文のことで，二本鎖のDNAをどちらの方向から読んでも同じ配列となることを意味する。
   1）EcoRⅠ酵素は両鎖のGとAの間を切断，2個の産物をつくる。
   2）産物の一本鎖部分は，同じ制限酵素で切断された他の産物と再結合する。
   c. 特定の遺伝子を含んだDNAフラグメントを細胞ゲノムから制限酵素で単離できる。真核生物のゲノムはイントロン（intron）を含むが，細菌のゲノムは含まない。

③ 遺伝子のmRNAが単離されれば，逆転写酵素によりDNAコピー（cDNA）がつくられる。cDNAは転写されない部分，すなわちイントロンやプロモーター領域を含んでいない。

B. DNA配列の決定方法

① プローブを用いて特定のDNAやRNA配列を検出する。
   a. プローブは一本鎖のDNAで，DNAやRNAの他の一本鎖ポリヌクレオチド鎖の相補的な配列とハイブリダイズ（塩基対形成）できる。
   b. プローブを標識（ラベル化）すれば，相補的なDNAやRNAを検出できる。標識にはオートラジオグラフィで検出される放射性物質や，カメラ等で検出される蛍光，発光物質を用いる。

❷ DNAのゲル電気泳動

a. ゲル電気泳動は種々の長さのDNA鎖を分離する。ポリアクリルアミドゲルは1個のヌクレオチドも異なる長さのDNA鎖を分離する。またアガロースゲルは比較的長い鎖を分離する。

1) DNAは負電荷を帯びたリン酸基をもつので，電場をかけると**陽極に移動**する。
2) 短い鎖はゲルの孔（ポア）を通じて，より速く移動する。よって，**分離は長さに依存**する。
3) ゲル中のDNAバンド群は色素（臭化エチジウムなど）による染色，オートラジオグラフィ（ゲル中に放射性化合物が含まれていると，写真フィルムに感光する）などで可視化できる。ラベル化したプローブで特定の配列を検出する。
4) ゲルのブロット法（ゲルから成分を別の単体に吸い取らせること，転写ともいう）にはニトロセルロース膜などが用いられる（図3.37）。
   a) **サザンブロット法**では，例えば，ニトロセルロース膜にゲルからブロットしたDNAを放射性DNAプローブでハイブリダイズして検出する。
   b) **ノーザンブロット法**では，例えば，ニトロセルロース膜にゲルからブロットしたRNAを放射性DNAプローブでハイブリダイズして検出する。
   c) **ウエスタンブロット法**も類似した方法で，電気泳動で分離した**タンパク質**を特定のタンパク質に結合する**抗体**で検出する。

❸ サンガー（Sanger）法（ジデオキシヌクレオチド法）による**DNAシークエンシング**（塩基配列の決定）（図3.38）

a. DNAポリメラーゼが触媒するDNA伸長反応溶液に**ジデオキシヌクレオチド**（ddNTP：dideoxynucleotide）を加える。
b. ジデオキシヌクレオチドには3′-水酸基がないので，ジデオキシヌクレオチドが伸長鎖に取り込まれれば，**鎖の伸長反応は停止**する。
c. ジデオキシヌクレオチドは正常のヌクレオチドと競合して伸長鎖に取り込まれるので，いろいろな長さのDNA鎖がつくられる。DNA鎖は5′から3′に伸長するので，一番短いものは5′末端付近となる。
d. 伸長鎖の配列は，種々の長さのDNA鎖を分離したゲル中で短い鎖（ゲルの底）から長い鎖（ゲルの上）に向かい，つまり5′から3′へと読み進む。

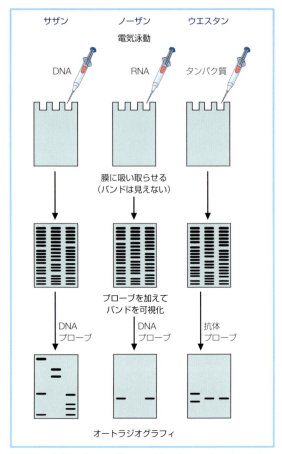

図 3.37　サザンブロット法，ノーザンブロット法，ウエスタンブロット法
サザンブロット法では，DNAを電気泳動し，アルカリ変性後，ニトロセルロース膜に吸い取らせる（これをブロットという）。そしてDNAプローブとハイブリダイズする。ノーザンブロット法ではRNAは電気泳動後，DNAプローブとハイブリダイズさせる（この際，RNAは初めから一本鎖であり，またアルカリで分解するので，アルカリ処理しない）。ウエスタンブロット法ではタンパク質を電気泳動後，抗体で検出する。ゲルから吸い取った核酸，タンパク質は，ラベル化したプローブで検出する。本図では放射性同位体でラベル化したが，化学発光などのラベル化が一般的である。

C. DNA配列を増幅する技術

❶ ポリメラーゼ連鎖反応（polymerase chain reaction：PCR）

a. PCRは多量のDNA短時間につくり出す *in vitro* 技術である（図3.39）。出発物質がごく少量のDNAであることから，臨床検査や法医学検査に適している。

❷ DNAのクローニング

a. 1つの組織から採られたDNA（すでに述べた**外来DNA**）をDNAベクター（DNAの運び屋）に挿入し，他の生物，例えば増殖の速い大腸菌に入れて**形質転換**（トランスフォーム）すれば，

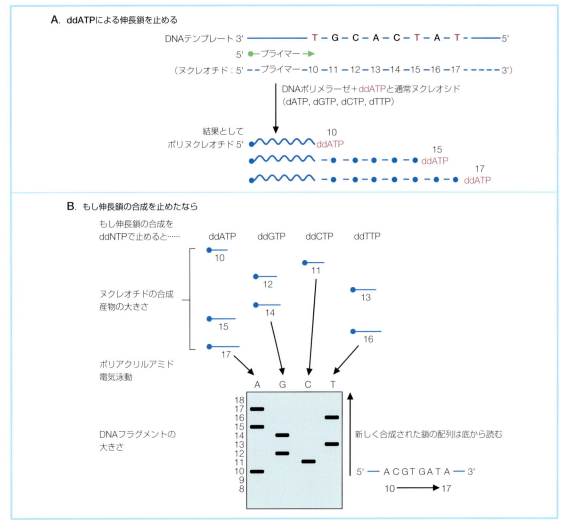

図 3.38　サンガー法による DNA 配列の決定
A：反応溶液には ddATP のようなジデオキシヌクレオチド（ddNTP）と正常のヌクレオチド dATP が含まれ，伸長鎖の中に取り込まれる際に競合する。テンプレート DNA の 10 番目の塩基 T に相補的な A が取り込まれるが，この際 ddATP が取り込まれれば伸長反応は止まる。dATP が取り込まれたものはさらに伸長するが，15 番目の T で ddATP か dATP が取り込まれる。ここで dATP が取り込まれても 17 番目の T で同様のことが繰り返される。このような反応により，テンプレート DNA の T 位置に対応する 5′ 末端の異なる長さの鎖がつくられる。　B：ジデオキシヌクレオチド法による DNA の配列決定。4 つのチューブを使い，各々の中には DNA ポリメラーゼ，DNA テンプレートと，それにハイブリダイズするプライマー，そして dATP, dGTP, dCTP, dTTP が入っている。プライマーあるいはヌクレオチドが放射性ラベルしてあれば，電気泳動後のバンドをオートラジオグラフィで可視化できる。伸長鎖内に ddNTP が取り込まれ，伸長は停止する。よってテンプレート DNA のすべての塩基に対応する長さの異なる伸長鎖ができる。自動 DNA シークエンサーでは蛍光ラベル化した ddNTP を用い，蛍光末端をもつオリゴヌクレオチドをカラムで大きさに合わせて分離する。カラムから出てきたサンプルの蛍光を読み取ることで，DNA 配列を決定する。

他の生物でも外来 DNA は複製される。

b. 多量の外来 DNA を得ることができる。また，適当な条件にすれば DNA 細胞内で発現させ，DNA にコードされたタンパク質を多量に得ることができる。

D. 組換え DNA 技術による多型の検出

ヒトは個々に異なる遺伝成分をもつ。**多型**（ポリモルフィズム，DNA 配列の相違，変異）はゲノムのコード，非コード領域に起こる。最も単純な多型は点変異であり，さらに遺伝子の挿入や欠失などで大きさが異なる多型もある。

❶ 制限断片長多型（restriction fragment length polymorphism：RFLP）

a. 変異が，ある遺伝子またはその周辺領域の制限酵素切断部位で起こることがある。その場合，制限酵素は正常なものは切断するが，変異のあ

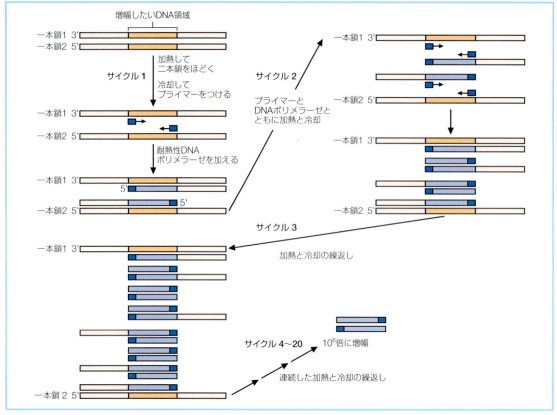

図3.39 ポリメラーゼ連鎖反応（PCR）
増幅したい二本鎖DNAは一本鎖1と2からなる。短い濃い青色のフラグメントはプライマーを表す。連続した加熱と冷却のサイクルによりオリジナルの鎖は残るが，それ以上に耐熱性DNAポリメラーゼのはたらきで，新しく増幅されたDNAフラグメント（薄い青色）となる。

るものは切断しない。その結果，正常DNAのこの領域からは2個の小さな制限酵素切断フラグメントが得られるが，変異体からは大きな1個の断片となる（図3.40）。

b. 変異により，正常なDNA，またはその周辺領域に新しい制限酵素切断部位ができることもある。この場合，正常なら1個の制限酵素切断フラグメントだが，変異体では2個の小さな断片となる。

c. ヒトDNAはふつう高い頻度でタンデム（順方向）反復配列を含む領域をもっている。タンデム反復配列回数は個人ごと（アレル〔対立遺伝子〕ごと）に異なる多型をもつ（VNTRs）。VNTRs領域を左右の切断部位で切断すると，個人ごとに**異なる長さのDNA断片**となる。その長さはDNAに含まれる反復の数に依存する（図3.41）。種々の制限酵素を用い，いろいろな領域からのVNTRsを調べれば，指紋（フィンガープリント）と同じように個人を特定できる。この**DNAフィンガープリント技術**は親子鑑定，遺伝的な相関関係や犯罪捜査における容疑者鑑定に用いられる。

❷ **アレルに特異的なオリゴヌクレオチドプローブによる変異の検出**

a. ある**変異を含む**DNA領域に**相補的な**オリゴヌクレオチドプローブと，正常DNAに相当する領域に対するオリゴヌクレオチドプローブを作成する（図3.42）。

b. もし変異体に対するプローブがDNAサンプルに結合すれば，そのサンプルに変異型アレル由来のDNAを含む。もし正常に対するプローブが結合すれば，サンプルに正常型アレル由来のDNAを含む。もし両方のプローブが結合すれば，そのサンプルは変異型と正常型アレル由来のDNAを含むことになり，DNA提供者は変異体の保因者（キャリア）である。

❸ **PCRによる変異テスト**

a. 変異した領域に相補的なオリゴヌクレオチドは**PCRのプライマー**として使える。このプライマーはDNAサンプルに変異が含まれていると

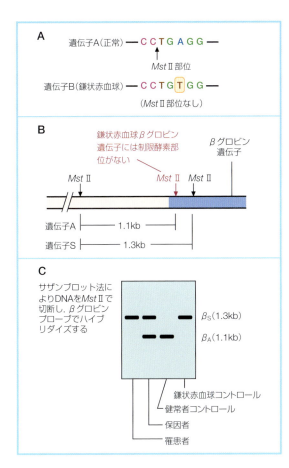

図 3.40 制限部位の欠落による制限断片長多型（RFLP）
制限酵素の切断部位に変異が起これば，制限酵素切断フラグメント（制限断片）は正常由来のものとは変異する。 **A**：βグロビン遺伝子の MstⅡ部位欠落による鎌状赤血球貧血の例。 **B**：MstⅡで処理すると，鎌状赤血球貧血では 1.3 kb のフラグメントが得られる。正常遺伝子からは 1.1 kb のフラグメントと，ゲルでは見えない 0.2 kb フラグメントが得られる。 **C**：個人から抽出した DNA サンプルを制限酵素で処理し，ゲル電気泳動を行う。サザンブロット法を用いてゲル上の制限断片とβグロビン遺伝子を放射性ラベル化した cDNA とハイブリダイズさせる。健常者の遺伝子からは 1.1 kb フラグメントだけが，保因者（キャリア）からは 1.1 kb と 1.3 kb フラグメントが，そして罹患者からは 1.3 kb フラグメントだけが得られる。

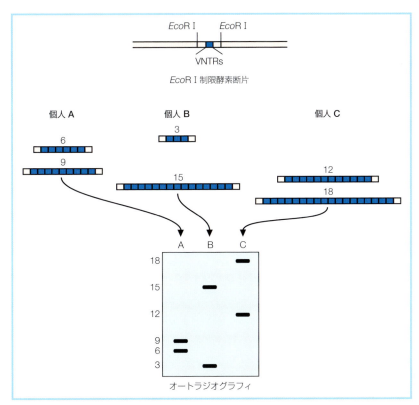

図 3.41 タンデム（順方向）反復配列の反復数多型（VNTRs）
各々2 つのアレルの中に異なる反復数をもつ 3 人の DNA を制限酵素で切断，電気泳動で分離し，反復に対応するプローブで処理する。3 人のそれぞれの反復多型に対応するフラグメントが検出される。

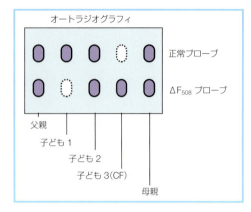

図3.42 オリゴヌクレオチドを用いた囊胞性線維症（CF）の変異テスト
CF遺伝子にある3塩基削除領域に相補的なオリゴヌクレオチドプローブと，相当する正常領域に相補的なプローブを合成する。一方のプローブは変異体（ΔF_{508}）にのみ結合，もう一方のプローブは正常な領域にのみ結合する。各人から抽出したDNAをPCR法で増幅し，ニトロセルロース膜に各人2個ずつスポットする。一方のスポットを変異領域に対するプローブで処理し，もう一方は正常な領域に対するプローブで処理する。紫色のスポットはプローブの結合を示す。正常プローブは健常者から採ったDNAのみに結合，変異領域プローブはCF患者のみに結合する。両方のプローブに結合するのは保因者（キャリア）である。保因者は1つのアレルが正常で，もう一方がCFの変異をもつ。

結合，プライマーが伸長され，DNAが増幅される。一方，正常であるならば，プライマーは結合できず，伸長反応による増幅は起こらない。DNAが増幅するか否かで，正常がどうか判断できる。

④ 1塩基多型
a. 1塩基多型（single nucleotide polymorphisms：SNPs）はヒトゲノムプロジェクトの結果，ヒトゲノム中から特定できるようになった。SNPとみなすには，その変異が人口の1％に存在しなければならない。SNPsはポジショニングクローニングを通じて疾患遺伝子のマッピングや，短鎖タンデム反復やVNTRsにとって代わる法医学分析で有用な方法である。DNAサンプルの間の1塩基の違いを分析するには，厳しい条件（高温，低塩濃度）でのハイブリダイゼーション解析が必要である。

E. 動物の遺伝子組成の改変
① 他の生物の遺伝子を受精卵に挿入すれば，トランスジェニック動物をつくることができる。このような生物は研究や他の目標のために用いられる。それは，トランスジェニックヒツジのミルク中にヒトのタンパク質をつくらせるものから，大きくて強い種を生み出すレベルまである。
② 遺伝子を除去あるいは切断（遺伝子ノックアウト）することで，特定の遺伝子を欠いた動物を生み出すことができ，そのタンパク質の欠如効果を研究できる。

F. ヒトゲノムのマッピング
ヒトゲノムプロジェクトによりヒトゲノムの配列が解明され，その結果，SNPsのようなゲノム中に多数のマーカーが特定でき，さらにヒトの染色体には，およそ25,000個の遺伝子があることが明らかになった。現在ではDNA配列の機能に関する情報を探る機能ゲノミクスが注目されている。また，本プロジェクトを通じて得られた情報により，倫理的，法的，社会的な問題が提起されている。

G. 遺伝子治療
今後，組換えDNA技術は遺伝病の治療に使われていくだろう。すでに，いくつかの病気，例えば，アデノシンデアミナーゼ欠損では，欠損遺伝子をもつヒトに正常の遺伝子を導入する試みが行われている。免疫拒絶反応などの悪影響を防ぐ研究や長期間の遺伝子発現の維持が研究の大きなテーマである。

H. プロテオミクス
① プロテオミクス（proteomics）は特別な条件下で，ある細胞が発現したすべてのタンパク質を同定，解析することである。
② 二次元電気泳動やマススペクトルを用いたプロテオミクス技術は，関連するが異なる細胞，例えば，肝がん細胞と正常の幹細胞の比較を行い，サンプル間で異なる発現をするタンパク質を同定する（図3.43）。

I. マイクロアレイ
① マイクロアレイは同時に何千という遺伝子をスクリーニングできるので，患者から得られたサンプルに存在する遺伝子の中のアレルを決定，あるいは2つの異なるRNA発現パターンを比較できる。
② マイクロアレイの1つである"チップ（chip）"は感染症の検査に用いられる。この場合，チップには

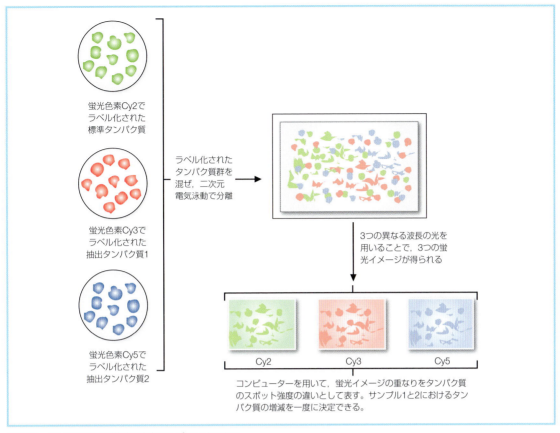

図 3.43　タンパク質量の増減を決定するプロテオミクス
2つの異なる細胞（サンプル1と2）からタンパク質群を単離，蛍光色素でラベル化する．タンパク質群は二次元電気泳動で，初めは電荷によって，続いて大きさで分離することにより，蛍光イメージングデバイスで可視化できる．2つのサンプルから得られたスポットをコンピューターで整理し，タンパク質量が変動していれば蛍光強度が変化することから，変動タンパク質を決定できる．タンパク質の変動はタンパク質マススペクトルを用いた高感度技術でも特定できる．

哺乳類のウイルス，バクテリア，菌類や寄生虫に対応する2万以上の異なる配列のオリゴヌクレオチドが規則正しく並んでいる．患者のサンプルに含まれるRNAをはじめにcDNAに変換，プローブとし，チップ上のDNA配列との結合の有無を調べる．ハイブリダイズするものがあれば，患者の症状の原因を特定できる．

> **臨床との関連**
>
> バイオテクノロジーは鎌状赤血球貧血，嚢胞性線維症やフェニルケトン尿症などの**診断**に使われている．組換えDNA技術は**ヒトのサンプルをスクリーニング**するためのプローブとして使われる．また，**治療用タンパク質**の大量生産にも使われる．例えば，ヒトインスリン，成長ホルモン，組織プラスミノーゲンアクチベーター，エリスロポエチンや血友病の血液凝固第VIII因子やB型肝炎の**ワクチン**などの生産である．遺伝病に対する**遺伝子治療**では，欠陥遺伝子をもつ個人に正常遺伝子を導入している．また，薬物代謝酵素の多型を見出すことで，ある個人に対する効果的な治療を決定できる．これは遺伝子チップマイクロアレイ試験によって可能である．
>
> 子細なSNPsを同定することで，個人が特定の疾患になりやすいかどうかのリスクを評価できる．アポリポタンパク質（apoE）は3つのアレルE2, E3, E4をもつ．この3つのアレルはそれぞれ1つずつ異なる塩基をもち，各アレルからつくられるタンパク質は1つずつ異なるアミノ酸残基をもつ．E4アレルを発現する人は，E4アレルを発現しない人に比べてアルツハイマー（Alzheimer）病を発症するリスクが高い．SNPs試験は個人のapoEアレルの遺伝を比較的簡単に調べることのできる方法である．
>
> HIV感染の確認は個人の血中にある抗HIV抗体の発見を基礎とする．これはゲル中の精製HIVタンパク質およびブロットのための抗体の供給源としての個体の血液を用いたウェスタンブロットをもとにした，最初の迅速スクリーニングアッセイ（enzyme-linked immunosorbent assay：ELISA＝エライサあるいはエライザ＝酵素結合免疫吸着法）である．

第4章

細胞生物学，シグナル伝達，がんの分子生物学

この章では，がんやその治療，特異的な細胞小器官に影響を及ぼす疾患を理解するため，細胞の機能や細胞増殖の調節を説明する。

概　説

- 真核細胞は多様な細胞内区画をもち，その各々が細胞内で特有の機能をもつ。

- **生体膜**は，2つの水溶性区画を分離し，細胞質と細胞内小器官，または細胞外の環境と細胞質を分ける。

- 生体膜は，**脂質**，**糖質**，**タンパク質**から構成される。生体膜の役割の1つは，ある区画から別の区画へ分子の輸送を制御することである。

- **リソソーム**は，細胞の不必要になった物質を再利用する**分解酵素群**を含む。

- リソソーム酵素の変異は，**リソソーム蓄積症**を引き起こす。

- **ミトコンドリア**は，細胞の発電設備であり，燃料分子の酸化，酸素の水への還元を経て **ATP を産生**する。

- ミトコンドリア遺伝子疾患では，エネルギー産生が低下し，特に筋機能や神経系に影響を及ぼす。

- **ペルオキシソーム**は，**高活性酸化的反応**を担う細胞区画である。ペルオキシソーム酵素やペルオキシソーム自身の欠損は病気を引き起こす。

- **核**は，DNA の貯蔵と複製，RNA 合成，リボソーム形成の場である。核タンパク質の変異は病気を引き起こす。

- **小胞体とゴルジ複合体**は，タンパク質の翻訳後修飾，細胞内や細胞外への適正な**タンパク質輸送**を行う。

- **細胞骨格**は，細胞膜直下に存在し，**足場や構造的枠組み**をもたらす。

- 化学伝達物質は，**傍分泌（パラクリン）**，**自己分泌（オートクリン）**，**内分泌（エンドクリン）**の伝達様式で作用する。標的細胞で反応を誘発するには**特異的受容体**への結合が必要である。

- **ホルモン受容体**は，**細胞内受容体**と**細胞膜受容体**である。細胞内受容体は転写因子として作用する。一方，細胞膜受容体はシグナル伝達カスケードを起動し，一部は転写因子の活性化をもたらす。

- 受容体は，**キナーゼ活性**（受容体依存性チロシンキナーゼやセリン-トレオニンキナーゼ）や**ヘテロ三量体 GTP 結合タンパク質**（G タンパク質）の活性化を介して作用する。

- 化学伝達物質の受容体への結合により誘導される**二次メッセンジャー**には，**cAMP**（サイクリックAMP）や**ホスファチジルイノシトール代謝回転**の誘導体などがある。

- 制御不能な細胞増殖（**がん**）は，正常細胞の遺伝子（**がん原遺伝子**，または**プロトオンコジーン**）の変異に起因する。DNA 損傷により，細胞増殖の制御に重要な遺伝子の変異がもたらされる。

- **がん遺伝子（オンコジーン）**は**機能獲得変異**で，一方，**がん抑制遺伝子**は**機能喪失変異**である。

- 増殖因子受容体，増殖因子の発現，シグナル伝達タンパク質，転写因子の変異は，すべて制御不能な

細胞増殖をもたらす。

- アポトーシスはプログラムされた**細胞死**で，細胞破壊のための整然としたプロセスである。アポトーシスを回避できるような変異は，無制御の細胞増殖をもたらす。
- ヒトの細胞では，腫瘍形成には増殖制御遺伝子の複数の変異が必要である。

I. 細胞の区画化：細胞生物学と生化学

1. **生体膜**（membrane）は，細胞や細胞内区画の内容物を周りの環境と分離する脂質構造である。
    a. 細胞膜は，周辺環境から細胞を分離する。
    b. 細胞小器官は膜をもち，細胞質から細胞小器官の内容物を分離する。
    1) **細胞膜**（plasma membrane）
        a) 内在性タンパク質および表在性膜タンパク質を含む**脂質二重層**である（図4.1）。
        b) 細胞膜の主要な構成物質は脂質である。
    2) 細胞膜の脂質は，**リン脂質**（phospholipid）である。リン脂質は，2つの疎水性の脂肪酸鎖が極性頭部に結合している。頭部は水分に面し，脂肪酸は脂質二重層の内側を向く（図4.2）。
        a) **グリセロ脂質**（glycerol-based lipid）は，グリセロール（glycerol）**骨格**をもち，ホスファチジン酸（phosphatidic acid：PA），ホスファチジルエタノールアミン（phosphatidylethanolamine：PE），ホスファチジルコリン（phosphatidylcholine：PC），ホスファチジルセリン（phosphatidylserine：PS），ホスファチジルグリセロール（phosphatidylglycerol：PG），ホスファチジルイノシトール（phosphatidylinositol：PI），カルジオリピン（cardiolipin：CL）からなる。
        b) **スフィンゴ脂質**（sphingosine-based lipid）の1つに，スフィンゴミエリン（sphingomyelin：SM）がある。
        c) **コレステロール**（cholesterol）は，**真核生物**の細胞膜に存在し，様々な温度において**膜の流動性**を維持している。膜の流動性は，膜に存在する不飽和脂肪酸の含有量と脂肪酸の鎖の長さによって決まる。不飽和脂肪酸は室温で液体である。短鎖脂肪酸は長鎖脂肪酸より流動性が高い。
    3) 細胞膜の**内在性膜タンパク質**は，膜を隔てた物質移動のための**チャネル**や**輸送体**，ホルモンや神経伝達物質が結合する受容体，構造タンパク質としての機能をもつ。

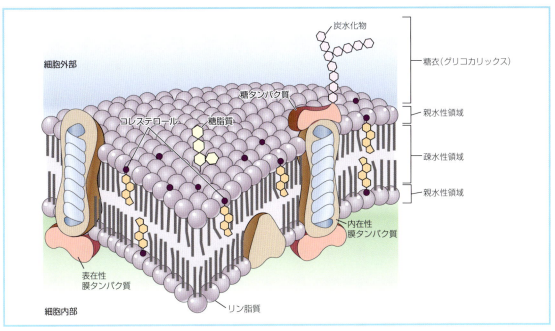

図4.1　哺乳類細胞膜の基本構造

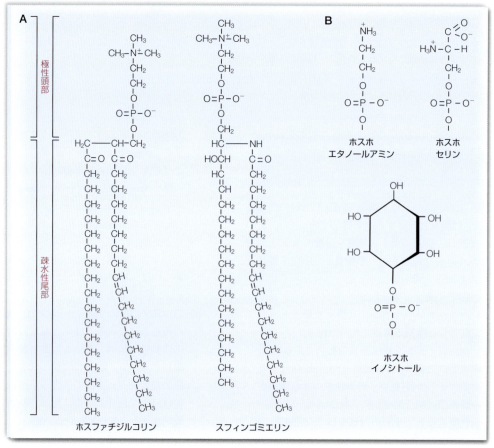

図 4.2　哺乳類細胞膜の主なリン脂質
B にはグリセロリン脂質で頭部の異なるものを示す。

4) **表在性膜タンパク質**は，イオン性試薬により膜から解離できる。表在性膜タンパク質は，内膜骨格や表層骨格を介して膜を機械的に支えている。一例として，赤血球の細胞膜に存在するスペクトリンがある。

5) もう1つのタイプの膜タンパク質は，**グリコホスファチジルイノシトール（GPI）グリカンアンカータンパク質**（glycophosphatidylinositol〔GPI〕glycan-anchored protein）である。GPI グリカンアンカータンパク質の一例には，神経の細胞膜に存在するプリオンタンパク質がある。狂牛病やクロイツフェルト・ヤコブ（Creutzfeld-Jakob）病では，プリオンタンパク質は病原性高次構造に変化する。その他の膜結合タンパク質には，脂肪酸アシル化を介しているものもある。この種類の例としては，ras タンパク質がある（後出のⅢ節参照）。

6) **細胞膜の糖衣**（グリコカリックス glycocalyx）は，タンパク質や脂質に結合したオリゴ糖からなる。糖衣は，細胞外の水溶性媒体に露出し，細胞を消化から防御し，疎水性分子の取込みを制限する。

② **細胞膜を横断する輸送分子**（図 4.3）
   a. **単純拡散**は，ガスや脂溶性物質（ステロイドホルモンなど）に用いられる。単純拡散は，高濃度領域から低濃度領域への正味の移動である。単純拡散には，エネルギーや運搬タンパク質は必要ない。無電荷分子の濃度が同じなら，最終的には細胞膜の両側に分子は到達する。
   b. **促進拡散**は，生体膜で輸送分子が特異的な担体や輸送体タンパク質と結合することが必要である。エネルギーは必要なく，物質は膜の両側の濃度により平衡化される。
   c. **ゲートチャネル**は，イオンの孔を形成する細胞膜のタンパク質で，刺激に応答して開閉する。
   1) **電位依存性チャネル**は膜を隔てた電位変化に応答する。
   2) **リガンド依存性チャネル**は，リガンドのタンパク質への結合に応答する。
   3) **リン酸化依存性チャネル**は，タンパク質の共

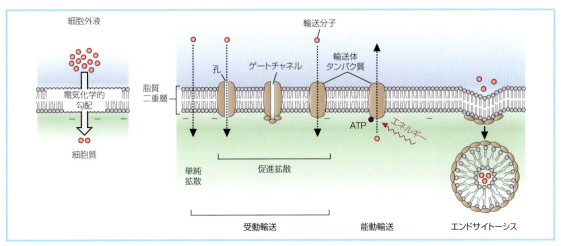

図 4.3 ヒト細胞の主な輸送機構
電気化学的勾配は，物質の濃度勾配や細胞膜の電荷分布によりつくられ，荷電イオンの輸送に影響する。能動輸送では，低濃度領域から高濃度領域への溶質を移動する。

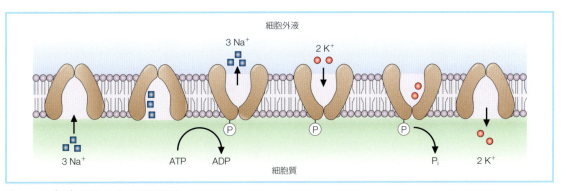

図 4.4 Na^+,K^+-ATPase による能動輸送
Na^+,K^+-ATPase は，3 Na^+ を細胞外へ輸送し，その代わりに 2 K^+ を細胞内へ輸送する起電性輸送である。これは，細胞膜を隔て濃度と電荷の勾配をつくる。

有結合変化（リン酸化）に応答する。囊胞性線維症膜伝導制御タンパク質（cystic fibrosis transmembrane conductance regulator protein：CFTR）は，塩素イオンチャネルであり，リン酸化を介して制御されるリガンド依存性チャネルのひとつである。

臨床との関連

CFTR の遺伝性変異は，ホモ接合体の状態で，**囊胞性線維症**（cystic fibrosis）を発症する。**塩素イオン輸送**は，様々な細胞で抑制されており，特に肺や膵臓で顕著である。この制御により，細胞からの塩素イオンと，浸透圧バランスを担うイオンを含む水が分泌できなくなる。そして最終的に，多量の粘液が乾燥し，組織の様々な管が塞がれることになる。これによって肺では気道の裏層が多量の粘液で塞がれる。また**膵機能不全症**（pancreatic insufficiency）による膵管の閉塞では，膵臓の分泌物が小腸に届かなくなる。CFTR に対するヘテロ接合体の存在は，コレラに対するいくつかの防御の尺度になると考えられている。

d. **能動輸送**は，エネルギーと輸送タンパク質を必要とする。
1) 化合物を電気化学的勾配に逆らって輸送できる。一方，促進拡散では，化合物は電気化学的勾配にしたがって輸送される。
2) **共役輸送体**は，1 つの化合物が，他の化合物が濃度勾配にしたがって流れている間に，輸送することができる。ナトリウム依存性グルコース輸送体（二次的能動輸送として知られている）などがある。ナトリウムが電気化学的勾配にしたがって流れ，グルコースが一緒に輸送される。図 4.4 に示す Na^+,K^+-ATPase

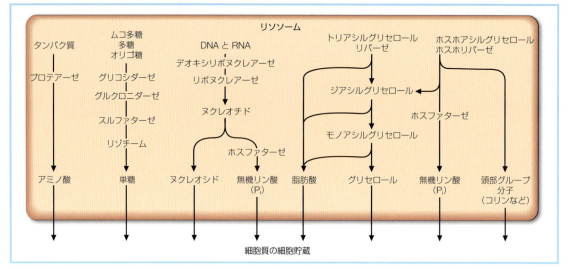

図 4.5　リソソームの反応
リソソームに含まれる酵素は酸性 pH で活性化される。これらの酵素が，もし細胞質へ放出された場合は不活性となる。

　　　は，膜を隔てたナトリウム勾配をつくる。
　e. **小胞輸送**は，細胞膜を横断する。
　　1) **エンドサイトーシス**（endocytosis）は，細胞内への小胞輸送をいう。
　　　a) **ピノサイトーシス**（pinocytosis）は，小胞が分散する分子を含む溶液を取り込むことをさす。
　　　b) **ファゴサイトーシス**（phagocytosis）は，小胞が粒子を取り込むことをさす。
　　　c) **受容体依存性エンドサイトーシス**は，**クラスリン被覆小胞**（clathrin coated vesicle）を形成する。クラスリンタンパク質のサブユニットで覆われた小胞によって，リガンドと結合した膜結合型受容体を取り込むことを受容体依存性エンドサイトーシスとよぶ。
　　　d) **ポトサイトーシス**（potocytosis）は，**カベオラ**（caveola＝細胞膜の特別な領域）を経て起こるエンドサイトーシスをいう。
　　2) **エキソサイトーシス**（exocytosis）は，細胞外への小胞輸送をいう。膵臓の β 細胞からのインスリンの放出はエキソサイトーシスを経て行われる。インスリンを含む小胞は，細胞膜と融合し，細胞外へ小胞内容物のインスリンを放出する。
❸ **リソソーム**
　a. **リソソーム**（lysosome）は，消化を担う細胞小器官で，一重の膜で囲まれている。
　b. リソソームに含まれる酵素群には，**最適 pH が およそ 5.5 であるヌクレアーゼ，ホスファターゼ，グリコシダーゼ，エステラーゼ，プロテ**アーゼがある（図 4.5）。
　c. リソソームは，リソソーム内の pH を下げるために**小胞 ATPase**（プロトンポンプ）をもち，細胞質からリソソームへプロトンを能動輸送する。
　d. リソソームは，受容体依存性エンドサイトーシスに関与している。細胞膜で形成されたクラスリン被覆小胞は初期エンドソームと融合し，後期エンドソームへと成熟する。後期エンドソームには加水分解酵素が蓄積され，内部の pH が低下し，リソソームとなる。
　e. リソソームは，**オートファジー**（自食 autophagy）に関与している。オートファゴソームがリソソームと融合し，リソソームはオートファゴソームが取り囲んだ細胞内容物を分解する。

臨床との関連

　リソソーム蓄積症（lysosome storage disease）は，リソソーム酵素の欠損（あるいは **I 細胞〔アイセル〕病 I-cell disease** のように酵素群の欠損）で起こる。この場合，リソソームは，消化されていない物質で満たされ，正常のリソソーム機能が阻害される。特異的な酵素の欠損の例としては，**テイ・サックス**（Tay-Sachs）**病，ゴーシェ**（Gaucher）**病，ポンペ**（Pompe）**病や，ハーラー**（Hurler）**症候群**がある。アイセル病は，リソソーム酵素の細胞内小器官への移行に障害があり，多くのリソソームタンパク質が行き先不明となり，乳児期に死にいたる。標的タンパク質の**マンノース 6-リン酸**（mannose-6-phosphate：M6P）シグナルが欠損しており，ゴルジ装置からリソソームへの移行を担う

M6P 受容体に結合することができない。リソソームタンパク質の多くは細胞から分泌されるが，至適 pH5.5 の酵素は pH7 以上でははたらかない。

④ ミトコンドリア
a. ミトコンドリア（mitochondria）は，燃料分子の酸化と酸化的リン酸化経路の多くの酵素をもち，動物細胞で必要な大量の ATP を産生する。
b. ミトコンドリアは二重膜である。
　1）外膜は，ポリン（porin）とよばれるタンパク質で構成された孔をもち，分子質量約 1,000 Da までの分子を通過させることができる。
　2）内膜は，不透過性で，膜を隔てたプロトン勾配の形成を担っている。特異的な輸送体が，細胞質からミトコンドリアへ，またその逆へと，化合物を往復させるのに必要である。
c. ミトコンドリアは環状ゲノムをもち，酸化的リン酸化を担う 13 個の異なったサブユニットタンパク質群をコードしている。それ以外のミトコンドリアタンパク質は，核でコードされており，細胞質で合成されてミトコンドリアに運ばれる。
d. ミトコンドリア DNA の遺伝性変異は，筋肉，神経，腎臓に障害を生じる。

臨床との関連

　ミトコンドリアは自身のゲノムをもち，酸化的リン酸化に必要な多くのサブユニット，タンパク質合成に必要な tRNA，rRNA，他の因子をコードしている。これらの遺伝子のいくつかに変異があると**ミトコンドリア障害**を引き起こす。ミトコンドリア障害は，ミトコンドリアゲノムの変異に起因し，最も高いエネルギーを必要とする組織である神経系と筋肉の機能に影響を及ぼす。ミトコンドリア障害の例として，**レーバー遺伝性視神経萎縮症**（Leber hereditary optic neuropathy）と**赤色ぼろ線維・ミオクローヌスてんかん**（myoclonic epilepsy with ragged red fibers：MERRF）**症候群**がある。ミトコンドリア疾患は**母性遺伝**で，欠損ミトコンドリアを遺伝したすべての子どもは，いくつかの疾患が表れる。卵子に割り振られる正常ミトコンドリアと変異ミトコンドリアの分配により，軽度または重篤な影響を及ぼす。ミトコンドリア障害の遺伝様式については第 10 章を参照のこと。

⑤ ペルオキシソーム
a. ペルオキシソーム（peroxisome）は，細胞質に存在する細胞小器官で，酸素を用いる**酸化反応，過酸化水素**を産生する。
b. ペルオキシソーム障害は，ペルオキシソームで機能する酵素の合成，ペルオキシソームへのこれらのタンパク質の取込み，あるいはペルオキシソーム新生に影響を及ぼす変異による。

臨床との関連

　ペルオキシソーム障害には，**副腎白質ジストロフィー**（adrenoleukodystrophy）や**ツェルウェーガー**（Zellweger）**症候群**がある。副腎白質ジストロフィーは，**超長鎖脂肪酸のペルオキシソームでの酸化**（ミトコンドリアでは短鎖脂肪酸を酸化する）を障害する。超長鎖脂肪酸は神経系や副腎に蓄積し，ミエリン鞘の破損によって神経機能が障害され，副腎内に超長鎖脂肪酸が蓄積するにつれて**副腎機能は徐々に低下**する。神経機能の衰え，視覚や聴覚システムの変性，てんかん，アジソン（Addison）病（慢性の副腎不全が原因）の症状を示す。**ツェルウェーガー症候群はペルオキシソーム新生障害**（peroxisome biogenesis disorder）である。ペルオキシソームが正常に形成されないと，神経系でのミエリンの形成を含めた複数の酵素反応が起こらない。植物由来のフィタン酸のような超長鎖脂肪酸が蓄積し，神経系の機能が障害する。胆汁酸やプラスマロゲンの合成も影響を受け，肝肥大を引き起こす。乳児期では，この疾患は致命的であり，通常生後 6 ヶ月で死亡する。

⑥ 核
a. **核**（nucleus）は細胞小器官では最も大きく，細胞のゲノム（genome）をもつ。**DNA 複製，転写**やリボソーム構築は核内で起こる。
b. 核膜は核を囲み，核膜孔に連結した外膜と内膜で構成される。
　1）外膜は粗面小胞体と連結している。
　2）内膜は透過性を制御する。
　3）核から輸送される RNA やその他の物質は，核膜孔を通過する。
c. **核小体**（nucleolus）は，核内の部分構造であり，rRNA の転写やリボソーム構築を行う場所である。

⑦ 小胞体
a. **小胞体**（endoplasmic reticulum：ER）は，細胞内の生体膜による網目構造であり，リボソームが付着していない滑面小胞体（SER）と付着している粗面小胞体（RER）がある。
b. 滑面小胞体は，脂質合成の場，あるいは解毒作用や疎水性分子の合成に利用されるシトクロム P450 酸化酵素の反応の場であり，多くの機能

c. 粗面小胞体は，分泌タンパク質や，特定の細胞内小器官へ輸送されるタンパク質合成に関与する（第3章Ⅳ節-Ⅰ参照）。
d. 粗面小胞体は，新しく合成されたタンパク質の**翻訳後修飾**（posttranslational modification）を開始する場である。

❽ ゴルジ複合体
a. ゴルジ複合体（Golgi complex）は，粗面小胞体で合成されたタンパク質の修飾と，リソソーム，分泌小胞，細胞膜へのタンパク質の**輸送**と**選別**に関与する。
b. タンパク質の**翻訳後修飾**は，分枝したオリゴ糖鎖の付加やリン酸化である。

❾ 細胞骨格
a. 細胞の構造，細胞膜の形状，細胞小器官の配置は，3種類の主要タンパク質で構成されている細胞骨格（cytoskeleton）が担っている。
b. **微小管**（microtubule）は，小胞や細胞小器官の輸送を担う。
  1) 主要タンパク質は**チューブリン**（tubulin）である。

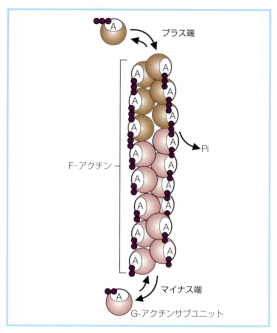

図 4.6 アクチンフィラメント
F-アクチンは，ATPを結合したG-アクチンサブユニットが重合する。アクチンフィラメントのプラス端ではフィラメントが伸長し，マイナス端ではADPを結合したアクチンが解離する。

> **臨床との関連**
>
> **遺伝性球状赤血球症**（hereditary spherocytosis）は，赤血球の細胞骨格の遺伝性変異による。疾患のほとんどは，赤血球の内膜と細胞骨格の必須構成成分である**スペクトリン**（spectrin）の欠損による。スペクトリンの欠損は，赤血球表面が減少し，細胞が変形する。変形した赤血球は，脾臓によって血液循環からすぐに除去されるため貧血をもたらす。その他の赤血球の細胞骨格である**アンキリン**（ankyrin），**バンド3**，**タンパク質4.2**の変異も球状赤血球症となる。

  2) 微小管のネットワークは，核に隣接している中心小体から細胞膜に向かってのびている。
  3) 微小管はα-チューブリンとβ-チューブリンの二量体の重合により構成され，中腔を囲むようにプロトフィラメントが集まっている。
  4) α-チューブリン，β-チューブリン，γ-チューブリンの3種類の異なったチューブリンポリペプチドがある。γ-チューブリンは中心体と紡錘極体にのみ存在する。
c. 細胞骨格を形成する**細いフィラメント**（微小線維）は，主に**アクチン**（actin）である。
  1) アクチン重合体はF-アクチンで，単量体アクチンはG-アクチンである（図4.6）。
  2) F-アクチン内では，G-アクチンがATPまたはADPと結合することにより，アクチンの三次構造を変化させる。
  3) アクチン重合体は細いフィラメントを形成し，細胞表面にある架橋タンパク質と結合する。
d. **中間径フィラメント**（intermediate filament：IF）は，構造的役割をもち，主に線維状タンパク質重合体が膜構造をささえる。IFの形成に関与するタンパク質は多数存在する。

Ⅱ. 化学伝達物質による細胞シグナル伝達

❶ 化学伝達物質（chemical messenger）の一般的な機能を図4.7に示す。
❷ 化学伝達物質の作用は，**内分泌**（エンドクリン endocrine），**傍分泌**（パラクリン paracrine），**自己分泌**（オートクリン autocrine）に分類できる。
a. 内分泌ホルモンは特定の細胞から分泌された後，血液循環によって，遠く離れた特定の標的細胞に運搬される。
b. 傍分泌の作用は細胞近傍で起こる。細胞から分泌されたホルモンは，近傍の細胞に作用する。

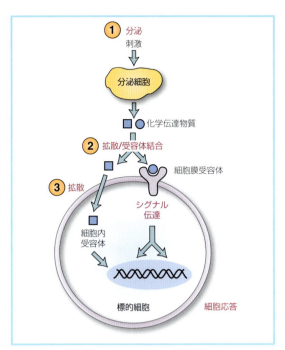

図 4.7　化学伝達物質の一般的な機能
①化学伝達物質の分泌。　②細胞膜受容体への伝達物質の結合。③細胞膜を隔てた疎水性伝達物質の拡散と細胞内受容体への結合。

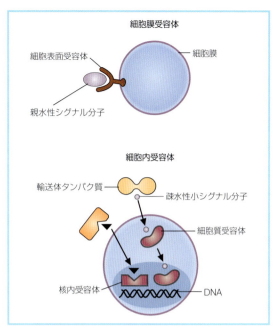

図 4.8　細胞膜受容体と細胞内受容体
細胞膜受容体は細胞外に結合ドメインをもつ。細胞内受容体はステロイドホルモンや細胞膜を拡散できる伝達物質と結合する。細胞内受容体は細胞質に存在し，核へ移行する。核でDNAや他のタンパク質と結合する。

　c．自己分泌作用では，細胞が自ら分泌した伝達物質に応答する。
③ 化学伝達物質の種類
　a．神経系では2種類の化学伝達物質を分泌する：**小分子神経伝達物質**（アセチルコリンなど）と**神経ペプチド**（多くは4～35個のアミノ酸でつくられた小さいペプチド）である。
　b．内分泌系のホルモンには，**ペプチドホルモン**（インスリン，グルカゴンなど），**カテコールアミン**（エピネフリンなど），**ステロイドホルモン**（コレステロール由来のエストロゲンなど），**甲状腺ホルモン**がある。
　c．免疫系では，平均分子質量20 kDaの小さいタンパク質の**サイトカイン**（cytokine）が伝達物質として用いられる。サイトカインには，インターフェロン，インターロイキン，腫瘍壊死因子，コロニー刺激因子など様々な種類があるが，すべて免疫系の細胞から分泌され，標的細胞の遺伝子の転写に変化をもたらす。
　d．**エイコサノイド**（eicosanoid）は，長鎖脂肪酸からつくられ，プロスタグランジン，トロンボキサン，ロイコトリエンが含まれる。
　e．成長因子はペプチドで，細胞の増殖（**過形成** hyperplasia）や細胞の**肥大**（hypertrophy）を促進する。

④ 細胞内受容体と細胞膜受容体
　a．**化学伝達物質の受容体は，細胞内あるいは細胞膜貫通タンパク質**である（図4.8）。
　b．多くの脂溶性伝達物質の細胞内受容体は，遺伝子特異的な転写制御因子である。
　c．ステロイドホルモン/甲状腺ホルモン受容体スーパーファミリー
　　1）脂溶性分子は血液に運搬され，血清アルブミン，ステロイドホルモン結合グロブリンや甲状腺ホルモン結合タンパク質のような特異的な輸送タンパク質と結合する。
　　2）脂溶性伝達物質が受容体に結合すると，他の細胞内の転写制御因子と二量体化，DNAのプロモーター近傍領域に結合し，**遺伝子発現を変化**させる。

臨床との関連

アンドロゲン不応症候群（androgen insensitivity syndrome＝X連鎖のアンドロゲン非応答性）は，X染色体にコードされるアンドロゲン受容体の変異による。母親から変異を遺伝した男性は，テストステロンなどのアンドロゲンに応答できず，性器形成不全で生まれる。この変異は，ヘテロ接合体状態の女性の発生には影響を及ぼさない。遺伝する変異型によって軽症から重症まで，様々なレベルの形質が現れる。

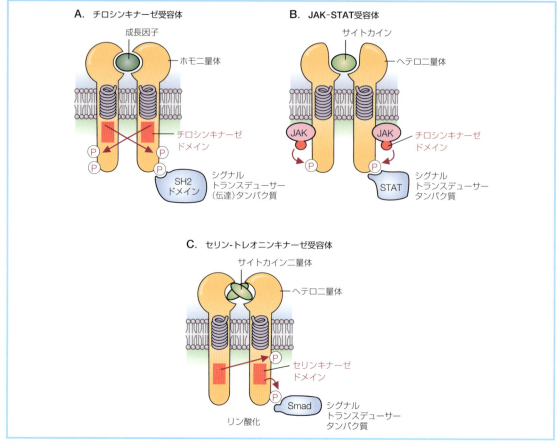

図 4.9 キナーゼ受容体とキナーゼ結合型受容体
キナーゼドメインは赤色，リン酸化部位は赤矢印で示す．　JAK＝Janus キナーゼ，SH2＝Src ホモロジー 2，Smad＝Small mothers against decapentaplegic，STAT＝シグナルトランスデューサー転写活性タンパク質

d．細胞膜受容体とシグナル伝達
1) 細胞膜受容体の主な種類
　a) イオンチャネル型受容体
　　1. シグナル伝達は，リガンドが結合した時の構造変化により，チャネルを介してイオンが流入することによる．
　　2. アセチルコリン受容体（acetylcholine receptor）は，イオンチャネル型受容体の一例である．

臨床との関連

重症筋無力症（myasthenia gravis）は，アセチルコリン受容体に対する抗体が産生される自己免疫疾患である．受容体がアセチルコリンによって活性化されず，筋細胞は神経伝達物質に応答しないので収縮が起こらない．この疾患の著明な症状は筋疲労である．治療には，アセチルコリンが神経筋接合部に長期間存在できるようにアセチルコリンエステラーゼ阻害剤や，受容体に対する自己抗体の産生を抑える免疫抑制剤を用いる．

b) キナーゼ受容体とキナーゼ結合型受容体
　1. これらの受容体の例を図 4.9 に示す．
　2. この種の受容体に共通するのは，細胞外ドメインに伝達物質が結合すると，受容体の細胞内キナーゼドメイン（あるいは会合タンパク質のキナーゼドメイン）が活性化されることである．
　3. シグナルは，活性化した伝達物質-受容体複合体と結合するシグナルトランスデューサータンパク質を介して下流に伝播される．
c) 7 回膜貫通ヘリックス型受容体（図 4.10）は，7 つの膜貫通領域をもち，細胞膜受容体の中で最も多い．
　1. これらの受容体は，G タンパク質共役型受容体（G-protein-coupled receptor：GPCR）で，G タンパク質に作用してシグナルを伝達する．
　2. G タンパク質は，cAMP などの二次メッセンジャーの産生や，ホスファチジルイ

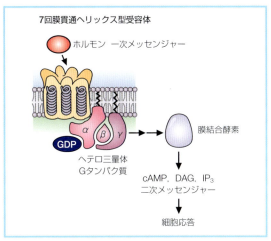

図 4.10　7回膜貫通ヘリックス型受容体と二次メッセンジャー
活性化したホルモン受容体複合体はヘテロ三量体 G タンパク質を活性化する。さらに、膜結合酵素を刺激し、細胞内二次メッセンジャーを産生する。二次メッセンジャーは、G タンパク質の種類により異なる。　cAMP＝サイクリック AMP，DAG＝ジアシルグリセロール，IP$_3$＝イノシトール 1,4,5-トリスリン酸

ノシトール（PI）誘導体分子の変化を引き起こす。

臨床との関連

コレラ菌から分泌される毒素により生じる**コレラ**（cholera）は、腸上皮細胞に影響を及ぼす。毒素はAとBとよばれる2つのサブユニットからなる。AサブユニットはBサブユニットによって細胞に侵入する。Aサブユニットは G$_{\alpha s}$ サブユニットを **ADP-リボシル化**し、内在性 **GTPase 活性**を不活性化する。その結果、アデニル酸シクラーゼが恒常的に活性化され、cAMP レベルが高くなる。上昇した cAMP は、プロテインキナーゼ A を活性化し、CFTR を含む様々な標的タンパク質をリン酸化する。活性化された CFTR は、腸上皮細胞から塩化物イオンを輸送し、水が流出することで水様性下痢となる。治療は脱水症を防ぐことである。水様性下痢は、通常腸管腔から原因の細菌が除去されると、自然治癒する。

2) チロシンキナーゼ受容体を介したシグナル伝達
　a) **チロシンキナーゼ受容体**（tyrosine kinase receptor）の活性化は、**MAP キナーゼ経路**の活性化を導く（図 4.11）。
　b) Raf が活性化されると、MEK キナーゼが活性化され、ERK キナーゼを活性化する。これらの活性化は、遺伝子の転写因子活性を変化させ、細胞の生存や増殖に関する多くの遺伝子の転写が上昇または減少する。

臨床との関連

神経線維腫症（neurofibromatosis 1：NF-1）、**フォン・レックリングハウゼン**（von Recklinghausen）**病**は、ニューロフィブロミン遺伝子の変異による。ニューロフィブロミンは **Ras** に対する **GTPase 活性化タンパク質**（GTPase-activating protein：GAP）である。ニューロフィブロミンの欠損では、長期間活性化される *ras* 遺伝子の産物が生じ、異常な細胞増殖が起こる。神経系における多様な神経線維腫は、この障害が遺伝したことによる。遺伝子産物はがん抑制遺伝子と考えられている。

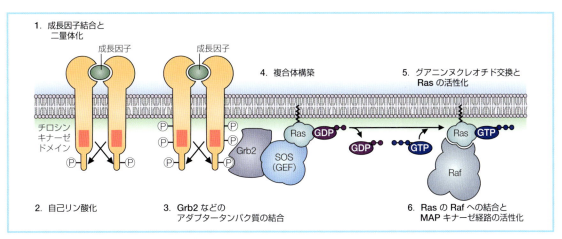

図 4.11　チロシンキナーゼ受容体のシグナル伝達
1. 結合と二量体化。　2. 自己リン酸化。　3. Grb2 と SOS との結合。　4. 複合体 SOS はグアニンヌクレオチド交換因子（GEF）となり、細胞膜に係留している単量体 G タンパク質の Ras と結合。　5. GEF は Ras に結合している GDP の GTP への変換を活性化する。　6. 活性化 GTP 型 Ras は、標的酵素 Raf と結合し、一連の下流のキナーゼ（MAP キナーゼ）を活性化する。　GDP＝グアノシン二リン酸，GTP＝グアノシン三リン酸

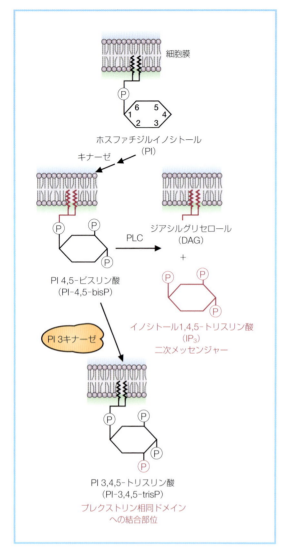

図4.12 イノシトールリン脂質シグナル分子産生の主な経路
PLC＝ホスホリパーゼC

c) SH2ドメインをもつタンパク質は，リン酸化チロシン残基を認識し，受容体のどちらか一方を特異的に標的とする。

d) チロシンキナーゼ受容体は，MAPキナーゼ経路だけでなく他の因子が関与するシグナル経路ももつ。

3) シグナル伝達における**ホスファチジルイノシトールリン酸**（phosphatidylinositol phosphate）

a) ホスファチジルイノシトール（PI）代謝の変化は，チロシンキナーゼ受容体と7回膜貫通ヘリックス型受容体の両方によって起こる。

1. PI 4,5-ビスリン酸は切断され，**ジアシルグリセロール**（diacylglycerol：DAG）と**イノシトール 1,4,5-トリスリン酸**（inositol trisphosphate：IP$_3$）の2つの二次メッセンジャーが産生する。

2. PI 3,4,5-トリスリン酸は，シグナル伝達タンパク質の細胞膜結合部位として役割を果たす。

3. これらの重要なPI誘導体の産生経路を図4.12に示す。

b) PIサイクルでは，PIは再生されるので，イノシトールリン脂質シグナルは短命である。PIサイクルは，リチウムによって遮断される。リチウムは，イノシトールリン酸を遊離イノシトールへ変換するホスファターゼを抑制する。

4) **インスリン受容体**（insulin receptor）は，MAPキナーゼ経路だけでなく，プロテインキナーゼB（Akt）経路も活性する受容体の一例である（図4.13）。

a) PI 3キナーゼの活性化により，PI 3,4,5-トリスリン酸が産生され，ホスホイノシチド依存性キナーゼ1（phosphoinositide-dependent protein kinase：PDK1）やプロテインキナーゼB（protein kinase B：PKB）などの

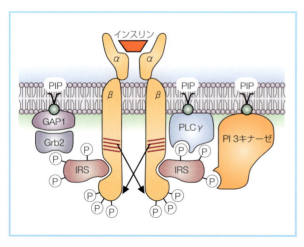

図4.13 インスリン受容体のシグナル伝達
チロシンキナーゼドメインは赤色，矢印は自己リン酸化を示す。活性化した受容体はインスリン受容体基質（IRS）分子と結合し，IRSの複数の箇所をリン酸化し，Grb2，ホスホリパーゼCγ（PLCγ），PI 3キナーゼなどのSH2ドメインをもつタンパク質の結合部位を形成する。会合したタンパク質は細胞膜でイノシトールリン脂質誘導体（PIP）とも結合する。

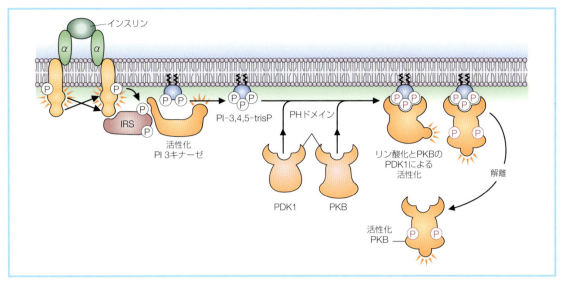

図 4.14 インスリン受容体プロテインキナーゼ B (Akt) のシグナル伝達
IRS＝インスリン受容体基質, PDK1＝ホスホイノシチド依存性キナーゼ 1, PH ドメイン＝プレクストリン相同ドメイン, PKB＝プロテインキナーゼ B

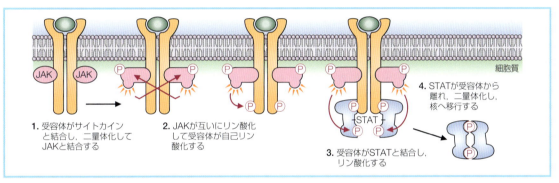

図 4.15 サイトカイン受容体シグナル伝達

　　プレクストリン相同ドメインをもつタンパク質の膜結合部位となる（図 4.14）。
b) PKB（Akt）の活性化は, 細胞の生存（抗アポトーシス）や, いくつかの特異的なインスリン効果を伝播する。

> **臨床との関連**
>
> 糖尿病（diabetes mellitus）は, インスリンのシグナル伝達の変化による。インスリン受容体は, 血糖値が上昇している時に膵臓で放出されるインスリンのシグナル伝達に重要である。1 型糖尿病は, インスリンが産生されず, インスリン受容体が活性化されない。その結果, 血液循環による筋肉や脂肪組織へのグルコース輸送が不全となり, インスリンの成長促進効果も低下する。2 型糖尿病は, インスリンの細胞応答性低下であり, 様々な原因で起こる。

5) JAK-STAT タンパク質を用いたサイトカイン受容体のシグナル伝達
   a) サイトカイン受容体は, 内在性のキナーゼドメインをもたないが, JAK キナーゼと結合する。
   b) サイトカインが受容体に結合すると, 受容体が二量体となり, JAK キナーゼ間で交差リン酸化が起こり, SH2 ドメイン STAT（シグナル伝達転写活性 signal transducer and activator of transcription）タンパク質が受容体-キナーゼ複合体に結合する。
   c) STAT は, リン酸化されて二量体化し, 核に移行して遺伝子の転写を変化させる（図4.15）。
   d) STAT シグナル伝達は, サイトカインシグナル抑制因子（suppressors of cytokine signaling：SOCS）や活性化 STAT タンパク質阻害剤（protein inhibitors of activated STAT：

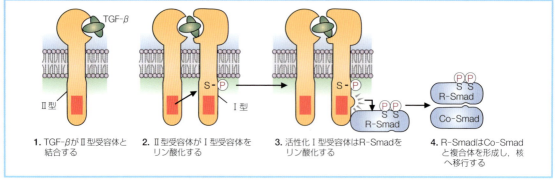

図 4.16 セリン-トレオニンキナーゼと Smad タンパク質
リン酸化 R-Smad（Smad 受容体）は共通 Smad（Smad4）と二量体化し，核へ移行し，標的遺伝子の発現を促進または抑制する。

PIAS）によって調節される。これらのタンパク質のいくつかは STAT により誘導される。

> **臨床との関連**
>
> 重症複合免疫不全症候群（severe combined immunodeficiency syndrome：SCID）は 2 種類あり，アデノシンデアミナーゼ欠損（第 8 章参照）と X 連鎖 SCID である。X 連鎖 SCID では，**サイトカイン受容体サブユニットが欠損**している。IL2RG 遺伝子の遺伝子欠損で，IL2 受容体 γ サブユニットにあたる。このサブユニットは，多くの異なるサイトカイン受容体に共通して存在する。欠損があると，未熟な血液細胞は適切に成長や分化シグナルに応答できず，免疫システムの機能が失われる。この変異を遺伝した人は，乳児期に真菌感染を伴う多重感染を受ける。1 歳を超えての生存はまれである。

6) セリン-トレオニンキナーゼ受容体
   a) 増殖因子の TGF-β ファミリー受容体はセリン-トレオニンキナーゼである（図 4.16）。
   b) Ⅰ型受容体とⅡ型受容体がある。
      1. TGF-β は最初にⅡ型受容体に結合し，それからⅠ型受容体を複合体へリクルートする。
      2. Ⅱ型受容体がリン酸化し，Ⅰ型受容体のキナーゼを活性化する。
      3. Ⅰ型受容体は，Smad 受容体（R-Smad）と結合し，セリン残基をリン酸化する。
      4. リン酸化 R-Smad は，受容体から解離し，共通 Smad である Smad4 と二量体を形成する。
      5. Smad 複合体は，核へ移行し，**遺伝子の転写を変化させる**。
      6. 活性化した遺伝子の 1 つは抑制 Smad であり，シグナルの活性化期間（シグナルの終始）を調節する。
7) 7 回膜貫通ヘリックス型受容体を介したシグナル伝達
   a) これらの受容体は 7 つの膜貫通領域をもつ。
   b) 受容体へのリガンド結合は，**ヘテロ三量体 G タンパク質**（heterotrimetric G-protein）の活性化を介して伝達される。三量体 G タンパク質には多くの種類がある。
   c) 三量体 G タンパク質の活性化の基本的な模式図を**図 4.17** に示す。アデニル酸シクラーゼを活性化するホルモンを例にする。
   d) 三量体 G タンパク質の α サブユニットは，GTP との結合に加えて，内因性の GTPase 活性をもち，G タンパク質の活性化期間が自己調節される。
   e) 5 種類の主要な G タンパク質のサブユニットを**表 4.1** に示す。注目すべきは，標的を活性化する G タンパク質と標的を抑制する G タンパク質が存在することである。
   f) cAMP レベルは，cAMP を 5′-AMP に変換する cAMP ホスホジエステラーゼによっても調節される。カフェインやテオフィリンなどのメチルキサンチンは，cAMP ホスホジエステラーゼを阻害し，cAMP レベルの上昇を維持する。

> **臨床との関連**
>
> 細菌の百日咳菌（*Bordetella pertussis*）は，肺にコロニーを形成し，肺細胞の中に毒素を分泌する。毒素は，**Gαi タンパク質を ADP リボシル化し，この G タンパク質の活性化を阻害する。**細胞が適切なシグナルを受けた時，アデニル酸シクラーゼは遮断されず，cAMP レベルの上昇が維持される。プロテインキナーゼ A が活性化され，細胞の代謝やシグナル伝達が適正でなく

Ⅱ．化学伝達物質による細胞シグナル伝達　75

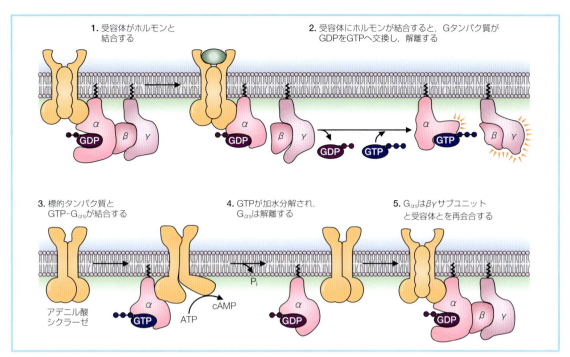

図 4.17　7回膜貫通ヘリックス型受容体と三量体 G タンパク質
標的タンパク質は cAMP を産生するアデニル酸シクラーゼである．G タンパク質はグアノシン三リン酸 (GTP) 結合により活性化し，α-GTP サブユニットは他の2つのサブユニット（β, γ）から解離することで，標的タンパク質を活性化（または抑制）する．GDP＝グアノシン二リン酸

表 4.1　三量体 G タンパク質のサブユニット

Gα サブユニット	作用	生理作用例
$α_s$; Gα (s)[a]	アデニル酸シクラーゼ促進	グルカゴンとエピネフリン（代謝調節），ペプチドホルモン（ステロイドホルモンや甲状腺ホルモンの合成制御），ドーパミンなどの神経伝達物質（イオンチャネル制御）
$α_{i/o}$; Gα (i/o)（βγ サブユニットからもシグナルが送られる）	アデニル酸シクラーゼ抑制	エピネフリン，アセチルコリン，ドーパミン，セロトニンなどの神経伝達物質
$α_t$; Gα (t)	cGMP ホスホジエステラーゼ刺激	眼の光受容のトランスデューシン経路で作用
$α_{q/11}$; Gα (q/11)	ホスホリパーゼ $C_β$ 活性化	エピネフリン，アセチルコリン，ヒスタミン，甲状腺刺激ホルモン (TSH)，インターロイキン 8，ソマトスタチン，アンジオテンシン
$α_{12/13}$; Gα (12/13)	Rho-GEF（グアニンヌクレオチド交換因子）活性化	トロンボキサン A2，リゾホスファチジン酸は細胞骨格を変化するシグナル

[a] 三量体 G タンパク質サブユニットは下付文字にしないで表記される傾向にある．

なる．この作用メカニズムはコレラ毒とは対照である．コレラ毒では，GTPase 活性を抑制する ADP-リボシル化修飾によって，$G_{αs}$ は恒常的に活性化される．

g) 7回膜貫通ヘリックス型受容体を介した PI シグナル伝達は，G タンパク質の $G_{αq}$ ファミリーを介して起こる．$G_{αq}$ は，ホスホリパーゼ $C_β$ を標的とし，PIP_2 を加水分解して DAG と IP_3 となる．
　1. IP_3 は，筋小胞体や小胞体に結合し，細胞質へのカルシウム放出を惹起する．カルシウム放出は，タンパク質キナーゼを含むカルシウム-カルモジュリンサブユニットを含有する酵素を活性化する．
　2. DAG は膜結合したままで，プロテインキナーゼ C を活性化し，適切な標的タンパク質をリン酸化することによって反応を伝播する．

8) ホルモン結合後の受容体の活性と受容体数
　a) 受容体数は，ダウンレギュレーションによって減少する．

b) 受容体活性は，リン酸化や他の共有結合による修飾によって減弱する。
9) シグナルの終結のメカニズム
   a) 初発の化学伝達物質の放出が終了される。
   b) 受容体の脱感作やダウンレギュレーションが起こる。
   c) リン酸化状態を元に戻すためにプロテインホスファターゼが活性化される。
   d) GTPase が活性化され，G タンパク質活性を抑制する。
   e) ホスホジエステラーゼが活性化され，cAMP レベルが減少する。
   f) 誘導遺伝子が転写され，化学伝達物質により始まった正のシグナルを阻害するタンパク質に翻訳される。

Ⅲ. がんの分子生物学

1. **がん（cancer）**とは，細胞がもはや正常の制御に応答せず，アポトーシスに抵抗性を示すようになった疾患群をさす用語である。
2. がんは，正常の細胞の遺伝子変異に起因する。がんを引き起こす**がん遺伝子（オンコジーン oncogene）**と，そうなる前の変異のない遺伝子を**がん原遺伝子（プロトオンコジーン proto-oncogene）**とよぶ（図 4.18）。
3. **機能獲得変異（gain-of-function mutation）**はがん遺伝子になる。**機能喪失変異（loss-of-function mutation）**はがんを引き起こす**腫瘍抑制**に分類される。
4. 腫瘍には良性と悪性（浸潤と周囲の組織の破壊）がある。
5. 腫瘍は転移する。腫瘍は成長した集団から分かれ，血液やリンパ球を介して関連のない臓器に運ばれ，がん細胞の新たな増殖が始まる。
6. **DNA の損傷が変異の原因**となり，がんを引き起こす。
   a. DNA の塩基配列の変化は，がん原遺伝子を変異させ，がんを引き起こす。
   b. ヌクレオチド除去修復に必須のタンパク質の変異は，**色素性乾皮症（xeroderma pigmentosum）**や皮膚がんをもたらす。
   c. 化学物質は DNA を修飾し，塩基配列の変化をもたらす（図 4.19）。
7. がん原遺伝子の機能獲得変異は多様なメカニズムによる（図 4.20）。
   a. 遺伝子の**発現調節**が変化する。

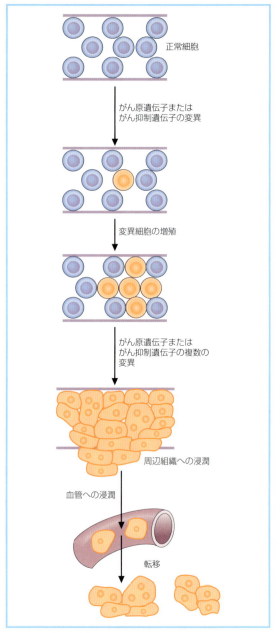

図 4.18　がんの発生
複数の遺伝子変異の蓄積が転移を引き起こす。がん細胞は，形態が変化し，増殖し，他の組織へ浸潤して，転移する。

   b. 遺伝子がゲノムの他の領域に**転座**し，調節様式が変化する。
   c. 遺伝子が**増幅**され，過剰発現される。

> **臨床との関連**
>
> **慢性骨髄性白血病（chronic myelogenous leukemia：CML）**は，9 番染色体と 22 番染色体の転座に起因する。転座により DNA が融合したところで，bcr-abl

融合タンパク質ができる。ablは，新たにbcr遺伝子制御下のチロシンキナーゼとなり，ablキナーゼ活性の**不適正な発現**をもたらす。その結果，細胞増殖，細胞分化の抑制が起こる。bcr-abl融合タンパク質は，腫瘍細胞のみにみられるユニークな細胞タンパク質なので，薬創研究の標的となる。bcr-ablタンパク質の構造解析により，他のキナーゼには影響を与えず，このキナーゼのみの活性を特異的に抑制する薬剤の結合部位が同定された。これによりbcr-ablタンパク質と結合し，その活性を抑制し，腫瘍を寛解するイマチニブ（imatinib）が開発された。CMLの再発は，bcr-ablタンパク質の薬剤結合部位が変異し，キナーゼが薬剤抑制に対して抵抗性を示した時に起こる。**バーキットリンパ腫**（Burkitt lymphoma）は，**がん原遺伝子 myc の転座**による。*myc* は転写因子で，恒常的なプロモーター下で**細胞周期に不適切に発現**し，細胞増殖に大きな影響を与える。最も多いのは，8番染色体と14番染色体の転座である。正常な場合，*myc* は8番染色体に存在するが，転座により14番染色体のイムノグロブリンの調節領域の制御下に移り，*myc*の異常な発現を引き起こす。バーキットリンパ腫の例は，症例の95％を占めるエプスタイン・バーウイルス（Epstein-Barr virus：EBV）感染と関連する。

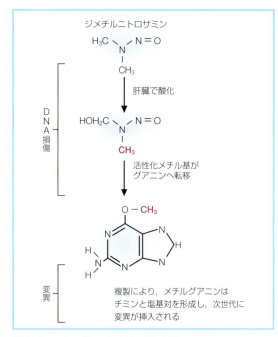

図4.19　ニトロサミンによるDNA変異
ニトロサミン代謝物はグアニンをメチル化する（図中の赤字）。

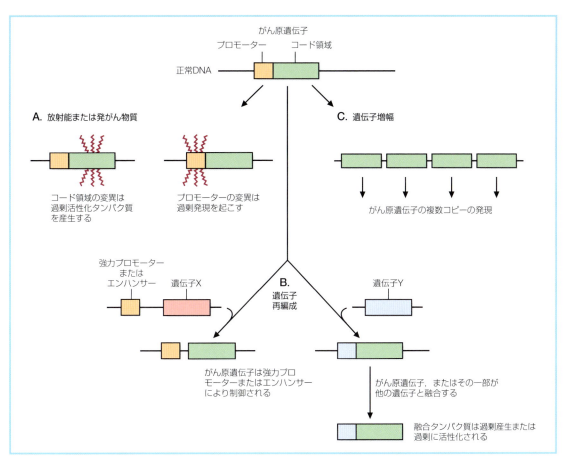

図4.20　がん原遺伝子のがん変異

第 4 章　細胞生物学，シグナル伝達，がんの分子生物学

❽ DNA 修復酵素の変異

a. DNA 修復に関連する酵素は，がん抑制遺伝子の機能喪失を引き起こすことにより，変異確率を上昇させ，最終的にがん原遺伝子の変異をもたらす。

b. BRCA1 と BRCA2（乳がんに関連する遺伝子）は，DNA の一本鎖切断と二本鎖切断の修復に関与する。

c. 遺伝性非ポリポーシス大腸がん（hereditary nonpolyposis colorectal cancer：HNPCC）は，ミスマッチ修復に関与する遺伝子の変異が原因である。

臨床との関連

　がんの多くは，DNA 修復に関連する酵素の変異が原因である。毛細血管拡張性運動失調症（ataxia telangi-ectasia）は，ATM タンパク質の産生に必要である *AT* 遺伝子の変異が原因である。ATM プロテインキナーゼは，細胞周期が停止し DNA 修復が開始できるように，損傷した DNA のシグナルを p53 へ伝達する。ATM プロテインキナーゼは二本鎖損傷部位にリクルートされ，損傷部位に結合するために他の修復酵素を招く。ATM 活性の欠損では，これらのシグナル伝達が喪失し，損傷 DNA が複製され，変異が次世代の細胞に発生する可能性が高まる。ファンコニ貧血（Fanconi anemia）は，DNA 修復に関与する 15 個のタンパク質のいくつかの変異が原因である。複合体を形成している 8 個のコアタンパク質は，DNA 損傷が検出された時に細胞質から核へ移行し，DNA 損傷を修復するのに必要である。いくつかのコアタンパク質の変異がファンコニ貧血を引き起こす。遺伝性の乳がんは，BRCA1 と BRCA2 のいずれかの変異による。BRCA1 と BRCA2 のタンパク質は DNA の修復，特に DNA の一本鎖と二本鎖の切断に関与する。初期の乳がんは，その増殖はエストロゲンに依存しているので，タモキシフェン（tamoxifen）のようなエストロゲンの作用を阻害する薬剤が治療に用いられる。乳がんのほんの数 % は，細胞膜に HER2/neu 受容体（EGF 受容体類縁体）を発現している。ハーセプチン（herceptin）は，HER2 タンパク質に対するモノクローナル抗体で，HER2 過剰発現細胞を標的にして破壊する有用な薬剤である。トリプルネガティブ乳がん細胞（エストロゲン受容体発現が喪失，HER2 発現が喪失，アンドロゲン受容体発現が喪失している）は治療が最も困難である。PARP 阻害剤がトリプルネガティブ乳がん細胞の治療に有望である。リ・フラウメニ（Li-Fraumeni）症候群は，*p53* の変異コピーを遺伝した人に起こる。多発性腫瘍は，正常のアレル（対立遺伝子）が機能を喪失した時に起こる。本章で後述するが，p53 タンパク質はゲノムの守り役として，DNA 修復に関与している。遺伝性大腸がんは，大腸腺腫症（adeno-matous polyposis coli：APC）または HNPCC である。APC は，*APC* 遺伝子の変異の遺伝に起因し，転写因子 β カテニンを制御する。APC が存在しなければ，β カテニンは恒常的に活性化され，増殖促進遺伝子の転写を誘導する。HNPCC は，DNA 修復の誤りによる疾患である。同定された 4 つの HNPCC を惹起する遺伝子は，すべてミスマッチ修復に関与する。

---

❾ がん遺伝子——正常な成長や分化を制御する遺伝子が変異したものである（表 4.2）。

a. シグナル伝達カスケード（図 4.21）

1）増殖因子や増殖因子受容体の遺伝子変異は，がん原遺伝子をがん遺伝子に変換する。増殖因子の過剰発現と内因性発現や，リガンドがない状態でも常に活性化するような変異受容体の産生が起こる。

2）シグナルトランスデューサー（シグナル伝達）タンパク質の変異は，がん原遺伝子をがん遺伝子へ変換する。最たる例には，ヒト腫瘍の大多数でみられる ras の GTPase 活性が消失する変異がある。

3）転写因子の変異は正常の転写機能が変化することによって，がん遺伝子となる。がん原遺伝子が細胞周期の誤った時期に発現する。

臨床との関連

　RET がん原遺伝子は，チロシンキナーゼ受容体である。RET の機能獲得が，多発性内分泌腫瘍症（multiple endocrine neoplasia：MEN）2A 型と 2B 型を引き起こす。腫瘍は成長し，内分泌腫瘍に加えて褐色細胞腫（pheochromocytoma），甲状腺髄様癌（medullary thyroid carcinoma）となる。ウィルムス腫瘍（Wilms tumor）は，主に小児科疾患で，症例の 20% は Zn フィンガー転写因子の変異である。β カテニン（上記の大腸がんの記載参照）のさらなる変異もみられる。β カテニンは，転写因子の TCF ファミリーの調節に重要であり，発生過程での発現の変化は腎腫瘍の形成をもたらす。

---

b. がん遺伝子と細胞周期

c. サイクリン（cyclin）とサイクリン依存性キナーゼ（cyclin-dependent kinase：CDK）は細胞周期の移行を調節している。

d. サイクリン-CDK の複合体は，リン酸化とサイクリン依存性キナーゼ阻害剤（cyclin-dependent kinase inhibitor：CKI）という抑制タンパク質によって調節される。CKI は，サイクリン-

Ⅲ．がんの分子生物学　　79

表4.2　がん遺伝子の種類，活性化メカニズム，関連する疾患

種類	がん原遺伝子	活性化メカニズム	局在	疾患
増殖因子				
血小板由来増殖因子β鎖	Sis	過剰発現	分泌物	神経膠腫　線維肉腫
線維芽細胞増殖因子	int-2	増幅	分泌物	乳がん　膀胱がん　メラノーマ
	Hst	過剰発現	分泌物	胃細胞がん
増殖因子受容体				
上皮増殖因子受容体ファミリー	erb-B1	過剰発現	細胞膜	肺扁平上皮がん
	erb-B2	増幅	細胞膜	乳がん，卵巣がん，肺がん，胃がん
血小板由来増殖因子受容体	PDGFR	転座	細胞膜	慢性骨髄単球性白血病
ヘッジホッグ受容体	SMO	点変異	細胞膜	基底細胞がん
シグナル伝達				
Gタンパク質	Ras	点変異	細胞質	多発性がん（肺がん，大腸〔結腸〕がん，甲状腺がん，膵臓がん，多くの白血病）
セリン-トレオニンキナーゼ	akt2	増幅	細胞質	卵巣がん
	Raf	過剰発現	細胞質	骨髄性白血病
チロシンキナーゼ	abl	転座	細胞質	慢性骨髄単球性白血病，急性リンパ性白血病
	src	過剰発現	細胞質	大腸（結腸）がん
ホルモン受容体				
レチノイド受容体	RARα	転座	核	急性前骨髄球性白血病
転写因子				
	Hox11	転座	核	急性T細胞白血病
	Myc	転座	核	バーキットリンパ腫
		増幅	核	神経芽細胞腫，肺小細胞がん
	fos, jun	リン酸化	核	骨肉腫，肉腫
アポトーシス制御因子				
	Bcl-2	転座	ミトコンドリア	濾胞性B細胞リンパ腫
細胞周期制御因子				
サイクリン	サイクリンD	増幅	核	リンパ腫，乳がん，肝臓がん，食道がん
サイクリン依存性キナーゼ	CDK4	増幅	核	神経膠芽腫，肉腫
		点変異	核	骨髄腫

この表はがん遺伝子のすべてを包括したものではなく，ほんの一例を示したものである。

　　CDK複合体への結合や阻害によって細胞周期の進行を遅らす。
　e. 細胞周期のG₁/S期の移行は，2つのCDK（cdk4，cdk6），サイクリンD，網膜芽細胞腫の遺伝子産物rb，転写因子のE2Fファミリーによって制御される。
　1）rbはE2Fに結合し，新規の遺伝子の転写を阻害する。
　2）cdk4とcdk6がサイクリンDに結合することで活性化され，rbがリン酸化される。そしてE2Fから解離し，新規の遺伝子転写が起こり，細胞周期が継続する。
　3）活性化cdk4-サイクリンD複合体（cdk6-サイクリンD複合体も伴う）は，CKIによっても調節される。CKIの機能喪失は，がんを発症する（腫瘍抑制メカニズム）。

⑩ がん抑制遺伝子
　a. 機能喪失により細胞増殖の制御がなくなる。
　b. **潜性がん遺伝子**は，アレルの両方の活性が失われた場合である。片方のアレルの変異のみで腫瘍の細胞増殖が起こる場合，がん遺伝子は顕性と考えられる。

　1）**網膜芽細胞腫（rb）遺伝子**
　　a）rbのコピー変異の遺伝は，100％の確率で網膜芽細胞腫を発症する。rb活性の喪失は，細胞周期のG₁/S期の移行を変化させ，細胞周期が進行すべきでない時にも進行させる（上記参照）。
　　b）散発性網膜芽細胞腫は，生存中に*rb*遺伝子の2つの特異的な変異による。

　2）**ゲノムの守り役としてのp53**
　　a）p53タンパク質は，細胞周期やアポトーシ

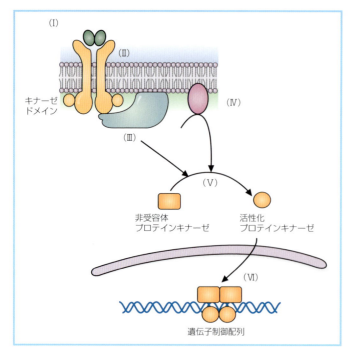

図4.21 増殖因子シグナル伝達経路におけるがん変異に関与するがん原遺伝子の場所
増殖因子（Ⅰ）、増殖因子受容体（Ⅱ）、シグナル伝達タンパク質（Ⅲ）、Gタンパク質（Ⅳ）、非受容体キナーゼ（Ⅴ）、転写因子（Ⅵ）の変異ががんを引き起こす。

スを制御する転写因子である。
b) p53活性の喪失は、ヒト腫瘍の50%以上でみられる。
c) DNA損傷時に、p53タンパク質は細胞周期の進行を停止する。
　1. p53がDNA損傷を見つけると、DNA損傷を修復するタンパク質とともに、CKIの合成を誘導する。
　2. DNA損傷が修復できなければ、p53は、アポトーシスやプログラム細胞死に関与する遺伝子群を活性化する。細胞は損傷DNAを複製せずに死んでしまう。
3) RasはGAPによって制御される：GAP活性の喪失は、長期間rasの活性化が続き、悪性転換（トランスフォーメーション）を起こす。神経線維腫症はGAPタンパク質NF-1の変異による。
4) 糖タンパク質のカドヘリンファミリーは、カルシウム依存性細胞間接着を介在する。カドヘリンは細胞内でカテニンと結合し、さらにアクチンフィラメントと結合する。
　a) カテニンは2つの機能をもつ。
　　1. 細胞骨格へのカドヘリンの結合
　　2. 転写因子としての作用
　b) βカテニンは制御タンパク質APCを含む複合体に結合し、活性化され、分解される。
　c) APCの不活性化では、βカテニンレベルは

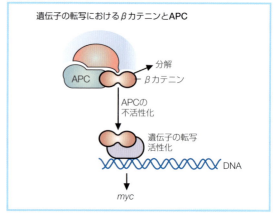

図4.22 遺伝子発現調節におけるカテニンの役割
APC複合体は、βカテニンのタンパク質分解を活性化する。APCが不活性化されると、βカテニンレベルが上昇する。APC＝大腸腺腫症

上昇し、核へ移行する。mycやサイクリンD1の転写の活性化をもたらし、細胞増殖を誘導する。このように、APCは腫瘍抑制因子であり、機能喪失により細胞増殖を誘導する。APCの変異はほとんどの孤発性ヒト大腸がんでみられる（図4.22）。
　d) APCの遺伝性変異は、最もよくみられる遺伝性大腸がんである家族性大腸ポリポーシスの原因となる。

11 染色体転座とがん
a. いくつかの腫瘍は特異的な染色体転座に起因す

る。

b. CMLでは，9番染色体と22番染色体が転座し，新規のチロシンキナーゼbcr-ablがつくられる。bcr-ablが発現上昇し，細胞増殖を促進する（p.76の「臨床との関連」を参照）。

c. バーキットリンパ腫は，4番染色体と14番染色体の転座である。転写因子であるがん原遺伝子*myc*は免疫グロブリンのプロモーター下で恒常的に制御を受ける。*myc*の不適切な発現は悪性転換を引き起こす（p.76の「臨床との関連」を参照）。

d. 濾胞性リンパ腫は，14番染色体と18番染色体の転座に起因する。抗アポトーシス因子Bcl-2（下記参照）が免疫グロブリンのプロモーターの制御を受ける。Bcl-2の恒常的発現がアポトーシスを阻害し，最終的に悪性転換にいたる。

Ⅳ. がんとアポトーシス

❶ アポトーシス（apoptosis）は，下記に示したような，調節されたエネルギー依存的な一連の現象であり，それを介して細胞は自己破壊する。ネクローシスと異なり，アポトーシス中には一連の炎症のような現象はない。

a. 細胞が縮む。

b. クロマチンが凝縮する。

c. 核が断片化する。

d. 細胞膜が小疱を形成する。

e. 細胞は膜に囲まれたアポトーシス小胞に分裂する。

❷ アポトーシスは，初期，シグナル統合期，実行期からなる。

a. 細胞死受容体を介してはたらく細胞外のシグナルや，成長ホルモンの欠乏によりアポトーシスが始まる。ミトコンドリア不全もアポトーシスを開始する。

b. シグナル統合期では，アポトーシスを起こすか否かの決定は，アポトーシス促進性シグナルと抗アポトーシスシグナルの綱引きによる。

c. 実行期において，細胞がアポトーシスを起こすには，最初にカスパーゼ（caspase）の仲介が必要である。カスパーゼは，アスパラギン酸残基の隣の結合を切断するシステインプロテアーゼである。

1) カスパーゼは，不活性の酵素前駆体プロカスパーゼとして細胞に存在し，標的タンパク質を切断する前に活性化される。

2) 細胞には，開始カスパーゼ（カスパーゼの活性化を開始する）と実行カスパーゼ（開始カスパーゼによって活性化され，実際に細胞破壊を実行する）が存在する。

d. アポトーシスへの細胞死受容体経路

1) 細胞死受容体は腫瘍壊死因子1受容体（tumor necrosis factor 1 receptor）である。

2) 活性化した細胞死受容体は，2分子のプロカスパーゼが結合した足場を形成する。プロカスパーゼが互いに切断し，開始カスパーゼが活性化される。

3) 開始カスパーゼは実行カスパーゼとBid（Bcl-2ファミリーメンバー；下記参照）を活性化する。切断されたBidは，アポトーシスのミトコンドリア経路を活性化する。

4) インフリキシマブやエタネルセプトなど薬剤による細胞死受容体の活性化は，免疫系の細胞でアポトーシスを誘導することにより，自己免疫疾患の治療に用いられる。

e. ミトコンドリア完全性経路

1) この経路は，増殖因子の除去，細胞損傷，ステロイドの放出，細胞内の高カルシウムによって開始される。

2) これらの変化は，ミトコンドリア内膜からシトクロムc（cytochrome c）の放出をもたらす。

3) 細胞質に存在するシトクロムcがapaf（アポトーシス促進性プロテアーゼ活性化因子 pro-apoptotic protease-activating factor）に結合すると，アポトソームという活性型複合体を形成し，実行カスパーゼを活性化する。

f. Bcl-2ファミリータンパク質による促進アポトーシスと抗アポトーシスのシグナル統合

1) Bcl-2ファミリータンパク質は，細胞がアポトーシスに進むか否かを決定するために，細胞死の促進と抑制のシグナル統合を決定するマーカーである（表4.3）。

2) 抗アポトーシスBcl-2タンパク質は，次の2つの方法のいずれかで細胞死のシグナルを阻害する。

a) ミトコンドリア外膜に挿入し，アポトーシス促進因子が形成するチャネルを阻害する。それによって，シトクロムcの放出が減少する。

b) apafに結合し，アポトソームの形成を阻害する。

3) アポトーシス促進因子は，イオンチャネル形成タンパク質とBH3ドメインオンリータンパク質の2つに分類される。

表 4.3　Bcl-2 ファミリーメンバーの例

抗アポトーシス
- Bcl-2
- Bcl-x
- Bcl-w

アポトーシス促進（イオンチャネル形成タンパク質）
- Bax
- Bak
- Bok

アポトーシス促進（BH3 ドメインオンリータンパク質）
- Bad
- Bid
- Bim

約30のBcl-2ファミリーメンバーが知られている。これらのタンパク質は，アポトーシス制御において，組織特異的，シグナル経路特異的に作用する。組織特異性は重複する。例えば，Bcl-2は毛包，腎臓，小腸，神経に発現し，Bcl-xは神経系と造血細胞に発現する。

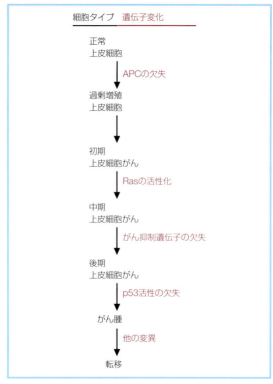

図 4.23　大腸がん発生のステップ
変化は必ずこの順番で起こるとは限らない。ほとんどのがんの始まりには，変異の頻度は少なく，浸潤してくると変異の頻度が高くなる。

　a) イオンチャネル形成メンバーは，他のBH3ドメインオンリーのメンバーと二量体化することで，ミトコンドリアの外膜にチャネルを形成し，シトクロムcがミトコンドリアから放出する。
　b) BH3ドメインは，Bcl-2ファミリータンパク質がその他のBcl-2ファミリーメンバーと結合するタンパク質配列である。
　c) Bcl-2ファミリータンパク質のBH3ドメインをもつものは，細胞死促進因子の活性化のため，他のBcl-2ファミリーメンバーのみと結合する。
g. がん細胞はアポトーシスを回避する
　1) Akt経路では，アポトーシス促進因子Badをリン酸化し，不活性化することによって，細胞がアポトーシスを回避する。その結果，細胞増殖が促進する（図4.14参照）。
　2) MAPキナーゼ経路はプロテインキナーゼRSKを活性化し，Badがリン酸化され，細胞増殖が促進する。
h. マイクロRNAも，アポトーシスやその調節に関与する多数のタンパク質のmRNAレベルの調節を介してアポトーシスを制御する。

V. がんは複数の変異を必要とする
（図4.23）

① 正常細胞が悪性細胞へ変化するには，複数の遺伝子変化が必要である。

② 4～7つの変異が正常細胞のがん化に必要と推定されている。

VI. ウイルスとヒトのがん

① 以下の3つのRNAレトロウイルスがヒトのがんに関連している。
　a. HTLV-1（ヒトT細胞白血病ウイルス1型）は，宿主のヒトゲノムに対応しないウイルス性がん遺伝子（*tax*）をもつ。
　b. HIVでは免疫抑制が原因でがんが進行する。
　c. C型肝炎
② DNAウイルスもがんを引き起こす。
　a. 慢性B型肝炎の感染は肝細胞がんを引き起こす。
　b. エプスタイン-バーウイルスはBcl-2様因子をコードし，感染細胞のアポトーシスを阻害する。
　c. ヘルペスウイルス（HHV-8）はカポジ肉腫（Kaposi sarcoma）を引き起こす。

第5章

燃料分子からのATP産生と酸素毒性

この章では，エネルギー産生の基礎，ビタミンの機能，毒性物質や生体分子の欠乏によるエネルギー産生障害のメカニズムについて，また，酸素由来ラジカルの毒性と疾患との関連についても説明する。

概　説

■ アデノシン三リン酸（ATP）は，エネルギーを産生する過程から利用する過程にエネルギーを移す。

■ グルコース，脂肪酸，グリセロール，アミノ酸のほとんどの炭素は，最終的にアセチルCoAに変換される。これらの反応過程でATPが産生される（図5.1）。

■ アセチルCoAは，トリカルボン酸（TCA）サイクルで酸化される。CO_2が放出され，電子がNAD^+とFADに移動し，NADHと$FADH_2$が生成する。

■ NADHと$FADH_2$は，電子伝達系で電子をO_2へ渡す。この電子伝達のエネルギーは，酸化的リン酸化の過程でATP産生に用いられる。

■ 補酵素は，これらの代謝経路の反応を触媒する酵素のはたらきを助ける。補酵素の多くは，無機質やビタミンに由来する化合物である。

■ 活性酸素種は，細胞内で生成する。活性酸素種の生成や利用が正しく制御されなければ，細胞は傷害を受ける。

I．生体エネルギー論

● 次の生化学反応では，

$$aA + bB \rightleftharpoons cC + dD$$

自由エネルギー（ΔG）の変化は，基質と生成物の濃度，pH7の反応での標準自由エネルギーの変化（$\Delta G^{0'}$）により決まる。標準自由エネルギーの変化は，化学結合の分解や生成による。

● 負のΔGをもつ反応は自発的に進行するが，正のΔGをもつ反応は自発的に進行しない。
$\Delta G = 0$ならば反応は平衡であり，基質と生成物は平衡濃度である。

$$K_{eq} = \frac{[C]^c[D]^d}{[A]^a[B]^b}$$

よって，

$$\Delta G^{0'} = -RT \ln K_{eq}$$

● 自由エネルギーの変化は，反応の進行方向を決定するが，反応速度には影響しない。反応速度を決めるのは酵素である。

A．生体系における自由エネルギーの変化

① 自由エネルギーの変化（定圧・定温で仕事ができる有効なエネルギー）は，次の反応式で定義される。

$$\Delta G = \Delta H - T\Delta S$$

ΔGは自由エネルギーの変化，ΔHはエンタルピー（熱含量）の変化，ΔSはエントロピー（無秩序さ）の変化，Tは絶対温度で単位K（Kelvin）で表す。

② 生化学反応では，自由エネルギーの変化により反応の進行方向が予測できる。

③ 次の反応では，

$$aA + bB \rightleftharpoons cC + dD$$
（大文字は分子，小文字は分子数を表す）

自由エネルギーの変化は，基質濃度，生成物濃度，定数値$\Delta G^{0'}$による。

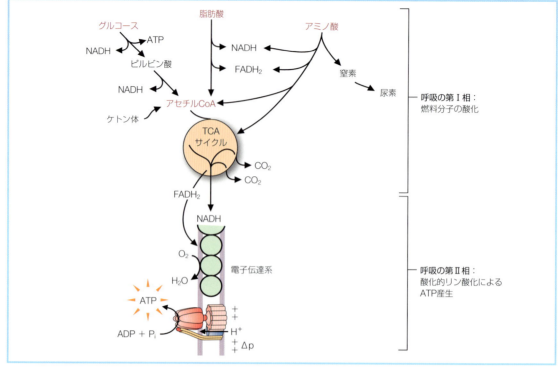

図 5.1 血中の燃料分子からのアデノシン三リン酸（ATP）の産生と細胞の呼吸
Δp＝プロトン勾配　FADH₂＝還元型フラビンアデニンジヌクレオチド，NAD＝ニコチンアミドアデニンジヌクレオチド，NADH＝還元型ニコチンアミドアデニンジヌクレオチド

$$\Delta G = \Delta G^{0'} + RT \ln \frac{[C]^c[D]^d}{[A]^a[B]^b}$$

$\Delta G^{0'}$ は pH7 での標準自由エネルギー変化を表す．ただし水の濃度は無視する．R は気体定数，T は絶対温度，[ ] は濃度を表す．

④ ΔG が負の値ならば，反応は自発的に進行し，エネルギーを放出する．ΔG が正の値ならば，自発的に反応は進行しない．$\Delta G = 0$ ならば，反応は平衡である．基質が生成物を生じる反応と生成物が基質を生じる反応が平衡になり，正味の濃度変化はない．

B. 平衡定数と自由エネルギー変化

① 平衡時，$\Delta G = 0$

$$\Delta G^{0'} = -RT \ln \frac{[C]^c[D]^d}{[A]^a[B]^b}$$

② 平衡定数（K_{eq}）は，平衡時の基質と生成物の濃度による．

$$K_{eq} = \frac{[C]^c[D]^d}{[A]^a[B]^b}$$

よって，$\Delta G^{0'} = -RT \ln K_{eq}$
  a. $K_{eq} = 1$ ならば $\Delta G^{0'} = 0$
  b. $K_{eq} > 1$ ならば $\Delta G^{0'}$ は負の値

表 5.1　自由エネルギー変化の加算性

グルコース＋Pi → グルコース 6-P＋H₂O	$\Delta G^{0'} = +3.3$ kcal/mol
ATP＋H₂O → ADP＋Pi	$\Delta G^{0'} = -7.3$ kcal/mol
合計：グルコース＋ATP → グルコース 6-P＋ADP	$\Delta G^{0'} = -4.0$ kcal/mol

  c. $K_{eq} < 1$ ならば $\Delta G^{0'}$ は正の値

③ $\Delta G^{0'}$ の負の絶対値が大きいほど，生成物に対し低濃度の基質で負の ΔG を生成する．すなわち，より反応が自発的に進行する．

④ 共通の中間体をもつ連続反応では，**標準自由エネルギーの変化は加算できる**（表 5.1）．

C. 自由エネルギー変化と生体系との関連

① 反応速度は自由エネルギー変化と関係しない．
  a. 大きい負の自由エネルギー変化を伴う反応は速やかに進行するとは限らない．
  b. 反応の**速度**は，反応を触媒する**酵素**の特性に依存する．
   1) 酵素は，反応が平衡に達するまで速度を上昇させる．酵素は，K_{eq}（平衡時の基質と生成物の相対的濃度）には影響しない．

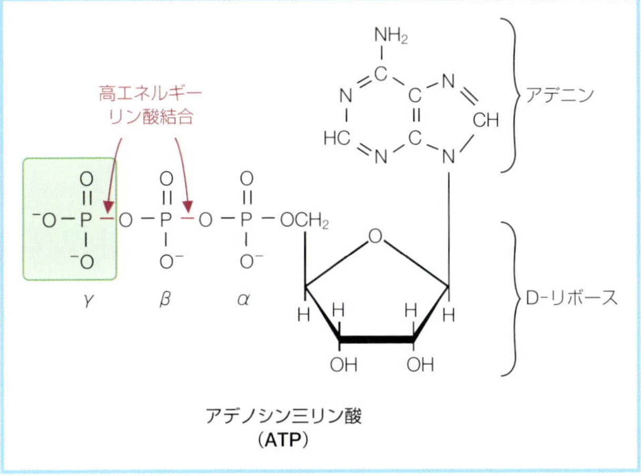

図5.2 アデノシン三リン酸（ATP）の構造と分子内の2つの高エネルギー結合部位

② ほとんどの化学反応は代謝経路に存在するため，常に他の反応から基質が供給され，生成物が利用される。

　a. 代謝経路の各反応を触媒する酵素の相対活性は異なる。

　b. いくつかの反応は平衡（$\Delta G = 0$）に近い。反応の方向は，基質濃度や生成物濃度のわずかな変化により変わる。

　c. その他の反応は平衡より遠くはずれている。酵素の活性を変えるアロステリック因子が代謝経路全体の流れを変える。

Ⅱ. アデノシン三リン酸（ATP）の特性

● アデノシン三リン酸（ATP）は，塩基アデニン，糖リボース，互いに2つの無水結合でつながる3つのリン酸からなる。

● ATPは，アデノシン二リン酸（ADP）と無機リン酸（Pi）から，主に酸化的リン酸化によって産生される。

● ATPの加水分解により遊離される自由エネルギーは，エネルギーが必要とされる反応を駆動する。

● ATPは，グルコースなどの他の化合物にリン酸を転移し，ADPになる。

● ADPは，クレアチンリン酸などの他の化合物からリン酸基を受け取り，ATPになる。

A. ATPの構造

　アデノシン三リン酸（adenosine triphosphate：ATP）は，塩基アデニン（adenine），糖リボース（ribose），3つのリン酸基からなる（図5.2）。

① アデノシン（adenosine）は，リボースが結合したアデニン塩基からなるヌクレオシドである。

② アデノシン一リン酸（adenosine monophosphate：AMP）は，アデノシンの糖の5′-水酸基にリン酸基がエステル結合したヌクレオチドである。

③ アデノシン二リン酸（adenosine diphosphate：ADP）は無水結合の2個のリン酸基をもつ。

④ ATPは3個のリン酸基をもつ。

B. ATPの機能

　ATPは，体内の**エネルギー交換**において中心的役割を担う。

① ATPは常に**消費，再生**される。

　a. ATPは筋収縮，能動輸送，生合成反応などで消費される。

　b. ATPは食餌栄養素の酸化によって再生される。

② ATPの加水分解によって遊離される**自由エネルギー**は，エネルギーが必要な反応を駆動する。

　a. ATPは，ADPと無機リン酸（Pi），またはAMPとピロリン酸（PPi）に加水分解される。ATP，ADP，AMPはアデニル酸キナーゼ（筋肉ではミオキナーゼとよばれている）の反応によって相互に変換する。

$$ATP + AMP \rightleftharpoons 2ADP$$

　b. 他のヌクレオシド三リン酸（GTP, UTP, CTP）も生化学反応を駆動するのに使われる。これらのヌクレオシド三リン酸はATPに由来し，ATPの2つの高エネルギー結合と同じように加水分解に伴い，ギブズ（Gibbs）自由エネルギーをもつ。

③ ATPがADPとPiに加水分解すると，$\Delta G^{0'} = -7.3$ kcal/molである。

　a. ATPのリン酸無水結合は，"高エネルギー結合"

とよばれることがある。

b. ΔG^0 が大きいのは，１つの結合が切断されるからではなく，加水分解の生成物がATPよりも安定であるからである。

④ ATPは，グルコースなどの化合物にリン酸基を転移し，ADPになる。

⑤ ADPは，ホスホエノールピルビン酸，ホスホクレアチン，1,3-ビスホスホグリセリン酸などの化合物からリン酸基を受け取り，ATPになる。

Ⅲ．電子運搬体とビタミン

- 栄養素から電子をO_2に運ぶ電子伝達系では多数の酵素の補因子が関与する。その反応過程でATP産生に必要なエネルギーが生まれる。
- ビタミンのナイアシン誘導体NAD^+とリボフラビン誘導体FADは，電子伝達系へ電子を渡す。電子伝達系では，フラビンモノヌクレオチド（FMN）と補酵素Q（CoQ＝ユビキノン ubiquinone ともよばれる）が，ヘムをもつシトクロムへ電子を伝達し，最終的にO_2へ電子を供給する。この一連の過程で，ATPが産生される。
- 食餌からのエネルギー獲得には，ビタミンのパントテン酸から合成される補酵素A（CoA），ビタミンのチアミンから合成されるチアミンピロリン酸，リポ酸などの補因子も関与する。
- その他の水溶性ビタミン誘導体の補因子も，多くの代謝反応に関与する。ビタミンのナイアシン誘導体NADPH，ビオチン，ビタミンB_6誘導体ピリドキサールリン酸，ビタミンの葉酸誘導体テトラヒドロ葉酸，ビタミンB_{12}，ビタミンCなどである。
- 脂溶性ビタミン（ビタミンA，D，E，K）も代謝に関与する。

A．栄養素からのATP産生に関与する主な補因子

栄養素がCO_2とH_2Oに酸化される時，電子は主にニコチンアミドアデニンジヌクレオチド（<u>n</u>icotinamide <u>a</u>denine <u>d</u>inucleotide：NAD^+）とフラビンアデニンジヌクレオチド（<u>f</u>lavin <u>a</u>denine <u>d</u>inucleotide：FAD）に移る。

① NAD^+は，ニコチンアミド環と反応し，水素化物イオンを受け取る。NAD^+は還元され，基質（RH_2）は酸化され，水素イオンが遊離する。

$$NAD^+ + RH_2 \rightleftharpoons NADH + H^+ + R$$

a. NAD^+は水酸基のケトンへの酸化に関与する。

b. NAD^+のニコチンアミド環は，ビタミンのナイアシン（niacin＝ニコチン酸 nicotinic acid）に由来する。ごく一部は，アミノ酸のトリプトファン（tryptophan）に由来する。

② FADは，電子を伴って２つの水素原子を受け取る。FADは還元され，基質が酸化される。

$$FAD + RH_2 \rightleftharpoons FADH_2 + R$$

a. FADはNAD^+よりも優れた酸化剤である。炭素間二重結合の生成反応に関与する。

$$R\text{-}CH_2\text{-}CH_2\text{-}R1 + FAD \rightleftharpoons R\text{-}CH = CH\text{-}R1 + FADH_2$$

b. FADはビタミンのリボフラビン（riboflavin）誘導体である。

B．電子伝達系の構成

還元型補因子NADHと$FADH_2$は，電子をミトコンドリア内膜に存在する電子伝達系に渡す。電子伝達系はタンパク質複合体Ⅰ～Ⅳにより構成される。

① フラビンモノヌクレオチド（flavin <u>mononucleotide</u>：FMN）は，複合体ⅠでNADHから電子を受け取り，Fe-Sクラスターを経て補酵素Qに伝達する。

a. FMNはリボフラビン誘導体である。

② 補酵素Q（<u>coenzyme Q</u>：CoQ）は，FMNから電子を受け取る。また，補酵素Qは複合体Ⅱの$FADH_2$からFe-Sクラスターを介して電子を受け取る。

a. $FADH_2$は，NAD^+やNADHのように遊離型ではなく，酵素に結合している。

b. 補酵素Qは体内で合成できる。ビタミンの誘導体ではない。

③ 複合体Ⅲのシトクロム（cytochrome）は，補酵素Qの還元型から電子を受け取る。

a. シトクロムはタンパク質と結合したヘム（heme）基をもつ（図 5.3）。

b. シトクロムが電子を受け取ると，ヘム基の鉄は還元される。

$$Fe^{3+} \rightleftharpoons Fe^{2+}$$

c. ヒトでは，ヘムはグリシンとスクシニルCoAから合成される。ビタミンの誘導体ではない。

④ 電子伝達系の最終段階の複合体Ⅳで，酸素（O_2）が

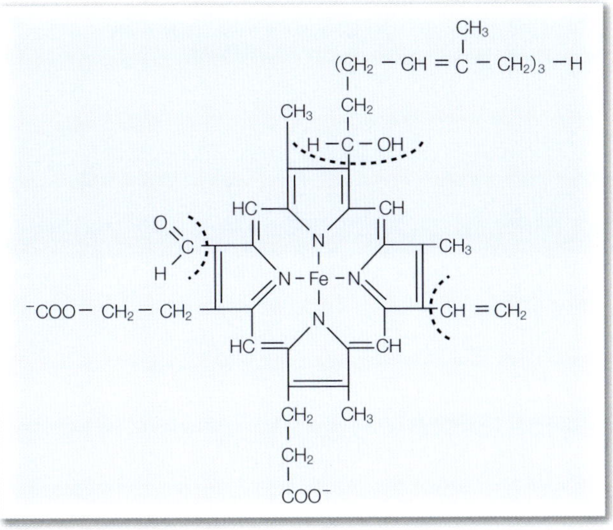

Ⅲ. 電子運搬体とビタミン　87

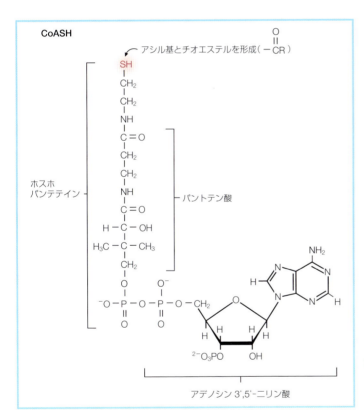

図 5.3　ヘモグロビン，ミオグロビン，シトクロム b，c，c₁に存在するヘムの一般的な構造
各シトクロムは側鎖（点線で示す）修飾が異なるヘムをもち，還元電位も少し異なり，電子伝達の作用するステップも異なる。

図 5.4　補酵素 A の構造
矢印は，アセチル，スクシニル，脂肪酸アシルなどのアシル基がチオエステル結合している部位を示す。

電子を受け取り，H_2O に還元される。

臨床との関連

鉄欠乏性貧血（iron-deficiency anemia）はヘム合成の鉄欠乏が原因であり，組織への酸素運搬能が減少した状態である。このような鉄レベルの減少により電子伝達系のヘムレベルも減少する。その結果，適量のATPが合成できなくなるので筋肉が弱くなる。

C. 補酵素 A

補酵素 A（CoASH）はスルフヒドリル基をもち，カルボン酸と反応し，アセチル CoA，スクシニル CoA，パルミトイル CoA などの**チオエステル**（thioester）を生成する（図 5.4）。

❶ チオエステル結合は，加水分解による ΔG^0 が -7.5 kcal/mol であり，高エネルギー結合である。

❷ 補酵素 A はビタミンの**パントテン酸**（pantothenic

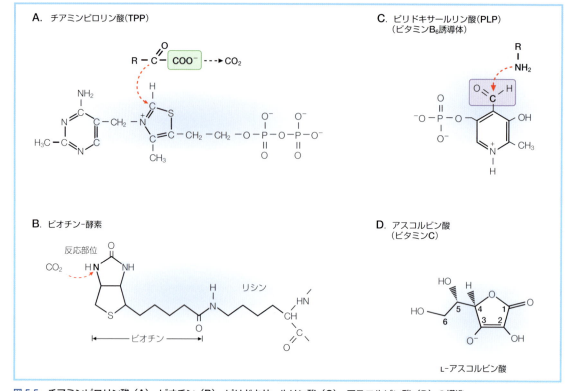

図5.5 チアミンピロリン酸（A），ビオチン（B），ピリドキサールリン酸（C），アスコルビン酸（D）の構造
赤い点線矢印は反応部位を示す．α-ケト酸がチアミンピロリン酸に結合し，ケト基が接近し，カルボキシ基がCO_2として放出される．

acid）を含む．
a. パントテン酸は脂肪酸合成酵素複合体にも存在する．

D. α-ケト酸デヒドロゲナーゼの補因子であるチアミンとリポ酸

1. α-ケト酸デヒドロゲナーゼ（α keto acid dehydrogenase）は，チアミンピロリン酸，リポ酸，補酵素A，FAD，NAD^+が関与する一連の反応で**酸化的脱炭酸**（oxidative decarboxylation）を触媒する．
2. 主なα-ケト酸デヒドロゲナーゼ：
   a. ピルビン酸デヒドロゲナーゼ（pyruvate dehydrogenase）は，ピルビン酸を酸化的に脱炭酸し，アセチルCoAを生成する酵素複合体である．
   b. α-ケトグルタル酸デヒドロゲナーゼ（α-ketoglutarate dehydrogenase）は，α-ケトグルタル酸のスクシニルCoAへの変換を触媒する．
   c. α-ケト酸デヒドロゲナーゼ複合体は，分枝アミノ酸の酸化に関与する．
   1) チアミンピロリン酸（thiamine pyrophosphate：TPP）は，α-ケト酸の脱炭酸反応に関与する（図5.5A）．

   a) α-ケト酸のα-炭素はチアミンピロリン酸と共有結合し，カルボキシ基はCO_2として放出される．
   b) チアミンピロリン酸は，ペントースリン酸回路の酵素**トランスケトラーゼ**の補因子でもある．
   c) チアミンピロリン酸は，ATPとビタミンの**チアミン**（thiamine）からつくられる．
   2) リポ酸（lipoic acid）は，脱炭酸されたα-ケト酸のケト基の酸化に関与する（図5.6）．
   a) α-ケト酸が脱炭酸された後，化合物の残部はチアミンピロリン酸からリポ酸へ転移することで酸化され，リポ酸は還元される．
   b) リポ酸塩とチオエステル結合している酸化化合物は，補酵素Aの硫黄に転移される．
   c) 細胞にはリポ酸塩は限られた量しか存在しない．これらの反応で再利用できるように，還元型のリポ酸塩は再び酸化される．還元型リポ酸はFADによって再酸化され，$FADH_2$に還元し，さらにNAD^+によって再酸化される．
   d) リポ酸はビタミン誘導体ではない．

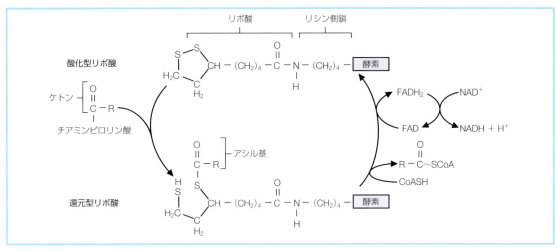

図 5.6　α-ケト酸の酸化的脱炭酸反応におけるリポ酸の役割
FAD＝フラビンアデニンジヌクレオチド，FADH$_2$＝還元型フラビンアデニンジヌクレオチド，NAD＝ニコチンアミドアデニンジヌクレオチド，NADH＝還元型ニコチンアミドアデニンジヌクレオチド

E. 水溶性ビタミン由来のその他の補因子

1. **NADPH**（NADP$^+$の還元型）は，脂肪酸やその他の化合物合成のための還元当量の供給と，**グルタチオン**の還元に使われる。
   a. NADP$^+$は，リン酸基を付加している以外はNAD$^+$と同じである。
2. **ビオチン**（biotin）は**カルボキシ化反応**に関与する。カルボキシ化反応では，**ピルビン酸からオキサロ酢酸，アセチル CoA からマロニル CoA，プロピオニル CoA からメチルマロニル CoA** を各々生成する。
   a. ビタミンのビオチンは，酵素のリシン残基と共有結合している（図 5.5B 参照）。
3. **ピリドキサールリン酸**はアルデヒドで，アミノ酸とシッフ塩基を形成して結合する。酵素によって様々な化合物が合成する（図 5.5C 参照）。
   a. アミノ酸の**アミノ基転移，脱炭酸や脱アミノ基**の反応に関与する。
   b. ピリドキサールリン酸は，**ビタミン B$_6$**（ピリドキシン）の誘導体である。
4. **テトラヒドロ葉酸**（tetrahydrofolate：FH$_4$：図 8.16 参照）は，CO$_2$ よりも還元されている C$_1$ 単位を転移する。セリンのような化合物から dUMP のような化合物に転移し，dTMP を生成する（図 8.18 参照）。
   a. テトラヒドロ葉酸は**ビタミンの葉酸**から合成される。
5. **ビタミン B$_{12}$** は，コバルトをもち，生体の 2 つの反応に関与する。
   a. テトラヒドロ葉酸からホモシステインへ**メチル**基を転移し，メチオニンを生成する。
   b. **メチルマロニル CoA**（methylmalonyl-CoA）の**スクシニル CoA**（succinyl-CoA）への変換に関与する。
6. **ビタミン C**（アスコルビン酸）は生体では少なくとも 3 つの機能をもつ（図 5.5D 参照）。
   a. 水酸化反応に関与し，コラーゲン前駆体のプロリン残基を水酸化する。
   b. 鉄の吸収に関与する。
   c. 抗酸化剤である。

F. 脂溶性ビタミン（図 5.7）

1. **ビタミン K** は，グルタミン酸残基のカルボキシ化によって，プロトロンビンや他の**凝固因子**の前駆体の活性化に関与する。ビタミン K 依存性の反応にはビオチンは必要ない。
2. **ビタミン A**（レチナール）は，**視覚の明反応，正常な成長，生殖，上皮組織の分化や維持**に必要である。
   a. Δ^{11}-シス-レチナールはオプシンというタンパク質に結合し，ロドプシンになる。
   1) 光は，ロドプシンの Δ^{11}-シス-レチナールを全トランス-レチナールへ変換し，オプシンから解離する。その結果，この変化が脳で光として認識される。
   b. レチノイン酸はビタミン A の最も酸化した化合物であり，ステロイドホルモンのようなはたらきをする（第 9 章参照）。
3. **ビタミン E** は，**抗酸化剤**として作用する。
   a. ビタミン E は，多価不飽和脂肪酸のような化合

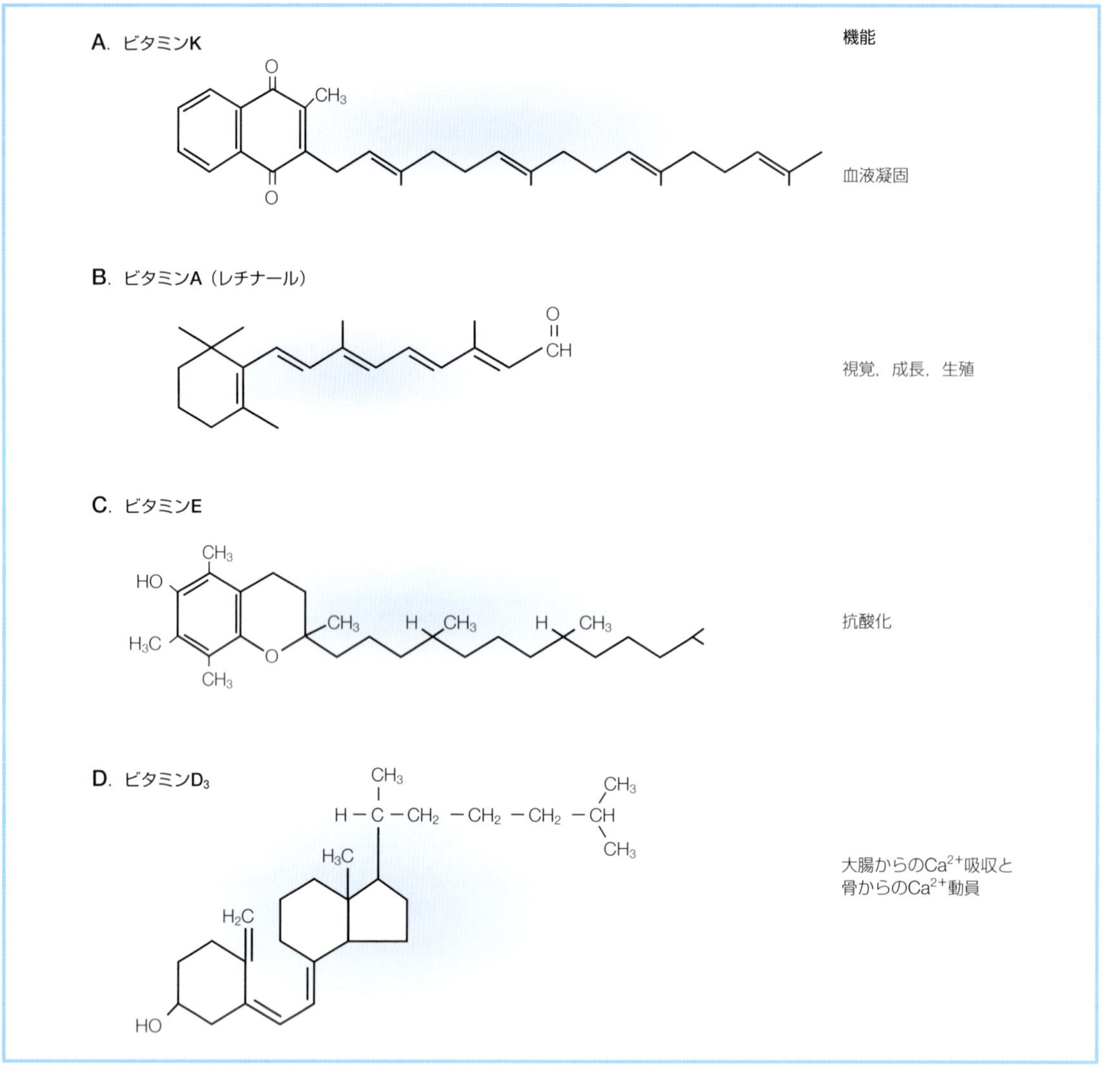

A. ビタミンK

CH₃

機能

血液凝固

B. ビタミンA（レチナール）

視覚, 成長, 生殖

C. ビタミンE

HO

CH₃

H₃C

CH₃

H CH₃   H CH₃

抗酸化

D. ビタミンD₃

CH₃

H−C−CH₂−CH₂−CH₂−CH

CH₃

CH₃

H₃C

H₂C

HO

大腸からのCa²⁺吸収と
骨からのCa²⁺動員

図 5.7　脂溶性ビタミンと主な機能

物の酸化によるフリーラジカルを防ぐ。

b.　フリーラジカルによる障害を防ぐことは，特に
リン脂質に脂肪酸残基をもつ生体膜の維持には
たらいている。

❹ ビタミンDは，1,25-ジヒドロキシコレカルシフェ
ロールに変化し，**カルシウム代謝**に関与する（第9
章参照）。

臨床との関連

ビタミン欠乏症（vitamin deficiency）は，栄養摂取
の不足で起こる（表5.2）。また，薬剤，病気，他の因
子によりビタミンの補酵素への変換の減少が原因でも
起こる。さらに，消化管からの吸収，血漿輸送，貯蔵組
織，タンパク質への結合の減少，排泄の上昇も原因とな
る。水溶性ビタミンは数週間で排泄されるため限られ

た量しか貯蔵できないので，複数のビタミンが欠乏す
る。脂溶性ビタミンの貯蔵量は多く，欠乏には時間を要
する。脂溶性ビタミンの過剰摂取は有害である。

Ⅳ．TCA サイクル

● TCA サイクルは，クエン酸回路，クレブス回路とも
よばれ，生体の主要なエネルギー産生経路である。
TCA サイクルはミトコンドリアで行われる。

● 栄養素はアセチル CoA として TCA サイクルに入
る。エネルギー産生のためにアセチル CoA は酸化
され，二酸化炭素と水になる。

● TCA サイクルは，脂肪酸，アミノ酸，グルコースを
合成する役割も果たす。

表5.2 ビタミン欠乏とその症状

脂溶性ビタミン	欠乏による症状
ビタミン A	夜盲症, 眼球乾燥症
ビタミン D	骨石灰化不全, 小児くる病
ビタミン E	生殖障害, 筋ジストロフィー, 神経異常
ビタミン K	血液凝固不全
水溶性ビタミン	欠乏による症状
ビタミン C	壊血病
チアミン	脚気
リボフラビン	口腔-頬側口腔損傷
ナイアシン	ペラグラ (下痢, 皮膚炎, 認知症, 死亡)
ビタミン B_6 (ピリドキシン)	痙攣, 皮膚炎, 貧血
葉酸	巨赤芽球性貧血 (細胞分裂と成長の障害による)
ビタミン B_{12}	巨赤芽球性貧血, 神経症状 (脱髄による)
ビオチン	食欲不振, 悪心, 嘔吐, 舌炎, 脱毛症, 乾燥皮膚炎, 鱗状皮膚炎
パントテン酸	無気力, 疲労, 灼熱脚症候群

- TCA サイクルは，四炭素化合物のオキサロ酢酸から始まる。アセチル CoA から2炭素を加え，2炭素を CO_2 として放出し，再び四炭素化合物のオキサロ酢酸を生成する。
- TCA サイクルでは，電子は NAD^+ と FAD へ移る。
- 電子は電子伝達系によって O_2 に伝達され，酸化的リン酸化反応によって ATP が産生される。
- TCA サイクルの1反応において，基質レベルのリン酸化によって生成する GTP からも ATP が産生される。

A. TCA サイクルの反応 （図5.8）

① トリカルボン酸 （tricarboxylic acid：TCA） サイクルの酵素群は，コハク酸デヒドロゲナーゼを除いてミトコンドリアマトリックスに存在する。コハク酸デヒドロゲナーゼはミトコンドリア内膜に存在する。

② アセチル CoA の炭素が酸化され二酸化炭素を生成するには，8つの電子を分子から捕捉する必要がある。
  a. **アセチル CoA** （acetyl-CoA） と**オキサロ酢酸**（oxaloacetate） が縮合し，クエン酸を生じる。
  1）酵素：**クエン酸シンターゼ** （citrate synthase）
  2）アセチル CoA の高エネルギーチオエステル結合の切断により，縮合のためのエネルギーが供給される。
  3）生成物のクエン酸はこの反応を抑制する。
  b. **クエン酸** （citrate） は分子内転位によりイソクエン酸に異性化する。

  1）酵素：アコニターゼ （aconitase）
  2）酵素と結合した中間体としてアコニット酸が生成する。
  3）生理的な条件下で，この反応が阻害されるとクエン酸が蓄積する。

臨床との関連

フルオロ酢酸中毒 （fluoroacetate poisoning） は，フルオロ酢酸がその CoA 誘導体へ活性化される時に起こる。クエン酸シンターゼは，フルオロアセチル CoA とオキサロ酢酸を縮合し，フルオロクエン酸を生成する。フルオロクエン酸は，アコニターゼの強力な阻害剤である。その結果，TCA サイクルは停止し，エネルギー産生が減少し，細胞死が起こり死にいたる。

③ **イソクエン酸** （isocitrate） は酸化され α-ケトグルタル酸になる。最初に酸化反応が，次に脱炭酸反応が起こる。CO_2 が発生し，電子は NAD^+ に移行し，NADH と H^+ が生じる。この反応段階では，アセチル CoA の炭素に存在する8電子のうち2電子を捕捉する。
  a. 酵素：**イソクエン酸デヒドロゲナーゼ** （isocitrate dehydrogenase）
  b. TCA サイクルの重要な調節酵素であり，ADP によってアロステリックに活性化され，NADH によって阻害される。

④ **α-ケトグルタル酸** （α-ketoglutarate） は酸化的脱炭酸反応を介してスクシニル CoA に変換される。反応機構はピルビン酸デヒドロゲナーゼ反応と同様である。CO_2 が発生し，スクシニル CoA，NADH，H^+ が産生する。この反応段階で，アセチル CoA の炭素からさらに2電子を捕捉する。
  a. 酵素：**α-ケトグルタル酸デヒドロゲナーゼ** （α-ketoglutarate dehydrogenase）
  b. この酵素は，チアミンピロリン酸，リポ酸，CoASH，FAD，NAD^+ の5つの補因子を必要とする （III節 D 参照）。

⑤ **スクシニル CoA** はコハク酸に開裂される。スクシニル CoA の高エネルギーチオエステル結合の切断によって生じたエネルギーは，基質レベルのリン酸化反応により GDP を GTP へ変換する。この反応は電子伝達系を経ないので酸化的リン酸化ではない。しかし，電子の流れが停止すれば，この反応も阻害される。
  a. 酵素：**コハク酸チオキナーゼ** （succinate thiokinase）
  b. この酵素は**スクシニル CoA シンテターゼ** （suc-

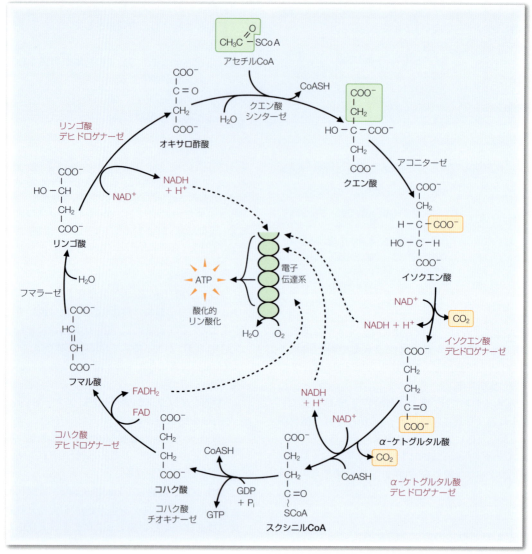

図5.8 TCAサイクル
酸化還元酵素と補酵素を赤色で示す．アセチルCoAの2炭素のTCAサイクルへの移行を緑のボックスで示す．CO₂として放出する炭素は黄色のボックスで示す．　FAD＝フラビンアデニンジヌクレオチド，FADH₂＝還元型フラビンアデニンジヌクレオチド，NAD＝ニコチンアミドアデニンジヌクレオチド，NADH＝還元型ニコチンアミドアデニンジヌクレオチド

cinyl-CoA synthetase）ともよばれる．

❻ コハク酸（succinate）は酸化され，フマル酸になる．コハク酸は，2つの水素を電子とともにFADに移しFADH₂が生じる．この反応段階後には，アセチルCoAの炭素からの8電子のうち，6電子が捕捉されたことになる．
  a. 酵素：コハク酸デヒドロゲナーゼ（succinate dehydrogenase）
  b. この酵素はミトコンドリア内膜に存在する．その他のTCAサイクルの酵素はマトリックスに存在する．

❼ フマル酸（fumarate）は，二重結合に水が付加されることで，リンゴ酸に変換される．
  a. 酵素：フマラーゼ（fumarase）

❽ リンゴ酸（malate）は酸化され，オキサロ酢酸が再び生成し，TCAサイクルは完結する．水素は電子とともにNAD⁺に移行し，NADHとH⁺が生成する．最終的に，アセチルCoAの炭素から8電子の捕捉が完了する．
  a. 酵素：リンゴ酸デヒドロゲナーゼ（malate dehydrogenase）

B. TCAサイクルによるエネルギー生成

❶ TCAサイクルで生じたNADHとFADH₂は電子伝達系に電子を提供する．電子伝達系と酸化的リン

酸化によって，1 mol NADH から約 2.5 mol ATP が，1 mol $FADH_2$ から約 1.5 mol ATP が生成する。スクシニル CoA の開裂により GTP が生成され，GTP は ATP に変換する。

$$(GTP + ADP \rightleftharpoons ATP + GDP)$$

② 1 mol アセチル CoA から出発して TCA サイクルが 1 回転することにより生成する**総エネルギー**は，約 **10 mol ATP** となる。

C. TCA サイクルの調節

TCA サイクルは，ATP 産生における**細胞のエネルギー需要**に応じて調節される。TCA サイクルは，ミトコンドリア内膜に存在する電子伝達系や ATP 合成酵素と協調しながら，ATP を産生する。

① 細胞のアデニンヌクレオチド（ATP，ADP，AMP）量は限られている。

② ATP が消費されると，ADP と無機リン酸（P_i）が生じる。

③ ATP 濃度と比べ **ADP 濃度が高い**時や，細胞がエネルギーを必要とする時は，電子伝達系の反応は加速する。NADH が速やかに酸化され，その結果，**TCA サイクルも加速**する。

  a. ADP は，イソクエン酸デヒドロゲナーゼをアロステリックに活性化する。

④ **ATP 濃度が高い**時，つまり，細胞に十分なエネルギー供給がされている場合，電子伝達系は減速し，NADH が蓄積，**TCA サイクルは抑制**される。

  a. NADH は，イソクエン酸デヒドロゲナーゼをアロステリックに抑制する。その結果，イソクエン酸が蓄積し，アコニターゼ反応の平衡がクエン酸に傾くので，クエン酸濃度が上昇する。クエン酸は，TCA サイクルの第 1 酵素であるクエン酸シンターゼを抑制する。

  b. 高 NADH（低 NAD^+）濃度は，TCA サイクルの NADH を生成する反応にも影響を与える。その結果，質量作用の法則によりサイクルが減速する。

    1）高濃度の NADH では，オキサロ酢酸はリンゴ酸に変換される。したがって，クエン酸シンターゼ反応の基質であるオキサロ酢酸が少なくなる。

D. TCA サイクルの反応に必要なビタミン

① **ナイアシン**（niacin）は，NAD^+のニコチンアミド部分の合成に用いられる。NAD^+は，イソクエン酸

デヒドロゲナーゼ，α-ケトグルタル酸デヒドロゲナーゼ，リンゴ酸デヒドロゲナーゼに使われる。

② **リボフラビン**（riboflavin）は，**FAD** の合成に用いられる。FAD は，コハク酸デヒドロゲナーゼの補因子である。FAD は，α-ケトグルタル酸デヒドロゲナーゼにも必要である。

③ α-ケトグルタル酸デヒドロゲナーゼは，多酵素複合体を形成し（Ⅲ節 D 参照），リポ酸とビタミンから合成された 4 つの補因子をもつ。

  a. **チアミン**は，チアミンピロリン酸の合成に用いる。

  b. **パントテン酸**は CoASH の合成に用いる。

  c. **リボフラビン**は FAD の合成に用いる。

  d. **ナイアシン**は NAD^+ の合成に用いる。

E. ピルビン酸デヒドロゲナーゼ複合体

グルコースの炭素が TCA サイクルに入るには，グルコースは最初に解糖系でピルビン酸に変換され，ピルビン酸からアセチル CoA を生成する。

① 反応経路

  a. ピルビン酸デヒドロゲナーゼは多酵素複合体を形成し，ミトコンドリアのマトリックスに存在する。ピルビン酸の酸化的脱炭酸反応を触媒し，アセチル CoA を生成する。

  b. ピルビン酸デヒドロゲナーゼ複合体によって触媒される反応は，α-ケトグルタル酸デヒドロゲナーゼ複合体が触媒する反応と類似している。これらの酵素複合体は，共通の 5 つの補酵素を必要とし，そのうち 4 つはビタミンを含む（上記のⅣ節 D-③参照）。

② ピルビン酸デヒドロゲナーゼの調節

  a. α-ケトグルタル酸デヒドロゲナーゼと異なり，ピルビン酸デヒドロゲナーゼには，リン酸化型（不活性化型）と脱リン酸化型（活性化型）が存在する。

  b. 多酵素複合体に含まれるキナーゼは，ピルビン酸デヒドロゲナーゼサブユニットをリン酸化し，ピルビン酸デヒドロゲナーゼ複合体を不活性化する。

    1）ピルビン酸デヒドロゲナーゼ反応の生成物である**アセチル CoA** と **NADH** はこのキナーゼを活性化し，基質である **CoASH** と NAD^+ はキナーゼを不活性化する。キナーゼは ADP によっても不活性化される。

  c. **ホスファターゼ**（phosphatase）はピルビン酸デヒドロゲナーゼ複合体を脱リン酸化し，活性化する。

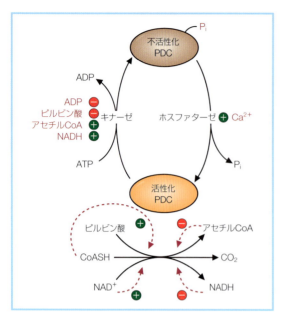

図 5.9 ピルビン酸デヒドロゲナーゼ複合体（PDC）の調節
複合体は PDC キナーゼと PDC ホスファターゼを含む。 NAD ＝ニコチンアミドアデニンジヌクレオチド, NADH＝還元型ニコチンアミドアデニンジヌクレオチド

d. 基質濃度が高い時，ピルビン酸デヒドロゲナーゼは活性化され，ピルビン酸はアセチル CoA に変換される。生成物の濃度が高い時は相対的に不活性化される（図 5.9）。

臨床との関連

ヒ素中毒（arsenic poisoning）は，亜ヒ酸塩とヒ酸塩の結合が原因である。亜ヒ酸塩は，リポ酸などのスルフヒドリル基をもつ酵素と補因子を抑制し，TCA サイクルのピルビン酸デヒドロゲナーゼやα-ケトグルタル酸デヒドロゲナーゼの反応を阻害する。ヒ酸塩は，リン酸塩類似体としてはたらき，無機リン酸を基質として利用する基質レベルのリン酸化反応を抑制する。

F. TCA サイクルの合成機能（図 5.10）

　肝臓において，TCA サイクルの**中間体**は，空腹時には**グルコース**（glucose）の産生に使われ，摂食時には**脂肪酸**の合成に使われる。また，TCA サイクルの中間体は，**アミノ酸**の合成や，アミノ酸の相互変換にも使われる。
① TCA サイクルの中間体が，グルコース，脂肪酸，アミノ酸，その他の化合物の合成に使われると，**アナプレロティック反応**（補充反応 anaplerotic reaction）は中間体を補充する。

a. 主要なアナプレロティック反応は，**ピルビン酸カルボキシラーゼ**（pyruvate carboxylase）によって触媒される。ピルビン酸カルボキシラーゼはピルビン酸をカルボキシ化し，オキサロ酢酸を生成する。
　1) ピルビン酸カルボキシラーゼは，**ビオチン**を必要とする。ビオチンは，CO_2 固定反応に共通の補因子である。
　2) ピルビン酸カルボキシラーゼは，肝臓，脳，脂肪組織に存在するが，筋肉には存在しない。ピルビン酸カルボキシラーゼは**アセチル CoA** によって活性化される。
b. **アミノ酸**はアナプレロティック反応を介して TCA サイクルの中間体を生成する。
　1) グルタミン酸（glutamate）は α-ケトグルタル酸に変わる。
　2) グルタミン，プロリン，アルギニン，ヒスチジンはグルタミン酸を生成するアミノ酸である。
　3) アスパラギン酸（aspartate）は，アミノ基転移反応によりオキサロ酢酸に変わる。アスパラギンからアスパラギン酸がつくられる。
　4) **バリン**（valine），**イソロイシン**（isoleucine），**メチオニン**（methionine），**トレオニン**（threonine）は，プロピオニル CoA になる。プロピオニル CoA は，メチルマロニル CoA を介して，TCA サイクルの中間体であるスクシニル CoA となる。
　5) フェニルアラニン（phenylalanine），チロシン（tyrosine），**アスパラギン酸**は，フマル酸を生成する。
② グルコース合成
a. **糖新生**（gluconeogenesis）経路で行われるグルコース合成は，TCA サイクルの中間体を用いる。
b. グルコース合成では，TCA サイクルの**リンゴ酸**と**オキサロ酢酸**が使われると，アナプレロティック反応で補充される。
　1) 乳酸やアラニンから生成したピルビン酸は，ピルビン酸カルボキシラーゼによりオキサロ酢酸となり，次いでリンゴ酸となる。
　2) 糖新生に炭素を供給するアミノ酸は，TCA サイクルの中間体に変換し，リンゴ酸を経てグルコースが合成される。
③ 脂肪酸合成
a. グルコースからの脂肪酸合成の経路には TCA サイクルの反応を含む。
　1) グルコースはピルビン酸に変換される。ピル

V. 電子伝達系と酸化的リン酸化　95

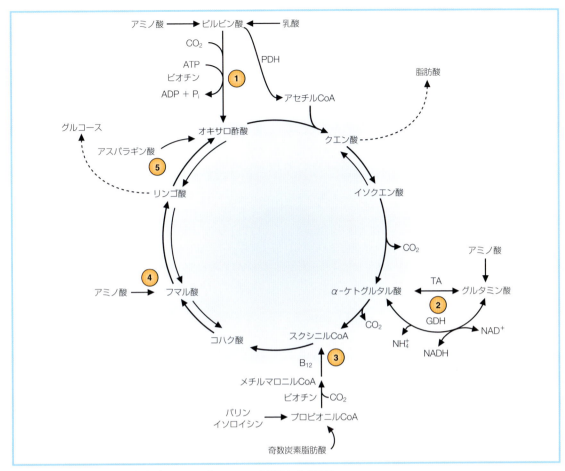

図5.10　TCAサイクル中間体が関与するアナプレロティック反応と合成反応
脂肪酸やグルコースの合成反応は点線で示す。　GDH＝グルタミン酸デヒドロゲナーゼ，NAD＝ニコチンアミドアデニンジヌクレオチド，NADH＝還元型ニコチンアミドアデニンジヌクレオチド，PDH＝ピルビン酸デヒドロゲナーゼ，TA＝アミノ基転移反応，①〜⑤＝アナプレロティック反応

ビン酸は，ピルビン酸カルボキシラーゼによってオキサロ酢酸に，ピルビン酸デヒドロゲナーゼによってアセチルCoAに変換される。
2) オキサロ酢酸とアセチルCoAは縮合し，クエン酸を生成する。**クエン酸は脂肪酸合成に用いられる。**
3) ピルビン酸カルボキシラーゼは，アナプレロティック反応を触媒し，TCAサイクルの中間体を補充する。

④ アミノ酸の合成
a. グルコースからのアミノ酸の合成はTCAサイクルの中間体を経る。
1) グルコースはピルビン酸に変換され，オキサロ酢酸が生じる。オキサロ酢酸は，アミノ基転移反応によって**アスパラギン酸**となり，次いで**アスパラギン**が生成する。
2) グルコースはピルビン酸に変換され，オキサロ酢酸とアセチルCoAが産生し，縮合によっ

てクエン酸となる。クエン酸はイソクエン酸を経て，α-ケトグルタル酸が生じる。α-ケトグルタル酸から，**グルタミン酸，グルタミン，プロリン（proline）やアルギニン**がつくられる。

⑤ アミノ酸の相互変換は，TCAサイクルの中間体を経る。例えば，**グルタミン酸**の炭素はα-ケトグルタル酸としてTCAサイクルに入る。TCAサイクルの進行によりオキサロ酢酸が生じ，アミノ基転移反応により**アスパラギン酸**になる。

V. 電子伝達系と酸化的リン酸化

● NADHとFADH$_2$からの電子は，電子伝達系として知られている一連の電子運搬体を経て酸素分子に渡される。その時に発生したエネルギーを使いATPが産生される。電子伝達系の構成成分は，フラビンモ

ノヌクレオチド（FMN），Fe-S クラスター，補酵素 Q，各種シトクロム（b，c_1，c，aa_3）である。

- 電子伝達系で電子が移行する時に発生するエネルギーにより，プロトンがミトコンドリア内膜のマトリックス側から細胞質側へ汲み出される。電気化学的勾配はプロトン勾配と膜電位から生じる。
- プロトンが ATP シンターゼを経て再びマトリックスに戻ると，ADP と無機リン酸から ATP が産生する。
- ATP は，ADP との交換（ATP-ADP 交換輸送系）により，ミトコンドリアマトリックスから細胞質へ輸送される。
- 1 mol NADH の酸化により約 2.5 mol ATP が，1 mol $FADH_2$ の酸化により約 1.5 mol ATP が産生する。
- 電子伝達系において，O_2 までの電子伝達により生じたエネルギーが ATP 産生に利用されることから，この全過程を酸化的リン酸化という。
- 電子伝達と ATP 産生は同時に起こり，密接に共役している。
- ADP が ATP へ変換可能な時（すなわち，ATP が消費され ADP に変換している時）のみ，NADH と $FADH_2$ は酸化される。

臨床との関連

悪性高熱症（malignant hyperthermia）は，吸入麻酔薬により起こる。主な吸入麻酔薬（ハロセン，エーテル，メトキシフルラン）が効きやすい人では，電子伝達系で酸化的リン酸化の脱共役が起こる。ATP 産生が減少し，熱が発生，体温が著しく上昇する。TCA サイクルが亢進され，過剰な CO_2 産生により呼吸性アシドーシスが引き起こされる。

ミトコンドリア内膜に存在する巨大タンパク複合体が関与している。

- b. 各複合体は，電子伝達から得られたエネルギーを使い，内膜の細胞質側（内膜間腔）へプロトン（proton）を汲み出す。
- c. 電気化学ポテンシャル，つまりプロトン駆動力が生じる。
  1) 電気化学ポテンシャルは，膜電位と pH 勾配の両方より生じる。
  2) 内膜間腔は，マトリックス側より酸性，つまり高 H^+ 濃度である。

④ ミトコンドリア内膜はプロトンを透過できない。プロトンは，輸送体を通ってマトリックスへ再入する。その輸送体の 1 つが，ATP シンターゼ（F_0-F_1/ATPase）で，ATP を産生する。
  - a. ATP シンターゼは，ミトコンドリア内膜にプロトンを通過させるプロトンチャネルを形成するタンパク質（F_0）と，マトリックスへ突出している ATP 合成頭部（F_1），および F_0 と F_1 をつなぐストーク（柄）よりなる。

⑤ 電子伝達系を電子が流れる時に，エネルギーの一部は熱として失われる。

⑥ 電子伝達系は大きい負の $\Delta G^{0'}$ をもつので，電子は NADH または $FADH_2$ から O_2 の方向に流れる。

臨床との関連

シアン化物中毒（cyanide poisoning）は，シアン化物がシトクロム aa_3 の Fe^{3+} に結合することが原因である。その結果，酸素分子が電子を受け取ることができず，呼吸が抑制され，エネルギー産生が遮断し，すぐに死亡する。

A. 電子伝達系の全体像

① NADH と $FADH_2$ は，解糖系，脂肪酸の β 酸化，TCA サイクル，他の酸化反応で生じる。NADH と $FADH_2$ は，ミトコンドリア内膜に存在する電子伝達系の構成成分に電子を渡す。

② NADH はミトコンドリアのマトリックスから内膜に自由拡散するが，$FADH_2$ は内膜の酵素と結合している。

③ ミトコンドリアは外膜と内膜の二重の膜によって細胞質と隔離されている。ミトコンドリアの内部はマトリックス（matrix）という。マトリックスは内膜で囲まれ，内膜はクリステ（cristae）とよばれるひだ状構造をもつ。
  - a. NADH から O_2 への電子伝達は 3 段階で起こり，

B. 電子伝達の主要な 3 ステップ （図 5.11）

① NADH から補酵素 Q への電子伝達
  - a. NADH は，NADH デヒドロゲナーゼ複合体（複合体 I）を介して電子を FMN に渡す。この複合体は，NADH：CoQ オキシドレダクターゼともいう。
    1) NADH は，TCA サイクルの α-ケトグルタル酸デヒドロゲナーゼ，イソクエン酸デヒドロゲナーゼ，リンゴ酸デヒドロゲナーゼの反応のほか，ピルビン酸をアセチル CoA に変換するピルビン酸デヒドロゲナーゼ反応，脂肪酸の β 酸化，その他の酸化反応によって生じる。
    2) ミトコンドリアマトリックスで産生された NADH は，ミトコンドリアの内膜へ拡散し

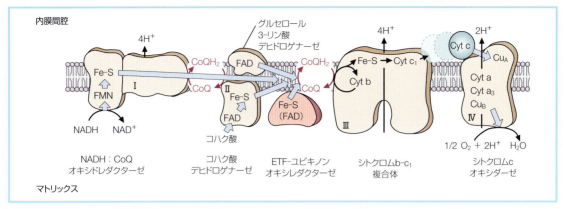

図 5.11　電子伝達系の構成
太い水色の矢印は電子の流れを示す．Ⅰ，Ⅱ，Ⅲ，Ⅳは複合体をさす．　CoQ=補酵素Q（ユビキノン），Cyt=シトクロム，Fe-S=鉄-硫黄クラスター，FAD=フラビンアデニンジヌクレオチド，FMN=フラビンモノヌクレオチド，ETF=電子伝達フラビンタンパク，NAD=ニコチンアミドアデニンジヌクレオチド，NADH=還元型ニコチンアミドアデニンジヌクレオチド

FMN に電子を渡す．FMN は膜タンパク質に結合している

b. FMN は，一連の鉄-硫黄（Fe-S）クラスターを経て，補酵素 Q に電子を渡す．補酵素 Q は，1電子を受けセミキノンに，もう 1 電子を受けユビキノール（CoQH₂）となる．

c. この電子伝達で生じたエネルギーは，ミトコンドリア内膜間腔へのプロトンの汲み出しに使われる．

d. プロトンが，ATP シンターゼのチャネルを通ってマトリックスへ再び入ることで，ATP が産生される．

② 補酵素 Q からシトクロム c への電子伝達

a. 補酵素 Q は，Fe-S クラスターを経て**シトクロム（cytochrome）b** と**シトクロム c₁** に電子を渡す．電子はさらに**シトクロム c** に渡される．この電子伝達に関与するタンパク質複合体は，**複合体Ⅲ**，あるいは**シトクロム b-c₁ 複合体**という．また，**CoQ：C₁ オキシドレダクターゼ**ともよばれる．

1) 各種シトクロムは，ヘムを補欠分子族としてもつが，アポタンパク質は異なっている．

2) 三価鉄（Fe^{3+}）状態では，ヘム鉄は 1 電子を受け，二価鉄（Fe^{2+}）の状態に還元される．

3) シトクロムは 1 電子だけを運搬するので，1 分子 NADH の酸化には 2 分子のシトクロム複合体が還元されなければならない．

b. 補酵素 Q からシトクロム c への電子伝達によって発生するエネルギーは，ミトコンドリア内膜を横断するプロトンの汲み出しに使われる．

c. プロトンが，ATP シンターゼのチャネルを通ってマトリックスへ再び入ると，ATP が産生される．

d. FADH₂ からの電子はコハク酸がフマル酸に酸化される時に生成され，電子伝達系の**コハク酸デヒドロゲナーゼ**をもつ**複合体Ⅱ**に入る．複合体Ⅱは補酵素 Q に電子を伝達するが，ミトコンドリア内膜を横断するプロトンの汲み上げは行わない（図 5.11 参照）．

③ シトクロム c から酸素への電子伝達

a. シトクロム c は，電子をシトクロム aa₃ 複合体を経て**酸素**分子に渡し，水に還元する．**シトクロムオキシダーゼ（複合体Ⅳ）**がこの電子伝達反応を触媒する．

1) シトクロム a と a₃ は，ヘムをもつ異なるタンパク質であるが，銅原子をもつ．

2) 1 酸素原子を還元するのに 2 電子が必要なので，NADH の酸化では半分の O_2 が H_2O に変換される．

b. シトクロム c から酸素への電子伝達によって発生するエネルギーは，ミトコンドリア内膜を横断するプロトンの汲み出しに使われる．

c. プロトンがマトリックスへ再び入ると，ATP が産生される．

臨床との関連

乳酸アシドーシス（lactic acidosis）は，血液に乳酸が蓄積することで引き起こされ，酸が血液の緩衝能に影響を及ぼし血中 pH を減少させる．重篤な状態では血中 pH を正常に戻す迅速な治療が必要である．乳酸アシドーシスの 1 つの原因は，低酸素である．嫌気的状態では，TCA サイクルと酸化的リン酸化は起こらず，解糖系が細胞の全エネルギーを供給しなければならない（第 6 章参照）．酸素非存在下の解糖系では，生成した

ピルビン酸は NADH によって乳酸に還元され，蓄積される。また，ピルビン酸デヒドロゲナーゼ複合体の遺伝的欠損が乳酸アシドーシスをもたらす。ピルビン酸はアセチル CoA に変換できず，過剰のピルビン酸が乳酸へ代謝される。ピルビン酸カルボキシラーゼの遺伝子的変異もピルビン酸の蓄積と過剰の乳酸生成をもたらす。

C. ATP 産生

❶ ATP の産生は，電子伝達系による O_2 への電子伝達と共役している。この全プロセスを**酸化的リン酸化**（oxidative phosphorylation）という。

❷ プロトンは，その電気化学的勾配により膜結合 ATP シンターゼ（ATPase）を流入し，プロトンが流れることで ATP が合成される。

❸ この過程で産生される正確な ATP 量は明らかではない。しかし，最近の見解では，NADH からの電子が電子伝達系に入ると，10 プロトンが内膜を隔て汲み上げられる。4 プロトンが ATP シンターゼを透過すると 1 個の ATP が合成される。2.5 mol（10÷4）ATP が 1 mol NADH から産生される。

  a. 1 mol NADH が酸化されると，0.5 mol O_2 が還元され H_2O となり，約 2.5 mol ATP が産生される。

  b. 1 mol $FADH_2$ が酸化されると約 1.5 mol ATP が産生される。$FADH_2$ からの電子は，NADH デヒドロゲナーゼ反応のステップは迂回し，補酵素 Q を経て電子伝達系に入る。複合体Ⅰから始まる電子は 10 プロトンを汲み上げるが，複合体Ⅱに入る電子は 6 プロトンである。複合体Ⅱを通る電子の流れにプロトンの移動は伴わない。

D. ATP-ADP 交換輸送

ミトコンドリア内で産生された ATP は，アデニンヌクレオチドトランスロカーゼ（adenine nucleotide translocase：ANT）というミトコンドリア内膜の輸送体タンパク質によって，ADP と変換で細胞質へ運ばれる。マトリックスから出る ATP は 4 つの負電荷をもち，マトリックスに入る ADP は 3 つの負電荷をもつので，このプロトン勾配が輸送体のエネルギーとなる。

E. 電子伝達と酸化的リン酸化の阻害剤

❶ 電子伝達系の構成成分に作用する薬剤

  a. 電子伝達系のあるステップを阻害すると，阻害箇所の前方ステップでは運搬体は還元型で蓄積し，後方ステップでは酸化型で蓄積する。その結果，O_2 は消費されず，ATP も産生されずに，NADH が蓄積することにより TCA サイクルが減速する。

  1) 魚の毒**ロテノン**（rotenone）は，複合体Ⅰと結合して NADH を蓄積する。電子伝達系の $FADH_2$ からの電子伝達は阻害しない。

  2) 抗生物質の**アンチマイシン**（antimycin）は，複合体Ⅲのシトクロム b-c_1 複合体を介した電子運搬を阻害する。

  3) 自殺に用いられることもある**シアン化合物と一酸化炭素**は，複合体Ⅳのシトクロムオキシダーゼと結合し，O_2 への電子の伝達を阻害する。

臨床との関連

急性心筋梗塞（acute myocardial infarction）は，心臓の特定の部位への血流の減少による。冠動脈が**アテローム硬化性プラーク**（atherosclerotic plaque）によりしばしば狭窄する。**冠動脈閉塞**（coronary occlusion）が起こると，心筋領域は血流が滞り，長時間酸素が欠乏する。**酸素欠乏**により，電子伝達と酸化的リン酸化が低下し，ATP の産生が減少する。**心筋**は，収縮と膜構造の維持に必要なエネルギーが不足し**障害**を受ける。障害した細胞から**酵素**（クレアチンキナーゼの MB 分画など）が**血液に漏出**する。障害が比較的軽度ならば回復するが，心臓の機能が著しく損なわれた場合は死亡する。

---

❷ ATP 合成の阻害剤

  a. ATP 合成と電子伝達は共役しているので，ATP シンターゼが阻害されるか，ADP の十分な供給がなくなると，ATP 合成が抑制される。O_2 が消費されず，電子伝達系の構成成分は還元状態で蓄積され，TCA サイクルは減速する。

  b. アトラクチロシドは ANT を阻害する。そのため，ミトコンドリアマトリックスの ADP が不足し，ATP 合成が停止する。

  c. ジシクロヘキシルカルボジイミド（dicyclohexylcarbodiimide：DCCD）やオリゴマイシンなどの薬剤は，ATP シンターゼのプロトンチャネルを阻害し，ATP 合成と酸化的リン酸化を抑制する。

臨床との関連

エイズ（AIDS）治療では予期せぬ結果にいたることがある。**アジドチミジン**（azidothymidine：AZT）は，

逆転写酵素活性を阻害するが，ミトコンドリアの DNA ポリメラーゼ阻害剤としても作用する。AZT 治療では，細胞のミトコンドリア DNA が激減し，ATP 量を維持できないために筋力が低下する。

③ 脱共役剤

a. ジニトロフェノール（dinitrophenol）などの薬剤は，プロトンを ATP シンターゼのチャネルを通過せずにマトリックスへ再流入できるイオノフォア（ionophore）である。結果として，電子

伝達と ATP 産生が脱共役する。

b. 脱共役剤は，O_2 消費，電子伝達，TCA サイクル，CO_2 発生を**加速**する。

c. ミトコンドリア内膜を隔てたプロトン勾配が消失するので，**ATP 産生は減少する**。

d. 呼吸速度（電子伝達と O_2 の消費）の上昇によって生じる**エネルギーは，熱として失われる**。

④ 電子伝達系と酸化的リン酸化の阻害剤を**表5.3** にまとめる。

表5.3　酸化的リン酸化の阻害剤

阻害剤	阻害部位
ロテノン，アミタール	複合体 I から補酵素 Q への電子伝達
アンチマイシン C	複合体 III からシトクロム c への電子伝達
一酸化炭素（CO）	複合体 IV から酸素への電子伝達
シアン化物（CN）	複合体 IV を経た酸素への電子伝達
アトラクチロシド	ANT の阻害
オリゴマイシン	ATP シンターゼの構成成分 F_o を通るプロトン輸送の抑制
ジニトロフェノール	脱共役剤：ミトコンドリア内膜を隔てたプロトン移動の促進
バリノマイシン	カリウムイオノフォア：ミトコンドリア内膜を隔てたカリウムイオン移動の促進

臨床との関連

　酸化的リン酸化障害（oxidative phosphorylation disorder）は，様々な症状を引き起こす。ミトコンドリアは，固有のゲノムをもっており，ミトコンドリア DNA の変異は病気をもたらす。その主な病気を**表5.4** に示す。ミトコンドリアに関する遺伝学は第 10 章を参照のこと。

VI. 酸素毒性とフリーラジカルによる損傷

● 酸素は 1 電子を受け取り，高活性酸素ラジカルが生じる。

● 酸素から，**活性酸素種**（<u>r</u>eactive <u>o</u>xygen <u>s</u>pecies：

表5.4　ミトコンドリア DNA（mtDNA）変異に起因する OXPHOS 疾患の例

症候群	特徴的な症状	mtDNA 変異
I．遺伝子の欠失や重複による mtDNA 再編成		
カーンズ・セイヤー（Kearns-Sayre）症候群	20 歳前に発症，眼筋麻痺，非定型網膜色素変性症，ミトコンドリアミオパチーを特徴とする。心臓伝導障害，小脳症候群，CSF タンパク質の増加──のうちどれか 1 つの症状をもつ。	tRNA と OXPHOS ポリペプチドの隣接部分の欠失，正常の mtDNA と欠失変異の mtDNA の縦列配列による複製変異。
ピアソン（Pearson）症候群	主に骨髄に影響する酸化的リン酸化による全身性疾患	tRNA と OXPHOS ポリペプチドの隣接部分の欠失，正常の mtDNA と欠失変異の mtDNA の縦列配列による複製変異。
II．tRNA や rRNA 遺伝子の mtDNA 点変異		
MERRF（赤色ぼろ線維を伴うミオクローヌスてんかん）	進行性ミオクローヌスてんかん，赤色ぼろ線維を伴うミトコンドリアミオパチー，緩徐進行性認知症 ● 発症時期：小児期後期〜成人	$tRNA^{Lys}$
MELAS（高乳酸血症と脳卒中様症状をもつミトコンドリア脳筋症）	5〜15 歳の間に初めての脳卒中様の発症をみる進行性神経変性疾患，ミトコンドリアミオパチー	$tRNA^{Leu}$ の 80〜90% に変異。
III．OXPHOS ポリペプチドに関わる mtDNA ミスセンス変異		
リー（Leigh）症候群（亜急性壊死性脳症）	臨床症状は視神経萎縮症，眼筋麻痺，眼振，呼吸異常，運動失調，筋緊張低下，痙攣，発育遅延や退縮 ● 発症の平均年齢：1.5〜5 歳	7〜20% の症例で ATP シンターゼの F_o サブユニットの変異がある。
LHON（レーバー Leber 遺伝性視神経萎縮症）	遅発性視神経萎縮症，急性視神経萎縮症	ヨーロッパとアジアの症例の 90% は NADH デヒドロゲナーゼの変異に起因する。

MERRF=<u>m</u>yoclonic <u>e</u>pilepsy and <u>r</u>agged <u>r</u>ed <u>f</u>iber disease, MELAS=<u>m</u>itochondrial myopathy, <u>e</u>ncephalopathy, <u>l</u>actic <u>a</u>cidosis, and <u>s</u>trokelike episodes, LHON=<u>L</u>eber <u>h</u>ereditary <u>o</u>ptic <u>n</u>europathy. OXPHOS=<u>ox</u>idative <u>phos</u>phorylation

ROS),スーパーオキシド（O_2^-），過酸化水素（H_2O_2），ヒドロキシラジカル（HO・）が生じる。
- ROSは酵素学的と非酵素学的な制御により産生する。
- 酸素ラジカルは，フリーラジカルによる脂質やタンパク質の損傷を惹起し，細胞死をもたらす。
- 活性窒素-酸素種（RNOS）はアミノ酸代謝過程で生じ，細胞死をもたらすほどの毒性をもつ。
- ROSやRNOSは，スーパーオキシドジスムターゼ（SOD）やグルタチオンペルオキシダーゼなどの酵素によって除去される。
- ビタミンCとビタミンEは，ラジカルによる損傷を防ぐ。

A. 酸素とROS産生

① 酸素は別々の電子軌道に2つの不対電子をもつビラジカルである。
② 酸素は4つの電子を受け取り，還元されて水になる（図5.12）。
   a. 1電子が加わり**スーパーオキシド**（superoxide：O_2^-）が生じる。
   b. 2番目の1電子が加わり**過酸化水素**が生じる。
   c. 3番目の1電子が加わり**ヒドロキシラジカル**（hydroxyl radical：HO・）が生じる。
   d. 最後の1電子が加わると水が2分子生じる。

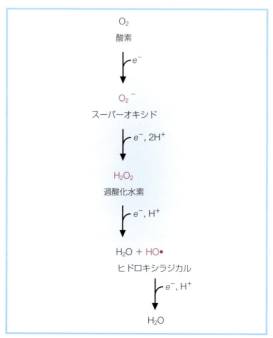

図5.12　電子による酸素の4段階の還元
酸素の半還元型の過酸化水素は2電子を授受するので，酸素ラジカルでない。

B. ROSの特徴

① 電子軌道を完全に満たすため，活性フリーラジカルが他の化合物から電子を受け取ることによって，フリーラジカル連鎖反応が始まる。
② ヒドロキシラジカルは最も強力なROSである。ヒドロキシラジカルから始まる連鎖反応では，**過酸化脂質**と**有機ラジカル**が生じる。
③ スーパーオキシドも高活性であるが，その還元型の溶解性により反応範囲は限られている。
④ 過酸化水素はラジカルではない。過酸化水素は鉄（Fe^{2+}）や銅（Cu^+）などの**遷移金属**と反応し，ヒドロキシラジカルを産生する。
⑤ 活性窒素-酸素種（reactive nitrogen-oxygen species：RNOS）は，主にフリーラジカル一酸化窒素（NO）から生じ，酸素またはスーパーオキシドとの結合により，新たにRNOSが産生する（表5.5）。

C. 細胞における主なROSの供給源

① 補酵素Qは，電子伝達系の副産物としてスーパーオキシドを産生する（図5.13）。
② オキシダーゼ（oxidase），オキシゲナーゼ（oxygenase），ペルオキシダーゼ（peroxidase）
   a. 大部分の細胞のオキシダーゼは酸素と結合し，金属補因子を介して1電子を酸素に渡す。これらの反応のフリーラジカル中間体が偶発的に放出される。
   b. **シトクロムP450酵素群**は，反応から漏出されるフリーラジカルの主な供給源である。
      1) シトクロムP450酵素群は，生体異物を酸化反応によって可溶化することで解毒する。
      2) アルコール，薬物，化学毒物によるシトクロムP450酵素群の誘導は，フリーラジカルの産生増加や細胞傷害をもたらす。
   c. 過酸化水素と過酸化脂質は，ペルオキシソーム，ミトコンドリア，小胞体での反応産物として酵素学的に産生される。
③ **電離放射線**は，放射線が水をヒドロキシラジカルや水素ラジカルに分解するのに十分なエネルギーをもち，皮膚の放射線傷害，DNAの塩基変化，がん，細胞死をもたらす。

D. 細胞構成成分とのROS反応（図5.14）

① 生体膜では，脂質フリーラジカルや過酸化脂質を産生する一連の反応が，主にROSによる損傷をもたらす。すべての細胞小器官の膜が損傷を受ける。

Ⅵ. 酸素毒性とフリーラジカルによる損傷

表 5.5　活性酸素種（ROS）と活性窒素-酸素種（RNOS）

活性種	性質
O_2^-（スーパーオキシドアニオン）	電子伝達系や他の反応から生じる。産生部位から拡散できない。他の ROS を産生する。
H_2O_2（過酸化水素）	フリーラジカルではない。Fe^{2+} などの遷移金属との反応でフリーラジカルを産生する。細胞膜を通して拡散できる。
OH•（ヒドロキシラジカル）	最も生体分子を攻撃する酸素種である。Fe^{2+} や Cu^+ 存在下のフェントン（Fenton）反応で H_2O_2 から生じる。
RO•, R•（R-S, 有機ラジカル）	有機フリーラジカル（R は化合物の残部を表す）である。ROH, RH（脂肪酸の二重結合の炭素など），または RSH OH• 攻撃により生じる。
RCCO•（ペルオキシラジカル）	脂質分解で発生する有機ペルオキシラジカルである（LOO• とも表記される）。
HOCl（次亜塩素酸）	好中球で，侵入した生物を破壊するための呼吸性バーストで産生する。毒性はハロゲン化反応や酸化反応によって生成される。攻撃種は OCl^- である。
$O_2\uparrow\downarrow$（一重項酸素）	逆平行スピンの酸素である。UV 光の吸収による高酸素圧で生じる。急速に減衰し，おそらく生体には重大な毒素源ではない。
NO（一酸化窒素）	RNOS である。一酸化窒素シンターゼにより内因性に産生されるフリーラジカルである。金属イオンと結合する。O_2 や他のラジカルを含む酸素と結合し，新たに RNOS を産生する。
$ONOO^-$（ペルオキシナイトライト）	RNOS である。フリーラジカルではない強力な酸化剤である。ラジカルである NO_2（二酸化窒素）を産生することができる。

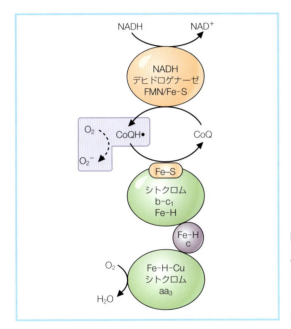

図 5.13　電子伝達系における補酵素 Q（CoQ）によるスーパーオキシドの産生
電子が酸素に運ばれる間に，いくつかの電子は逸脱する。CoQH• は偶発的に酸素と結合し，スーパーオキシドが産生する。Fe-H＝シトクロムの鉄-ヘムクラスター，FMN＝フラビンモノヌクレオチド，NAD＝ニコチンアミドアデニンジヌクレオチド，NADH＝還元型ニコチンアミドアデニンジヌクレオチド

❷ タンパク質では，アミノ酸の**プロリン**，**ヒスチジン**（histidine），**アルギニン**，**システイン**（cysteine），**メチオニン**は，ヒドロキシを介した攻撃や酸化的損傷を受けやすい。タンパク質の分解や架橋結合，凝集形成，タンパク質の活性消失が起こる。

❸ 酸素から生じたフリーラジカルは，塩基変化，DNA 鎖の一本鎖や二本鎖の切断などの **DNA 損傷**の主な原因である。

臨床との関連

加齢黄斑変性（age-related macular degeneration）は，失明の原因となる。加齢黄斑変性は，網膜色素上皮が長期にわたり酸化的損傷を受ける。その結果，脳で光が正しく処理されない。

E. 一酸化窒素（NO）と活性窒素-酸素種（RNOS）

❶ **一酸化窒素シンターゼ**は，フリーラジカルである**一酸化窒素**（nitric oxide：NO）を生成する。NO は多彩な生理的プロセスで重要な二次メッセンジャーである。一方，NO は毒性物質でもある。
   a. NO は 1 電子をもつ鉄含有化合物と結合し，毒性をもたらす。
   b. NO が高濃度存在すると，RNOS 産生を誘導する。

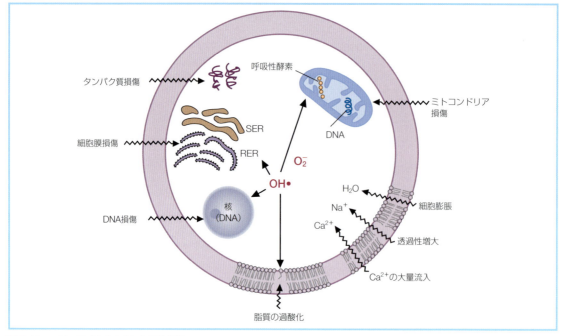

図 5.14　フリーラジカルを介した細胞損傷
スーパーオキシドとヒドロキシラジカルは，細胞膜，ミトコンドリア膜，核膜，小胞体膜の脂質の過酸化を誘導する。細胞透過性の増大により，カルシウムイオンが流入し，ミトコンドリアの損傷をもたらす。タンパク質のシステインのスルフヒドリル基と他のアミノ酸残基は酸化され，分解される。核とミトコンドリアの DNA は酸化され，DNA 鎖は切断などの損傷を受ける。RNOS は同様の効果をもつ。　RER＝粗面小胞体，SER＝滑面小胞体

② RNOS は，NO とスーパーオキシドから生成するペルオキシナイトライト（peroxynitrite），ペルオキシ亜硝酸（peroxynitrous acid），二酸化窒素（nitrogen dioxide）やニトロニウム（nitronium）イオンなどである。これらは，タンパク質を損傷させ，その機能を失活させる。

> **臨床との関連**
>
> ニトログリセリン錠剤は**狭心症**（angina）の治療薬である。ニトログリセリンは強力なスカベンジャーとして，NO の産生を阻害する。心臓への血流が増加し，痛みも軽減される。

F. ファゴサイトーシスと炎症におけるフリーラジカルの産生

① 感染病原体や他の刺激に反応して，免疫系の貪食細胞は，呼吸性バーストという急激な酸素消費を起こす。
② 呼吸性バーストでは，貪食した物質を壊すために，ROS，次亜塩素酸（hypochlorous acid：HOCl），RNOS が産生される。
　a. NADPH オキシダーゼは，酸素と NADPH からスーパーオキシドを産生する酵素である（図 5.15）。産生されたスーパーオキシドは，ファゴリソソームへ放出され，他の ROS に変換される。
　b. ミエロペルオキシダーゼは，次亜塩素酸を産生する。次亜塩素酸は強力な酸化剤で，ファゴソームの構成成分を分解する。
　c. ヒトの好中球が NO 産生を活性化すると，NADH オキシダーゼも活性化され，NO とスーパーオキシドの結合から RNOS が産生される。

> **臨床との関連**
>
> **慢性肉芽腫症**（chronic granulomatosis disease）は，NADPH オキシダーゼの遺伝子欠損に起因する。NADPH オキシダーゼの欠損では，呼吸性バーストによるスーパーオキシド産生が急激に低下し，その患者は細菌や真菌感染を受けやすくなる。また，炎症反応の調節異常も起こる。

G. 酸素毒性に対する細胞防御（図 5.16）

① 抗酸化捕捉酵素
　a. スーパーオキシドジスムターゼ（superoxide

VI. 酸素毒性とフリーラジカルによる損傷

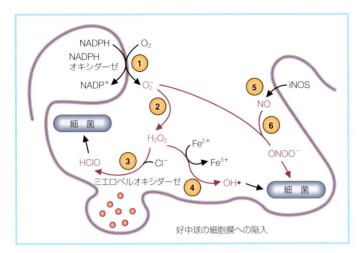

図 5.15 活性化好中球による貪食バーストによる ROS 産生
①NADPH オキシダーゼによりスーパーオキシドが産生する。②～⑥スーパーオキシドは別の ROS や RNOS へ変換される。その結果，貪食された細胞の細胞膜や他の構成成分が攻撃され，最終的に溶菌される。NADPH＝還元型ニコチンアミドアデニンジヌクレオチドリン酸，ROS＝活性酸素種，RNOS＝活性窒素-酸素種

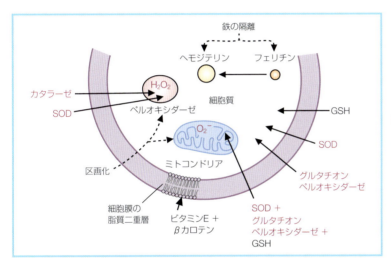

図 5.16 フリーラジカルの生体防御の細胞区画化
細胞区画でのフリーラジカル防御酵素（赤色で示す）の局在は，ROS 産生のタイプや量と一致する。鉄の隔離に関与する区画では，フェリチンに動態化鉄として貯蔵される。過剰の鉄は，動態化できないヘモジデリン蓄積に貯蔵される。グルタチオン（GSH）は非酵素的な抗酸化剤である。ROS＝活性酸素種，SOD＝スーパーオキシドジスムターゼ

dismutase：SOD）は，2 分子のスーパーオキシドから過酸化水素と酸素を産生する。SOD はミトコンドリアに存在する。

臨床との関連

筋萎縮性側索硬化症(amyotrophic lateral sclerosis：ALS，ルー・ゲーリック Lou Gehrig 病など）はいくつかの原因による。ある ALS 型は家族性（遺伝子性）であり，SOD の産生に関わる遺伝子欠損である。長期間にわたる酸化的損傷が，最終的に筋不全を引き起こす。

b. **カタラーゼ**（catalase）は，2 分子の過酸化水素を 2 分子の水と酸素分子に変換する。

c. **グルタチオンペルオキシダーゼ**（glutathione peroxidase）と**グルタチオンレダクターゼ**は，酸化的損傷からの防御のために，保護トリペプチドのグルタチオン（γ-グルタミル-システイン-グリシン）を用いる。

1) グルタチオンペルオキシダーゼは，2 分子の還元型グルタチオン（GSH）と過酸化水素から，酸化型グルタチオン（GSSG）と 2 分子の水を生成する。この酵素は金属セレンを必要とし，食餌からの 1 日のセレン必要量の大部分を使う。
2) グルタチオンレダクターゼは，NADPH の電子を用いて，GSSG を GSH に還元する。

② 非酵素的抗酸化剤（フリーラジカルスカベンジャー）

a. ビタミン E は肝臓，卵黄，穀類の脂質画分から摂取する。
b. ビタミン C（アスコルビン酸）
c. カロテノイド（β-カロチンの誘導体）
d. フラボノイドは赤ワイン，緑茶，チョコレートなどから摂取する。

第6章

糖代謝

この章では，グルコース代謝やその他の糖代謝について，また，糖尿病やその他の糖の代謝異常の治療とその理論的根拠，および，すべての体組織で利用されるグルコース含有成分の生成経路について説明する。

概　説

■食餌中の炭水化物にはデンプン，スクロース，ラクトース，難分解性食物繊維が含まれる。

■炭水化物の主な分解物はグルコースであるが，少量のガラクトースやフルクトースも生成される。

■グルコースは，細胞がエネルギーを得るために酸化される，主な燃料分子である。食後，グルコースはグリコーゲンやトリアシルグリセロールに変換され，貯蔵される。

■グルコースは，プロテオグリカン，糖タンパク質や糖脂質などにも変換される。

■グルコースは細胞内で様々な代謝経路の起点となるグルコース 6-リン酸に変換される。これはいろいろな代謝経路の要である。
- ほとんどのグルコース 6-リン酸はピルビン酸を生成し，還元型ニコチンアミドアデニンジヌクレオチド（NADH）とアデノシン三リン酸（ATP）を生み出す解糖系に入る。
- グルコース 6-リン酸はグルコース 1-リン酸に，さらに UDP-グルコースに変換され，グリコーゲンあるいはプロテオグリカンなどの合成に使われる。
- グルコース 6-リン酸はペントースリン酸経路にも入る。この経路で脂肪酸合成などに使われる還元型ニコチンアミドアデニンジヌクレオチドリン酸（NADPH）や，ヌクレオチド合成のためのリボース 5-リン酸を生成する。

■フルクトースとガラクトースはグルコースの代謝経路における中間代謝産物に変換される。

■グリコーゲンは動物の主要な貯蔵多糖である。グリコーゲンを最も多く貯蔵するのは筋肉と肝臓である。
- 筋グリコーゲンは筋収縮のための ATP 合成に使われる。
- 肝グリコーゲンは絶食中や運動時の血中グルコース濃度を維持するために使われる。

■血中グルコースの維持は肝臓の主要な機能である。
- 肝臓はグリコーゲン分解や糖新生によってグルコースを生成する。

Ⅰ. 糖（炭水化物）の構造

- 糖（炭水化物 carbohydrate）は少なくとも 3 つの炭素原子，複数の水酸（ヒドロキシ）基と一般にアルデヒド基あるいはケト基をもつ。リン酸基，アミノ基や硫酸基を含む糖もある。
- 生体の中で，最も基本的な単糖は D 型である。
- 単糖は一般に五員環あるいは六員環を形成し，それぞれフラノースあるいはピラノースとよばれる。アノマー炭素（カルボニル炭素）に結合している水酸基は α か β 配置である。
- 単糖どうしは O-グリコシド結合によって二糖，オリゴ糖と多糖を形成する。
- ヌクレオチドは N-グリコシド結合をもつ。
- 単糖は対応する酸に酸化されるか，糖アルコール（ポリオール）に還元される。

A. 単糖類

1 名称

a. 最も単純な単糖は化学構造式 $(CH_2O)_n$ をもつ。このうち，3 炭素からなるものは**トリオース**（三炭糖 triose），4 炭素からなるものは**テトロース**

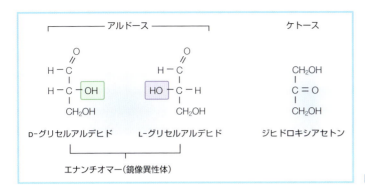

図 6.1　最も小さい単糖であるトリオース

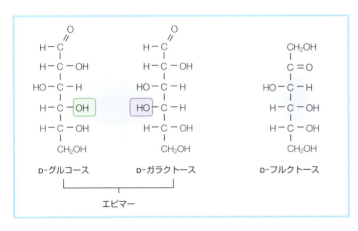

図 6.2　一般的な D 型ヘキソース

（四炭糖 tetrose），5 炭素からなるものはペントース（五炭糖 pentose），6 炭素からなるものはヘキソース（六炭糖 hexose）とよばれる。
b. 単糖のうち，最も酸化された官能基がアルデヒドならアルドース（aldose），ケトンならケトース（ketose）という（図 6.1）。

② D 型および L 型の糖
a. アルデヒド基あるいはケト基から最も離れた不斉炭素原子の配置により，糖の D 型か L 型かが決まる。D 型は水酸基が右に，L 型は左に位置する（図 6.1 参照）。
b. 不斉炭素（asymmetric carbon）原子は 4 個の異なる化学基をもつ。
c. D-グリセルアルデヒドに関連する D 型の糖は，自然界において最も一般的な糖である（図 6.2）。

③ 立体異性体（ステレオアイソマー stereoisomer），鏡像異性体（エナンチオマー enantiomer），エピマー（epimer）
a. 立体異性体は，化学構造式は同じであるが，1 個以上の不斉炭素に結合している水酸基の位置が異なる（図 6.1 参照）。
b. 鏡像異性体は互いに鏡像関係にある立体異性体である（図 6.1 参照）。
c. エピマーは不斉炭素に結合する水酸基の位置が互いに 1 個だけ異なる立体異性体である。例えば，D-グルコースと D-ガラクトースは C4 位に結合する水酸基の位置が異なるエピマーである（図 6.2 参照）。

④ 糖の環構造
a. 単糖（monosaccharide）は直鎖型のフィッシャー投影式（Fischer projection）で書くことが多いが，アルデヒド基あるいはケト基が同じ分子内の水酸基と反応して，主に環状構造として存在する（図 6.3）。
b. 五員環をフラノース（furanose），六員環をピラノース（pyranose）とよび，ハース投影式（Haworth projection）で表示する（図 6.3 参照）。
c. アノマー炭素（anomeric carbon）に結合する水酸基には α 型と β 型がある。アノマー炭素の α 型水酸基（hydroxyl group）はフィッシャー投影式では右に，ハース投影式では環状面の下にくる。β 型水酸基はフィッシャー投影式では左に，ハース投影式では環状面の上にくる（図 6.4）。
d. 単糖の溶液では変旋光が起こる。α 型と β 型は直鎖状アルデヒド型を介し，平衡にある（図 6.4 参照）。

B. グリコシド

1. **グリコシド（glycoside）形成**
   a. α-グリコシド結合は，単糖のアノマー炭素に結合する**水酸基**が，他の化合物の水酸基あるいはアミノ基と反応して生じる。
   b. α-グリコシドあるいはβ-グリコシドは糖のアノマー炭素に結合する原子の位置により決まる。

2. **O-グリコシド**
   a. 単糖は，他の単糖にO-グリコシド結合を介して結合し，O-グリコシドを形成する。
   b. 二糖（disaccharide）は2つの単糖を含む。スクロース（ショ糖），ラクトース（乳糖）とマルトース（麦芽糖）が一般的な二糖である（図6.5）。
   c. オリゴ糖（oligosaccharide）は，約12個までの単糖を含む（Ⅱ節B，C参照）。
   d. 多糖（polysaccharide）は12個より多くの単糖を含む。例えば，グリコーゲン，デンプン，グリコサミノグリカンなどである（後述参照）。

3. **N-グリコシド**
   a. 単糖は糖以外の化合物とN-グリコシド結合できる。ヌクレオチドはN-グリコシド結合を含む（第3章参照）。

C. 糖の誘導体

1. **リン酸基**は糖に結合できる。
   a. グルコースとフルクトースのC1位とC6位でリン酸化される。
   b. リン酸基はウリジン二リン酸（uridine 5′-diphosphate：UDP）-グルコースのように，糖とヌクレオチドをつなぐ。

2. グルコサミンやガラクトサミンのように，糖に結合した**アミノ基**はふつうアセチル化される。

3. **硫酸基**の結合した糖もある。例えば，コンドロイチン硫酸や他のグリコサミノグリカンである。

D. 糖の酸化

1. **酸化型**
   a. アルドースのアノマー炭素（C1）は酸化されて酸を生じる。グルコースは**グルコン酸**（gluconic acid）を生成する。6-ホスホグルコン酸（6-phosphogluconic acid）はペントースリン酸経路の中間体である。
   b. ヘキソースの6位の炭素（C6）を酸化すると**ウロン酸**になる。
      1) ウロン酸はプロテオグリカンのグリコサミノグリカンの構成成分である。

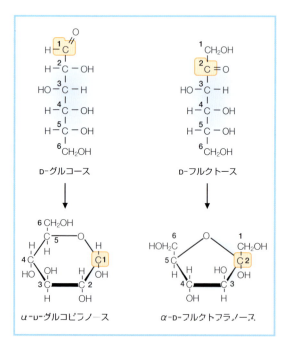

図6.3　グルコースとフルクトースから生成するピラノースとフラノース
アノマー炭素を強調して示す。

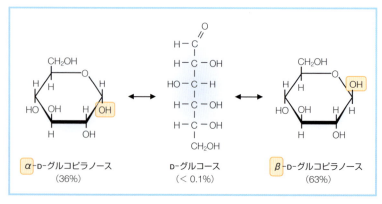

図6.4　溶液中のグルコースの変旋光
各異性体の割合を百分率で示す。

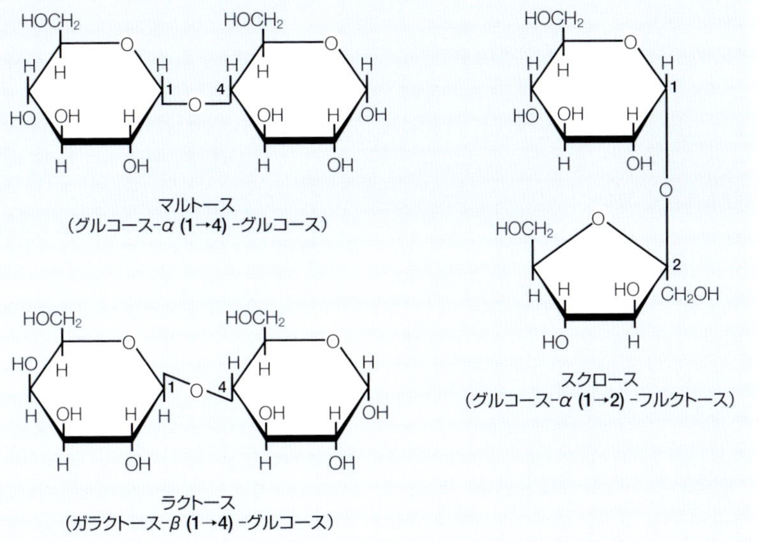

図 6.5　一般的な二糖

2）**グルクロン酸**はグルコースから生成する。グルクロン酸が結合することで脂質はより水溶性となる。例えばジグルクロン酸ビリルビンである。

② 還元糖のテスト

　a. 還元糖は遊離アノマー炭素を含み，その化合物は酸化される。

　1）アノマー炭素が酸化される時，他の化合物が還元される。この反応で還元物が着色している場合，その色の濃さで還元糖を定量できる。

　2）この反応は臨床検査室で使われる還元糖テストの基本であるが，糖に特異的ではない。グルコースのようなアルドースは，このテストで陽性である。フルクトースのようなケトースも，このテスト条件下でアルドースを形成し陽性になる。

> **臨床との関連**
>
> グルコースオキシダーゼを用いたグルコースの酸化によって，非常に特異性の高いグルコース定量ができる。この反応は臨床および研究において，グルコース濃度測定に用いられる。

E. 糖の還元

❶ 糖のアルデヒド基やケト基を水酸基に還元すると，**糖アルコール**（ポリオール polyol）となる。

❷ グルコースは**ソルビトール**（sorbitol）に，ガラクトースは**ガラクチトール**（galactitol）に還元される。

F. タンパク質のグリコシド化

　糖のアルデヒド基は**非酵素的**にタンパク質のアミノ基とシッフ塩基を形成する。続いてアマドリ転位（Amadori rearrangement）し，安定な共有結合を形成する。

> **臨床との関連**
>
> グリコシド化ヘモグロビンである HbA_{1c} は通常総ヘモグロビンの 4～6% であるが，赤血球が高いグルコース濃度にさらされると，その割合が上昇する。HbA_{1c} 濃度の測定は糖尿病患者の血糖値の管理に用いられる。アメリカ糖尿病学会（American Diabetes Association：ADA）は 5.7～6.4% の範囲を糖尿病予備群としている。

Ⅱ. プロテオグリカン，糖タンパク質，糖脂質

● プロテオグリカンはコアタンパク質に長い直鎖のグリコサミノグリカンが結合したものである。各鎖は負電荷をもつ二糖の繰返しからなり，ヘキソサミンとウロン酸を含む。硫酸基をもつものも多い。

- グリコサミノグリカンは UDP 糖誘導体から生合成される。
- 糖タンパク質は一般的に分枝した小さい多糖をもつ。
  - 糖タンパク質はグルコース，ガラクトースとそれらのアミノ誘導体に加え，マンノース，L-フコースと N-アセチルノイラミン酸（N-acetylneur-aminic acid：NANA）を含む。
  - O-結合糖鎖の場合，多糖は，タンパク質のセリン残基あるいはトレオニン残基に UDP 糖誘導体からの単糖単位を次々に付加して成長する。
  - N-結合糖鎖の場合，分枝糖鎖はドリコールリン酸上で合成され，タンパク質のアスパラギン残基のアミド窒素に転移される。
- 糖脂質はスフィンゴ脂質の 1 つである。
  - 糖部分は UDP 糖誘導体から生合成される。UDP 糖誘導体の糖はセラミドのヒドロキシメチル基に結合し，その非還元末端に次々と付加する。
  - N-アセチルノイラミン酸（CMP-NANA に由来する）は，しばしば糖主鎖から分枝鎖をつくる。
  - プロテオグリカン，糖タンパク質，糖脂質は小胞体（ER）とゴルジ体において生合成され，リソームのはたらきにより分解される。

A. プロテオグリカン

プロテオグリカンは結合組織の細胞外マトリックス，関節の滑液，眼のガラス体液，粘液産生細胞の分泌液と軟骨にある間質物質に見いだされる。

1 **プロテオグリカン（proteoglycan）の構造**
   a. プロテオグリカンは長い枝分かれのない多糖鎖（グリコサミノグリカン glycosaminoglycan）をもつコアタンパク質からなる。全体の構造は瓶洗浄用ブラシに似ている。
   b. これらの多糖鎖は，通常ウロン酸（uronic acid）とヘキソサミン（hexosamine）から構成される二糖単位の繰返しからなる。ウロン酸は通常 D-グルクロン酸か L-イズロン酸である。
   c. ヘキソサミンのアミノ基は通常アセチル化され，硫酸基はしばしば C4 と C6 位に存在する。
   d. 1 つのキシロースと 2 つのガラクトース残基は繰返し二糖鎖とコアタンパク質をつなぐ。

2 **プロテオグリカンの合成**
   a. タンパク質は小胞体で合成される。
   b. グリコサミノグリカンは，タンパク質のセリン残基かトレオニン残基に UDP 糖誘導体が基質となり糖が付加することにより合成される。
   c. 小胞体やゴルジ体で，グリコサミノグリカン鎖は非還元末端に糖を繰り返し付加して成長する。

1）硫酸基は，3′-ホスホアデノシン 5′-ホスホ硫酸（3′-phosphoadenosine 5′-phosphosulfate：PAPS）から供与され，ヘキソサミンが糖鎖に挿入された後に付加する。
2）グリコサミノグリカンは，ウロン酸基と硫酸基が負に荷電しているため，多量の水で水和される。
   d. プロテオグリカンは細胞から分泌される。
   e. プロテオグリカンはヒアルロン酸（hyaluronic acid，グリコサミノグリカンの一種）と非共有結合し，大きな凝集体をつくる。この凝集体は大きな分子を浸透させずに，小さな分子を浸透させる分子ふるいとしてはたらく。

3 **プロテオグリカンのリソソームの酵素による分解**
   a. プロテオグリカンは細胞外に存在するため，エンドサイトーシス（endocytosis）により取り込まれる。取り込まれた細胞内小胞はリソソームと融合する。
   b. 各々の単糖に特異的なリソソームの酵素は，1 回に 1 個ずつ非還元末端から単糖を遊離する。
   c. スルファターゼ（sulfatase）が硫酸基を除去してから，糖鎖が加水分解される。

B. 糖タンパク質

糖タンパク質（glycoprotein）は酵素，ホルモン，抗体や構造タンパク質としてはたらく。糖タンパク質は細胞外液やリソソームに存在し，細胞膜に結合し，細胞-細胞間相互作用にも関与する。

1 **糖タンパク質の構造**
   a. 糖タンパク質の糖部分はプロテオグリカンのものより，鎖長が短く枝分れが多い（図6.6）。
   1）糖タンパク質はグルコース，ガラクトースとそれらのアミノ誘導体に加え，マンノース，L-フコース，NANA を含む。NANA はシアル酸の 1 つである。
   2）ABO 式血液型やルイス（Lewis）式血液型の抗原決定基は多糖分枝鎖の末端の糖である。
   b. 糖はセリン（serine）残基とトレオニン（threo-nine）残基の水酸基あるいはアスパラギン（asparagine）残基のアミド基の窒素原子を介してタンパク質に結合している。

2 **糖タンパク質の合成**
   a. タンパク質は小胞体で生合成される。小胞体やゴルジ体で，糖鎖は非還元末端に単糖単位が繰り返し付加して生成する。UDP 糖，GDP マンノース，GDP-L-フコースと CMR-NANA はその前駆体としてはたらく。

II．プロテオグリカン，糖タンパク質，糖脂質　　109

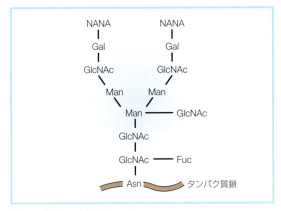

図 6.6　糖タンパク質の糖鎖部分
この場合，糖鎖はアスパラギン残基（Asn）に結合している（*N*-結合型）。 NANA=*N*-アセチルノイラミン酸，Gal=ガラクトース，GlcNAc=*N*-アセチルグルコサミン，Man=マンノース，Fuc=フコース

臨床との関連

　アイセル病はリソソームタンパク質のリソソームへの取込み異常であり，正式名はムコリピドーシスⅡ型である。リソソームタンパク質に含まれる糖鎖である**マンノース 6-リン酸**（mannose 6-phosphate）は，マンノース 6-リン酸受容体によって認識される。この糖鎖は，ゴルジ体からリソソームに輸送されるタンパク質の認識に用いられる。リソソームタンパク質前駆体へのマンノース 6-リン酸の付加は 2 段階反応で，この反応の第 1 段階を触媒する酵素の変異によりアイセル病となる。リソソームの機能は失われ，ほとんどの場合 10 歳までに死亡する。このリソソームは未分解物と**封入体**（inclusion body）で満たされることが，この病気の名前の由来である。

b. *O*-結合糖タンパク質の場合，初めの糖はタンパク質の**セリン残基**か**トレオニン残基**に付加し，ここから糖鎖が伸長する。

c. **ドリコールリン酸**（dolichol phosphate）は *N*-結合糖タンパク質の合成に関与し，糖部分はアスパラギン残基のアミド基の窒素原子に結合する。
　1）ドリコールリン酸は約 20 個の 5 炭素イソプレン単位よりなる長鎖アルコールで，アセチル CoA から合成される。
　2）糖は小胞体の膜に結合しているドリコールリン酸に次々に付加する。
　3）枝分かれした多糖鎖は，タンパク質のアスパラギン残基のアミド基窒素原子に転移される。
　4）小胞体やゴルジ体では，糖の一部は糖鎖が離脱したり，他の糖が結合したりする。

d. **糖タンパク質**は細胞内のリソソーム内に**隔離**されたり，細胞膜に**結合**したり，あるいは細胞から**分泌**されたりする。
　1）**リソソームの酵素**は糖タンパク質である。マンノースリン酸基は糖タンパク質をリソソームに送り込む目印である。マンノース 6-リン酸で標識されない場合，そのタンパク質は細胞外に分泌され，**I 細胞病**（アイセル病 I-cell disease）として知られる状態となる。
　2）糖タンパク質が**細胞膜**に結合した時，糖部分は細胞外に枝を広げ，タンパク質の疎水性部分で膜につなぎ留められる。

③ **糖タンパク質の分解**
　a. 各々の単糖に特異的な**リソソームの酵素**が，糖鎖の非還元末端から次々に糖を遊離する。

C. 糖脂質

① 糖脂質（glycolipid，あるいは**スフィンゴ脂質** sphingolipid）は脂質の**セラミド**（ceramide）に由来する（**図 7.3** 参照）。このクラスの化合物にはセレブロシドとガングリオシドが含まれる。細菌毒素やウイルスには糖脂質を受容体として使うものもある。
　a. **セレブロシド**（cerebroside）はセラミドや UDP 糖誘導体から合成される。
　b. **ガングリオシド**（ganglioside）は，直鎖状のオリゴ糖から枝分かれした *N*-アセチルノイラミン酸残基（CMP-NANA から供与される）をもつ。

② 糖脂質は**細胞膜**にあり，糖鎖部分は細胞外にのびている。

③ 糖脂質は**リソソームの酵素**により分解される。

臨床との関連

　リソソームの酵素が欠損すると，プロテオグリカンおよびスフィンゴ脂質の糖鎖部分を分解できなくなるため，それぞれ**ムコ多糖症**（muco-polysaccharidosis）および**スフィンゴリピドーシス**（sphingolipidosis，**遺伝性糖脂質蓄積症**，**ガングリオシドーシス** gangliosidosis）を引き起こす。部分分解物はリソソームに蓄積する。組織はこれら部分分解残渣で一杯になり，その機能を損なう。ムコ多糖症のハンター（Hunter）病やハーラー（Hurler）病，およびガングリオシドーシスであるテイ-サックス（Tay-Sachs）病やゴーシェ（Gaucher）

表6.1 ムコ多糖症で欠損する酵素

疾患	欠損酵素	蓄積産物
ハンター（Hunter）病	イズロン酸スルファターゼ	ヘパラン硫酸，デルマタン硫酸
ハーラー（Hurler）＋シャイエ（Scheie）病	α-L-イズロニダーゼ	ヘパラン硫酸，デルマタン硫酸
マロトー・ラミー（Maroteaux-Lamy）病	N-アセチルガラクトサミンスルファターゼ	デルマタン硫酸
ムコリピドーシスⅦ型	β-グルクロニダーゼ	ヘパラン硫酸，デルマタン硫酸
サンフィリッポ（Sanfilippo）A病	ヘパランスルファミダーゼ	ヘパラン硫酸
サンフィリッポB病	N-アセチルグルコサミニダーゼ	ヘパラン硫酸
サンフィリッポD病	N-アセチルグルコサミン6-スルファターゼ	ヘパラン硫酸

失われた酵素活性の程度によって，1つの疾患の間でも症状に著しい違いがあるが，これらの疾患には多くの共通する臨床的特徴がある。多くの場合，骨と軟骨組織で最初に発症し，複数の器官系が影響を受ける。神経系に影響を及ぼし，精神遅滞を引き起こす場合もある。

病は，ほとんど**致命的**である。表6.1にムコ多糖症の例を示す。スフィンゴリピドーシスについては第7章で詳述する。

Ⅲ．糖（炭水化物）の消化

- 主要な食餌由来の糖質はデンプン，スクロース（ショ糖）とラクトース（乳糖）である。
- 口中で，唾液のα-アミラーゼは，デンプンのグルコース残基間のα-1,4結合を分解する。
- 小腸で，膵臓のα-アミラーゼがデンプンの消化を続ける。
- 小腸上皮細胞の刷子縁にある酵素はスクロースとラクトースを分解し，デンプンからα-アミラーゼによって生じた生成物も分解する。
- 糖の消化の最終産物，グルコース，フルクトース，ガラクトースは小腸上皮細胞に吸収され，血中に入る。

A．食餌由来の糖

食餌由来の糖（主にデンプン，スクロース，ラクトース）は米国における平均摂取カロリーの約50%を占める。

❶ デンプン（starch）は植物における糖の貯蔵体で，構造はグリコーゲンに似ている（図6.7）。
  a. デンプンはアミロース（α-1,4結合したグルコース単位の枝分かれしていない長鎖）とアミロペクチン（α-1,6結合の枝をもつα-1,4結合の鎖）を含む。アミロペクチンはグリコーゲンより枝分かれが少ない。

❷ スクロース（sucrose＝ショ糖，果物の糖成分）はグルコース残基とフルクトース残基がアノマー炭素どうしで結合している（図6.5参照）。

❸ ラクトース（乳糖lactose）はガラクトースがβ-1,4結合でグルコースと結合している（図6.5参照）。

B．口腔内における食餌由来の糖の消化（図6.8）

口腔内で，唾液α-アミラーゼ（salivary α-amylase）は糖鎖のグルコース残基間のα-1,4結合を切断することによりデンプンを分解する（図6.7参照）。デキストリン（直鎖と枝分かれしたオリゴ糖）は胃に入る主要生成物である。

C．小腸における糖の分解（図6.8参照）

胃の内容物は小腸に通っていく。小腸では膵臓から分泌される炭酸水素塩bicarbonateが胃酸を中和し，pHを小腸の酵素がはたらく至適pHにまで上げる。

❶ 膵臓の酵素による消化（図6.8参照）
  a. 膵臓は小腸管腔ではたらくα-アミラーゼを分泌する。この酵素は唾液のα-アミラーゼのようにグルコース残基間のα-1,4結合を分解する。
  b. 膵臓のα-アミラーゼの生成物は二糖のマルトースとイソマルトース，三糖，およびα-1,4結合とα-1,6結合をもつ小さなオリゴ糖である。

❷ 小腸細胞の酵素による消化
  a. 小腸上皮細胞により生成され，刷子縁に存在する複数の酵素複合体は，糖を消化し続ける（図6.8）。
    1）グルコアミラーゼ（glucoamylase，α-グルコシダーゼ α-glucosidase）と他のマルターゼ（maltase）はオリゴ糖の非還元末端からグルコースを遊離するとともに，マルトースのα-1,4結合も分解し，2個のグルコースを生成する。
    2）イソマルターゼ（isomaltase）はα-1,6結合を分解し，枝分かれしたオリゴ糖からグルコースを生成する。
    3）スクラーゼ（sucrase）はスクロースをグルコースとフルクトースに分解する。

Ⅲ．糖（炭水化物）の消化　111

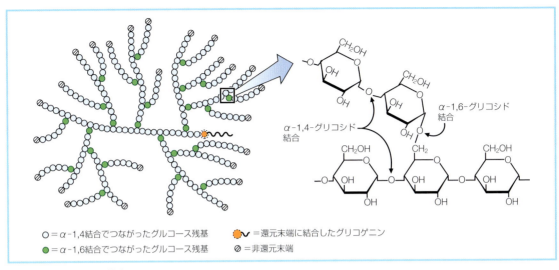

図 6.7　グリコーゲンの構造
グリコーゲンはグルコース単位のα-1,4 およびα-1,6 グリコシド結合から構成される。

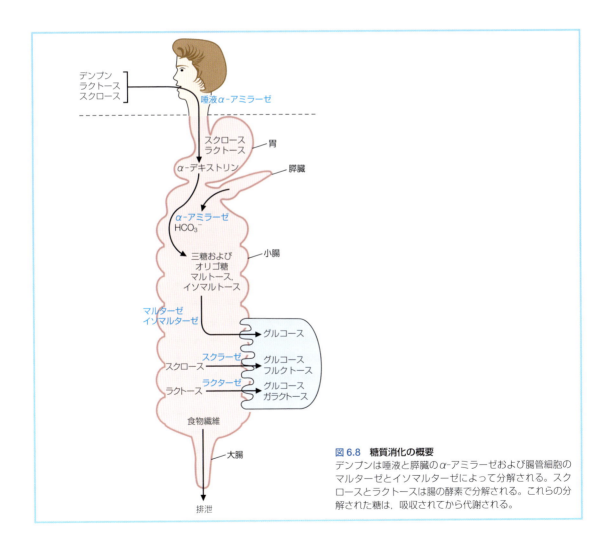

図 6.8　糖質消化の概要
デンプンは唾液と膵臓のα-アミラーゼおよび腸管細胞のマルターゼとイソマルターゼによって分解される。スクロースとラクトースは腸の酵素で分解される。これらの分解された糖は，吸収されてから代謝される。

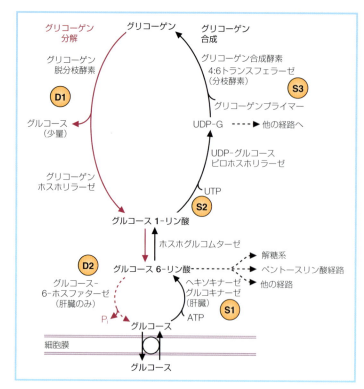

図 6.9 グリコーゲンの合成と分解機構
S1，S2 と S3 はグリコーゲン合成反応を示し，D1 と D2 はグリコーゲン分解反応を示す。UDP-G は活性型の糖ヌクレオチドであるウリジン二リン酸（UDP）-グルコースを示す。
UTP＝ウリジン三リン酸

4) **ラクターゼ**（lactase，β-ガラクトシダーゼ β-galactosidase）はラクトースをグルコースとガラクトースに分解する。

臨床との関連

小腸の**ラクターゼ欠損症**（lactase deficiency）では，**ラクトースが分解されずに細菌によって酸化され，気体が生成されるため，腹部の膨満感や，水様性下痢を引き起こす**。この症状はウイルス性胃腸炎による小腸上皮細胞の脱落によっても起こる。

D. 消化できない糖

消化されなかった多糖は**食物繊維**（dietary fiber）の一部となり，大腸，結腸を通って糞便となる。例えば，ヒト細胞由来の酵素はセルロースの β-1,4 結合を分解できないので，この多糖を消化できない。

E. グルコース，フルクトース，ガラクトースの吸収

食餌由来の糖の消化によって生成された最終産物であるグルコース，フルクトース，ガラクトースは小腸上皮細胞により吸収される。

❶ これらの単糖は濃度勾配にしたがい，**輸送タンパク質**で細胞に輸送される。
❷ グルコースは単糖とナトリウムイオンを同時に運ぶ輸送タンパク質によって細胞に移動する。これは二次能動輸送である。
❸ 糖は小腸上皮細胞の漿膜側の促進拡散型の輸送体のはたらきで血液に入る。

Ⅳ．グリコーゲンの構造と代謝

- グリコーゲンは動物の主な糖の貯蔵体で，α-1,4 結合したグルコース鎖に α-1,6 結合の分枝をもつ。
- グリコーゲンはグルコースから生合成される（図 6.9）。
  ・UDPグルコースから供給されたグルコースは，グリコーゲンシンターゼによってグリコーゲンプライマーの非還元末端に付加される。
  ・分枝は分枝酵素，グリコシル 4:6 トランスフェラーゼにより生成される。
- グリコーゲン分解は主要分解物としてグルコース 1-リン酸を生成するが，遊離グルコースも生成する（図 6.9 参照）。
  ・グルコース単位はグリコーゲンホスホリラーゼによりグリコーゲン鎖の非還元末端から遊離され，

グルコース 1-リン酸を生成する。
- 分枝した 4 個のグルコース単位のうち 3 個は、グリコシル 4:4 トランスフェラーゼにより他の糖鎖の非還元末端に移される。
- 分枝点で α-1,6 結合した残りのグルコース単位は、α-1,6 グルコシダーゼにより遊離グルコースとして放出される。
- 肝グリコーゲンは絶食中や運動中に血中グルコースを維持するために使われる。
  - グリコーゲンの分解は、サイクリック AMP（cAMP）を含む機構を介して、グルカゴンやエピネフリンによって促進される（第 6 章参照）。
- 筋グリコーゲンは筋収縮のための ATP を合成するために使用される。
  - エピネフリンは cAMP を介して筋グリコーゲンの分解を促進する。

A. グリコーゲンの構造

グリコーゲン（glycogen）は D-グルコース残基からなる**分枝した大きな重合体**（ポリマー）である（図 6.7 参照）。

1. グルコース残基間の**結合は α-1,4**、分枝点では **α-1,6 結合**である。枝分かれは分子内部に多く、表面では少ない。平均して 8〜10 残基ごとに 1 つの α-1,6 結合の枝鎖がつく。
2. 各グリコーゲン分子の還元末端にある 1 個のグルコース単位は、タンパク質**グリコゲニン**（glycogenin）に結合している。
3. グリコーゲン分子は樹木のように枝分かれし、**多くの非還元末端**をもつ。そこでグルコース残基の付加と離脱がそれぞれ合成と分解時に起こる。

B. グリコーゲンの合成

ウリジン二リン酸-グルコース（UDP-glucose）はグリコーゲン合成の**前駆体**である。

1. UDP-グルコースの合成
   a. グルコースは細胞内に入り、**ヘキソキナーゼ** hexokinase（肝臓では**グルコキナーゼ** glucokinase）によりグルコース 6-リン酸にリン酸化される。ATP はリン酸基を供給する。
   b. **ホスホグルコムターゼ**（phosphoglucomutase）はグルコース 6-リン酸をグルコース 1-リン酸に変える。
   c. グルコース 1-リン酸は **UDP-グルコースピロホスホリラーゼ**（UDP-glucose pyrophosphorylase）が触媒する反応で UTP と反応し、**UDP-グル**

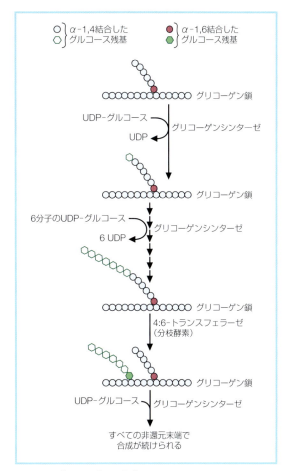

図 6.10 グリコーゲンの合成
UDP＝ウリジン二リン酸

コースとなる。この反応で無機のピロリン酸（inorganic pyrophosphate：PP$_i$）が放出される。
   1) ピロリン酸はピロホスファターゼにより 2 個のリン酸に開裂する。この生成物の除去により、グリコーゲン合成の方向に反応が進む。

2. **グリコーゲンシンターゼ**（glycogen synthase）の作用（図 6.10）
   a. グリコーゲンシンターゼはグリコーゲン合成の鍵となる調節酵素である。この酵素は UDP グルコースからグリコーゲンプライマーの非還元末端にグルコース残基を転移する。
   1) UDP は遊離し、ATP と反応し UTP が再生する。
   b. グリコゲニンに結合したプライマーはグリコーゲン分子で、絶食中の肝臓あるいは運動中の筋肉と肝臓において一部分解される。

3. 分枝の形成（図 6.10 参照）
   a. グリコーゲン鎖に 11 以上のグルコース残基がつながると、長さ 6〜8 残基の**オリゴマー**

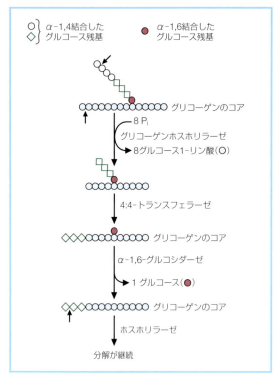

図6.11 グリコーゲンの分解

（oligomer）が非還元末端から離脱され，α-1,4結合したグルコース残基にα-1,6結合で再結合する。
    b. これらの分枝は，分枝酵素**グリコシル4:6トランスフェラーゼ**（glucosyl 4:6 transferase）によって合成され，α-1,4結合を開裂しα-1,6結合を生成する。
    c. 新しい分枝点は，既存の分枝点から少なくとも4残基，平均7〜11残基のところにできる。
4 グリコーゲン鎖の成長
    a. グリコーゲンシンターゼは，既存の非還元末端だけでなく，新しく生じた分枝の非還元末端にもグルコースを付加し続ける。
    b. グリコーゲン鎖が成長し続けている時，新たな分枝が分枝酵素により生ずる。

C. グリコーゲンの分解（図6.11）

1 グリコーゲンホスホリラーゼ（phosphorylase）の作用
    a. グリコーゲンホスホリラーゼは，グリコーゲン分解時の鍵となる調節酵素で，グリコーゲン分子の非還元末端から一度に1個ずつグルコース残基を除去する。
    b. ホスホリラーゼは無機リン酸を使ってα-1,4結合を分解し，**グルコース 1-リン酸**（glucose 1-phosphate）を生成する。
    c. ホスホリラーゼはグルコース単位が4つになるまではたらく。
2 分枝の除去
    a. 分枝に残る4つのグルコース単位はグリコシル4:4トランスフェラーゼとα-1,6-グルコシダーゼの両活性をもつ**脱分枝酵素**により除去される。
        1) 分枝点に残る4グルコース残基のうち3つは，三糖として4:4トランスフェラーゼにより他のグルコース鎖の非還元末端に結合する。この酵素はα-1,4結合を開裂し，新しくα-1,4結合を生成する。
        2) 分枝点最後のα-1,6結合したグルコース単位は，α-1,6-グルコシダーゼ活性により加水分解され，遊離のグルコースを生成する。
3 グリコーゲン鎖の分解
    a. ホスホリラーゼ/脱分枝過程は繰り返され，グルコース 1-リン酸と遊離グルコースを約10：1で生成する。これはグリコーゲン分子の外側におけるグリコーゲン鎖の長さを反映している。
4 グリコーゲンから遊離するグルコシル単位の代謝（図6.9参照）
    a. 肝臓でグリコーゲンは血中グルコース濃度を維持するために分解される。
        1) グルコース 1-リン酸はホスホグルコムターゼによりグルコース 6-リン酸に変換される。
        2) グルコース-6-ホスファターゼが無機リン酸を遊離し，同時に遊離したグルコースが血中に入る。この酵素は糖新生の時にもはたらく（Ⅵ節A-③を参照）。
    b. 筋肉では，グリコーゲンは筋収縮のエネルギーを供給するために分解される。
        1) ホスホグルコムターゼはグルコース 1-リン酸をグルコース 6-リン酸に変換する。グルコース 6-リン酸は**解糖系**（glycolysis）に入り，乳酸かCO_2とH_2Oに変換され，ATPを産生する。
        2) 筋肉はグルコース-6-ホスファターゼをもたないので，血中グルコースの維持に寄与しない。

D. グリコーゲンのリソソームにおける分解

グリコーゲンはリソソームの**α-グルコシダーゼ**（α-glucosidase）により分解される。リソソームにおけるグリコーゲンの分解は正常な血中グルコースレベル（濃度）の維持には必要ない。この酵素の欠損は致

表 6.2　糖原病

病型	変異酵素	影響を受ける主な組織	症状[a]
0	グリコーゲンシンターゼ	肝臓	低血糖症, 高ケトン血症, 発育不全, 早世
I [b]	グルコース 6-ホスファターゼ (フォン・ギールケ von Gierke 病)	肝臓	肝および腎肥大, 発育不全, 絶食時の高度の低血糖症, アシドーシス, 脂血症, 痛風, 血小板の機能障害
II	リソソームのα-グルコシダーゼ (ポンペ Pompe 病) 変異の程度によって異なり, 幼少期, 青年期もしくは成人期に発症する。	リソソームをもつすべての組織	【幼児型】早発性進行性筋緊張低下症, 心不全, 2 歳までに死亡。【青少年型】多様な心臓障害を伴う遅発性筋疾患。【成人型】肢帯型筋ジストロフィー様の症状。リソソームにグリコーゲンの沈着
III	アミロ-1,6-グルコシダーゼ (脱分枝酵素): IIIa 型は肝臓と心臓の酵素で, IIIb 型は肝臓に特異的な酵素, IIIc 型は筋肉に特異的な酵素である。	肝臓, 骨格筋, 心臓	絶食時の高度の低血糖症；幼少時の筋障害を伴う肝腫大。沈着したグリコーゲン表面に短い分枝鎖
IV	アミロ-4,6-グルコシダーゼ (脱分枝酵素): (アンデルセン Andersen 病)	肝臓	肝脾腫：症状は異物 (表面に長い分枝鎖をもつグリコーゲン) に対する肝臓の応答によって起こる。一般的に致命的である。
V	筋グリコーゲンホスホリラーゼ (マッカードル McArdle 病) (成人型と幼児型がある)	骨格筋	運動後の筋肉痛, 痙攣, 進行性筋萎縮, 時にミオグロビン尿症を併発
VI [c]	肝グリコーゲンホスホリラーゼ (ハース Hers 病) およびその活性化系 (肝ホスホリラーゼキナーゼと肝 PKA の変異を含む)	肝臓	肝腫大, 軽度の低血糖症 (予後は良好)
VII	ホスホフルクトキナーゼ 1 (垂井病)	筋, 赤血球	V 型の症状に加え, 酵素的な溶血
XI	GLUT2 (グルコース/ガラクトース輸送タンパク) (ファンコニ-ビッケル Fanconi-Bickel 病)	腸, 膵臓, 腎臓, 肝臓	肝臓と腎臓におけるグリコーゲン沈着, くる病, 発育遅延, 糖尿

[a] これらの疾患は病型 "0" 以外すべてグリコーゲン沈着に特徴がある。
[b] グルコース 6-リン酸ホスファターゼはグルコース, グルコース 6-リン酸, リン酸およびピロリン酸の小胞体膜輸送を行うサブユニットから構成される。このため, この疾患には異なるサブユニットの欠損に対応する様々な亜型が存在する。 Ia 型はグルコース-6-ホスファターゼ活性の欠損, Ib 型はグルコース-6-リン酸トランスロカーゼの欠損, Ic 型はホスホトランスロカーゼの欠損, Id 型はグルコーストランスロカーゼの欠損である。
[c] グリコーゲンを蓄積する IX 型 (肝ホスホリラーゼキナーゼの欠損) および X 型 (肝プロテインキナーゼの欠損) は現在, 肝グリコーゲンホスホリラーゼ活性化系酵素の欠損である VI 型に再分類されている。

出典：Parker PH, Ballew M, Greene HL, Nutritional management of glycogen storage disease. *Annu Rev Nutr*. 1993：13：83-109. Copyright © 1993 by Annual Reviews, Inc.：Shin YS, Glycogen storage disease：clinical, biochemical and molecular heterogeneity, *Semin Ped Neurol*. 2006：13：115-120：Bayraktar Y, Glycogen storage disease：new perspectives. *World J. Gastroenterol*. 2007：13：2541-2553.

命的なグリコーゲン蓄積症である**ポンペ (Pompe) 病**を引き起こす。

> **臨床との関連**
>
> 　糖原病 (glycogen storage disease) において, **グリコーゲンは肝臓か筋肉, もしくはそれら両方に蓄積す**る。主にグリコーゲン分解, もしくはグルコースへの変換に必要な酵素の欠損による。同じ機能をもつ異なる酵素 (アイソザイム) が肝臓と筋肉に存在するため, 一方の組織に症状が現れても, もう一方には現れないこともある。**肝臓において糖原病は肝腫および, 穏やかな低血糖症から肝不全の症状を示す。筋肉では激しい運**動が困難となることから, 心肺機能不全の症状を示す (表6.2)。これらの障害は若年では致命的となる場合がある。

E.　グリコーゲン分解の制御 (図 6.12)

❶ 二次メッセンジャーとして 3′,5′-サイクリック AMP (cAMP) を使う**ホルモン**の刺激で酵素のリン酸化を行う機構が活性化する。

❷ グリコーゲン代謝の酵素がリン酸化されると, グリコーゲン分解は促進され, グリコーゲン合成が阻害される。

　a.　**グルカゴン** (glucagon) は肝細胞に, **エピネフリン** (epinephrine, アドレナリン adrenaline) は肝細胞と筋細胞に作用して, グリコーゲン分解を促進する。

　　1) これらのホルモンは G タンパク質を介して細胞膜の**アデニル酸シクラーゼ**を活性化し, ATP を cAMP に変換する (図 6.12 の①, 図 4.10, 図 4.17 参照)。

　　2) アデニル酸シクラーゼはアデニルシクラーゼあるいはアデニリルシクラーゼともよばれる。

　b.　cAMP は**プロテインキナーゼ A** (protein kinase A) を活性化する (図 6.12 の②)。この酵素は 2 個の調節サブユニットと 2 個の触媒サブユニットからなる。cAMP は調節 (阻害) サブユニットに結合し, 活性型の触媒サブユニットを遊離する。

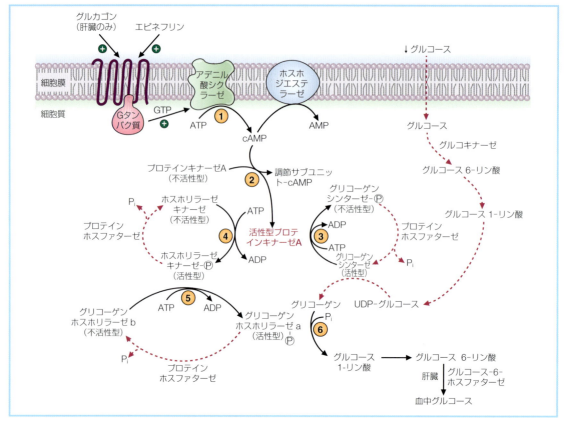

図 6.12　グリコーゲンの合成と分解のホルモンによる制御
実線はグルカゴンかエピネフリン濃度が上昇した際に優勢となる反応を示す。丸囲み番号①〜⑥は，本文Ⅳ節Eのa〜fと対応する。赤の破線は絶食時に減少する反応を示す。プロテインキナーゼAはホスホリラーゼキナーゼおよびグリコーゲン合成酵素の両方をリン酸化する。　UDP＝ウリジン二リン酸

c. 活性型プロテインキナーゼAはグリコーゲンシンターゼをリン酸化し不活性型にするため，グリコーゲン合成を減少させる（図6.12の③）。

d. 活性型プロテインキナーゼAはホスホリラーゼキナーゼ（phosphorylase kinase）をリン酸化し活性化する（図6.12の④）。

e. グリコーゲンホスホリラーゼキナーゼはグリコーゲンホスホリラーゼbをリン酸化し，活性型ホスホリラーゼaに変える（図6.12の⑤）。

f. グリコーゲンホスホリラーゼaはグリコーゲン鎖の非還元末端からグルコース残基を分解し，グルコース1-リン酸を生成する（図6.12の⑥）。グルコース 1-リン酸は酸化されるか，肝臓で血中グルコースに変換される。

g. cAMP カスケード
1) cAMP活性化過程は，最初のホルモンによるシグナルが，何倍にも増幅されるカスケード（多段増幅系）である。
　a) ホルモン1分子はアデニル酸シクラーゼを活性化し，多量のcAMP分子を生成，プロテインキナーゼAを活性化する。
　b) 活性型プロテインキナーゼA1分子は多量のホスホリラーゼキナーゼ分子をリン酸化する。このホスホリラーゼキナーゼ分子は多量のホスホリラーゼb分子をホスホリラーゼaに変換する。
　c) ホスホリラーゼa1分子はグリコーゲンから多量のグルコース1-リン酸分子を生成する。
　d) 最終的に，ホルモン1分子は数万分子のグルコース 6-リン酸を生成するグルコース 1-リン酸を生成する。グルコース 6-リン酸の酸化は数十万分子の ATP を生成する。

h. 筋肉におけるその他の調節機構
1) cAMPを介する調節のほか，アデノシン一リン酸（adenosine monophosphate：AMP）とCa²⁺は筋肉におけるグリコーゲン分解を促進する。
　a) ホスホリラーゼbはAMP濃度の上昇によって活性化される。AMPは以下に示す反応により，筋収縮時に生じる。

$$筋収縮$$
$$2\ ATP \xrightarrow{\hspace{2cm}} 2\ ADP + 2\ Pi$$
アデニル酸キナーゼ
（ミオキナーゼ）
$$2\ ADP \xrightarrow{\hspace{2cm}} AMP + ATP$$
$$計：ATP \xrightarrow{\hspace{2cm}} AMP + 2\ Pi$$

b）ホスホリラーゼキナーゼは，筋収縮時に筋小胞体から放出されるCa^{2+}によって活性化される。このCa^{2+}はホスホリラーゼキナーゼの1つのサブユニットとしてはたらく**カルモジュリン**（calmodulin）に結合する。カルシウム結合によって引き起こされる構造変化によって，リン酸非結合型のホスホリラーゼキナーゼが活性化される。

F. グリコーゲン合成の制御（図6.12参照）

食後，**インスリン**（insulin）が増加して肝臓や筋肉でグリコーゲン合成が促進される。

1 肝臓においてグリコーゲン合成を促進する因子

a. 摂食時に**グルカゴンは低濃度**であるためグリコーゲン分解は減少し，cAMP カスケードは活性化されない。
  1) cAMP は細胞膜の**ホスホジエステラーゼ**（phosphodiesterase）により AMP に変換される。
  2) **cAMP が減少**するため，プロテインキナーゼ A の調節サブユニットは触媒サブユニットに再結合し，酵素は**不活性化**される。
  3) ホスホリラーゼキナーゼとホスホリラーゼ a は**脱リン酸**により不活性化する。**インスリン**はこれらの酵素を脱リン酸化する**ホスファターゼ**（phosphatase）を活性化する。
    a）鍵となるホスファターゼはプロテインホスファターゼ I（PP-1）である。
    b）PP-1 はプロテインキナーゼ A によってリン酸化され，活性化された阻害タンパク質によって調節を受ける。この阻害タンパク質がリン酸化されると，PP-1 に結合して阻害する。
    c）PP-1 と阻害タンパク質複合体は，PP-1 によりリン酸化された阻害タンパク質をゆっくりと加水分解させる。脱リン酸化された阻害タンパク質は PP-1 に対する結合能を失い，複合体が解離し，活性をもつ PP-1 が遊離する。
b. グリコーゲン合成は，**グリコーゲンシンターゼ**の活性化と，肝門脈から肝細胞に入るグルコース濃度の増加によって促進される。

  1) グリコーゲンシンターゼの不活性なリン酸化酵素は脱リン酸により活性化される。**インスリン**はこの反応を触媒する**ホスファターゼ**を活性化する。

2 筋肉においてグリコーゲン合成を促進する因子

a. 食後，筋肉が収縮せず，エピネフリンが低濃度の場合，筋肉の cAMP，AMP と Ca^{2+} は低濃度である。したがって，筋グリコーゲンは分解しない。
b. インスリンは肝臓の場合と同様にグリコーゲン合成を促進する。
c. さらに**インスリン**は，筋細胞への**グルコース輸送**を促進して，グリコーゲン合成の基質を供給する。

臨床との関連

インスリノーマ（insulinoma）と**グルカゴノーマ**（glucagonoma）は稀な膵内分泌腫瘍であり，それぞれインスリン，もしくはグルカゴンを偶発的に大量に分泌する。インスリノーマによって，特にインスリンが絶食時に分泌されると，グルコースの筋肉や脂肪細胞への運搬が活性化されるので，**低血糖**を引き起こす。グルカゴノーマでは，グルカゴンによって肝臓での糖新生とグリコーゲン分解が促されてグルコースが生成するので，**高血糖**を引き起こす。

V. 解糖系

- 解糖系（glycosis）はグルコースをピルビン酸に変換する経路であり，体のすべての細胞のサイトゾルで起こる。
- 初発反応で，ヘキソースは ATP によるリン酸化を2回受け，2分子のリン酸化されたトリオースが生成する。
  - グルコースはグルコース 6-リン酸にリン酸化され，フルクトース 6-リン酸に異性化される。
  - フルクトース 6-リン酸は，鍵となる調節酵素のホスホフルクトキナーゼ-1 によりリン酸化され，フルクトース 1,6-ビスリン酸となる。これが分解され，2分子のトリオースリン酸を生成する。
- 反応の第2段階で，トリオースリン酸は ATP を生成する。
- 全体として，解糖系は ATP，NADH とピルビン酸を生成する。
  - ATP はホスホグリセリン酸キナーゼとピルビン酸キナーゼが触媒する反応により直接生成する。

表 6.3 様々な組織におけるグルコース輸送系に対するインスリンの効果

組織	グルコース輸送系に対するインスリンの効果
肝臓	効果なし
脳	効果なし
赤血球	効果なし
脂肪細胞	促進
筋肉	促進

・サイトゾルで生成する NADH は，直接にはミトコンドリアに入れないが，その還元当量はシャトル機構でミトコンドリアに取り込まれ ATP を産生する。

● ピルビン酸はミトコンドリアに入り，アセチル CoA に変換される。アセチル CoA はトリカルボン酸（TCA）サイクルにより酸化され，さらに ATP を生成する。

● ピルビン酸はオキサロ酢酸（OAA）となって TCA サイクルの中間体を補充したり，乳酸に還元されたり，アミノ基転移でアラニンを生成したりする。

A. グルコースの細胞内への輸送

① グルコースは輸送タンパク質を介して細胞膜を通る。

② インスリンは細胞内のグルコース輸送タンパク質（glucose transport protein：GLUT 4）を細胞膜表面に移動させることで筋細胞や脂肪細胞へのグルコース輸送を促進する（表 6.3）。

③ インスリンは，グルコースの肝臓，脳，赤血球などの組織への輸送をあまり促進しない。

臨床との関連

GLUT1 欠損症は深刻な結果を引き起こす。GLUT 1 は脳関門においてグルコースを通過させるトランスポーターである。一方のアレルが欠損すると，細胞が要求するグルコース量は不十分となり，発作，発達遅滞，小頭症を引き起こす。神経系への代替エネルギー源としてケトン体を生成させるために，高脂肪のケトン食による治療が行われる。

B. 解糖系の反応 （図 6.13）

① グルコースは ATP から ADP を生成する反応を伴って，グルコース 6-リン酸に変換される。酵素として，ヘキソキナーゼは全組織で，肝臓と膵臓ではグルコキナーゼがはたらく。両酵素は調節機構に関わる。

② グルコース 6-リン酸（glucose 6-phosphate）はフルクトース 6-リン酸に異性化される。酵素はホスホグルコースイソメラーゼ（phosphoglucose isomerase）。

③ フルクトース 6-リン酸は ATP によってリン酸化され，フルクトース 1,6-ビスリン酸と ADP を生成する。この反応は解糖系における最初の方向決定段階（出発反応）である。酵素として，ホスホフルクトキナーゼ-1（phosphofructokinase 1：PFK1）がはたらき，PFK1 は多数の因子により調節される。

④ フルクトース 1,6-ビスリン酸（fructose 1,6-bisphosphate）の分解で 2 種のトリオースリン酸，グリセルアルデヒド 3-リン酸とジヒドロキシアセトンリン酸（dihydroxyacetone phosphate：DHAP）を生成する。酵素はアルドラーゼ（aldolase）である。

⑤ DHAP はグリセルアルデヒド 3-リン酸に異性化される。酵素はトリオースリン酸イソメラーゼ（triose phosphate isomerase）である。

　1）注意：反応 1〜5 の結果，2 つの高エネルギー結合を使って，1分子のグルコースから 2 分子のグリセルアルデヒド 3-リン酸が生成する。

⑥ グリセルアルデヒド 3-リン酸（glyceraldehyde 3-phosphate）は NAD^+ による酸化で無機リン酸と反応し，1,3-ビスホスホグリセリン酸と NADH と H^+ を生成する。酵素はグリセルアルデヒド-3-リン酸デヒドロゲナーゼ（glyceraldehyde-3-phosphate dehydrogenase）である。

　a. グリセルアルデヒド 3-リン酸のアルデヒド基はカルボン酸に酸化され，無機リン酸と反応し，高エネルギー酸無水物を生成する。

　b. 活性中心のシステイン残基はこの反応に必須である。

⑦ 1,3-ビスホスホグリセリン酸（1,3-bisphosphoglycerate）は ADP と反応し，3-ホスホグリセリン酸と ATP を生成する。酵素はホスホグリセリン酸キナーゼ（phosphoglycerate kinase）である。

⑧ 3-ホスホグリセリン酸（3-phosphoglycerate）のリン酸基が C3 から C2 へ移動して 2-ホスホグリセリン酸に変換される。酵素はホスホグリセロムターゼ（phosphoglyceromutase）である。

⑨ 2-ホスホグリセリン酸は脱水され，高エネルギーエノールリン酸をもつホスホエノールピルビン酸となる。酵素はエノラーゼ（enolase）である。

⑩ ホスホエノールピルビン酸（phosphoenolpyruvate）は解糖系の最終反応で，ADP と反応し，ピルビン酸と ATP を生成する。酵素はピルビン酸キナーゼである。ピルビン酸キナーゼは摂食時より絶食時

V．解糖系

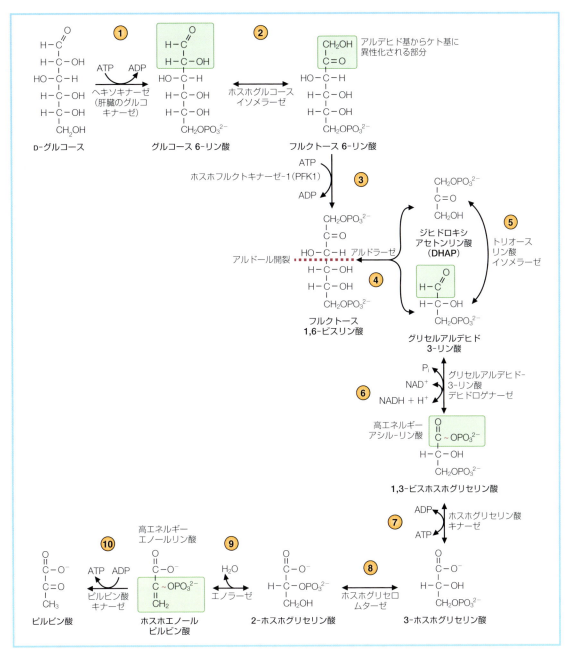

図 6.13　解糖系の反応
この反応はサイトゾルで行われる．高エネルギーリン酸は赤い波線で示す．図中の①〜⑩は，本文V節Bの①〜⑩に対応する．　NAD＝ニコチンアミドアデニンジヌクレオチド，NADH＝還元型ニコチンアミドアデニンジヌクレオチド

に高い活性を示す．

⑪ 解糖系の総反応は以下の通りである．

グルコース ＋ 2NAD$^+$ ＋ 2P$_i$ ＋ 2ADP
→ 2 ピルビン酸 ＋ 4H$^+$ ＋ 2ATP ＋ 2H$_2$O

臨床との関連

ピルビン酸キナーゼの欠損によって解糖系の ATP 産生量が低下する．組織への酸素の運搬は必ずしも影響を受けないが，赤血球の膜輸送系に必要な ATP が不足し，**溶血性貧血**（hemolytic anemia）を引き起こす．ホスホエノールピルビン酸が蓄積するので，赤血球において 2-ホスホグリセリン酸となって 2,3-ビスホスホグリセリン酸濃度が上昇する．高濃度の 2,3-ビスホスホグリセリン酸濃度は通常濃度の場合と比較して，ヘモグロビンから組織への酸素の遊離が促進される．

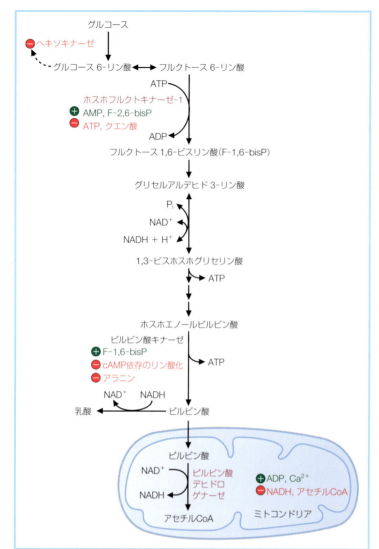

図6.14 解糖系の主な調節酵素
ヘキソキナーゼとホスホフルクトキナーゼ-1は骨格筋における主な調節酵素である。ミトコンドリアにおいて，ピルビン酸デヒドロゲナーゼの活性によってピルビン酸が乳酸かアセチルCoAとなるかが決まる。肝臓において，グルコキナーゼ，ホスホフルクトキナーゼ-1（F-2,6-bisPによって活性化）とピルビン酸キナーゼは主な調節酵素である。ピルビン酸キナーゼによる調節は，肝臓の（L）アイソザイムに対してのみ起こる。F-1,6-bisP＝フルクトース1,6ビスリン酸，F-2,6-bisP＝フルクトース2,6ビスリン酸，NAD＝ニコチンアミドアデニンジヌクレオチド，NADH＝還元型ニコチンアミドアデニンジヌクレオチド

C. 赤血球に特異的な反応

① 赤血球において，1,3-ビスホスホグリセリン酸は**2,3-ビスホスホグリセリン酸**（2,3-bisphosphoglycerate）に変換される。生成した物質はヘモグロビンの酸素に対する親和性を減少させる。

② 2,3-ビスホスホグリセリン酸は脱リン酸で無機リン酸と3-ホスホグリセリン酸を生成する。生成した3-ホスホグリセリン酸は解糖系に再び入る。

D. 解糖系の調節酵素（図6.14）

① ヘキソキナーゼはほとんどの組織にあり，血中グルコースが低い時でさえ，ATP生成のためのグルコース6-リン酸を供給する。

a. ヘキソキナーゼはグルコースに対して**低い**K_m値（約0.1 mM）をもつので，空腹時の血中グルコース濃度が約5 mMでも，この酵素は最高速度に近い状態ではたらく。

b. ヘキソキナーゼは，その生成物である**グルコース6-リン酸で阻害される**ので，グルコース6-リン酸が急速に利用される際，最も活性が高い。

② グルコキナーゼは肝臓と膵臓にあり，食後のみ高い活性を有する。

a. グルコキナーゼのグルコースに対する**高い**K_m値（約6 mM）をもつので，肝門脈におけるグルコース濃度が高い**食後**に，極めて高い活性を示すが，グルコース濃度が低い空腹時には相対的にほぼ活性がない。

b. インスリン濃度が高い時，グルコキナーゼは**誘導**される。

c. グルコキナーゼはその生成物であるグルコース

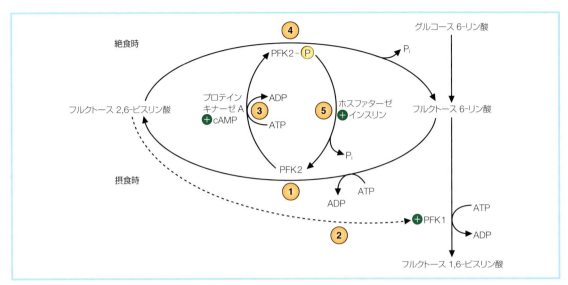

図 6.15　肝臓におけるフルクトース 2,6-ビスリン酸濃度の調節
フルクトース 2,6-ビスリン酸（F-2,6-bisP）は，フルクトース 6-リン酸をフルクトース 1,6-ビスリン酸に変換するホスホフルクトキナーゼ-1（PFK1）を活性化する．ホスホフルクトキナーゼ-2（PFK2）は摂食時にはキナーゼとして作用し，絶食時にはホスファターゼとしてはたらく．図中の①〜⑤は本文V節 D-③-a の 1)〜5)と対応する．

6-リン酸の生理的濃度で阻害されない．

d. グルコキナーゼはグルコキナーゼ調節タンパク質による調節を受け，低グルコース濃度において 2 つは結合し，核内に移行，隔離される．一方，グルコース濃度が上昇するとともに，細胞質に移動し，グルコキナーゼ調節タンパク質から遊離する．

③ **ホスホフルクトキナーゼ（PFK）1 はいろいろな因子により調節される**．血中グルコース濃度が高い時の肝臓や，ATP 需要の高い筋細胞などで高い活性をもつ．

a. PFK1 は**フルクトース 2,6-ビスリン酸**（fructose 2,6-bisphosphate：F-2,6-bisP あるいは F-2,6-P）により活性化される．これは肝臓における重要な調節機構である（図 6.15）．

1) 食後，F-2,6-bisP は**ホスホフルクトキナーゼ-2（PFK2）**によりフルクトース 6-リン酸から生成される（図 6.15 の①）．

2) F-2,6-bisP は PFK1 を活性化，**解糖系が促進**される．肝臓はトリアシルグリセロール合成に必要な脂肪酸合成のために解糖系を使う（図 6.15 の②）．

3) **空腹時**（グルカゴンが上昇すると），cAMP により活性化される**プロテインキナーゼ A** が PFK2 をリン酸化する（図 6.15 の③）．

4) リン酸化された PFK2 は F-2,6-bisP をフルクトース 6-リン酸に変える．F-2,6-bisP の濃度が低下し，PFK1 の活性が低下する（図 6.15 の④）．

5) **摂食時**，インスリンは PP-1 等の**ホスファターゼを活性化させる**．ホスファターゼは PFK2 を脱リン酸化し，フルクトース 6-リン酸からの F-2,6-bisP の生成を活性化する．F-2,6-bisP 濃度が上昇し，**PFK1 はより活性化**される（図 6.15 の⑤）．

6) このように PFK2 は**摂食時に脱リン酸化キナーゼとしてはたらき，また空腹時にリン酸化されればホスファターゼとしてはたらく**．PFK2 は 2 つの異なる反応を触媒する．

7) 筋肉にある PFK2 のアイソザイムはリン酸化による調節を受けない．いっぽう，心臓のアイソザイムと心臓にある PFK2 はリン酸化により活性化される（肝臓での作用と逆になる）．

b. PFK1 は **AMP により活性化**される．これは**筋細胞での重要な調節機構**である（図 6.14 参照）．

1) 運動時の筋肉で，AMP 濃度は高く，ATP 濃度は低い．

2) 解糖系はより活性化された PFK1 により促進され，ATP が産生される．

c. PFK1 は **ATP とクエン酸により阻害**される．これは筋肉での重要な調節機構である．

1) ATP 濃度が高い時，細胞は ATP を必要とせず，解糖系は阻害される．

2) 高濃度のクエン酸は TCA サイクルに入る基質が適正量であり，ミトコンドリア内の NADH と ATP 濃度が高いことを示す．した

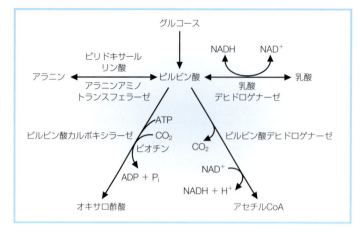

図 6.16　ピルビン酸の代謝
NAD＝ニコチンアミドアデニンジヌクレオチド，NADH＝還元型ニコチンアミドアデニンジヌクレオチド，Pi＝無機リン酸

がって，解糖系は速度を落とす。
4 ピルビン酸キナーゼ（pyruvate kinase）
  a. グルカゴン濃度が高い**空腹時**，肝臓でピルビン酸キナーゼは**フルクトース 1,6-ビスリン酸により活性化**，**アラニン**（alanine）やリン酸化により阻害される（図 6.14 参照）。
    1) グルカゴンは cAMP を介して**プロテインキナーゼ A** を活性化する。プロテインキナーゼ A はピルビン酸キナーゼをリン酸化し，不活性化する。
    2) ピルビン酸キナーゼの阻害により糖新生が促進される。
    3) ピルビン酸キナーゼの筋肉のアイソザイムはリン酸化による調節を受けない。
  b. ピルビン酸キナーゼは**摂食時に活性化**される。
    1) インスリンは，ピルビン酸キナーゼを脱リン酸により活性化するホスファターゼを促進する。

E. ピルビン酸のゆくえ（図 6.16）
1 乳酸（lactate）への変換
  a. ピルビン酸はサイトゾルで NADH により還元され，**乳酸**を生成し，NAD^+ を再生する。この反応は乳酸デヒドロゲナーゼ（lactate dehydrogenase：LDH）によって触媒される。
    1) 解糖系で生成する **NADH** は，グルコースが解糖系で代謝され続けるために，NAD^+ に再変換されなければならない。このことは**嫌気条件下**で特に重要である。

臨床との関連

血中乳酸濃度が上昇すると**アシドーシス**（acidosis，**乳酸アシドーシス** lactic acidosis）となる。この症状は**低酸素**やアルコール摂取によって引き起こされる。酸素不足により電子伝達系の速度が低下し，NADH 濃度が上昇する。高濃度の NADH によってピルビン酸から乳酸に変換される量が通常より上昇する。アルコール代謝によっても高濃度の NADH が生成し，ピルビン酸から乳酸への変換量が増加する。**チアミン**（thiamine）**不足**はアルコール中毒で一般的であるが，ピルビン酸デヒドロゲナーゼの活性が低下し，ピルビン酸が蓄積し乳酸が生成する。チアミン欠損は α-ケトグルタル酸デヒドロゲナーゼの活性を低下させ，TCA サイクルの反応速度を低下させる。このように TCA サイクルの進行を低下させる様々な状況によっても**乳酸アシドーシス**が引き起こされる。

  2) LDH はピルビン酸を乳酸に変換する。LDH は 4 つのサブユニットからなり，サブユニットは筋肉型（M）か心臓型（H）のいずれかである。
     a) 5 種のアイソザイム（MMMM，MMMH，MMHH，MHHH，HHHH）があり，電気泳動で分離できる。
     b) 組織により，これらのアイソザイム組成が異なる。
  3) 乳酸は赤血球や運動している筋肉などの組織から遊離され，肝臓において糖新生のために使われたり，心臓や腎臓のような組織で使われたり，ピルビン酸に変換されエネルギー産生のために酸化される。
  4) LDH の反応は可逆的である。
2 アセチル CoA への変換
  a. ピルビン酸はミトコンドリアに入り，ピルビン

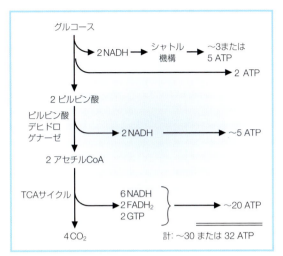

図 6.17　グルコースを CO₂ に完全酸化した時に生成するアデノシン三リン酸（ATP）
酸化的リン酸化で生成する ATP は概数であるので，「〜」で示す。FADH₂＝還元型フラビンアデニンジヌクレオチド，GTP＝グアノシン三リン酸，NADH＝還元型ニコチンアミドアデニンジヌクレオチド

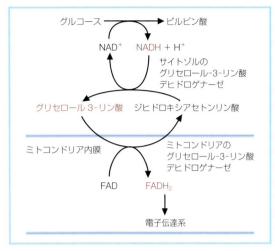

図 6.18　グリセロール 3-リン酸シャトルによる電子のミトコンドリア内膜通過

酸デヒドロゲナーゼ（pyruvate dehydrogenase）によりアセチル CoA に変換され，TCA サイクルに入る。

③ **オキサロ酢酸**（oxaloacetate）への変換
　a. ピルビン酸は**ピルビン酸カルボキシラーゼ**（pyruvate carboxylase）によりオキサロ酢酸へ変換される。この酵素は肝臓や脳にあり，最近筋肉にも存在することが示された。
　b. この反応は TCA サイクルの中間体を補充する。
④ **アラニンへの変換**
　a. ピルビン酸へのアミノ基転移でアミノ酸の**アラニン**が生成する。

F. 解糖による ATP 生成

① 解糖系における ATP と NADH の生成
　a. 全体で 1 mol グルコースは 2 mol ピルビン酸に変換され，2 mol ATP が使われて 4 mol が生成するので，合計 2 mol ATP が産生される。さらにサイトゾルで 2 mol NADP が生成する。
② グルコースが乳酸に変換される時のエネルギー産生
　a. 解糖系により生成する NADH がピルビン酸を乳酸に還元するために使われれば，1 mol グルコースが乳酸に変換されるごとに 2 モル ATP が生成する。
③ グルコースの CO₂ と H₂O への変換によるエネルギー産生（図 6.17）

a. グルコースが完全に CO₂ と H₂O に酸化される時，約 30〜32 mol ATP が産生される。
1) 1 mol グルコースが 2 mol ピルビン酸に変換される時，2 mol ATP と NADH が生成する。
2) 2 mol ピルビン酸はミトコンドリアに入り，2 mol アセチル CoA に変換され，2 mol NADH を生成する。2 mol NADH の酸化的リン酸化で 5 mol ATP を生じる。
3) 2 mol アセチル CoA は TCA サイクルで酸化され，約 20 mol ATP を生じる。
4) 解糖系によりサイトゾルで生成された NADH は，直接にはミトコンドリア膜を通らない。したがって，電子は 2 つのシャトル系によりミトコンドリアの電子伝達系に受け渡される。
　a) **グリセロリン酸シャトル**（glycerol phosphate shuttle；図 6.18）
　　1. サイトゾルの DHAP（ジヒドロキシアセトンリン酸）は NADH によりグリセロール 3-リン酸に還元される。
　　2. グリセロール 3-リン酸はミトコンドリア内膜のサイトゾル側表面に結合した，FAD 依存のデヒドロゲナーゼと反応する。DHAP は再生し，サイトゾルに戻る。
　　3. 生成した FADH₂ は酸化的リン酸化で約 1.5 mol ATP を生じる。
　　4. 解糖系は 1 mol グルコースあたり 2 mol NADH を生成するので，約 3 mol ATP がこのシャトル系により生成される。
　b) **リンゴ酸-アスパラギン酸シャトル**（malate aspartate shuttle；図 6.19）
　　1. サイトゾルのオキサロ酢酸は NADH によ

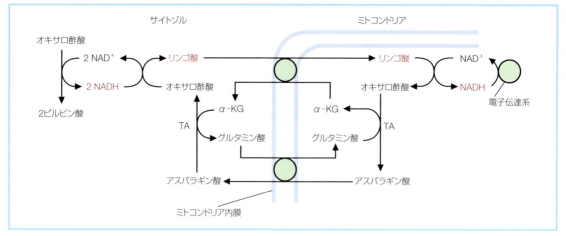

図 6.19　リンゴ酸-アスパラギン酸シャトルによる電子のミトコンドリア内膜通過
この過程については本文参照。　α-KG＝α-ケトグルタル酸，NAD＝ニコチンアミドアデニンジヌクレオチド，NADH＝還元型ニコチンアミドアデニンジヌクレオチド，TA＝アミノ基転移

りリンゴ酸に還元される。この反応はサイトゾルのリンゴ酸デヒドロゲナーゼにより触媒される。

2. リンゴ酸はミトコンドリアに入り，ミトコンドリアのリンゴ酸デヒドロゲナーゼによりオキサロ酢酸に再酸化され，マトリックスで NADH を生じる。
3. オキサロ酢酸はミトコンドリア内膜を通れない。サイトゾルに炭素を戻すために，オキサロ酢酸はアミノ基転移（TA）でアスパラギン酸になってサイトゾルに輸送され，再びアミノ基転移反応によりオキサロ酢酸に戻る。
4. このリンゴ酸の輸送において，逆方向のα-ケトグルタル酸の移動が必要であり，アスパラギン酸輸送には逆方向のグルタミン酸の移動が必要となる。これらはミトコンドリア内膜を貫通する交換輸送体によって行われる。
5. ミトコンドリアのマトリックスで，1 mol NADH あたり酸化的リン酸化により約 2.5 mol ATP を生じる。
6. 解糖系が 1 mol グルコースあたり 2 mol NADH を生成するため，約 5 mol ATP がこのシャトルにより生成される。

④ **最大 ATP 生成**

a. 全体で 1 mol グルコースが CO_2 と H_2O に酸化される時，グリセロリン酸シャトルが使われると，約 30 mol ATP が産生され，リンゴ酸-アスパラギン酸シャトルが使われると，約 32 mol ATP が産生される。

VI. 糖新生（図 6.20）

- 糖新生（gluconeogenesis）は，主に肝臓で起こり，糖以外の化合物からグルコースを生成する。
- 糖新生の主要な前駆体は乳酸，アミノ酸（ピルビン酸や TCA サイクル中間体を生成するアミノ酸）およびグリセロール（DHAP を生成）である。偶数個の炭素をもつ脂肪酸からはグルコースは実質生成されない。
- 糖新生は解糖系にない酵素段階も含むので，単純な解糖系の逆反応によってグルコースは生成しない。
- ピルビン酸カルボキシラーゼはミトコンドリアでピルビン酸をオキサロ酢酸に変換する。オキサロ酢酸はリンゴ酸かアスパラギン酸に変換され，サイトゾルに移動し，オキサロ酢酸に再変換される。
- ホスホエノールピルビン酸カルボキシキナーゼはオキサロ酢酸をホスホエノールピルビン酸に変換する。ホスホエノールピルビン酸から，解糖系の逆行により，フルクトース 1,6-ビスリン酸が生成する。
- フルクトース-1,6-ビスホスファターゼはフルクトース 1,6-ビスリン酸をフルクトース 6-リン酸に変換する。生成したフルクトース 6-リン酸はグルコース 6-リン酸に変換される。
- グルコース-6-ホスファターゼはグルコース 6-リン酸を遊離のグルコースに変換し，血中に放出する。
- 糖新生はピルビン酸デヒドロゲナーゼ，ピルビン酸キナーゼ，PFK1 およびグルコキナーゼの活性が低い条件下で起こる。これらの酵素活性が低く抑えられることで無益サイクルを防ぎ，ピルビン酸からのグルコース合成を可能にする。

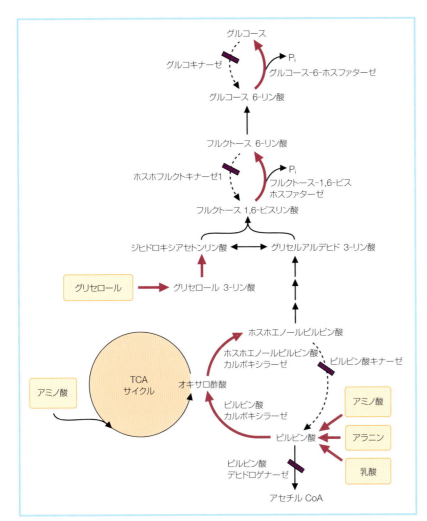

図 6.20 アラニン，乳酸，グリセロールを前駆体とした糖新生の主な反応
太い矢印は解糖系と異なる反応を示す。破線は糖新生が起こる際に阻害される解糖系の反応である。

- 2 mol ピルビン酸から 1 mol グルコースを生成するのに約 6 mol ATP に相当するエネルギーが必要である。

A. 糖新生の反応

1 ピルビン酸からホスホエノールピルビン酸への変換（図 6.21）

a. 肝臓で，ピルビン酸はホスホエノールピルビン酸に変換される。

1) ピルビン酸（乳酸やアラニンなどのアミノ酸から生成される）は，初めピルビン酸カルボキシラーゼによりオキサロ酢酸に変換される。この酵素はミトコンドリアに存在し，ビオチンと ATP を要求する。

 a) オキサロ酢酸はミトコンドリア内膜をそのまま通過できない。したがって，リンゴ酸かアスパラギン酸に変換されミトコンドリア内膜を通過し，サイトゾル（細胞質基質）でオキサロ酢酸に再変換される（図 6.21 参照）。

2) オキサロ酢酸はホスホエノールピルビン酸カルボキシキナーゼにより脱炭酸され，ホスホエノールピルビン酸を生成する。この反応は GTP を要求する。

3) ホスホエノールピルビン酸（PEP）は解糖系の逆行によってフルクトース 1,6-ビスリン酸に変わる（図 6.22）。

2 フルクトース 1,6-ビスリン酸のフルクトース 6-リン酸への変換（図 6.22 参照）

a. フルクトース 1,6-ビスリン酸から，フルクトース-1,6-ビスホスファターゼのはたらきにより，フルクトース 6-リン酸と無機リン酸が生成する。

b. フルクトース 6-リン酸は，解糖系と同じイソメラーゼの逆行によりグルコース 6-リン酸に

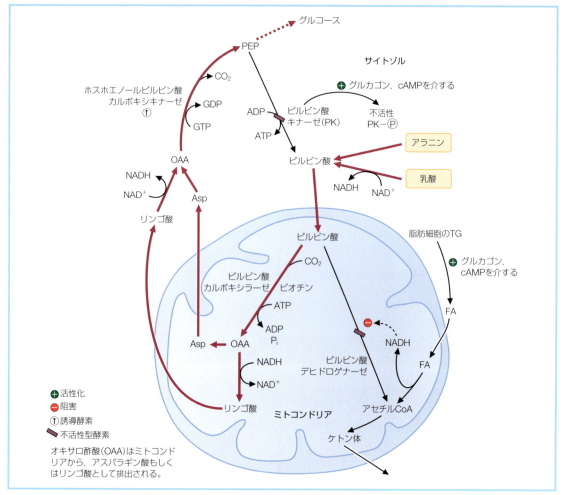

図 6.21　ピルビン酸からホスホエノールピルビン酸（PEP）への変換
前駆体であるアラニンと乳酸から始まる。　Asp＝アスパラギン酸，FA＝脂肪酸，GDP＝グアノシン二リン酸，GTP＝グアノシン三リン酸，NAD＝ニコチンアミドアデニンジヌクレオチド，NADH＝還元型ニコチンアミドアデニンジヌクレオチド，OAA＝オキサロ酢酸，PEP＝ホスホエノールピルビン酸，Pi＝無機リン酸，TG＝トリアシルグリセロール

変わる。

③ **グルコース 6-リン酸からグルコースへの変換**

　a. グルコース 6-リン酸は，グルコース-6-ホスファターゼの酵素反応により，無機リン酸と遊離グルコースを生成する。生成したグルコースは血中に入る。

　b. グルコース-6-ホスファターゼは糖新生とグリコーゲン分解の双方に関与する（図6.12参照）。

臨床との関連

　低血糖症（hypoglycemia，血中糖濃度の低下）は肝臓が血糖値を維持できなくなることにより起こる。過剰のインスリン，細胞によるグルコースの過剰な取込み，グリコーゲン分解や糖新生の障害が原因である。低血糖は肝疾患，腫瘍によるインスリンの過剰産生，インスリンもしくはスルホニル尿素剤の過剰な投与によって引き起こされる。アルコールの過剰な摂取によっても低血糖となる。アルコールの肝臓での代謝によってNADH濃度が上昇し，糖新生が阻害される。ホスホエノールピルビン酸カルボキシキナーゼとフルクトース-1,6-ビスホスファターゼ遺伝子がどちらも変異した，非常に稀な遺伝子疾患も見つかっている。これらのどちらかの遺伝子の変異は低血糖となる。家族性のホスホエノールピルビン酸カルボキシキナーゼ遺伝子の変異では早期に死亡する。

B. 糖新生の調節酵素

① 空腹時，**グルカゴン**（glucagon）濃度は上昇し，糖新生を促進する。いくつかの酵素活性が変化して無益サイクルが省かれ，炭素の全体的な流れはピ

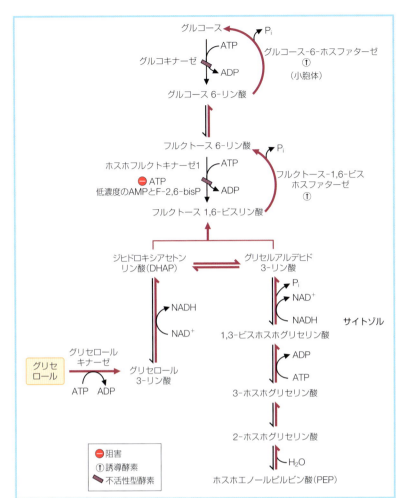

図 6.22 ホスホエノールピルビン酸とグリセロールからグルコースへの変換
糖新生の反応を赤い矢印で示す。
F-2,6-bisP＝フルクトース 2,6-ビスリン酸，NAD＝ニコチンアミドアデニンジヌクレオチド，NADH＝還元型ニコチンアミドアデニンジヌクレオチド，Pi＝無機リン酸

ルビン酸からグルコースに向かう（図 6.21，図 6.22 参照）。

2) 無益サイクルはエネルギーを消費する基質と生成物の連続的相互変換で，基質濃度が変化しない。同じ基質の生成と分解が繰り返されるので基質サイクリングともよばれる。

a. ピルビン酸デヒドロゲナーゼ（図 6.21 参照）
  1) インスリンが低下しグルカゴンが増加すると，脂肪細胞から脂肪酸の遊離が促進される。
  2) 脂肪酸は肝臓に移動し，酸化され，アセチル CoA，NADH と ATP を生成する。この生成物はピルビン酸デヒドロゲナーゼを不活化する。
  3) ピルビン酸デヒドロゲナーゼは相対的に不活性となるため，ピルビン酸はアセチル CoA でなくオキサロ酢酸に変換される。

b. ピルビン酸カルボキシラーゼ
  1) ピルビン酸をオキサロ酢酸に変換するピルビン酸カルボキシラーゼは，ミトコンドリア内において，脂肪酸酸化で生成するアセチル CoA により活性化される。
  2) ピルビン酸カルボキシラーゼは摂食時も空腹時も活発であることに注目せよ。

c. ホスホエノールピルビン酸カルボキシキナーゼ（phosphoenolpyruvate carboxykinase：PEPCK）
  1) PEPCK は誘導型酵素である。
  2) PEPCK をコードする遺伝子の転写は，cAMP に応答してリン酸化されるサイクリック AMP 応答配列結合タンパク質（CREB）およびグルココルチコイド-タンパク質複合体がその遺伝子の調節領域に結合することによって誘導される。
  3) PEPCK の mRNA の増加で翻訳も増加し，細胞における PEPCK 濃度が高くなる。

d. ピルビン酸キナーゼ
  1) グルカゴンは，cAMP とプロテインキナーゼ A を介して，ピルビン酸キナーゼをリン酸化し，不活性化する。
  2) ピルビン酸キナーゼが相対的に不活性となる

ため，オキサロ酢酸から生成されるホスホエノールピルビン酸からピルビン酸は生成されず，解糖の逆行で，フルクトース 1,6-ビスリン酸を生成し，続いてフルクトース 6-リン酸に変わる。

e. ホスホフルクトキナーゼ 1（PKF1；図 6.22 参照）

   1）PFK1 は，この酵素を活性化する AMP と F-2,6-bisP の濃度が低く，阻害する ATP が相対的に高濃度になるため，相対的に不活性となる。

f. フルクトース-1,6-ビスホスファターゼ（fructose 1,6-bisphosphatase）

   1）絶食時ではフルクトース-1,6-ビスホスファターゼの阻害剤である F-2,6-bisP 濃度は低い。したがって，フルクトース-1,6-ビスホスファターゼは高い活性をもつ。

   2）フルクトース-1,6-ビスホスファターゼも絶食時に誘導される。

g. グルコキナーゼ

   1）グルコキナーゼはグルコースに対する K_m 値が高く，糖新生の起こりやすいグルコースが低濃度の時は，相対的に不活性である。したがって，遊離のグルコースはグルコース 6-リン酸には再変換されない。

C. 糖新生の前駆体

乳酸，アミノ酸とグリセロールはヒトの糖新生の主要な前駆体である。

1 乳酸は乳酸デヒドロゲナーゼの触媒反応で NAD^+ により酸化されピルビン酸となり，グルコースに変換される（図 6.21 参照）。

a. 乳酸は赤血球や運動中の筋肉でつくられる。

2 糖新生のためのアミノ酸は筋タンパク質の分解により生成する。

a. アミノ酸は筋肉から直接に血中に放出されるか，アミノ酸の炭素骨格がアラニンまたはグルタミンに変換され放出される。

   1）アラニンはグルコースの酸化で生じるピルビン酸のアミノ基転移によっても生成する。

   2）グルタミンは消化管や腎臓などの組織でアラニンに変換される。

b. アミノ酸は肝臓へ移動し，糖新生のための炭素を供給する。量的には，アラニンは糖新生のための主要なアミノ酸である。

c. アミノ酸の窒素は尿素に変換される。

3 脂肪のトリアシルグリセロールから生成するグリセロールは ATP と反応し，グリセロール 3-リン酸を生成する。この生成物はジヒドロキシアセトンリン酸（DHAP）に酸化されグルコースに変わる（図 6.22 参照）。

D. 糖新生における脂肪酸の役割

1 偶数炭素鎖脂肪酸（even-chain fatty acid）

a. 脂肪酸はアセチル CoA に酸化され，TCA サイクルに入る。

b. TCA サイクルに入るアセチル CoA の 2 炭素は CO_2 として放出される。したがって，アセチル CoA からグルコースは実質生成しない。

c. ピルビン酸デヒドロゲナーゼ反応は不可逆であり，アセチル CoA はピルビン酸に変換されない。

d. 偶数炭素鎖脂肪酸は糖新生のための炭素を供給しないが，脂肪酸の β 酸化によって糖新生を駆動する ATP を供給する。

2 奇数炭素鎖脂肪酸（odd-chain fatty acid）

a. カルボキシ末端側の 3 炭素はプロピオン酸となる。プロピオン酸（propionate）はスクシニル CoA として TCA サイクルに入り，グルコース生成の中間体であるリンゴ酸を生成する（図 6.21 参照）。

E. 糖新生に必要なエネルギー

1 ピルビン酸からの糖新生（図 6.21，図 6.22 参照）

a. 1 mol ピルビン酸からオキサロ酢酸へのピルビン酸カルボキシラーゼによる変換には，1 mol ATP が必要である。

b. 1 mol オキサロ酢酸からホスホエノールピルビン酸へのホスホエノールピルビン酸カルボキシキナーゼによる変換には，1 mol GTP（1 mol ATP に相当）が必要である。

c. 1 mol 3-ホスホグリセリン酸から 1,3-ビスホスホグリセリン酸へのホスホグリセリン酸キナーゼによる変換には 1 mol ATP が必要である。

d. 1 mol グルコースの生成に 2 mol ピルビン酸が必要であるから，1 mol グルコースの生成に 6 mol の高エネルギーリン酸化合物が必要となる。

2 グリセロールからの糖新生（図 6.22 参照）

a. グリセロールは DHAP として糖新生経路に入る。

   1）グリセロールは 1 mol ATP を使ってグリセロール 3-リン酸に変わり，DHAP に酸化される。

   2）1 mol グルコース合成に 2 mol グリセロールが

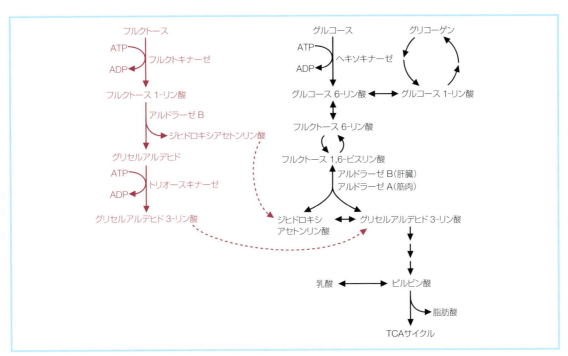

図6.23 フルクトース代謝と解糖系の関係
フルクトース代謝を赤字で示す。肝臓のアルドラーゼBは、フルクトースを利用する経路におけるフルクトース1-リン酸の開裂、および解糖経路におけるフルクトース1,6-ビスリン酸の開裂の両方を触媒する。

必要なので、2 molの高エネルギーリン酸化合物が必要である。

Ⅶ. フルクトースとガラクトースの代謝

- グルコースは、最もよく食餌から摂取される単糖だが、スクロースとラクトースに由来するフルクトースとガラクトースも通常、相当量摂取する。
- 細胞に入ったフルクトースとガラクトースはC1位でリン酸化され、グルコース代謝経路の中間体に変換される。
- フルクトースは主に肝臓でフルクトース1-リン酸に変換され、次いでDHAPとグリセルアルデヒドに分解される。グリセルアルデヒドはグリセルアルデヒド3-リン酸にリン酸化される。これら2つのトリオースリン酸は解糖系の中間体である。
- フルクトースはソルビトールから生成し、ソルビトールはグルコースから生じる。
- ガラクトースはリン酸化されてガラクトース1-リン酸を生成し、これがUDP-グルコースと反応する。反応生成物はグルコース1-リン酸とUDP-ガラクトースである。UDP-ガラクトースはUDP-グルコースにエピマー化される。全体としてガラクトー

スはUDP-グルコースとグルコース1-リン酸のグルコース部分となる。これらは解糖系の中間体である。
  - UDP-ガラクトースは糖タンパク質、糖脂質とプロテオグリカンの合成に使われる。
  - UDP-ガラクトースは乳腺でグルコースと反応し、ラクトース（乳糖）を生成する。
- ガラクトースはガラクチトールに還元される。

A. フルクトース代謝

フルクトースは、主に砂糖の成分である二糖のスクロースおよび果物から摂取される。また、甘味料として使われるコーンシロップにも単糖として存在する。

① フルクトースから解糖系中間体への変換（図6.23）
  a. フルクトースは主に肝臓で代謝され、ピルビン酸に変換されるか、あるいは絶食時にグルコースに変換される。
  1) フルクトースはATPによるリン酸化でフルクトース1-リン酸を生成する。この反応を触媒する酵素はフルクトキナーゼである。
  2) フルクトース1-リン酸はアルドラーゼBによりジヒドロキシアセトンリン酸（DHAP）とグリセルアルデヒドに開裂する。グリセルアルデヒドはATPによりリン酸化され、グリセルアルデヒド3-リン酸を生成する。DHAPと

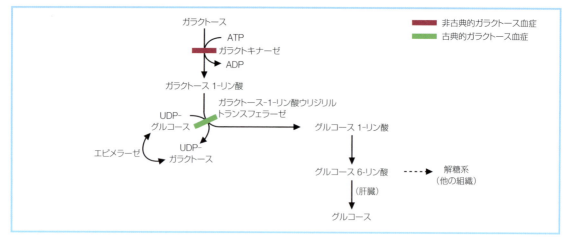

図 6.24　ガラクトースからグルコース代謝中間体への変換
古典的ガラクトース血症ではガラクトース-1-リン酸ウリジリルトランスフェラーゼが欠損し，非古典的ガラクトース血症ではガラクトキナーゼが欠損している。　UDP＝ウリジン二リン酸

グリセルアルデヒド 3-リン酸は解糖系の中間体である（アルドラーゼ B は解糖系でフルクトース 1,6-ビスリン酸を開裂する肝臓の酵素と同じである）。

b. 肝臓以外の組織では，フルクトースは主にヘキソキナーゼによるリン酸化でフルクトース 6-リン酸となり，解糖系に入る。ヘキソキナーゼのフルクトースに対する親和性は，グルコースに対する親和性の約 1/20 である。

❷ グルコースからフルクトースの生成（ポリオール経路 polyol pathway）

  a. グルコースはアルドースレダクターゼによりソルビトールに還元される。この酵素はアルデヒド基をアルコールに還元する。
  b. ソルビトール（sorbitol）はソルビトールデヒドロゲナーゼにより C2 位を再酸化され，フルクトースを生成する。
  c. 精嚢腺においてグルコースから生じる**フルクトースは精子の主要なエネルギー源である**。

臨床との関連

　フルクトース代謝に関係するものとしては 2 つの疾患がある。**本態性フルクトース尿症**（essential fructosuria）では**フルクトキナーゼ**が欠損しているので，フルクトース代謝が健常人よりも遅い。軽度の場合，血中のフルクトース濃度が上昇し，尿にフルクトースが排出される。遺伝性フルクトース不耐症（hereditary fructose intolerance：HFI）はより重篤である。HFI では肝臓の解糖系で最初にはたらく**アルドラーゼ B** の機能が欠損している。この場合，そのアイソザイムのはたらきも加えて，アルドラーゼ B はグルコース代謝では正常に機能する。しかし，フルクトース 1-リン酸の開裂はアルドラーゼ B のみが触媒するのでフルクトース代謝はできない。フルクトースを摂取すると，フルクトース 1-リン酸が蓄積するのでグルコース生成が阻害され，重度の**低血糖**を引き起こす。このため，フルクトースを構成成分とするスクロースの摂取は控えなければならない。

B. ガラクトース代謝

　ガラクトースはミルクや乳製品に含まれる二糖のラクトースから主に摂取される。

❶ ガラクトースから代謝中間体への変換（図 6.24）

  a. ガラクトースは ATP でガラクトース 1-リン酸にリン酸化される。この反応を触媒する酵素は**ガラクトキナーゼ**である。
  b. ガラクトース 1-リン酸は UDP-グルコースと反応しグルコース 1-リン酸と UDP ガラクトースを生成する。この反応を触媒する酵素は**ガラクトース-1-リン酸ウリジリルトランスフェラーゼ**（galactose-1-phosphate uridylyl transferase）である。
  c. UDP-ガラクトースは可逆的に UDP グルコースにエピマー化する。酵素は UDP-グルコースエピメラーゼ（UDP-glucose epimerase）である。この酵素は UDP ガラクトースエピメラーゼともいう。
  d. 上記の反応 a〜c の繰返しでガラクトースから **UDP-グルコースとグルコース 1-リン酸**が生じる。
   1）**肝臓**では，これらグルコース誘導体は，絶食時は血中グルコースに変換され，食後グリ

Ⅷ. ペントースリン酸経路

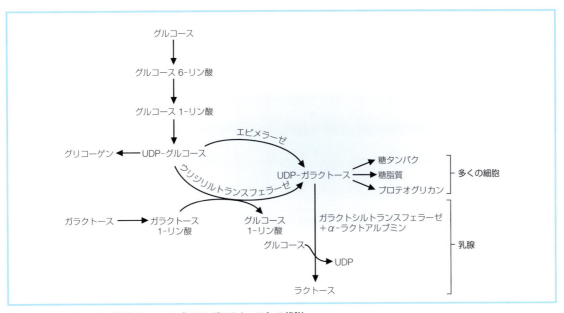

図 6.25　ウリジンニリン酸ガラクトース（UDP-ガラクトース）の代謝
UDP-ガラクトースは摂取したグルコースもしくはガラクトースから合成される。

コーゲンに変換される。いろいろな組織でグルコース 1-リン酸はグルコース 6-リン酸を生成し，解糖系に入る。

> **臨床との関連**
>
> 　ガラクトース代謝の異常によって**ガラクトース血症**（galactosemia）となる。ラクトース摂取後に血中ガラクトース濃度が上昇すれば，**ガラクトキナーゼの欠損**もしくは**ウリジリルトランスフェラーゼ**（uridylyl transferase）**の欠損**が疑われる。どちらの場合もガラクトースが蓄積し，**白内障を引き起こすガラクチトール**に還元される。ウリジリルトランスフェラーゼの欠損は，より重度の障害を引き起こす。ガラクトース摂取後には，ガラクトース 1-リン酸濃度の上昇によってホスホグルコムターゼが阻害され，グリコーゲンの合成と分解が阻害されるので，**低血糖症**が起こる。ガラクトースは主に牛乳や乳製品に含まれ，人工甘味料や薬の充填剤にも含まれるので，極力摂取を避けるべきである。

❷ UDP-ガラクトースの他の代謝経路（図 6.25）
　a. UDP-ガラクトースはガラクトースから，もしくはグルコースから生成した UDP-グルコースからエピメラーゼのはたらきにより生成する。
　　1) UDP-ガラクトースは**糖タンパク質**，**糖脂質**，**プロテオグリカン**の合成にガラクトース誘導体を供与する。
　　　a) 成長する多糖鎖にガラクトース単位を付加する酵素は**ガラクトシルトランスフェラーゼ**（galactosyl transferase）である。
　　2) UDP-ガラクトースは**授乳中の乳腺**でグルコースと反応し，ミルクの糖分，**ラクトース**（乳糖）を生成する。
　　　a) 修飾タンパク質である**α-ラクトアルブミン**（α-lactalbumin）は，ガラクトシルトランスフェラーゼに結合して，グルコースに対する K_m 値を低くするので，グルコースはガラクトース（UDP-ガラクトース由来）と結合し，ラクトースを生成する。

❸ ガラクトースのガラクチトール（galactitol）への変換
　a. アルドースレダクターゼはガラクトースのアルデヒド基をアルコールに還元し，ガラクチトールを生成する。ガラクチトールはソルビトールの C4 位の立体配置のみが異なるエピマーである。

Ⅷ. ペントースリン酸経路

- この経路は不可逆な酸化反応で，グルコース 6-リン酸の 1 つの炭素は CO_2 として放出される。NADPH が生じ，リブロース 5-リン酸が生成する（図 6.26）。
  - NADPH は還元反応を伴う生合成（特に脂肪酸合成）に使われ，例えばグルタチオンの還元のよう

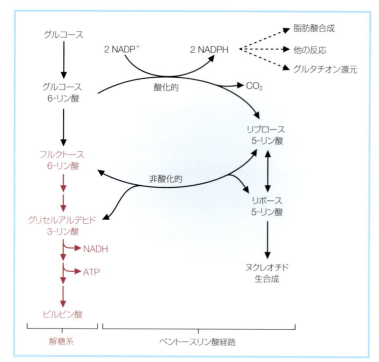

図 6.26　ペントースリン酸経路の概要
NADH＝還元型ニコチンアミドアデニンジヌクレオチド，NADP＝ニコチンアミドアデニンジヌクレオチドリン酸，NADPH＝還元型ニコチンアミドアデニンジヌクレオチドリン酸

に，酸化的損傷に対する防御に使われる。
- リブロース 5-リン酸はヌクレオチド合成に必要なリボース 5-リン酸を供給するか，数種のペントースリン酸を生じてペントースリン酸経路の可逆的な非酸化経路に入る。
● 可逆的非酸化反応により，リブロース 5-リン酸から生じるペントースリン酸は，解糖系の中間体であるフルクトース 6-リン酸とグリセルアルデヒド 3-リン酸に変わる。
● 非酸化反応は可逆であるため，この反応は解糖系の中間体からヌクレオチド合成のためのリボース 5-リン酸を生成するために使われる。

A. ペントースリン酸経路の反応

① 酸化的反応（図 6.27）
　a. グルコース 6-リン酸は 6-ホスホグルコノラクトンに酸化され，$NADP^+$ は還元され NADPH と H^+ となる。酵素はグルコース-6-リン酸デヒドロゲナーゼである。
　b. 6-ホスホグルコノ-δ-ラクトン（6-phosphoglucono-δ-lactone）は 6-ホスホグルコン酸に加水分解される。酵素はグルコノラクトナーゼ（gluconolactonase）である。
　c. 6-ホスホグルコン酸（6-phosphogluconate）は酸化され，脱炭酸される。CO_2 が放出され，第 2 の NADPH と H^+ が $NADP^+$ から生じる。残っ

た炭素はリブロース 5-リン酸を生成する。酵素は 6-ホスホグルコン酸デヒドロゲナーゼ（6-phosphogluconate dehydrogenase）である。

> **臨床との関連**
>
> グルコース-6-リン酸デヒドロゲナーゼが欠損すると，ある条件下（例：抗マラリア剤の服用時）で NADPH が十分に供給されなくなる。結果として，グルタチオンが十分に還元されなくなり，これらの薬剤の代謝によって生成する物質を還元できなくなる。赤血球が溶血し，**溶血性貧血**が起こる。これは X 連鎖遺伝病で，この変異を遺伝するとマラリアにかかりにくい。

② 非酸化的反応（図 6.26 参照）
　a. リブロース 5-リン酸（ribulose 5-phosphate）はリボース 5-リン酸に異性化されるか，キシルロース 5-リン酸（xylulose 5-phosphate）にエピマー化される。
　b. リボース 5-リン酸とキシルロース 5-リン酸は，炭素単位を転移するトランスケトラーゼ（transketolase）とトランスアルドラーゼ（transaldolase）の作用で，最終的にフルクトース 6-リン酸とグリセルアルデヒド 3-リン酸となる。
　　1) トランスケトラーゼはチアミンピロリン酸（thiamine pyrophosphate）を要求し，C_2 単位を転移する。

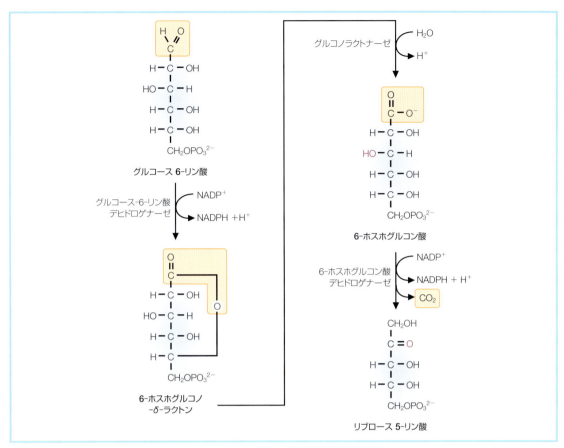

図 6.27　ペントースリン酸経路の酸化的反応
これらの反応は不可逆である。グルコース-6-リン酸デヒドロゲナーゼが欠損すると溶血性貧血となる。グルコース 6-リン酸の 1 位の炭素は酸化されて酸となり，酸化に続く脱炭酸により二酸化炭素を遊離する。各酸化段階で還元型ニコチンアミドアデニンジヌクレオチドリン酸（NADPH）が生成する。　NADP＝ニコチンアミドアデニンジヌクレオチドリン酸

2）トランスアルドラーゼは C_3 単位を転移する。

③ ペントースリン酸（pentose phosphate）経路の様々な反応（図 6.28）

3 グルコース 6-リン酸 + 6NADP$^+$ →
　3 リブロース 5-リン酸 + 3CO$_2$ + 6NADPH

3 リブロース 5-リン酸 →
　2 キシルロース 5-リン酸 + リボース 5-リン酸

2 キシルロース 5-リン酸 + リボース 5-リン酸 →
　2 フルクトース 6-リン酸 + グリセルアルデヒド 3-リン酸

B．NADPH の機能（図 6.26 参照）

① ペントースリン酸経路は**脂肪酸合成**のための NADPH を生成する。この結果生じるフルクトース 6-リン酸とグリセルアルデヒド 3-リン酸は再び解糖系に入る。

② NADPH はまた**グルタチオン**（glutathione, γ-グルタミルシステイニルグリシン γ-glutamylcysteinyl-glycine）**の還元**にも使われる。
　a．グルタチオンは過酸化水素（H_2O_2）を還元することで細胞の酸化的障害を防ぐ（第 4 章参照）。
　b．グルタチオンは γ-グルタミルサイクルでアミノ酸の細胞膜輸送をするためにも用いられる。

C．リボース 5-リン酸の生成（図 6.26 参照）

① **NADPH 濃度が低い時**，この経路の酸化反応によりヌクレオチド合成のためのリボース 5-リン酸が生成する。

② **NADPH 濃度が高い時**，この経路の可逆的非酸化経路により，ヌクレオチド生合成のためのリボース 5-リン酸は，フルクトース 6-リン酸とグリセルアルデヒド 3-リン酸から生成する。

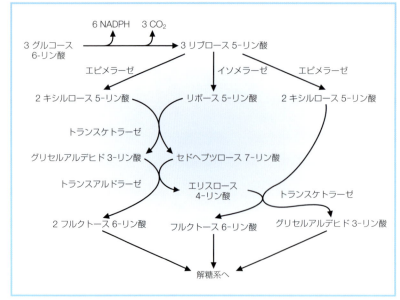

図 6.28　ペントースリン酸経路の様々な反応
NADPH＝還元型ニコチンアミドアデニンジヌクレオチドリン酸

IX. 血中グルコース濃度の維持

- 血中グルコース濃度は，健常者が日中一定間隔で多種多様な食事をし，食間と夜間には何も食べないにもかかわらず，ほぼ一定に保たれている。また，ヒトが長期間食べずにいる時でさえ，血中グルコース濃度はわずかに減少するのみである。
- 血中グルコースを調節する主要なホルモンはインスリンとグルカゴンである。
- 食後，血中グルコースは食餌中の糖により供給される。
- 絶食中，肝臓はグリコーゲン分解と糖新生により血中グルコース濃度を維持している。
  - 絶食の最初の数時間は，主にグリコーゲン分解により血中グルコース濃度を維持する。
  - 絶食が続き貯蔵グリコーゲンが減少すると，糖新生が血中グルコースの重要な供給源となる。
  - 約 30 時間後，肝臓の貯蔵グリコーゲンが枯渇した時，糖新生が血中グルコースの唯一の供給源となる。
- すべての細胞はエネルギー産生のためにグルコースを使う。しかし絶食時のグルコースの生成は，脳や赤血球のような組織に特に重要である。
- 運動している間も，血中グルコースは肝グリコーゲン分解と糖新生により維持される。

A. 摂食時の血中グルコース濃度

❶ インスリンとグルカゴン濃度の変化（図 6.29）
  a. 食物が消化されると，血中グルコース濃度の増加に続いて，血中インスリン濃度が増加する。
   1) 血中グルコース濃度とある種のアミノ酸（特にアルギニンとロイシン）の増加により**膵臓のβ細胞からインスリンが分泌される**。
  b. 血中グルカゴン量は食物の内容に依存して変化する。糖の多い食事はグルカゴン量を減少させ，高タンパク食はグルカゴン濃度を増加させる（図 6.29 参照）。
   1) バランスのとれた食事では，食後インスリンが増加しても，グルカゴン量は一定に保たれている。

❷ 肝臓における食餌由来のグルコースの代謝
  a. グルコースはエネルギーのために酸化される。過剰のグルコースは**グリコーゲンと超低密度リポタンパク質（VLDL）のトリアシルグリセロール**に変換される。
   1) 酵素**グルコキナーゼ**はグルコースに対して高い K_m 値（約 6 mM）をもつので，グルコース濃度が上昇する食後に，その反応速度は増加する。糖の多い食物で，グルコキナーゼは誘導される。
   2) **グリコーゲン合成**はインスリンにより促進される。インスリンはグリコーゲンシンターゼを脱リン酸化して活性化させるホスファターゼである PP-1 を活性化する。
   3) トリアシルグリセロールの合成も促進される。トリアシルグリセロールは VLDL に変換され，血中に放出される。

❸ 末梢組織における食餌中のグルコースのゆくえ
  a. すべての細胞はエネルギーのためにグルコース

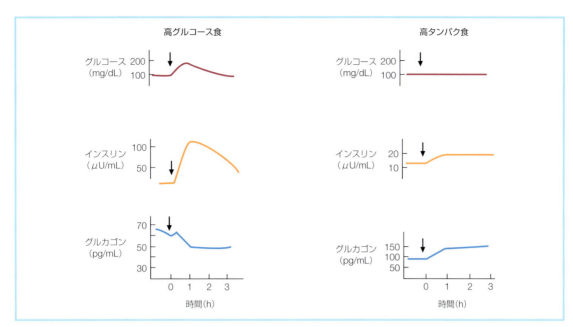

図 6.29 高グルコース食もしくは高タンパク食の摂取時の血糖，インスリン，グルカゴン濃度の変化

を酸化する．
1) **インスリン**はグルコースの脂肪細胞や筋細胞への輸送を促進する．
2) **筋細胞**では，インスリンは**グリコーゲン合成**を促進する．
3) **脂肪細胞**はグルコースをトリアシルグリセロール合成のための**グリセロール**部分に変換する．

4) **血中グルコース濃度の絶食時濃度への回復**
  a. 組織（特に肝臓，脂肪組織，筋肉）に**食餌由来のグルコースが摂取**されると，血中グルコースは減少する．
  b. **食後 2 時間**で血中グルコースは 5 mM または 80〜100 mg/dL の絶食時濃度に戻る．

B. 絶食状態における血中グルコース濃度（図 6.30）

1) **インスリンとグルカゴン濃度の変化**
  a. 絶食時，インスリン濃度は減少し，グルカゴン濃度は上昇する．
  b. 2 つのホルモンの変化は肝臓における**グリコーゲン分解**や**糖新生**を促進するので，血中グルコース濃度は維持される．

2) **グリコーゲン分解の促進**
  a. 食後数時間内に，**グルカゴン濃度が上昇**して，グリコーゲン分解が促進され，グルコースを血中に供給し始める（図 6.12 参照）．

3) **糖新生の促進**
  a. **食後 4 時間**まで，肝臓は糖新生とグリコーゲン分解により血中にグルコースを供給する（図 6.31）．
  b. 調節機構により無益サイクルを起こさずに，糖新生前駆体のグルコースへの変換を促進する（図 6.21，図 6.22 参照）．

4) **脂肪分解の促進**（図 6.30 参照）
  a. 絶食時，脂肪組織のトリアシルグリセロールの分解は促進され，脂肪酸とグリセロールが血中に放出される．
  b. 脂肪酸は肝臓以外の組織では**酸化**され，肝臓では**ケトン体**に変換される．ATP と NADH が脂肪酸の β 酸化で産生され，糖新生を促進する．
  c. **グリセロール**は肝臓における糖新生の炭素源である．

5) **血中グルコースの維持におけるグリコーゲン分解と糖新生の相対的な役割**（図 6.31 参照）
  a. **グリコーゲン分解**は，食後，血中グルコースが絶食時の濃度まで低下すると促進され，その後 8〜12 時間の間，血中のグルコース源となる．
  b. **糖新生**は，食後から数時間（約 4 時間）までの間に促進されるようになり，絶食状態が続くと血中グルコースを供給する割合がしだいに多くなる．
  c. 血中グルコース源として**糖新生とグリコーゲン分解**の割合は，絶食 20 時間でほぼ等しい．
  d. 肝臓の貯蔵グリコーゲンが枯渇すると，**糖新生**

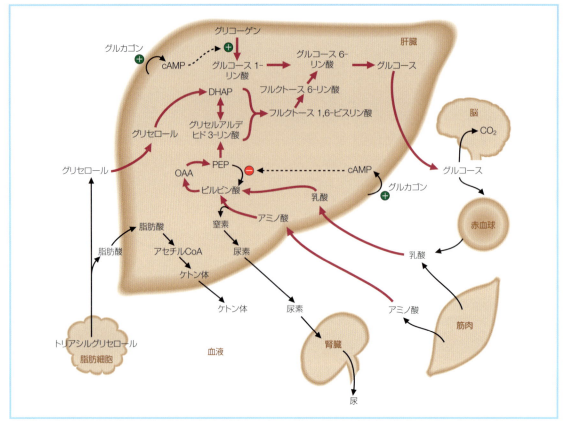

図6.30 絶食時のグルコース産生における組織間の連携
前駆体である乳酸，アミノ酸，グリセロールがグルコースとなる。　DHAP＝ジヒドロキシアセトンリン酸，NADP＝ニコチンアミドアデニンジヌクレオチドリン酸，NADPH＝還元型ニコチンアミドアデニンジヌクレオチドリン酸，OAA＝オキサロ酢酸，PEP＝ホスホエノールピルビン酸

が主なグルコース源となる。

e. 肝グリコーゲンは絶食後約30時間で枯渇し，**糖新生が唯一の血中グルコース源**となる。

臨床との関連

糖尿病（diabetes mellitus）は様々な機構で発症する。高い血中グルコース濃度（高血糖）となるのは，**インスリンの欠乏**もしくは分泌量の減少（1型，インスリン依存型糖尿病［IDDM］とよばれることもある）および**インスリンの感受性の低下**（2型，インスリン非依存型糖尿病［NIDDM］とよばれることもある）が原因である。糖尿病が治療されないと，体は絶食時の応答を示す。エネルギーの貯蔵は高血糖にもかかわらず低下し，特に1型糖尿病では**ケトアシドーシス**（ketoacidosis）が起こり，多くの代謝経路が影響を受ける。赤血球がグルコースにさらされるとヘモグロビンの糖化が起こる。HbA_{1c} が総ヘモグロビン量の6%を超えていれば，糖尿病患者の血糖値が過去6〜8週間高かったことが推測される。

2型糖尿病の治療薬には，膵臓によるインスリンの分泌を促進するスルホニル尿素剤および肝臓と筋肉のAMP活性化プロテインキナーゼを活性化させるメトルミンがある。AMP活性化プロテインキナーゼの活性化によって糖新生が抑制され，筋肉のGLUT4輸送体は細胞内小嚢から細胞表面に移される。これらの結果，インスリンを分泌することなく，血中グルコース濃度を低下させる。腸のグルコアミラーゼ（刷子縁の酵素で二糖や三糖を生成，遊離する）の阻害剤でも，食後の血糖値を下げることができる。しかし，この阻害によって，大腸の細菌の糖代謝が誘導され，ラクターゼの欠損と同様，放屁症と下痢が起こる。

若年発症成人型糖尿病（maturity onset of diabetes in the young：MODY）は1型や2型に分類しにくいグルコース調節異常である。多くのMODYは遺伝し，変異するとMODYとなる遺伝子が6種知られている。MODYを引き起こすことが最も多い変異は，膵臓のグルコキナーゼと肝細胞核因子-1-α（HNF-1-alpha）遺伝子の変異である。遺伝子変異の位置によって個々に現れる症状は異なるが，共通して絶食時に血糖値が上昇する。

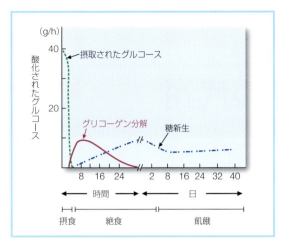

図 6.31　摂食時，絶食時，飢餓時の血中グルコースの由来
横軸の単位は時間から日に切り換わっていることに注意。(Hanson RW, Mehlman MA [eds]. *Gluconeogenesis : Its Regulation in Mammalian Species*. New York, NY：John Wiley & Sons；1976：518. Copyright © 1976 by John Wiley & Sons Inc. John Wiley & Sons, Inc. より許可を得て一部修正)

C. 長期絶食時（飢餓状態）の血中グルコース濃度

飢餓状態となって 5〜6 週間経った後でさえ，血中グルコースは 65 mg/dL に維持される。種々の組織は燃料分子の利用形態を変えることで，長い絶食時における血中グルコース濃度の急速な減少を防ぐ。

① 血中ケトン体濃度が上昇し，脳はエネルギー源として**ケトン体**を利用し，血中グルコースの利用が低下する。

② 肝臓による**糖新生**の速度と，これに伴う**尿素産生**の速度は**減少する**。

③ **筋タンパク質は節約**される。筋タンパク質は糖新生のためのアミノ酸供給源としてはあまり使われない。

D. 運動時の血中グルコース濃度

運動時の血中グルコースは，絶食時にはたらく機構と本質的に同じ機構で維持される。

① **生体内の燃料分子の利用**
a. 運動している筋肉が収縮する時，ATP が使われる。
b. ATP は最初に**クレアチンリン酸**から再生される。
c. **筋グリコーゲン**は ATP を生成するため酸化される。AMP はホスホリラーゼ b を活性化し，Ca^{2+}-カルモジュリンはホスホリラーゼキナーゼを活性化する。ホルモンのエピネフリンは，グリコーゲン分解を促進する cAMP を生成させる（図 6.12 参照）。

② **血中からの燃料分子の利用**
a. 運動している筋肉への血流が増加すると，**血中グルコース**と**脂肪酸**は筋肉に取り込まれ，酸化される。筋肉のプロテインキナーゼは AMP によって活性化され，インスリンがなくても筋肉によるグルコースの取込みを促進する。
b. 血中グルコース濃度が減少し始めると，**肝臓**は**グリコーゲン分解**と**糖新生**により血中グルコース濃度の維持にはたらく。

第7章

脂質およびエタノール代謝

この章では，主に脂質代謝異常とその治療の基礎，肥満と痩身の関係，エイコサノイドに焦点をあてた薬理について説明する。

概　説

- 脂質には水に不溶という共通点をもつ様々な化合物が含まれる。

- 膜は脂質を含み，特にグリセロリン脂質，スフィンゴ脂質，コレステロールを含む。

- 主なエネルギー源として身体に供給されるトリアシルグリセロールは，食餌から得られるか，あるいは主に肝臓で合成され，リポタンパク質として血液に運ばれ，脂肪組織に貯蔵される（図 7.1A）。

- 血中リポタンパク質の主な型は，キロミクロン，超低密度リポタンパク質（VLDL），中間密度リポタンパク質（IDL），低密度リポタンパク質（LDL）と高密度リポタンパク質（HDL）である。

- キロミクロンは食餌由来の脂質から小腸でつくられ，VLDL は主に食餌由来の糖から肝臓でつくられる。

- キロミクロンと VLDL のトリアシルグリセロールは，リポプロテインリパーゼにより血中で脂肪酸とグリセロールに加水分解される。脂肪細胞で脂肪酸はトリアシルグリセロールに変換，貯蔵される。

- IDL はトリアシルグリセロールの一部が消化された残りの VLDL から構成される。IDL は肝細胞にエンドサイトーシスで取り込まれ，リソソームの酵素で消化される。さらにトリアシルグリセロールに消化，LDL に変換される。

- LDL は肝臓と末梢組織においてエンドサイトーシスにより取り込まれ，リソソームで消化される。

- キロミクロンレムナントは肝臓に取り込まれる。

- コレステロールは血液リポタンパク質の構成成分として血中を移動する。コレステロールは身体のほとんどの細胞で合成される。鍵となる制御酵素は HMG-CoA レダクターゼである。コレステロールは細胞膜の構成成分である。コレステロールは肝臓で胆汁酸塩に変わり，内分泌器官でステロイドホルモンになる。

- HDL はリポプロテインリパーゼ活性化因子の ApoC-Ⅱを含むタンパク質をキロミクロンと VLDL に輸送する。HDL は末梢組織と他の血中リポタンパク質からコレステロールを取り込み，最終的に肝臓に戻る。

- 絶食時，脂肪酸（貯蔵脂肪トリアシルグリセロールに由来）はエネルギーを産生するために種々の組織で酸化される（図 7.1B）。脂肪酸は肝臓でケトン体に変換され，筋肉や腎臓で酸化される。

- エイコサノイド（プロスタグランジン，トロンボキサン，ロイコトリエン）は多不飽和脂肪酸から合成される。

Ⅰ. 脂質の構造

- 脂質は様々な構造をもつが，水に溶けない点が共通である。

A. 脂肪酸

脂肪酸（fatty acid）は遊離型，あるいはグリセロールにエステル結合した型で存在する（図 7.2）。

① ヒトにおいて脂肪酸は通常，長さ 16〜20 の偶数個の炭素原子をもち，飽和と不飽和（二重結合をも

Ⅰ. 脂質の構造   139

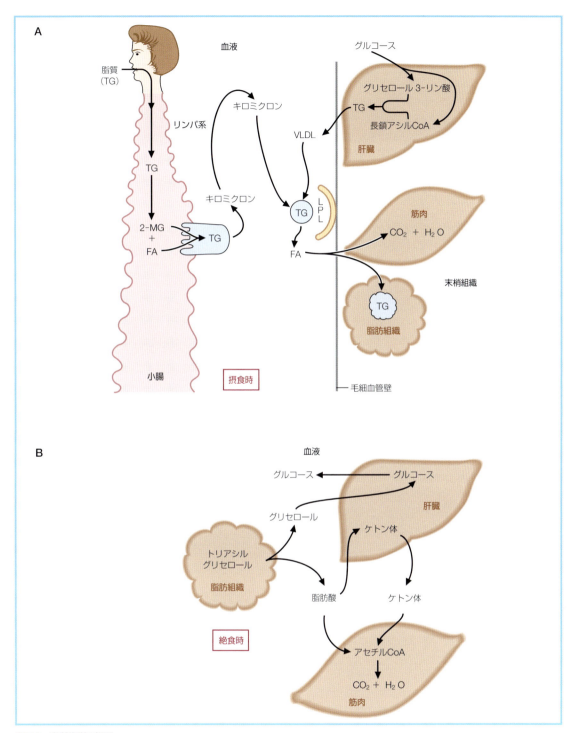

図 7.1　脂質代謝の概要
A：摂食時。FA＝脂肪酸，HDL＝高密度リポタンパク質，LPL＝リポプロテインリパーゼ，2-MG＝2-モノアシルグリセロール，TG＝トリアシルグリセロール，水色で示した TG＝超低密度リポタンパク質（VLDL）とキロミクロンのトリアシルグリセロール　**B**：絶食時。

つ）がある。脂肪酸は炭素数と二重結合の位置により表される（例：アラキドン酸は，20個の炭素原子と4個の二重結合をもつので 20：4，$\Delta^{5,8,11,14}$である）。天然のすべての不飽和脂肪酸はシス型である。

2　**多不飽和脂肪酸**（polyunsaturated fatty acid）はω-末端（カルボキシ基から最も遠い炭素）からの初めの二重結合の位置により分類されることもある

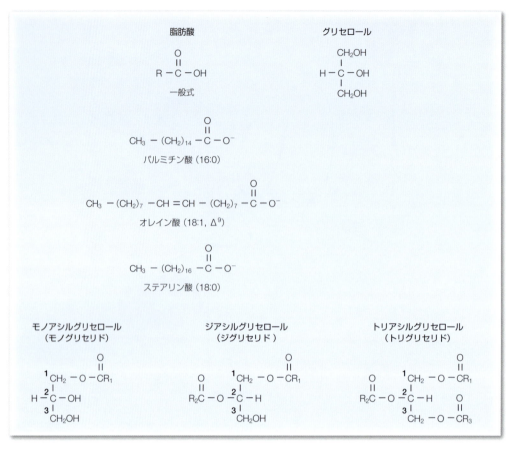

図 7.2 脂肪酸, グリセロール, アシルグリセロールの構造
Rは直鎖の脂肪族炭化水素鎖を示す。脂肪酸は炭素数, 二重結合の数およびその位置番号で表示される（例えば 18:1, Δ^9）。

（例：ω-3 あるいは ω-6）。

B. モノアシルグリセロール

モノアシルグリセロール（monoacylglycerol, 単にアシルグリセロール, あるいはモノグリセリドとも）, ジアシルグリセロール（ジグリセリド）とトリアシルグリセロール（トリグリセリド）は, それぞれ1個, 2個, 3個の脂肪酸がグリセロールにエステル結合している。

C. グリセロリン脂質

グリセロリン脂質（phosphoglyceride）はグリセロールの1位, 2位に脂肪酸を, また3位にリン酸基のエステル（例：ホスホコリン）をエステル結合している。

D. スフィンゴ脂質

スフィンゴ脂質（sphingolipid）はいろいろな反応基が結合したセラミドを含む（図 7.3）。

❶ スフィンゴミエリン（sphingomyelin）はホスホコリンをもつ。
❷ セレブロシド（cerebroside）は1個の糖残基をもつ。
❸ ガングリオシド（ganglioside）はシアル酸を含む多くの糖残基をもつ。

E. コレステロール

コレステロール（cholesterol）は4個の縮合環構造と1個の脂肪族側鎖を含む（図 7.11 参照）。

胆汁酸塩とステロイドホルモンはコレステロールから生合成される（図 7.12 参照）。

F. プロスタグランジンとロイコトリエン

プロスタグランジン（prostaglandin）とロイコトリエン（leukotriene）はアラキドン酸などの多不飽和脂肪酸から生成する。

G. 脂溶性ビタミン

ビタミン A，D，E，K がある（図 5.7 参照）。

> **臨床との関連**
>
> スフィンゴ脂質は通常，リソソームの酵素によって分解される。これらの酵素が欠損すると，部分分解されたスフィンゴ脂質が細胞に蓄積し，細胞の機能が損なわれ，おそらく細胞死が起こる。**ファブリー**（Fabry）**病**は α-ガラクトシダーゼの欠損，**ゴーシェ**（Gaucher）**病**は β-グルコシダーゼの欠損，**ニーマン-ピック**（Niemann-Pick）**病**はスフィンゴミエリナーゼの欠損，**テイ-サックス**（Tay-Sachs）**病**はヘキソサミニダーゼの欠損により起こる。これらの病気は**スフィンゴリピドーシス**（sphingolipidosis）もしくは**ガングリオシドーシス**（gangliosidosis）として知られる。スフィンゴリピドーシスについて表 7.1 にまとめる。

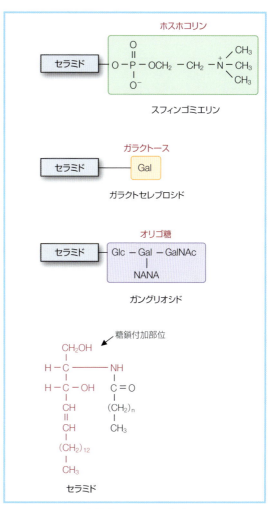

図 7.3 スフィンゴ脂質（セラミドの誘導体）
セラミドの構造（図の下方に示した）中，赤で示した部分はスフィンゴシンである。スフィンゴミエリン，ガラクトセレブロシド，ガングリオシドは，セラミドの水酸基に異なる反応基が結合したものである。 NANA＝N-アセチルノイラミン酸（シアル酸ともよばれる），Glc＝グルコース，Gal＝ガラクトース，GalNAc＝N-アセチルガラクトサミン

II．膜

- 細胞膜（形質膜）は脂質とタンパクの流動モザイクである。
- タンパク質は輸送体，酵素，受容体や，ホルモンなどの細胞外化合物の効果を細胞内に伝達する仲介物質としてはたらく。

A．膜構造

① 膜は主に脂質とタンパク質から構成される（図 4.1 参照）。

表 7.1 スフィンゴリピドーシス（ガングリオシドーシス）で欠損している酵素

疾患	欠損酵素	蓄積する脂質
フコシドーシス	α-フコシダーゼ	Cer-Glc-Gal-GalNAc-Gal：Fuc H-イソアンチゲン
全身性ガングリオシドーシス	G_{M1}-β-ガラクトシダーゼ	Cer-Glc-Gal（NeuAc）-GalNAc：Gal G_{M1}ガングリオシド
テイ-サックス（Tay-Sachs）病	ヘキソサミニダーゼ A	Cer-Glc-Gal（NeuAc）：GalNAc G_{M2}ガングリオシド
異型のテイ-サックス病またはサンドホフ（Sandhoff）病	ヘキソサミニダーゼ A と B	Cer-Glc-Gal-Gal：GalNAc グロボシドと G_{M2}ガングリオシド
ファブリー（Fabry）病	α-ガラクトシダーゼ	Cer-Glc-Gal：Gal グロボトリアオシルセラミド
セラミドラクトシドリピドーシス	セラミドラクトシダーゼ（β-ガラクトシダーゼ）	Cer-Glc：Gal セラミドラクトシド
異染性白質ジストロフィー	アリルスルファターゼ A	Cer-Gal：OSO_3^{3-} スルフォガラクトシルセラミド
クラッベ（Krabbe）病	β-ガラクトシダーゼ	Cer：Gal ガラクトシルセラミド
ゴーシェ（Gaucher）病	β-グルコシダーゼ	Cer：Glc グルコシルセラミド
ニーマン-ピック（Niemann-Pick）病	スフィンゴミエリナーゼ	Cer：P-コリンスフィンゴミエリン
ファーバー（Farber）病	セラミダーゼ	アシル：スフィンゴシンセラミド

NeuAc＝N-アセチルノイラミン酸，Cer＝セラミド，Glc＝グルコース，Gal＝ガラクトース，Fuc＝フコース。コロン（：）は各疾患において酵素が欠損するため切断できない結合部位を示す。

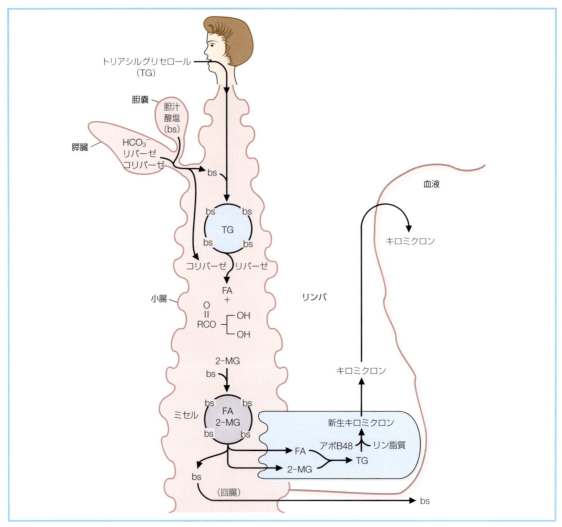

図 7.4　小腸管腔におけるトリアシルグリセロールの消化
FA＝脂肪酸，2-MG＝2-モノアシルグリセロール

❷ グリセロリン脂質（phosphoglyceride）は主要な膜脂質であるが，スフィンゴ脂質とコレステロールも存在する。

　a. リン脂質（phospholipid）は，細胞外表面と細胞内表面に水と相互作用する親水性頭部をもち，また，膜内部には疎水性の長鎖アシル側鎖をもつ二分子層（二重層）を形成している。

❸ 周辺のタンパク質は膜表面に埋め込まれている。すなわち**内在性膜タンパク質**は膜の片面から他の面に貫通している。

❹ 糖は細胞膜の外側でタンパク質や脂質に結合し，細胞外空間にのびている。

❺ 脂質とタンパク質は膜平面を**水平に拡散**できるので，膜は流動モザイクである。

B. 膜の機能

❶ 膜は細胞外の環境から細胞内の内容物を分離し，細胞内では細胞小器官（オルガネラ）の内容物を細胞の他の部分から分離する**障壁**としてはたらく。

❷ 細胞膜**タンパク質**は多くの機能をもつ。

　a. 膜を通過する物質の**輸送体**としてはたらく。
　b. 生化学反応を触媒する**酵素**としてはたらく。
　c. 細胞外表面の膜タンパク質は，ホルモンや増殖因子のような細胞外リガンドを結合する**受容体**としてはたらく。
　d. リガンド−受容体複合体が一連の出来事を引き起こす**仲介物質**としてはたらく（例：Gタンパク質）。その結果，代謝を制御する**二次メッセンジャー**（例：cAMP）が細胞内で産生される。したがって，ホルモンのような細胞外の作用因

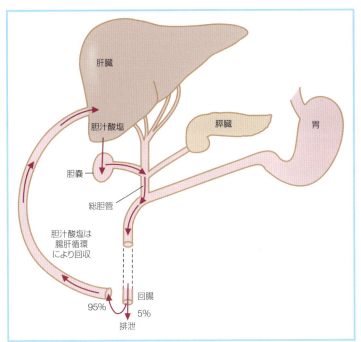

図 7.5　胆汁酸塩の再利用
胆汁酸塩は肝臓で合成され，胆嚢に蓄えられ，小腸へ分泌され，回腸で吸収され，腸肝循環により肝臓に戻る。通常，排泄される量は小腸腔の胆汁酸塩の5%以下である。

子は細胞内に入らずに細胞内に影響を及ぼす。

Ⅲ. トリアシルグリセロールの消化

- 主な食餌由来の脂肪はトリアシルグリセロールで，植物と動物の貯蔵脂肪から食物として得られる。
- 食餌由来のトリアシルグリセロールは，水に不溶で胆汁酸塩により乳化され，腸で脂肪酸と2-モノアシルグリセロールに消化される。消化物は小腸上皮細胞でトリアシルグリセロールに再合成され，リンパ系を経てキロミクロンとして血中に分泌される。
- 中鎖および短鎖脂肪酸は小腸上皮細胞を通過するのに十分な溶解度をもち，トリアシルグリセロールとなることなく，循環系に入る。

A. トリアシルグリセロール

食餌由来のトリアシルグリセロール（triacylglycerol）は，胆汁酸塩と膵臓からの分泌物によって小腸で消化される（図7.4）。

1. **胆汁酸塩**（bile salt）は肝臓でコレステロールから合成され，胆汁に分泌されて小腸に入り，食物中の脂質を乳化する。
2. **膵臓**は消化酵素と炭酸水素塩を分泌する。炭酸水素塩により胃酸が中和され，消化酵素は至適pHに調整される。
3. 膵臓の**リパーゼ**（lipase）は，コリパーゼの助けでトリアシルグリセロールを2-モノアシルグリセロールと遊離脂肪酸に分解する。これらの生成物はミセルの中に包み込まれる。ミセルは胆汁酸塩で乳化される小さな微滴であり，コレステロールと脂溶性ビタミンのような他の食物由来の脂質も含む。
4. **ミセル**（micelle）は小腸上皮細胞の微絨毛にたどり着き，脂肪酸，2-モノアシルグリセロールと他の食物由来の脂質を吸収する。
5. **胆汁酸塩は再利用**され，肝臓により再生されて次の消化サイクルで消化管に分泌される（図7.5）。

B. キロミクロンの合成

1. 小腸上皮細胞の中で，ミセルの**脂肪酸**（fatty acid）はアシルCoAシンテターゼ（チオキナーゼ thiokinase）により**活性化**され，長鎖アシルCoAとなる。
2. **長鎖アシルCoA**（fatty acyl-CoA）は2-モノアシルグリセロールと反応し，**ジアシルグリセロール**（diacylglycerol）となる。次にジアシルグリセロールはもう1個の長鎖アシルCoAと反応し，**トリアシルグリセロール**となる。
3. トリアシルグリセロールはできたてのキロミクロン（chylomicron）に取り込まれ，リンパ系を経て血液に入る。
4. 中鎖脂肪酸は循環系に入るためにトリアシルグリセリドとなる必要はなく，水溶性なので血液に直接取り込まれ，各組織でエネルギー源として用い

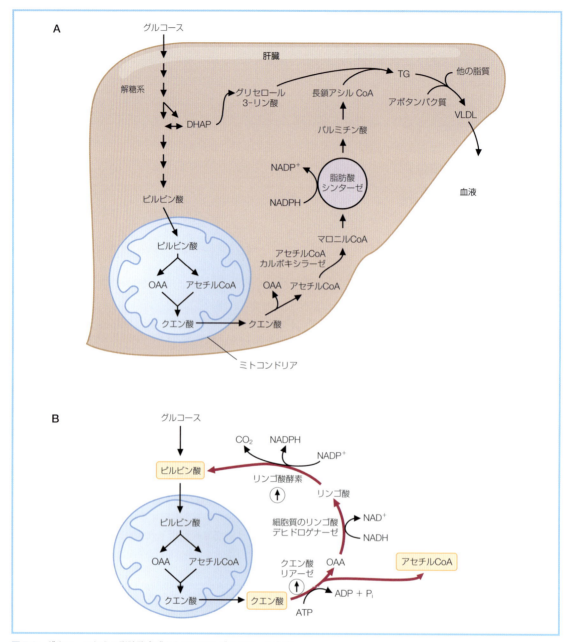

図7.6　グルコースからの脂肪酸合成とトリアシルグリセロール合成
A：ヒトにおいてグルコースからの脂肪酸合成は肝臓で行われる。　B：クエン酸は脂肪酸合成に供給されるアセチルCoAおよびリンゴ酸酵素を介したNADPH産生に用いられる。　DHAP＝ジヒドロキシアセトンリン酸，NADPH＝還元型ニコチンアミドアデニンジヌクレオチドリン酸，OAA＝オキサロ酢酸，TG＝トリアシルグリセロール

られる。

臨床との関連

胆道閉塞（blockage of the bile duct）はコレステロールを含む胆石もしくは十二指腸や膵臓のがんによる障害で引き起こされ，小腸に分泌される胆汁が不十分になる。食餌由来の脂質の消化と吸収が減少する。嚢胞性線維症やアルコール中毒症のような膵臓に影響する疾患では，腸管内部のpHを上昇させ，胆汁と消化酵素を機能させる重炭酸塩および消化酵素の減少を引き起こす。食餌性脂肪が十分に分解されないと，**脂肪便（steatorrhea）**となる。脂肪の吸収不良によって，**カロリー不足，脂溶性ビタミン不足や必須脂肪酸不足**となる。

Ⅳ. 脂肪酸とトリアシルグリセロールの合成

- 脂質生合成は，脂肪酸合成とそのグリセロールへのエステル結合によるトリアシルグリセロールの合成を含み，主にヒト肝臓で起こる。主な炭素源は食餌由来の糖である。
- アセチル CoA を原料とした脂肪酸の新規合成（de novo）は，サイトゾル中の脂肪酸シンターゼ複合体により行われる。
- 主にグルコースに由来するアセチル CoA は，アセチル-CoA カルボキシラーゼによりマロニル CoA に変わる。
- アシル鎖は脂肪酸シンターゼ複合体により伸長する。マロニル CoA（3 炭素化合物）の脱炭酸を伴う付加縮合により，一度に 2 炭素が付加される。この 2 炭素付加で生成した鎖は，初め β-ケト基をもち，還元型のニコチンアミドアデニンジヌクレオチドリン酸（NADPH）を要求する一連の反応で還元される。
  ・NADPH はペントースリン酸経路で，またはリンゴ酸酵素で生成する。
- パルミチン酸は脂肪酸シンターゼ複合体により産生され，伸長と不飽和化により他の長鎖アシル CoA に変換される。
- 長鎖アシル CoA は肝臓でグリセロール 3-リン酸と結合し，ホスファチジン酸を中間体とする経路によりトリアシルグリセロールを生じる。
- トリアシルグリセロールは VLDL に取り込まれ，血中に分泌される。

A. 脂肪酸合成のためのグルコースからアセチル CoA への変換（図 7.6）

① グルコース（glucose）は肝細胞へ入り，解糖系を経てピルビン酸に変わり，ミトコンドリアに入る。

② ピルビン酸（pyruvate）はピルビン酸デヒドロゲナーゼ（ピルビン酸脱水素酵素）によりアセチル CoA に，ピルビン酸カルボキシラーゼによりオキサロ酢酸（oxaloacetate：OAA）に変換される。

③ 脂肪酸合成に用いられるアセチル CoA は直接ミトコンドリア内膜を通過できないので，アセチル CoA とオキサロ酢酸が縮合してクエン酸（citrate）となり，ミトコンドリア内膜を通過する。

④ サイトゾルで，クエン酸はクエン酸リアーゼによりオキサロ酢酸とアセチル CoA に分解される。この酵素は ATP を必要とし，インスリンで誘導される。

a. クエン酸リアーゼにより生成したオキサロ酢酸は，サイトゾルでリンゴ酸デヒドロゲナーゼによって NADH により還元され，NAD^+ とリンゴ酸（malate）を生成する。

b. 続いてリンゴ酸はピルビン酸に変わり，CO_2 を放出して NADPH を生じる。触媒する酵素はリンゴ酸酵素（脱炭酸的リンゴ酸デヒドロゲナーゼ，NADP 依存リンゴ酸デヒドロゲナーゼとしても知られる）である。

  1）ピルビン酸は再びミトコンドリアに入り，再利用される。

  2）NADPH は脂肪酸シンターゼ複合体の反応に必要な還元当量を供給する。また，NADPH はリンゴ酸酵素のほかペントースリン酸経路（pentose phosphate pathway）でも生成する。

⑤ クエン酸リアーゼ反応やその他の反応で生じるアセチル CoA は，サイトゾルにおける脂肪酸合成の炭素原子を供給する。

B. 脂肪酸シンターゼ複合体による脂肪酸の合成（図 7.7）

① 脂肪酸シンターゼは多酵素複合体で，サイトゾルに存在する。この複合体は 2 個の同サブユニットからなり，7 種の触媒活性をもつ。

② この酵素は，ビタミンのパントテン酸に由来するホスホパンテテイン残基（phosphopantetheine residue）とシステイン残基（cysteine residue）をもつ。両残基はともにスルフヒドリル基をもち，アシル基とチオエステルを形成する。アシル鎖が炭素鎖を伸長する時，これらのスルフヒドリル基間を移動する。

a. C_2 単位の付加

  1）初めに，アセチル CoA はホスホパンテテイン残基と反応し，次にシステイン残基に移る。このアセチル基は脂肪酸シンターゼ複合体により産生される脂肪酸 ω-炭素になる。

  2）マロニル CoA（malonyl-CoA）からのマロニル基はホスホパンテテインのスルフヒドリル基とともにチオエステル（thioester）を形成する。

    a）マロニル CoA はアセチル CoA からビオチン（biotin）と ATP を要求するカルボキシ化反応で生成する。

    b）酵素はアセチル CoA カルボキシラーゼである。この酵素は調節酵素であり，リン酸化で不活性化，脱リン酸化やクエン酸で活性

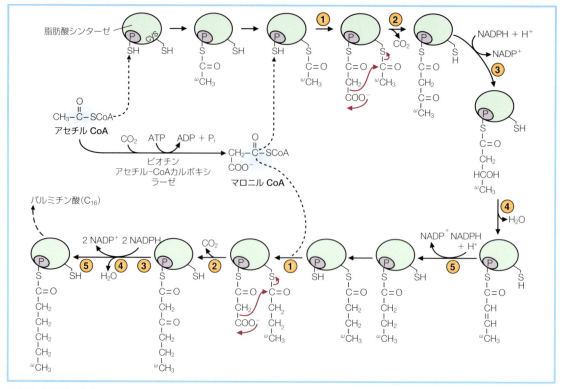

図 7.7 脂肪酸の合成
マロニル CoA は脂肪酸アシル鎖を伸長させる C_2 単位を供給する。この付加還元反応①〜⑤は，パルミチン酸が生成するまで繰り返される。 cys-SH＝システイン残基，NADP＝ニコチンアミドアデニンジヌクレオチドリン酸，NADPH＝還元型ニコチンアミドアデニンジヌクレオチドリン酸，P＝脂肪酸合成複合体に付加したホスホパンテテイン残基

化され，インスリンにより誘導される。アセチル CoA カルボキシラーゼをリン酸化する酵素は AMP 活性化プロテインキナーゼである（プロテインキナーゼ A ではない）。

3) 脂肪酸シンターゼ複合体の**アセチル基**はマロニル基と反応し，アセチル CoA カルボキシラーゼによりマロニル基に付加した CO_2 が放出され，4個の炭素をもつ**β-ケトアシル基**が生成する。

b. **β-ケトアシル基の還元**
1) β-ケトアシル基は NADPH により β-ヒドロキシ基に還元される。
2) 次に**脱水反応**が起こり，C2，C3 間に二重結合をもつ**エノイル基**（enoyl group）を生成する。
3) 最後に二重結合は NADPH で還元され，4炭素をもつ**アシル基**（acyl group）が生成する。
   a) この反応で用いられる **NADPH** は**ペントースリン酸経路**および**リンゴ酸酵素**により生成する。

c. **脂肪酸アシル鎖の伸長**
1) アシル基はシステインのスルフヒドリル基に移り，**マロニル CoA** がホスホパンテテイン基と反応する。アシル基とマロニル基の縮合は CO_2 の放出を伴い，続いて β-ケトアシル基を還元する3つの反応が続く。炭素鎖はこれで2炭素分伸長する。

2) この反応は，16炭素鎖長になるまで繰り返される。

3) **パルミチン酸**（palmitate）は16炭素の飽和脂肪酸で，加水分解により脂肪酸シンターゼ複合体から放出される最終産物である。

C. 脂肪酸の伸長と不飽和化

パルミチン酸の伸長と不飽和化により**一連の脂肪酸**が生成される。

① 長鎖脂肪酸の伸長は小胞体で起こる。反応は脂肪酸シンターゼ複合体で起こる反応と類似しているが，同じではない。

  a. **マロニル CoA** が，パルミトイル CoA か，長鎖アシル CoA のさらなる伸長に必要な2炭素を供給する。
  b. マロニル CoA は脂肪酸アシル残基のカルボニル基と縮合し，CO_2 を放出する。

c. β-ケト基はNADPHにより還元され, β-水酸基 (β-ヒドロキシ基) を生成, 次いで脱水し, 生じた二重結合がNADPHにより還元される。

❷ **脂肪酸の不飽和化**は酸素, NADPH, シトクロム b_5 による複合過程である。

a. ヒトのデサチュラーゼ (不飽和化酵素) は長鎖アシルCoAの5, 6, 9位に二重結合を導入する。

1) 植物はC9位とω-炭素 (末端のメチル炭素) の間に二重結合をつくれるが, 動物はつくれない。したがって, 植物由来のある不飽和脂肪酸はヒトの食餌に必須である。

2) **リノール酸** (linoleate) (18:2, $\Delta^{9,12}$) と **α-リノレン酸** (α-linolenate) (18:3, $\Delta^{9,12,15}$) はヒトが食餌から摂取しなければいけない必須脂肪酸で, アラキドン酸や他の多不飽和脂肪酸の合成に使われ, プロスタグランジンなどのエイコサノイドの原料になる。

D. トリアシルグリセロールの合成 (図7.8)

❶ **小腸上皮細胞**におけるトリアシルグリセロール合成は, 他の組織とは異なる経路で行われ (Ⅲ節B参照), キロミクロンの構成成分になる。最終的に脂肪酸アシル基は脂肪組織のトリアシルグリセロールに貯蔵される。

❷ **肝臓と脂肪組織**において, グリセロール 3-リン酸はグリセロール部分の供給源で, 2個の長鎖アシルCoAと反応し, **ホスファチジン酸** (phosphatidic acid) を生成する。そのリン酸基がとれてジアシルグリセロールが生成し, 別の長鎖アシルCoAと反応してトリアシルグリセロールを生成する。

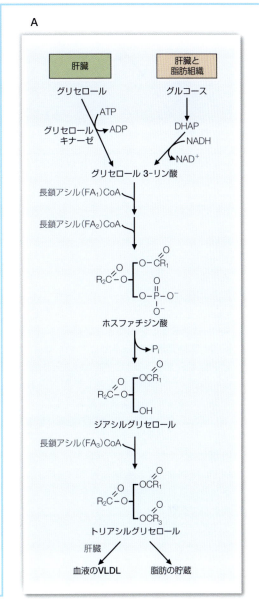

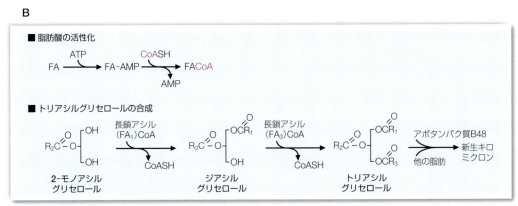

図7.8 **肝臓, 脂肪組織(A)および腸(B)におけるトリアシルグリセロール合成**
DHAP＝ジヒドロキシアセトンリン酸, FA＝脂肪酸, NAD＝ニコチンアミドアデニンジヌクレオチド, NADH＝還元型ニコチンアミドアデニンジヌクレオチド, R＝脂肪酸の脂肪族鎖, VLDL＝超低密度リポタンパク質

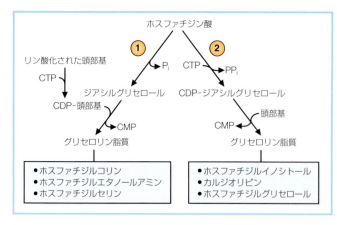

図 7.9　グリセロリン脂質合成のためのホスファチジン酸への頭部基の付加機構
どちらの経路でもシチジン三リン酸（CTP）が反応促進のために用いられる。
CDP＝シチジン二リン酸，CMP＝シチジン一リン酸，Pi＝無機リン酸，PPi＝無機ピロリン酸

a. 肝臓において，グリセロールキナーゼはグリセロールと ATP からグリセロール 3-リン酸を生成する。
b. 脂肪組織は**グリセロールキナーゼ（glycerol kinase）をもたず**，グリセロールからグリセロール 3-リン酸を生合成できない。
c. 肝臓と脂肪組織の解糖系では，グルコースをジヒドロキシアセトンリン酸（dihydroxyacetone phosphate：DHAP）に変換し，さらに NADH でグリセロール 3-リン酸に還元する。
d. トリアシルグリセロールは脂肪組織に貯蔵される。
e. 肝臓において，トリアシルグリセロールは VLDL に取り込まれ血中に入る。最終的に脂肪酸アシル基は脂肪組織のトリアシルグリセロールとして貯蔵される。

E. リン脂質の合成

① リン脂質はホスファチジン酸から合成される。
② 頭部基は図 7.9 に示した 2 つの機構のどちらかによってホスファチジン酸に付加される。

　a. ホスファチジルコリンとホスファチジルエタノールアミンは頭部基の活性化により生成される。
　b. ホスファチジルセリンは，ホスファチジルエタノールアミンのエタノールアミンとセリンが**頭部基を置換する**ことで生成する（図 7.9 の①）。
　c. ホスファチジルイノシトール，ホスファチジルグリセロールおよびカルジオリピンは**ホスファチジン酸の CDP-DAG（CDP-ジアシルグリセロール）への活性化**を経て生成する（図 7.9 の②）。
　d. 脂肪酸の 1 位と 2 位は必ずしも同じではない。多くの場合，脂肪酸の 2 位は不飽和であり，1 位は飽和している。

> **臨床との関連**
>
> ジパルミトイルホスファチジルコリン（dipalmitoylphosphatidylcholine）は成人の肺サーファクタントの主な成分であり，肺が正常に機能するために必要である。このリン脂質は妊娠 30 週の胎児で増加し始める。未熟児ではこのリン脂質が不十分なため，**急性呼吸促迫症候群**（acute respiratory distress syndrome）となることがある。

F. 糖からのトリアシルグリセロール合成の調節

① 糖からのトリアシルグリセロール合成は，摂食時の肝臓で起こる。
② この過程の鍵となる調節酵素群は活性化され，高炭水化物食がこの酵素群を誘導する。

　a. 解糖系の酵素である**グルコキナーゼ（glucokinase），ホスホフルクトキナーゼ（phosphofructokinase）I，ピルビン酸キナーゼ（pyruvate kinase）は活性型**である（そのメカニズムについては第 6 章参照）
　b. ピルビン酸デヒドロゲナーゼ（pyruvate dehydrogenase）は脱リン酸され，活性型となる。
　c. ピルビン酸カルボキシラーゼ（pyruvate carboxylase）はアセチル CoA により活性化される。
　d. クエン酸リアーゼ（citrate lyase, ATP クエン酸リアーゼ）は誘導型である。
　e. アセチル CoA カルボキシラーゼ（acetyl-CoA carboxylase）は誘導され，クエン酸により活性化される。またインスリンで刺激されたホスファターゼにより活性な脱リン酸型に変換される。
　f. 脂肪酸シンターゼ複合体は誘導型である。

Ⅴ．脂肪組織における貯蔵トリアシルグリセロールの合成　149

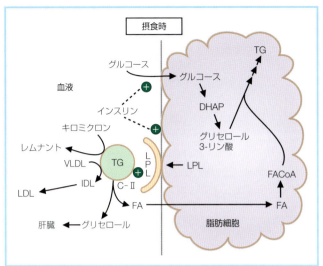

図 7.10　摂食時の脂肪組織におけるトリアシルグリセロールの貯蔵
インスリンは，グルコースの脂肪細胞への移動およびリポプロテインリパーゼ（LPL）の合成と分泌を促進する。アポタンパク質 C-Ⅱは LPL を活性化する。DHAP＝ジヒドロキシアセトンリン酸，FA＝脂肪酸，⊕＝促進，丸で囲んだ TG＝キロミクロンと VLDL のトリアシルグリセロール

③ 脂肪酸合成に必要な還元当量を供給する NADPH は，誘導型の**リンゴ酸酵素**，およびペントースリン酸経路の誘導酵素である**グルコース-6-リン酸デヒドロゲナーゼ**（glucose-6-phosphate dehydrogenase）と **6-ホスホグルコン酸デヒドロゲナーゼ**（6-phosphogluconate dehydrogenase）により産生される。

④ マロニル CoA はアセチル CoA カルボキシラーゼの生成物であり，**カルニチンアシルトランスフェラーゼⅠ**（カルニチンパルミトイルトランスフェラーゼⅠ）**活性を阻害する**。したがって，新たに合成された脂肪酸がミトコンドリアに入り，β酸化を受けるのを妨げる（図 7.15 参照）。

Ⅴ．脂肪組織における貯蔵トリアシルグリセロールの合成

- 脂肪組織における貯蔵トリアシルグリセロールはヒトの主な燃料分子としてはたらく。平均 70 kg の男性は約 15 kg の脂肪をもつ。
- 食後，トリアシルグリセロールは脂肪細胞に貯蔵される。トリアシルグリセロールは脂肪酸（主にキロミクロンや VLDL にリポプロテインリパーゼがはたらいて生成する）とグリセロール部分（グルコースから生成する）から合成される。
- 脂肪組織におけるトリアシルグリセロールの貯蔵はインスリンの刺激で起こる。インスリンは脂肪細胞にリポプロテインリパーゼを分泌させ，トリアシルグリセロール合成に必要なグリセロールを（DHAP の生成を介して）つくるためグルコースを取り込ませる。

A．キロミクロンと VLDL のトリアシルグリセロールの加水分解（図 7.10）

① キロミクロンと VLDL のトリアシルグリセロールは，脂肪組織の毛細血管壁にある細胞膜に結合しているリポプロテインリパーゼにより**脂肪酸とグリセロールに加水分解**される。

② リポプロテインリパーゼ（lipoprotein lipase）は脂肪細胞で合成され，食後上昇するインスリンによる刺激で分泌される。
  a. HDL からキロミクロンと VLDL に移った**アポタンパク質 C-Ⅱ**は，リポプロテインリパーゼの活性化因子となる。

B．脂肪組織におけるトリアシルグリセロールの合成

① 脂肪酸はキロミクロンと VLDL からリポプロテインリパーゼにより遊離され，脂肪細胞に取り込まれ，トリアシルグリセロールに変換される。しかし脂肪組織はグリセロールキナーゼをもたないため，グリセロールは使われない（図 7.8 参照）。
  a. 脂肪細胞への**グルコース輸送**は，食後上昇する**インスリン**により促進される。
  b. グルコースは DHAP に変換され，NADH で還元されて**グリセロール 3-リン酸**を生じる。これがトリアシルグリセロールのグリセロール部分になる。

② トリアシルグリセロールは，脂肪細胞で大きい脂肪滴に貯蔵される。

VI. コレステロールと胆汁酸塩の代謝

- コレステロールは身体のどの組織ででも合成され，細胞膜の構成成分としてはたらくが，主に肝臓と小腸で産生される。
- コレステロールとコレステロールエステル（コレステリルエステル）は血中のリポタンパク質で輸送される。
- コレステロールのすべての炭素はアセチル CoA に由来する。
- コレステロール生合成の鍵となる中間体は 3 ヒドロキシ-3-メチルグルタリル CoA（HMG-CoA），メバロン酸，イソペンテニルピロリン酸，スクアレンである。主な調節酵素は HMG-CoA レダクターゼである。
- 肝臓において，胆汁酸塩はコレステロールからステロール環の水酸化，その側鎖の酸化，次いでグリシンあるいはタウリンとカルボキシ基との結合により生成する。
- 胆汁酸塩は胆嚢に貯蔵され，食事中，脂質の消化を助けるために放出される。胆汁酸塩の 95% は再吸収，再利用される。
- ステロール環は分解されない。主に再吸収されない胆汁酸塩としてそのまま排泄される。
- コレステロールはコレステロールエステルとして組織に貯蔵される。
- いくつかの内分泌器官で，コレステロールはステロイドホルモンに変換される
- ビタミン D_3 の活性型，1,25-ジヒドロキシコレカルシフェロールはコレステロールの前駆体からつくられる。

A. コレステロールの合成

コレステロールはサイトゾルのアセチル CoA から一連の反応で合成される（図 7.11）

1. グルコースはアセチル CoA の主な炭素源である。アセチル CoA はサイトゾルでの脂肪酸合成と同じ反応でグルコースから産生される（図 7.6 参照）。
2. サイトゾルのアセチル CoA はアセトアセチル-CoA となり，もう 1 個のアセチル CoA と結合して HMG-CoA となる。
   a. アセチル CoA はミトコンドリアにおいて，HMG-CoA がケトン体合成に使われるのと同様の反応を行う。
3. サイトゾルの HMG-CoA は，コレステロール生合成の鍵となる中間体で，調節酵素の HMG-CoA レダクターゼにより小胞体で還元され，メバロン酸となる。
   a. HMG-CoA レダクターゼはコレステロールにより阻害される。肝臓において，この酵素は胆汁酸塩に阻害され，血中インスリンレベルが上昇した時，誘導される。この酵素は AMP 活性化プロテインキナーゼによってリン酸化され，制御を受ける。
4. メバロン酸（mevalonic acid）はリン酸化され，脱炭酸により 5 炭素（C_5）のイソプレノイドであるイソペンテニルピロリン酸となる。
5. 2 分子のイソペンテニルピロリン酸（isopentenyl pyrophosphate）単位は結合し，C_{10} 化合物のゲラニルピロリン酸を生成する。さらに 1 個の C_5 化合物と反応し，C_{15} 化合物であるファルネシルピロリン酸となる。
6. スクアレン（squalene）は 2 分子の C_{15} 化合物から産生され，次いで酸化と環化でラノステロールを生成する。
7. ラノステロール（lanosterol）は一連のステップでコレステロールに変換される。
8. コレステロールの環構造は体内で分解できない。糞便中の胆汁酸塩はステロイド骨格の主な排泄型である。

B. 胆汁酸塩の合成

胆汁酸塩は肝臓でコレステロールから合成される（図 7.12）

1. α-水酸基がコレステロールの C7 位に付加する。胆汁酸塩で阻害される 7α-ヒドロキシラーゼが，この反応を律速段階で触媒する（図 7.12A 参照）。
2. 二重結合の還元と続く水酸化で 2 種の化合物ができる。3 位と 7 位に α-水酸基をもつ化合物と 3 位，7 位，12 位に α-水酸基をもつ化合物である。
3. 側鎖が酸化され，C_5 鎖の分枝カルボン酸に変換される。
   a. 3 位と 7 位に水酸基をもつ胆汁酸はケノデオキシコール酸（chenodeoxycholic acid）である。3 位，7 位，12 位に水酸基をもつ胆汁酸はコール酸（cholic acid）である。
   b. 胆汁酸の pK はいずれも約 6 であり，pH6 よりアルカリ側では胆汁酸塩となる（すなわちイオン化されて負電荷をもつようになる）。小腸管腔の pH である 6 において，胆汁酸分子の半分はイオン化されて負電荷をもつ。pH6 未満ではプロトン化されるので，pH が下がるにした

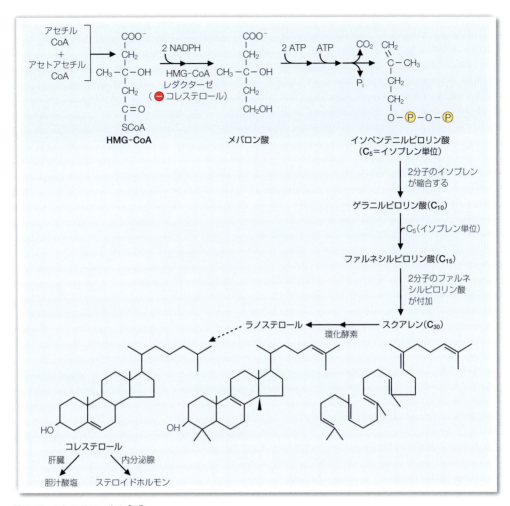

図 7.11　コレステロールの合成
HMG-CoA＝3-ヒドロキシメチルグルタリル-CoA，⊖＝阻害，Ⓟ＝リン酸基

がって負電荷は減少する。
④ **抱合胆汁酸塩**（図 7.12B 参照）
　a. 胆汁酸塩は ATP と補酵素 A（CoA）による活性化で CoA 誘導体をつくり，**グリシン**（glycine）か**タウリン**（taurine）との抱合体をつくる。
　b. アミノ酸のグリシンは胆汁酸塩のカルボキシ基とアミド結合し，**グリココール酸**（glycocholic acid）か**グリコケノデオキシコール酸**（glycochenodeoxycholic acid）を生成する。これらの抱合胆汁酸塩の pK は約 4 と低くなり，小腸管腔の pH 6 でほとんどイオン化して界面活性剤としてはたらく。
　c. タウリンはアミノ酸のシステイン由来で，胆汁酸塩のカルボキシ基とアミド結合を生成する。タウリン部分のスルホン酸基のために**タウロコール酸**（taurocholic acid）と**タウロケノコール酸**（taurochenocholic acid）の pK は約 2 とな

る。これらは小腸内で容易にイオン化され，胆汁酸塩の中でも高い界面活性を示す。
⑤ **胆汁酸塩のゆくえ**（図 7.12C 参照）
　a. 肝臓でつくられるコール酸，ケノコール酸およびそれらの誘導体は一次胆汁酸塩とよばれ，胆汁に分泌され，胆嚢を経由して小腸に届く。疎水性と親水性領域をもつ両親媒性分子によって，脂質消化を助ける。
　b. **腸内細菌**のはたらきにより，腸の中で胆汁酸塩は**分解**され，7 位の水酸基は**除去**される。
　c. 胆汁酸塩は回腸で**再吸収**され肝臓に戻る。ここで再びタウリンやグリシンとの抱合体をつくるが，水酸化されることはない。7 位の水酸基を失った胆汁酸塩は二次胆汁酸塩とよばれる。
　d. 肝臓において毎日 95% の胆汁酸塩が**再利用**され，5% は排泄される。

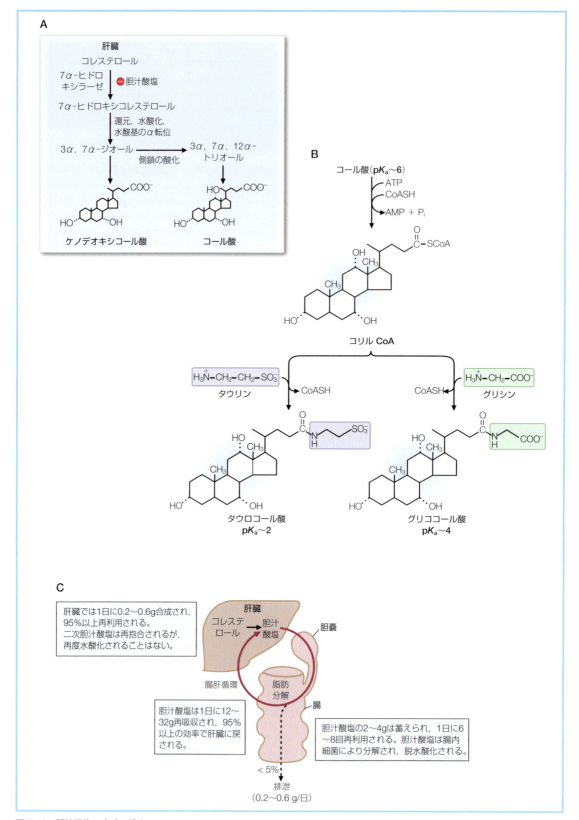

図7.12 胆汁酸塩の合成と排出
A：胆汁酸塩の合成。胆汁酸塩は2種類合成される。1つは3, 7位にα-水酸基をもつケノデオキシコール酸類で，もう1つは3, 7, 12位にα-水酸基をもつコール酸類である。　B：胆汁酸塩の付加によってそのpK_aが低下し，より効果的な界面活性作用を生み出す。
C：胆汁酸塩代謝の概要。

C. ステロイドホルモンの合成

　ステロイドホルモンはコレステロールから合成され，活性型ビタミン D_3の 1,25-ジヒドロキシコレカルシフェロールはコレステロールの前駆体からつくられる（第9章を参照）。

Ⅶ. 血中リポタンパク質

- 血中リポタンパク質は非水溶性のトリアシルグリセロールとコレステロールの組織間輸送を行う。
- トリアシルグリセロールの主な担体はキロミクロンと VLDL である。
- キロミクロンと VLDL のトリアシルグリセロールは毛細血管でリポプロテインリパーゼにより消化される。生成した脂肪酸は細胞に取り込まれ，エネルギー源として酸化されるか，トリアシルグリセロールに変換され貯蔵される。グリセロールはトリアシルグリセロール合成のために使われるか，DHAP に変換され，直接，あるいは肝臓でグルコースに変換された後，エネルギー源として酸化される。
- キロミクロンのレムナント（残骸）は，エンドサイトーシスで肝細胞に取り込まれ，リソソームの酵素で消化される。生成物は細胞により再利用される。
  - ・VLDL は IDL に変換され，肝臓のリソソームのはたらきで分解されるか，さらにトリアシルグリセロールが消化されて LDL に変わる。
- IDL から生成した LDL は様々な組織に取り込まれ，そこで利用されるコレステロールを供給する。
- 肝臓で合成される HDL は，ApoC-Ⅱと ApoE を含むアポリポタンパク質（アポタンパク質）をキロミクロンや VLDL へ輸送する。
- HDL は細胞膜あるいは他のリポタンパク質からコレステロールを回収する。コレステロールはレシチンコレステロールアシルトランスフェラーゼ（LCAT）反応によりコレステロールエステルに変換される。コレステロールエステルのいくつかは，他のリポタンパク質に運ばれる。コレステロールエステルはこれらのリポタンパク質，あるいは HDL により肝臓に運ばれ，遊離のコレステロールに加水分解される。遊離のコレステロールは VLDL の合成に使われるか，胆汁酸塩に変換される。

臨床との関連

　アテローム性動脈硬化（atherosclerosis）では，動脈の内膜に脂質を多く含むプラークが形成される。初めは酸化 LDL で満たされたマクロファージであった泡沫細胞からできている脂肪線条が，このプラークとなる。進行すると線維状プラークとなり，動脈を塞ぎ，**心筋梗塞**（myocardial infarct）や**脳梗塞**（cerebral infarct）を引き起こす。これらプラーク形成は，血漿におけるリポタンパク質の代謝異常に関係していることが多い。リポタンパク質の中で，HDL だけはプラーク形成を抑制する効果がある。

A. 血中リポタンパク質の組成（表 7.2）

　リポタンパク質の主要な構成成分はトリアシルグリセロール，コレステロール，コレステロールエステル，リン脂質，タンパク質である。タンパク質成分はアポタンパク質とよばれ，A，B，C，E と命名されている（表 7.3）。

1 キロミクロン（chylomicron）は，トリアシルグリセロールが多く，タンパク質が少ないので，血中リポタンパク質の中で密度は最小である。
2 超低密度リポタンパク質（very low-density lipoprotein：VLDL）はキロミクロンより密度が大きいが，トリアシルグリセロールの含量はまだ高い。
3 中間密度リポタンパク質（intermediate-density lipoprotein：IDL）は VLDL に由来し，VLDL よりも密度が高く，トリアシルグリセロールの含量は VLDL の 1/2 以下である。
4 低密度リポタンパク質（low-density lipoprotein：LDL）はトリアシルグリセロールの含量が少なく，タンパク質が多い。したがって，IDL よりも密度が高い。LDL はコレステロールやコレステロールエステルの含量が最も多い。
5 高密度リポタンパク質（high-density lipoprotein：HDL）は密度が最も高いリポタンパク質である。トリアシルグリセロールの含量が最も少なく，タンパク質含量が最も多い。

B. キロミクロンの代謝（図 7.13）

1 キロミクロンは小腸上皮細胞で合成される。そのトリアシルグリセロールは食餌由来の脂質で，主要なアポタンパク質は ApoB-48 である。
2 キロミクロンはリンパ系を経て血中に運ばれる。ApoC-Ⅱはリポプロテインリパーゼの活性化因子であり，ApoE はできたばかりのキロミクロンに HDL から運ばれ，成熟したキロミクロンが形成される。
3 末梢組織，特に脂肪組織や筋肉では，トリアシルグリセロールはリポプロテインリパーゼ（lipoprotein

第7章 脂質およびエタノール代謝

表7.2 主なリポタンパク質の性質

リポタンパク質	密度分布 (g/mL)	粒径分布 (mm)	電気泳動 移動度	TG	脂質（%）[a] Chol	PL	機能
キロミクロン	0.930	75〜1,200	原点	80〜95	2〜7	3〜9	食餌性脂質の運搬
キロミクロンレムナント	0.930〜1.006	30〜80	ブロードβ				食餌性脂質の肝臓への運搬
VLDL	0.930〜1.006	30〜80	プレβ	55〜80	5〜15	10〜20	内在性脂質の運搬
IDL	1.006〜1.019	25〜35	ブロードβ	20〜50	20〜40	15〜25	内在性脂質の肝臓への運搬；LDL の前駆体
LDL	1.019〜1.063	18〜25	β	5〜15	40〜50	20〜25	コレステロールの細胞への運搬
HDL$_2$	1.063〜1.125	9〜12	α	5〜10	15〜25	20〜30	コレステロールの細胞からの回収
HDL$_3$	1.125〜1.210	5〜9	α				コレステロールの細胞からの回収
Lip(a)	1.050〜1.120	25	プレβ				

TG＝トリアシルグリセロール，Chol＝遊離およびエステル化したコレステロールの総和，PL＝リン脂質，VLDL＝超低密度リポタンパク質，IDL＝中間密度リポタンパク質，LDL＝低密度リポタンパク質，HDL＝高密度リポタンパク質
[a] 残りはアポリポタンパク質である。

表7.3 主なアポタンパク質の性質

アポタンパク質	主な由来組織	分子量（Da）	リポタンパク質の局在	代謝機能
ApoA-Ⅰ	腸，肝臓	28,016	HDL（キロミクロン）	LCAT の活性化；HDL の構造構成要素
ApoA-Ⅱ	肝臓	17,414	HDL（キロミクロン）	不明；おそらく HDL から他のリパタンパク粒子へのアポタンパク質の輸送を制御している
ApoA-Ⅳ	腸	46,465	HDL（キロミクロン）	不明；おそらく HDL とキロミクロンの構成に関わっている
ApoB-48	腸	264,000	キロミクロン	小腸由来のキロミクロンの構成と分泌
ApoB-100	肝臓	540,000	VLDL, IDL, LDL	VLDL 構成と分泌；VLDL, IDL, LDL の構成タンパク質；LDL 受容体のリガンドである
ApoC-Ⅰ	肝臓	6,630	キロミクロン, VLDL, IDL, HDL	不明；おそらくキロミクロンと VLDL のレムナントの肝臓での取込みを阻害している
ApoC-Ⅱ	肝臓	8,900	キロミクロン, VLDL, IDL, HDL	リポプロテインリパーゼ（LPL）の活性化補因子
ApoC-Ⅲ	肝臓	8,800	キロミクロン, VLDL, IDL, HDL	LPL の活性化補因子
ApoE	肝臓	34,145	キロミクロンレムナント, VLDL, IDL, HDL	種々のリポタンパク質が LDL 受容体，LDL 受容体関連タンパク質（LRP），そしておそらく結合していない ApoE 受容体に結合するリガンドである。
Apo(a)	肝臓		リポタンパク質 a (LP(a))	不明；アポタンパク質(a) にジスルフィド結合したアポ B-100 で構成される

lipase：LPL）により消化される。

❹ キロミクロンレムナントは肝細胞の受容体に結合し，**エンドサイトーシス**（endocytosis）で取り込まれ，**リソソームの酵素**で分解される。その分解物（アミノ酸，脂肪酸，グリセロール，コレステロール，リン酸）はサイトゾルに放出され再利用される。

C．VLDL の代謝（図7.13B 参照）

❶ VLDL は，特に糖含量の多い食事の後，**肝臓で合成**される。トリアシルグリセロールがコレステロー

ル，アポタンパク質（特に ApoB-l00），リン脂質と一緒に包み込まれて VLDL になり，血中に放出される。

❷ **末梢組織**，特に脂肪組織と筋肉では，VLDL のトリアシルグリセロールは**リポプロテインリパーゼにより消化**され，VLDL は IDL に変換される。

臨床との関連

家族性リポプロテインリパーゼ（LPL）欠損症（familial lipoprotein lipase〔LPL〕deficiency）では，LPL 活性が失われているために循環系のキロミクロンのトリ

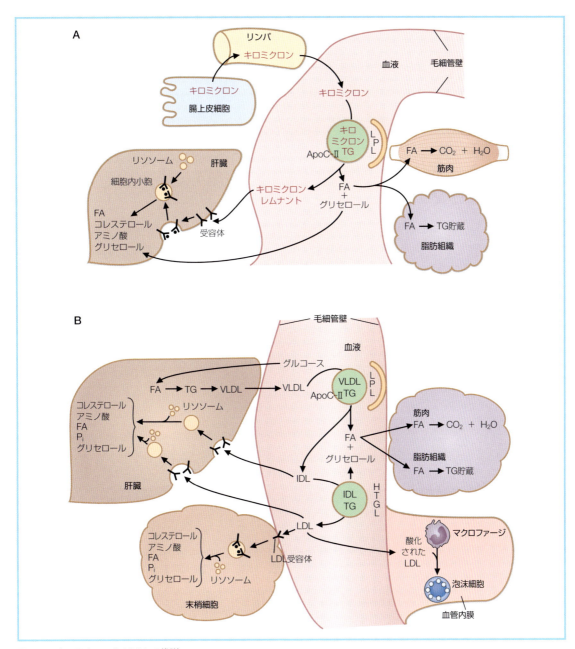

図7.13　キロミクロンとVLDLの代謝
A：キロミクロンの代謝。**B**：超低密度リポタンパク質（VLDL）の代謝。　FA＝脂肪酸，Pi＝無機リン酸，HTGL＝肝臓のトリグリセリドリパーゼ，LPL＝リポプロテインリパーゼ，TG＝トリアシルグリセロール

グリセリドが分解されないので，高濃度のトリグリセリドが血中に存在する（高トリグリセリド血症）状態である。患者は反復性腹痛（膵炎），黄色腫や肝脾腫を発症する。治療法は，脂肪の摂取を全摂取カロリーの15％以下，もしくは脂肪の摂取を1日20g以下に抑えることである。これによってキロミクロン合成が大幅に低下し，トリグリセリドの血中濃度を大幅に削減できる。LPL活性測定ではヘパリンを投与した後の血液を測定する。LPLはグリコサミノグリカンであるヘ

パリンと結合することで毛細管壁に付着しているので，ヘパリンを投与することで壁表面に結合したヘパリンと競合させ，その表面から循環系のLPLを遊離させる。活性化アポリポタンパク質C-Ⅱ（ApoC-Ⅱ，LPLの活性化因子）が存在しても活性がほとんどない場合，LPL欠損と診断される。**家族性アポリポタンパク質C-Ⅱ（ApoC-Ⅱ）欠損症**（familial apolipoprotein C-Ⅱ deficiency）はLPL欠損と同じ症状を示す非常に稀な病気である。ApoC-Ⅱは毛細管壁にあるLPLの活性化因子

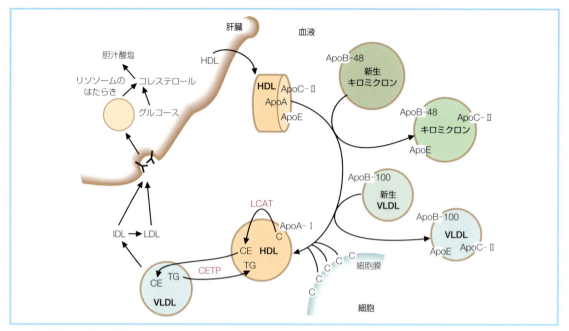

図 7.14　HDL の機能と代謝
HDL は肝臓および腸の細胞で新生する。この反応については本文を参照のこと。　C＝コレステロール，CE＝コレステロールエステル，CETP＝コレステロールエステル輸送タンパク質，LCAT＝レシチンコレステロールアシルトランスフェラーゼ，TG＝トリアシルグリセロール

で，ApoC-Ⅱがないと LPL 活性は大幅に低下し，キロミクロン血症となる。ApoC-Ⅱ欠損症は上記に示した方法で，ヘパリン投与後に採取された血漿の LPL 活性を判別できる。すなわち，LPL を活性化させる ApoC-Ⅱを活性測定液に添加し，LPL 活性が上昇した場合，ApoC-Ⅱ欠損である。

③ IDL は肝臓に戻り，エンドサイトーシスで取り込まれ，リソソームの酵素で分解される。IDL もさらに分解され LDL になる。

④ LDL は種々の細胞の受容体と結合し，エンドサイトーシスで取り込まれ，リソソームの酵素で消化される。

　a．コレステロールは，コレステロールエステルからリソソームのエステラーゼにより遊離され，細胞膜の合成，肝臓における胆汁酸塩の合成，あるいは内分泌器官におけるステロイドホルモンの合成に使われる。

　b．コレステロールは HMG-CoA レダクターゼ（コレステロール合成の鍵となる酵素）を阻害し，細胞によるコレステロール合成速度を低下させる。

　c．コレステロールは LDL 受容体の合成を阻害（ダウンレギュレーション，減量調節）し，細胞に取り込まれるコレステロール量を減少させる。

　d．コレステロールはアシル-CoA：コレステロールアシルトランスフェラーゼ（acyl-CoA：cholesterol acyltransferase：ACAT）を活性化する。この酵素はコレステロールをコレステロールエステルに変換し，細胞に貯蔵する。

D．HDL の代謝（図 7.14）

① HDL は肝臓で合成され，小円盤形の粒子として血中に放出される。HDL に含まれる主なタンパク質は ApoA である。

② ApoC-Ⅱは HDL によってキロミクロンと VLDL に運ばれ，リポプロテインリパーゼの活性化因子としてはたらく。ApoE も運ばれ，細胞表面受容体に対する認識因子としてはたらく。ApoC-Ⅱと ApoE はキロミクロンと VLDL のトリアシルグリセロールが消化されると HDL に戻される。

③ コレステロールは，細胞膜もしくはリポタンパク質から HDL によって回収され，ApoA-Ⅰにより活性化されるレシチンコレステロールアシルトランスフェラーゼ（lecithin cholesterol acyltransferase：LCAT）反応でコレステロールエステル（cholesterol ester：CE）に変換される。HDL の構成成分であるレシチン（ホスファチジルコリン）の 2 位の脂肪酸

は，コレステロールの 3 位の水酸基とエステル結合し，リゾレシチンとコレステロールエステルを生成する。コレステロールエステルがリポタンパク質のコアに蓄積されると HDL 粒子は回転楕円体になる。

臨床との関連

　家族性 LCAT 欠損症（familial LCAT deficiency）では血中コレステロール濃度が上昇する。LCAT はホスファチジルコリンの 2 位の脂肪酸を除去し，HDL 粒子のコレステロールをエステル化する酵素である。HDLが組織からのコレステロールを受け取れないと血中の遊離のコレステロール濃度が上昇し，角膜，腎臓，赤血球などの特定の組織に蓄積しやすい。主な合併症は**腎不全**（renal failure），**貧血症**（anemia），**角膜混濁**（corneal opacity）である。**タンジール**（Tangier）**病**は共顕性遺伝障害で，循環系の **HDL 濃度が大幅に低下**する。この疾患の特徴は扁桃腺内での脂質合成のため，扁桃腺がオレンジ色となることである。HDL による保護作用がないので，**早発性冠動脈疾患**となる。この疾患ではコレステロールを細胞から HDL 粒子に運搬する ABC1タンパク質が変異している。この障害の治療法はみつかっていない。

---

4. HDL は**コレステロールエステルを種々の脂質と引き換えにして他のリポタンパク質に運ぶ**。コレステロールエステル輸送タンパク質（cholesterol ester transfer protein：CETP）はこの交換を仲介する。HDL と他のリポタンパク質はコレステロールエステルを肝臓に戻す。

5. HDL 粒子と他のリポタンパク質はエンドサイトーシスで肝臓に取り込まれ，**リソソームの酵素で加水分解**される。

6. コレステロールエステルから遊離されたコレステロールは，肝臓の VLDL に包み込まれ血中に放出されるか，胆汁酸塩となり胆汁に分泌される。

臨床との関連

　高脂血症（hyperlipidemia）では，リポタンパク質の過剰産生，もしくは様々な分解段階の欠損のため，コレステロールかトリアシルグリセロール，もしくはその両方の血中濃度が上昇する。血中脂質濃度の上昇は，特に LDL の場合，心臓発作と脳卒中の原因となる。**家族性高コレステロール血症**（familial hypercholesterolemia）では細胞の LDL に対する受容体が欠損しているので，細胞によって LDL が正常な速度で取り込まれず，リソソームの酵素によって分解されない。この結果，大量のコレステロールとコレステロールエステルを含むLDL 濃度が上昇し，皮膚の下に脂質が蓄積し，**黄色腫**

（xanthoma）や**冠動脈疾患**になりやすい。治療法は飽和脂肪酸やコレステロールを抑えた食事，HMG-CoAレダクターゼ阻害剤（例：ロバスタチン），胆汁酸と結合する樹脂およびニコチン酸（ナイアシン）の摂取である。LPL もしくはその活性化因子である ApoC-II の欠損による**高トリグリセリド血症**（hypertriglyceridemia）では，VLDL とキロミクロンの分解量が低下することでトリアシルグリセロール濃度が大幅に上昇する。これらの疾患では黄色腫と食餌性脂肪の不耐性を引き起こす。なお，低脂肪の食事は効果的である。**糖尿病**（diabetes mellitus：**DM**）において，VLDL 濃度が上昇することが多く，血中トリアシルグリセロール濃度が上昇し，コレステロール濃度も上昇する。糖尿病で VLDL 濃度が高くなる原因は，インスリン濃度の低下（1 型糖尿病）やインスリン耐性（2 型糖尿病）による糖質と脂質の代謝異常である。トランス脂肪酸の摂取も全体的な脂質代謝に有害である。トランス脂肪酸は，油脂の貯蔵期間を延ばすために不飽和脂肪酸を部分的に水素添加する際に生成する。この脂肪酸二重結合還元の際にトランス型の二重結合が生成する。自然界に存在するすべての不飽和脂肪酸はシス型である。トランス脂肪酸は LDL 濃度を上昇させ，HDL 濃度を低下させるが，その機構は不明確である。トランス脂肪酸の摂取量は，全摂取カロリーのうち 1% 未満にすることが推奨される。

VIII. 脂肪組織のトリアシルグリセロールのゆくえ

- 絶食中，脂肪酸とグリセロールは脂肪組織の貯蔵トリアシルグリセロールから遊離され，他の組織の燃料分子としてはたらく。

- インスリンが減少し，グルカゴンが増加する絶食時は，cAMP 依存の機構でホルモン感受性リパーゼが活性化する。ホルモン感受性リパーゼは脂肪組織のトリアシルグリセロールを脂肪酸やグリセロールに変換するので，それらは血中に遊離される。

- 脂肪酸は血中でアルブミンとの複合体として輸送され，いろいろな組織に取り込まれ，エネルギー源として酸化される。肝臓では，脂肪酸はケトン体に変換され，グリセロールはグルコースに変換される。これらの燃料は他の組織のエネルギー源としてはたらく。

A. 脂肪組織によるトリアシルグリセロールの分解

1. 絶食時，脂肪組織のトリアシルグリセロールが分解される。

② インスリン濃度は減少しグルカゴン濃度は上昇して，脂質分解を促進する（エピネフリンなどのホルモンも同じ機構で脂質分解を促進する）。

   a. cAMP 濃度は上昇し，プロテインキナーゼ A は活性化される。

   b. プロテインキナーゼ A は脂肪組織のホルモン感受性リパーゼをリン酸化し，活性化する。

③ ホルモン感受性リパーゼは脂質を分解し，脂肪酸とグリセロールは脂肪細胞から放出される。

B. 脂肪酸とグリセロールのゆくえ

① 脂肪酸は血中アルブミンで運ばれる。

   a. 筋肉や腎臓で，脂肪酸はエネルギー源として酸化される。

   b. 肝臓で，脂肪酸はケトン体（ketone body）に変換され，筋肉や腎臓で酸化される。絶食が 3 日以上も続いた飢餓状態の時，脳はケトン体をエネルギー源として利用する。

② 肝臓は糖新生（gluconeogenesis）の炭素源としてグリセロールを使い，グルコースをつくって脳や赤血球に供給する。

IX. 脂肪酸酸化

- ヒトの主要なエネルギー源である脂肪酸は，主に β 酸化で酸化される。
- 酸化に先立ち，長鎖脂肪酸は活性化され脂肪酸アシル CoA を生成し，カルニチン担体の仲介でミトコンドリアに運び込まれる。
- β 酸化はミトコンドリアで起こる。$FADH_2$ と NADH を生成する 4 段階の反応で，脂肪酸アシル CoA から 2 炭素がアセチル CoA として遊離する。この一連の反応は偶数炭素鎖の脂肪酸が完全にアセチル CoA に変換されるまで繰り返される。
- $FADH_2$ と NADH が電子伝達系で酸化される時，あるいはアセチル CoA がさらに酸化される時，ATP が産生される。
- 骨格筋や心筋で，アセチル CoA は TCA サイクルに入り，CO_2 と H_2O に酸化される。肝臓ではアセチル CoA はケトン体に変わる。
- β 酸化は酸化的リン酸化を制御する機構（ATP の需要など）により制御される。
- 脂肪酸は α 酸化と ω 酸化およびペルオキシソームにおける酸化を受ける。

A. 脂肪酸の活性化

① 細胞内のサイトゾルで，長鎖脂肪酸は ATP と補酵素 A（CoA）により活性化され，脂肪酸アシル CoA が生成する（図 7.15）。短鎖脂肪酸はミトコンドリアで活性化される。

② ATP は AMP とピロリン酸（PP_i）に分解し，ピロリン酸はピロホスファターゼで 2 個の無機リン酸（2Pi）に分解される。2 個の高エネルギーリン酸結合が分解するので，脂肪酸の活性化には 2 分子の ATP が使われたことになる。

B. 脂肪酸アシル CoA のサイトゾルからミトコンドリアへの輸送

① サイトゾルの脂肪酸アシル CoA はミトコンドリア外膜でカルニチン（carnitine）と反応し，アシルカルニチンを生成する。この反応を触媒するカルニチンアシルトランスフェラーゼ I（carnitine acyl-transferase I：CAT I）は，カルニチンパルミトイルトランスフェラーゼ I（CPT I）ともよばれる。脂肪酸アシルカルニチンは内膜を通過し，脂肪酸アシル CoA に再生され，マトリックスに入る。この反応を促す酵素はカルニチンアシルトランスフェラーゼ II（CAT II）である。

② CAT I は CoA からカルニチンへのアシル基転移を触媒し，脂肪酸合成の中間体であるマロニル CoA により阻害される。したがって，サイトゾルで脂肪酸が合成される時，マロニル CoA はミトコンドリアへの輸送を阻害し，無益サイクル（合成されてすぐに分解されること）を防ぐ。

③ ミトコンドリア内で脂肪酸アシル CoA は β 酸化を受ける。

臨床との関連

　カルニチン欠乏症（carnitine deficiency）には一次性と二次性がある。**一次性カルニチン欠乏症**では，非必須アミノ酸のカルニチンを，それを必要とする組織である肝臓や筋肉に運ぶことができず，それによって脂肪酸を酸化する能力が低下する。筋肉において，運動不耐性となり運動中，筋肉が損傷するミオグロビン尿症となる。肝臓において脂肪酸酸化能が低下すると，糖新生に必要なエネルギーの欠乏により低血糖となるだけでなく，脂肪酸酸化の欠損によりケトン体濃度も通常以下となる**低ケトン低血糖症**となる。影響を受ける組織は心筋（心筋症），中枢神経（エネルギーの欠乏による），骨格筋（筋肉損傷）である。**二次性カルニチン欠乏症**は，カルニチンアシルトランスフェラーゼ（CAT）

IX. 脂肪酸酸化　159

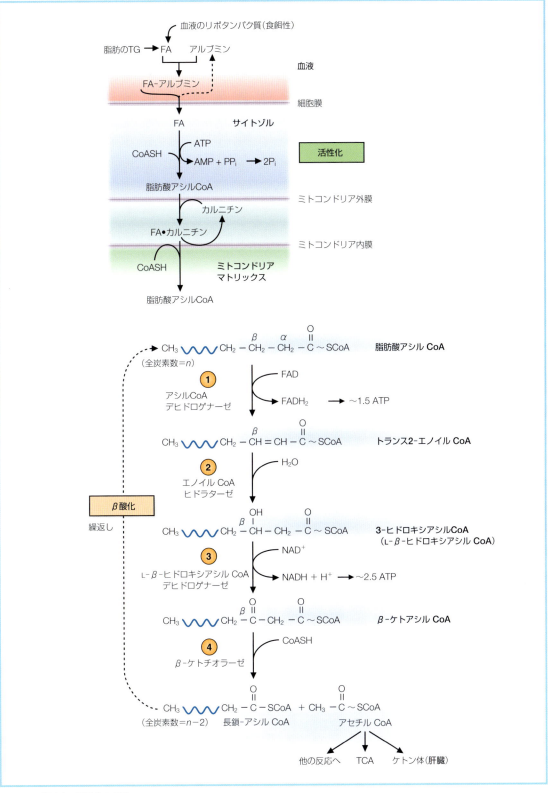

図7.15　脂肪酸の活性化と酸化
図中の①〜④は，本文のIX節Cの①〜④に対応する。　FA＝脂肪酸，FAD＝フラビンアデニンジヌクレオチド，$FADH_2$＝還元型フラビンアデニンジヌクレオチド，NAD＝ニコチンアミドアデニンジヌクレオチド，NADH＝還元型ニコチンアミドアデニンジヌクレオチド，TG＝トリアシルグリセロール

Ⅱの変異や脂肪酸酸化異常等，その他の代謝異常によって起こる。二次性カルニチン欠乏症では，組織や血液にアシルカルニチン誘導体が蓄積する。長鎖アシルカルニチンの蓄積は有毒で，心突然死を引き起こす。アミノ酸代謝の欠損によって CoA 誘導体から生成する有機酸が蓄積すると，これらを体内から除去する運び屋であるカルニチンに転移され，カルニチンが枯渇する。

C. 偶数炭素鎖脂肪酸の β 酸化

β酸化の反応は，すべて脂肪酸アシル CoA の β 炭素が関与する反応で，連続する 4 反応からなる。初めの 3 段階は TCA サイクルでコハク酸をオキサロ酢酸に酸化する反応と似ている。これらの段階は偶数炭素鎖脂肪酸アシル CoA の全炭素がアセチル CoA になるまで繰り返される（図 7.15 参照）。

① FAD は最初に脂肪酸アシル CoA から水素を受け取る。α，β 炭素間に二重結合ができ，エノイル CoA が生成する（図 7.15 の①）。生じた $FADH_2$ は電子伝達系で酸化され ATP を生成する。

関連する酵素アシル CoA デヒドロゲナーゼには様々な類縁酵素があり，短鎖アシル CoA デヒドロゲナーゼ（SCAD），中鎖アシル CoA デヒドロゲナーゼ（MCAD），長鎖アシル CoA デヒドロゲナーゼ（LCAD）および超長鎖アシル CoA デヒドロゲナーゼ（VLCAD）が存在する。

臨床との関連

β酸化を行う MCAD の遺伝子欠損では，脂肪酸をエネルギーとして正常に利用できない。空腹時に低血糖となり，ω酸化で生成するジカルボン酸はその排出のためにグリシンが共有結合したアシルグリセリンとなり尿に排出される。MCAD 欠損は 1.5 万人に 1 人の確率で生まれる常染色体性潜性遺伝病である。

② H_2O が二重結合に付加し，3-ヒドロキシアシル CoA が生じる（図 7.15 の②）。関連する酵素はエノイル CoA ヒドラターゼである。

③ 3-ヒドロキシアシル CoA は NAD^+ により酸化され，β-ケトアシル CoA になる（図 7.15 の③）。生成した NADH は電子伝達系で酸化され ATP を生成する。関連する酵素はL-β-ヒドロキシアシル-CoA デヒドロゲナーゼ（L 型異性体である β-ヒドロキシアシル CoA に特異的）である。

臨床との関連

ジャマイカ嘔吐病（Jamaican vomiting sickness）はアキーの木の未熟な果実に含まれる毒素ヒポグリシン（hypoglycin）によって引き起こされる。この毒素は β 酸化のアシル-CoA デヒドロゲナーゼを阻害するため，エネルギー源に脂肪酸が使えなくなり，過剰のグルコースが酸化され，重度の低血糖となる。脂肪酸の ω-酸化活性が上昇し，尿にジカルボン酸が排出される。気づかずに子どもがしばしばこの木の実を食べることがあり，致命的な状態におちいる。

④ β-ケトアシル CoA の α，β 炭素間の結合は CoA を必要とするチオラーゼ（thiolase）で分解する（図 7.15 の④）。アセチル CoA は，もとの脂肪酸アシル CoA のカルボキシ基末端の 2 炭素に由来し，残りの炭素は，もとの脂肪酸アシル CoA より 2 炭素短い脂肪酸アシル CoA を形成する。関連する酵素は β-ケトチオラーゼ（正式にはアセチル CoA アシルトランスフェラーゼ）である。

⑤ 短くなった脂肪酸アシル CoA はこの 4 反応を繰り返し，もとのアシル CoA のすべての炭素がアセチル CoA に変わるまで続く。

  a. 16 炭素のパルミトイル CoA は 7 回繰り返す。

  b. 最後の段階で 4 炭素の脂肪酸アシル CoA（ブチリル CoA）が 2 個のアセチル CoA に分解する。

⑥ エネルギーは β 酸化の生成物から産生される。

  a. 1 分子のパルミトイル CoA の酸化で，7 分子の $FADH_2$，7 分子の NADH，8 分子のアセチル CoA が生成する。

   1）7 分子の $FADH_2$ はそれぞれ約 1.5 個の ATP を生成するので，合計約 10.5 分子の ATP ができる。

   2）7 分子の NADH はそれぞれ約 2.5 個の ATP を生成するので，合計約 17.5 分子の ATP ができる。

   3）8 分子のアセチル CoA は TCA サイクルに入り，それぞれ約 10 分子の ATP を生成し，合計約 80 分子の ATP を生成する。

   4）パルミトイル CoA の CO_2 と H_2O への酸化では，総計約 108 分子の ATP が産生される。

  b. 血液から細胞に入るパルミチン酸からの正味の ATP 産生は約 106 分子である。なぜなら，パルミチン酸の活性化に 2 分子の ATP が必要であるからである（108 − 2 ＝ 106 分子の ATP）。

  c. 他の脂肪酸の酸化では産生される ATP の数は異なる。

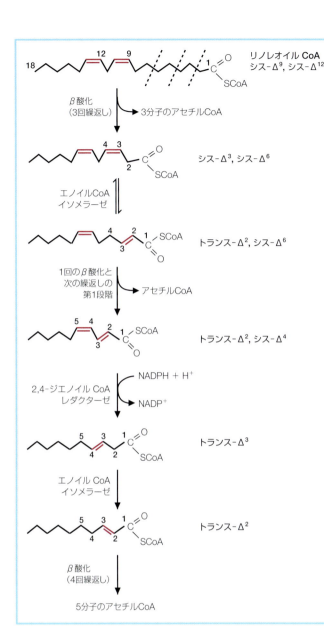

図 7.16 リノール酸の酸化
β酸化を3回繰り返した後（破線），3-4位と6-7位の炭素間に二重結合ができる。3-4位間のシス二重結合は，酵素の作用に適した2-3位のトランス二重結合となる。もう1つの二重結合がシス-Δ⁴位となった時，トランス-Δ²位の二重結合とともに，2,4-ジエノイルCoAレダクターゼの基質となり，これら2つの二重結合はトランス-Δ³位の二重結合1つとなり，脂肪酸酸化が続けられる。
NAD＝ニコチンアミドアデニンジヌクレオチド，NADP＝ニコチンアミドアデニンジヌクレオチドリン酸，NADPH＝還元型ニコチンアミドアデニンジヌクレオチドリン酸

D. 奇数炭素鎖脂肪酸と不飽和脂肪酸の酸化

① 奇数炭素鎖脂肪酸（odd-chain fatty acid）はアセチルCoAとプロピオニルCoAを生成する。

a. 奇数炭素鎖脂肪酸はβ酸化の4反応を繰り返し，最後の3炭素がプロピオニルCoAになるまでアセチルCoAの生成を繰り返す。

b. プロピオニルCoAはグルコースに変わることができるが，アセチルCoAはグルコースをつくることができない（第6章Ⅵ節D-②および図8.8参照）。

② 不飽和脂肪酸（unsaturated fatty acid）はヒトの脂肪の脂肪酸残基の約半分を占め，β酸化のためには，それを触媒する4酵素のほかに，別の酵素が必要である。その反応経路は，二重結合がカルボキシ基から偶数の位置にあるか奇数の位置にあるかで決まる。

a. β酸化は，不飽和脂肪酸の二重結合がアシルCoAのカルボキシ基（チオエステル）末端に近づくまで続く。

1) 二重結合が奇数の位置の場合（3, 5, 7位等），イソメラーゼがシス-Δ³からトランス-Δ²の脂肪酸に変換する（図7.16）。

2) 二重結合が偶数の位置の場合（4, 6, 8位等），トランス-Δ²およびシス-Δ⁴脂肪酸は2,4-ジエノイルCoAレダクターゼによって，NADPH

の酸化を伴い，トランス-Δ^3-アシル-CoA に還元される。トランス-Δ^3-アシル-CoA はエノイル CoA イソメラーゼによってトランス-Δ^2-アシル-CoA となり，β 酸化を受ける。

b. 不飽和脂肪酸の ATP 収率

1) 二重結合が奇数の位置の場合，不飽和化に FADH$_2$ が 1 分子必要なので，同じ炭素数の飽和脂肪酸と比較して，得られる ATP は奇数位置の二重結合 1 個につき 1.5 分子少なくなる。

2) 二重結合が偶数の位置の場合，2,4-ジエノイル-CoA レダクターゼが触媒する反応に NADPH が 1 分子必要なので，同じ炭素数の飽和脂肪酸と比較して，得られる NADH は 1 分子（もしくは ATP の場合 2.5 分子）少なくなる。

E. 脂肪酸の ω-酸化

①　脂肪酸の ω-炭素は小胞体でカルボキシ基に酸化される。

②　ミトコンドリアにおいて，β 酸化はカルボキシ基末端から生成した脂肪酸の末端でも起こり，これによりジカルボン酸（dicarboxylic acid）が生成する。

F. 極長鎖脂肪酸のペルオキシソームでの酸化

①　この過程は極長鎖アシル CoA デヒドロゲナーゼ（VLCAD）によって酸素分子 O$_2$ が使われ，過酸化水素（H$_2$O$_2$）を生成する。FADH$_2$ を生成しない点で β 酸化と異なる。

②　短くなった脂肪酸はミトコンドリアに運ばれ，β 酸化で ATP を生成する。

G. ペルオキシソームにおける脂肪酸の α 酸化

①　分岐鎖脂肪酸は α 炭素が酸化され（主に脳や他の神経組織），カルボキシ基の炭素が CO$_2$ として放出される。分岐鎖はしばしばアシル CoA デヒドロゲナーゼが触媒する反応において通常の β 酸化を阻害する。

②　分岐鎖脂肪酸は，初め 1 炭素分解されてから 2 炭素分解される。分岐鎖がメチル基の場合はアセチル CoA とプロピオニル CoA が生成する。

臨床との関連

　ペルオキシソーム障害にはアドレノロイコ（副腎白質）ジストロフィー（adrenoleukodystrophy：ALD）とゼルヴェーガー（Zellwager）症候群が含まれる。アドレノロイコジストロフィーは X 連鎖障害で，初期の酸化段階の極長鎖脂肪酸をペルオキシソームへ輸送する際に影響を及ぼす。この不活性化により極長鎖脂肪酸が副腎やミエリン鞘をターゲットとして膜脂質に蓄積し，破壊する。この変異遺伝子をもつ子どもは認知機能の欠損，神経系の障害，発作，視力障害，アジソン（Addison）病，副腎機能の欠損をまねきやすい。ゼルヴェーガー症候群は白質ジストロフィーの一種，ペルオキシソーム合成障害である。ペルオキシソームが欠損することで極長鎖脂肪酸合成が促進され，フィタン酸などの分岐鎖脂肪酸を代謝できなくなり，新生児副腎白質ジストロフィー，乳児レフサム（Refsum）病およびゼルヴェーガー症候群となる。特にフィタン酸からなる脂肪酸の蓄積により，ミエリン構造が変形する。症状は肝肥大，精神遅延および発作である。ゼルヴェーガー症候群の新生児は筋力が弱く，動いたり哺乳したりすることができない。

X. ケトン体の合成と利用

● ケトン体であるアセト酢酸と 3-ヒドロキシ酪酸は燃料源としてはたらく。ケトン体は血中脂肪酸レベルが高い時，主に肝ミトコンドリアで合成される。

● 脂肪酸は肝細胞で活性化され，β 酸化でアセチル CoA に変換され ATP を産生する。NADH と ATP 濃度が上昇すると，アセチル CoA が蓄積する。

● アセチル CoA はアセトアセチル CoA と反応し，HMG CoA となり，HMG-CoA の分解でアセト酢酸を生成する。

● アセト酢酸は，NADH により第 2 のケトン体である 3-ヒドロキシ酪酸（β-ヒドロキシ酪酸）に還元される。

● アセトンはアセト酢酸の非酵素的な脱炭酸反応により生成する。

● 肝臓はアセト酢酸を活性化するチオトランスフェラーゼ（3-オキソ酸 CoA トランスフェラーゼ）をもたないため，ケトン体を使えない。

● ケトン体は筋肉や腎臓で燃料として使われる。飢餓状態の時（絶食約 3～5 日後），脳もケトン体を酸化する。

● ケトン体は細胞に入り，3-ヒドロキシ酪酸はアセト酢酸に酸化され，NADH を生成する。

● アセト酢酸は，血液から直接得られるか，3-ヒドロ

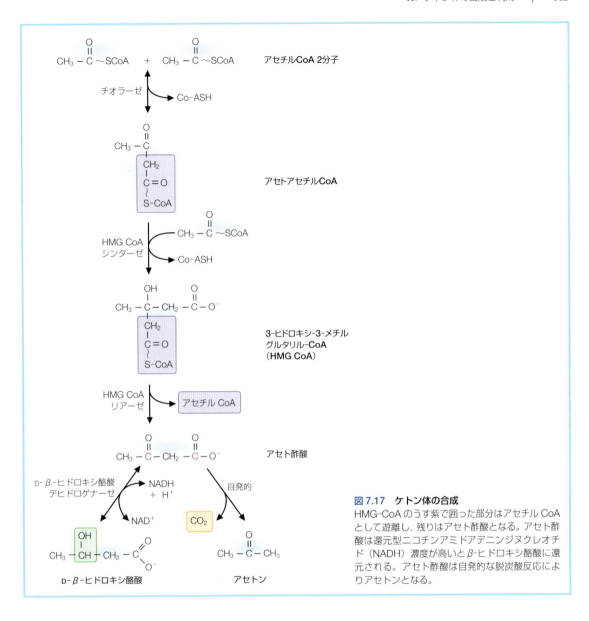

図7.17 ケトン体の合成
HMG-CoA のうす紫で囲った部分はアセチル CoA として遊離し，残りはアセト酢酸となる。アセト酢酸は還元型ニコチンアミドアデニンジヌクレオチド（NADH）濃度が高いと β-ヒドロキシ酪酸に還元される。アセト酢酸は自発的な脱炭酸反応によりアセトンとなる。

キシ酪酸の酸化で生じ，スクシニル CoA と反応し，アセトアセチル CoA に活性化される。アセトアセチル CoA は β-ケトチオラーゼにより 2 分子のアセチル CoA に分解され TCA サイクルで CO_2 と H_2O に酸化され，ATP を生成する。

A. ケトン体の合成（図7.17）

ケトン体の合成は，脂肪酸の血中濃度が高い時（絶食，飢餓，あるいは脂肪の多い食餌摂取の結果），肝ミトコンドリアで起こる。

β酸化は NADH と ATP を生成し，その結果アセチル CoA が蓄積する。肝臓はオキサロ酢酸（OAA）を使ってグルコースを産生するので，アセチル CoA と

オキサロ酢酸との反応によるクエン酸合成は減少する。

❶ 2分子のアセチル CoA が縮合してアセトアセチル CoA を生成する。この反応は**チオラーゼ**かチオラーゼのアイソザイムにより触媒される。

❷ アセトアセチル CoA とアセチル CoA から，HMG-CoA シンターゼが触媒する反応によって HMG-CoA が生成する。

❸ HMG-CoA は HMG-CoA リアーゼでアセチル CoA とアセト酢酸に分解する。

❹ アセト酢酸（acetoacetate）は NADH を要求する D-β-ヒドロキシ酪酸デヒドロゲナーゼにより D-**β-ヒドロキシ酪酸**（D-β-hydroxybutyrate）に還元される。この反応は可逆である。

❺ アセト酢酸は非酵素的に**脱炭酸**して，**アセトン**

164 第7章 脂質およびエタノール代謝

（acetone）を生成する（ケトーシス型糖尿病患者の呼気の臭いのもと）。

⑥ 肝臓はスクシニル CoA：アセト酢酸 CoA-トランスフェラーゼ（チオトランスフェラーゼともいう）がないのでケトン体を使えない。したがって，アセト酢酸と 3-ヒドロキシ酪酸は肝臓から血中に放出される。

臨床との関連

　インスリン投与されなかった 1 型糖尿病患者が他の病気を患ったり，ストレスにさらされたりすると，血糖値が急激に上昇し，糖尿病性ケトアシドーシスとなる。インスリン濃度の低下とグルカゴン濃度の上昇によって，脂肪細胞からより多くの脂肪酸が遊離され，肝臓でケトン体に変換される。アセト酢酸の脱炭酸によってアセトンが生成し，患者の息が独特の匂いになる。ケトン体濃度が極端に上昇するので，代謝性アシドーシスとなり，速やかに適切な処置を行わないと，昏睡し死にいたる場合もある。

B. ケトン体の利用

① 肝臓から血中に放出されたケトン体は筋肉や腎臓のような末梢組織に取り込まれ，エネルギー源として酸化される。

　a. 飢餓状態において血中ケトン体が増加すると，脳細胞に入るようになり，酸化される。

② アセト酢酸は直接に細胞に入るか，3-ヒドロキシ酪酸デヒドロゲナーゼにより 3-ヒドロキシ酪酸が酸化されて生じる。この反応により NADH が産生され，ATP を生成する。

③ アセト酢酸はスクシニル CoA と反応し，アセトアセチル CoA とコハク酸を生成する。酵素はスクシニル CoA：アセト酢酸 CoA-トランスフェラーゼ（チオトランスフェラーゼ）。

④ アセトアセチル CoA はチオラーゼで 2 分子のアセチル CoA に開裂し，TCA サイクルで CO_2 と H_2O に酸化される。

⑤ エネルギーはケトン体の酸化から生成される。

　a. 1 分子のアセト酢酸は 2 分子のアセチル CoA を生成する。その各々は約 10 分子の ATP を生成，あるいは TCA サイクルを経て，合計約 20 分子の ATP を生成する。

　b. しかし，アセト酢酸の活性化によって生成される ATP が 1 個少なくなる。なぜならスクシニル CoA は ATP と同等のエネルギーをもつ GTP を産生せず，アセト酢酸の活性化に使われるからである（TCA サイクルではスクシニル CoA が

コハク酸を生成し，GTP を産生する）。したがって，アセト酢酸の酸化は正味約 19 分子の ATP を生成する。

　c. D-β-ヒドロキシ酪酸の酸化では，2.5 個余分の ATP が産生される。これは 3-ヒドロキシ酪酸をアセト酢酸に酸化する時，NADH を生じるからである。

XI. リン脂質とスフィンゴ脂質の代謝

● リン脂質とスフィンゴ脂質は細胞膜の主要な構成成分で，両親媒性分子である。分子の一部は親水性で H_2O と会合し，もう一方は脂肪酸の炭化水素鎖をもち，疎水性で脂質と結合する（図 7.2, 図 7.3 参照）。

● グリセロリン脂質は主要なリン脂質で，グリセロール，脂肪酸，リン酸を含む。リン酸基はコリン，セリン，エタノールアミンあるいはイノシトールとエステル結合している

● グリセロリン脂質の合成は多様な経路で行われる。

● グリセロリン脂質はホスホリパーゼにより分解される。切断されるエステル結合に応じて，特異性の異なる各種のホスホリパーゼがある。

● スフィンゴ脂質にはスフィンゴミエリン（ホスホコリンをもつ）とセレブロシドやガングリオシド（糖鎖をもつ）がある。これらの化合物は神経組織の細胞膜の主な構成成分である。

● スフィンゴ脂質は，セリンとパルミトイル CoA から生成するセラミドから合成される。

● スフィンゴ脂質の分解で，ホスホコリン部分と糖部分はリソソームの酵素による加水分解で除去される。

A. グリセロリン脂質の合成と分解

　グリセロリン脂質の合成は，トリアシルグリセロール合成においてグリセロール 3-リン酸が 2 個の脂肪酸アシル CoA と反応するものであり，ホスファチジン酸を生成する反応と類似した反応である（図 7.9 参照）。

① ホスファチジルイノシトールの合成

　a. ホスファチジン酸（phosphatidic acid）はシチジン三リン酸（CTP）と反応し，CDP-ジアシルグリセロールを生成，これがイノシトールと反応し，ホスファチジルイノシトールを生成する。

　b. ホスファチジルイノシトール（phosphatidylinositol）はリン酸化され，ホスファチジルイノシトール 4,5-ビスリン酸を生成する。この化合物

XI. リン脂質とスフィンゴ脂質の代謝　165

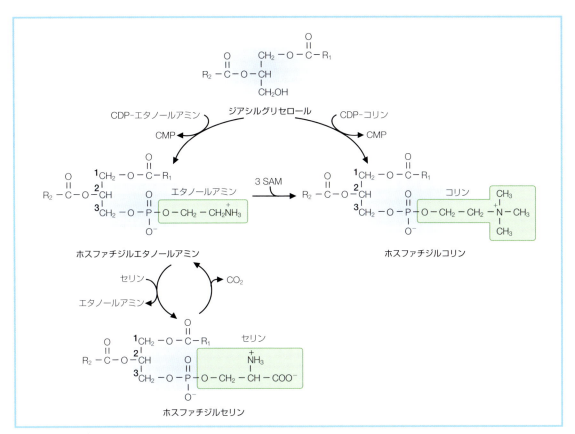

図7.18　主なリン脂質の合成
CDP＝シチジン二リン酸，CMP＝シチジン一リン酸，SAM＝S-アデノシルメチオニン（多くの生化学反応でメチル基供与体としてはたらく）

は様々な刺激に応答して分解し，イノシトール1,4,5-トリスリン酸（IP_3）とジアシルグリセロールを生成する。これらは二次メッセンジャーとしてはたらく（第9章参照）。

② **ホスファチジルエタノールアミン，ホスファチジルコリン，ホスファチジルセリンの合成**（図7.18）
　a. **ホスファジン酸**は無機リン酸を遊離し，ジアシルグリセロールが生成する。ジアシルグリセロールはCDP誘導体と反応し，ホスファチジルエタノールアミンとホスファチジルコリンを生成する。
　　1) **ホスファチジルエタノールアミン**（phosphatidylethanolamine）
　　　a) ジアシルグリセロールはCDP-エタノールアミンと反応し，ホスファチジルエタノールアミンを生成する。
　　　b) ホスファチジルエタノールアミンはホスファチジルセリンの脱炭酸によっても生成する。
　　2) **ホスファチジルコリン**（phosphatidylcholine）
　　　a) ジアシルグリセロールはCDP-コリンと反応し，ホスファチジルコリン（レシチンlecithin）を生成する。
　　　b) ホスファチジルコリンはホスファチジルエタノールアミンのメチル化によっても生成する。S-アデノシルメチオニン（SAM）がメチル基を供与する。
　　　1. ホスファチジルコリンは細胞膜と血中リポタンパク質の重要な構成成分であると同時に，LCAT反応によるHDLのコレステロールエステル合成において脂肪酸を供給する。これはジパルミトイル誘導体が肺サーファクタント（肺の界面活性剤）としてもはたらくのと同様である。もしコリンが食餌に不足していると，ホスファチジルコリンはグルコースから新規生合成（de novo）される（図7.18参照）。
　　3) **ホスファチジルセリン**（phosphatidylserine）
　　　ホスファチジルセリンはホスファチジルエタノールアミンがセリンと反応し，エタノールアミン部分と置き換わることにより生成する（図7.18参照）。

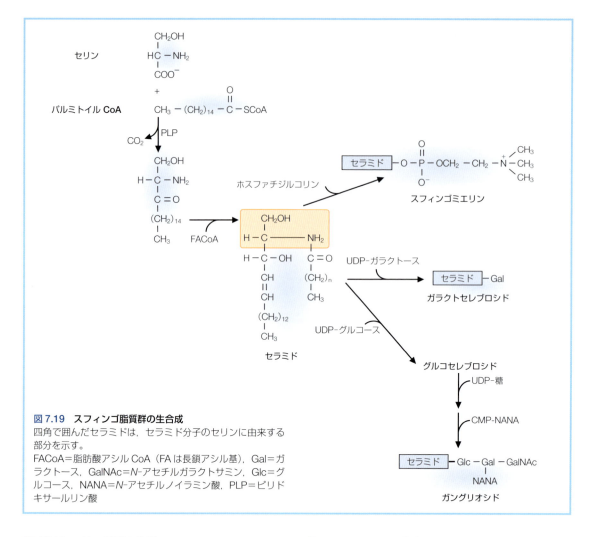

図 7.19 スフィンゴ脂質群の生合成
四角で囲んだセラミドは，セラミド分子のセリンに由来する部分を示す。
FACoA＝脂肪酸アシル CoA（FA は長鎖アシル基），Gal＝ガラクトース，GalNAc＝N-アセチルガラクトサミン，Glc＝グルコース，NANA＝N-アセチルノイラミン酸，PLP＝ピリドキサールリン酸

③ グリセロリン脂質の分解
　a. グリセロリン脂質（phosphoglyceride）は**ホスホリパーゼ**（phospholipase）により加水分解される。
　b. ホスホリパーゼ A_1 はグリセロールの 1 位の脂肪酸を，ホスホリパーゼ A_2 は 2 位の脂肪酸を，ホスホリパーゼ C は 3 位のリン酸化塩基（例：コリン）を遊離する。またホスホリパーゼ D は遊離塩基を放出する。

B. スフィンゴ脂質の合成と分解（図 7.19）

スフィンゴ脂質はグリセロールではなく，**セリン**（serine）から生成する。
① セリンはピリドキサールリン酸を要求する酵素により脱炭酸される反応で，**パルミトイル CoA**（palmitoyl-CoA）と結合する。
② 生成物は**スフィンゴシン**（sphingosine）の誘導体に変わる。
③ アシル CoA は窒素とアミド結合し，**セラミド**（ceramide）を生成する。
④ セラミドのヒドロキシメチル部分は種々の化合物と結合し，**スフィンゴ脂質**を生成する。
　a. ホスファチジルコリンはセラミドと反応し，**スフィンゴミエリン**（sphingomyelin）を生成する。
　b. UDP-ガラクトースあるいは UDP-グルコースはセラミドと反応し，**ガラクトセレブロシド**（galactocerebroside）あるいは**グルコセレブロシド**（glucocerebroside）を生成する。
　c. 様々な糖は，UDP 糖誘導体となってセラミドと結合する。CMP-NANA（NANA＝N-アセチルノイラミン酸，シアル酸）は多糖の分岐鎖になる。これらのセラミドオリゴ糖を**ガングリオシド**（ganglioside）という。
⑤ スフィンゴ脂質はリソソームの酵素で分解される。これら酵素が欠損するとスフィンゴリピドーシスとなる（表 7.1 参照）。

XII. エイコサノイドの代謝　167

臨床との関連

　脂質代謝経路を理解することによって，ヒトの脂質濃度を制御する様々な薬を開発することができる。**ス**タチンは HMG-CoA レダクターゼの阻害によってコレステロール濃度を低下させる。細胞内コレステロール濃度の低下により **LDL 受容体**が活性化し，コレステロールを含む LDL を循環系から取り込むため，循環器系のコレステロール濃度が低下する。ホモ接合の LDL 受容体機能不全患者はスタチン治療では改善しない。**胆汁酸封鎖剤**は小腸で胆汁酸と結合し，その腸肝循環を妨げるので，胆汁酸は再利用されず，胆汁酸と薬の複合体として排泄される。これによって細胞内コレステロール濃度が低下し，正常な消化を維持するために，より多くのコレステロールが胆汁酸となる。エゼチミド (ezetimide) のような薬は小腸での**コレステロールの吸収**を防ぎ，食餌由来のコレステロールを排泄させる。このような薬とスタチンを併用することで，スタチン単独で用いた時よりも効果的に循環器系のコレステロールを減少させることができる。**フィブラート** (fibrate) は**トリグリセリド濃度を低下させる**作用をもち，場合によっては HDL 濃度を上昇させる。フィブラートは，肝臓の脂肪酸とトリグリセリド合成に関係する遺伝子を調節する転写因子 PPARα を活性化させる。

XII.　エイコサノイドの代謝

- エイコサノイド（プロスタグランジン，トロンボキサン，ロイコトリエン）は多不飽和脂肪酸（例：アラキドン酸）から合成される。これらの脂肪酸は膜リン脂質からホスホリパーゼ A_2 により遊離される。この酵素はグルココルチコイドや他のステロイド系抗炎症剤により阻害される。
- プロスタグランジン合成は，多不飽和脂肪酸がシクロオキシゲナーゼで環化され，酸化されることにより始まる。この酵素はアスピリンや非ステロイド系抗炎症剤で阻害される。さらに酸化と再配列が起こり，プロスタサイクリンを含む一連のプロスタグランジンが合成される。
- トロンボキサンはある種のプロスタグランジンから合成される。
- ロイコトリエンはプロスタグランジン合成と異なる経路でアラキドン酸から生成する。

A. プロスタグランジン，プロスタサイクリン，トロンボキサン（図 7.20）

1 20 個の炭素と 3〜5 個の二重結合をもつ**多不飽和脂**肪酸（例：アラキドン酸）は，通常，細胞膜リン脂質のグリセロール部分の 2 位にエステル結合している。これらの脂肪酸の合成には食餌由来のリノール酸（$18:2, \Delta^{9,12}$）などの**必須脂肪酸**が必要である。

2 多不飽和脂肪酸は膜リン脂質から**ホスホリパーゼ** A_2 により遊離される。この酵素はステロイド系抗炎症剤により阻害される。

3 シクロオキシゲナーゼにより酸素が添加され，炭素五員環が形成されて最初のプロスタグランジンが生成する。このプロスタグランジンから他の種々の**プロスタグランジン群**や**トロンボキサン**が生成する

臨床との関連

　非ステロイド系抗炎症剤（nonsteroidal anti-inflammatory drugs：NSAIDs）には，アスピリンやイブプロフェンが含まれ，プロスタグランジン合成に関わるシクロオキシゲナーゼを阻害する。これらの薬は，プロスタグランジンの作用による痛み，炎症や発熱を和らげる。アスピリンは血小板の酵素を不可逆的にアセチル化し，トロンボキサン（TXA_2）の生成を阻害するので，血小板の凝集を抑制する。アスピリンは，しばしば心臓発作を誘発する動脈硬化プラークを形成する血小板の凝集（血栓の形成）を抑制するために用いられる。血小板は短期間で新しく置き換えられるので，毎日少量のアスピリンを摂取することが勧められる。シクロオキシゲナーゼには 2 つのアイソザイム **COX1** と **COX2** がある。アスピリンや多くの非ステロイド系抗炎症剤はこの両方に作用するが，セレコキシブ（celecoxib）のような **COX2-選択的阻害剤**は，炎症時に誘導される酵素である COX2 にのみ作用する可逆的な阻害剤である。

- a. **プロスタグランジン**（prostaglandin）群は，組織により異なる効果をもち，炎症，痛み，熱，生殖に関与する。これらの化合物は，合成された組織で効果を表す**オータコイド**（autacoid）として知られる。
- b. ある種の**プロスタサイクリン**（prostacyclin：PGI_2）は血管の内皮細胞で産生され，**血小板凝集を阻害する**。一方，ある種の**トロンボキサン**（TXA_2）は**血小板凝集を促進**する。

4 プロスタグランジンの不活性化は，カルボキシ末端と末端メチルから酸化されることにより起こり，生成する**ジカルボン酸**は尿に排泄される。

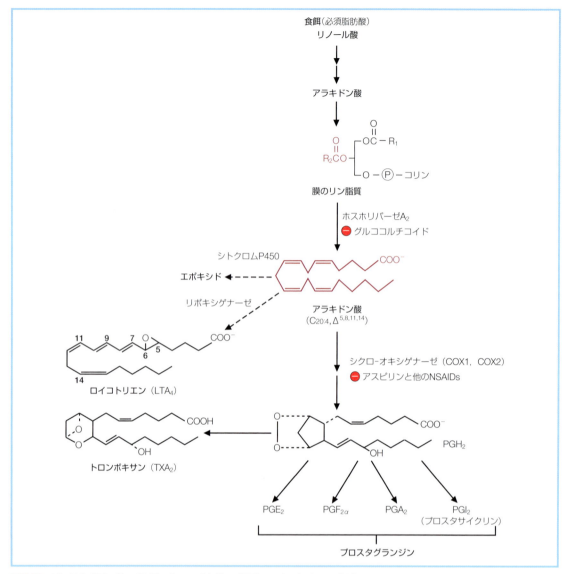

図 7.20 プロスタグランジン（PG），トロンボキサン（TX），ロイコトリエン（LT）
それぞれのプロスタグランジン類（H, E, F, A）は環の水酸基とケト基の位置が違う。下付き数字は環外側鎖の二重結合数を示す。二重結合を2つもつ構造はアラキドン酸に由来する。二重結合を1つもしくは3つもつ構造は，別の多不飽和脂肪酸に由来する。NSAIDs＝非ステロイド系抗炎症剤，⊖＝阻害

B. ロイコトリエン（図7.20）

アラキドン酸は膜リン脂質より遊離し，ロイコトリエン合成の主要な前駆体となる。
① 最初の段階は，リポキシゲナーゼによる酸素添加で，直鎖のヒドロペルオキシエイコサテトラエン酸（hydroperoxyeicosatetraenoic acid：HPETE）を生成する。
② 一連のロイコトリエン化合物は，HPETEから生成する。ロイコトリエンは**アレルギー反応**に関与する。ロイコトリエンは気管支（気道）収縮作用を促し，呼吸をより困難にする喘息の症状を引き起こす。

XIII. エタノールの代謝

A. エタノールの性質

エタノールは脂溶性でも水溶性でもある。

B. エタノールの代謝

吸収されたエタノールの80％以上は肝臓で代謝される。
① エタノール代謝経路の1つは**アルコールデヒドロ**

XIII. エタノールの代謝　169

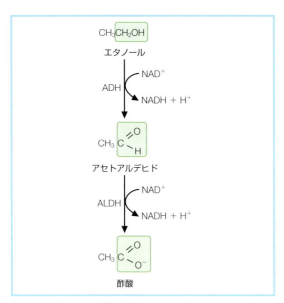

図7.21　エタノール代謝経路
ADH＝アルコールデヒドロゲナーゼ，ALDH＝アセトアルデヒドデヒドロゲナーゼ，NAD＝ニコチンアミドアデニンジヌクレオチド，NADH＝還元型ニコチンアミドアデニンジヌクレオチド

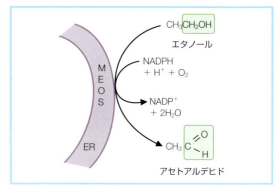

図7.22　小胞体（ER）におけるミクロソーム・エタノール酸化系（MEOS）の反応
NADP＝ニコチンアミドアデニンジヌクレオチドリン酸，NADPH＝還元型ニコチンアミドアデニンジヌクレオチドリン酸

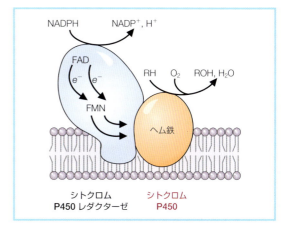

図7.23　シトクロムP450酵素の一般的な構造
CYP2E1の場合，RHはエタノールで，ROHはアセトアルデヒドである。FAD＝フラビンアデニンジヌクレオチド，FMN＝フラビンモノヌクレオチド

ゲナーゼ（alcohol dehydrogenase：ADH）とアセトアルデヒドデヒドロゲナーゼ（acetaldehyde dehydrogenase：ALDH）が関与する（図7.21）。

❷ その他のエタノール代謝経路は，肝臓においてシトクロムP450含有酵素（CYP2E1）とともにはたらく，ミクロソーム・エタノール酸化系（microsomal ethanol oxidizing system：MEOS）である（図7.22）。

❸ エタノール代謝酵素にはアイソザイムが存在し，それぞれのアイソザイムの発現量によって個人のアルコール耐性が決まる。
 a. 中鎖アルコールデヒドロゲナーゼには少なくとも7種類がある。
 b. アルデヒドデヒドロゲナーゼには少なくとも3種類がある。
  1) ALDH2はミトコンドリア型でアルコールに対するK_mは低い。
  2) ALDH2*2はALDH2の対立形質であり，ALDH2のものと比べて非常に高いK_mと低いV_{max}をもつ。
  3) アセトアルデヒドの蓄積は吐き気や嘔吐を引き起こす。
   a) ALDH2*2遺伝子のホモ接合体をもつ人は，アセトアルデヒドが蓄積しやすいので，とてもアルコールに弱い。
   b) アルデヒドデヒドロゲナーゼの阻害剤はアルコール中毒症の治療薬である（抗酒癖剤）。

❹ 肝臓でのエタノール代謝で生成する酢酸は，アセチルCoAに変換されて肝臓でのエネルギーに利用されるか，循環系で運ばれて骨格筋で利用される。
❺ MEOS系（図7.22参照）
 a. MEOSはアルコールデヒドロゲナーゼのものよりもエタノールに対する高いK_mを有しており，エタノールによって誘導される。
  1) 多くのシトクロムP450酵素は基質によって誘導され，耐性が高まる（図7.23）。
  2) 薬はシトクロムP450を介して代謝されるので，薬の代謝速度が高まると，同じ効果を持続させるために必要な薬の量が多くなる（耐性）。
  3) エタノールはある種のP450系を阻害するので，特に耐性がある場合は，エタノールと薬による副作用を引き起こす。
 b. MEOS系はエタノール濃度が高い場合に利用

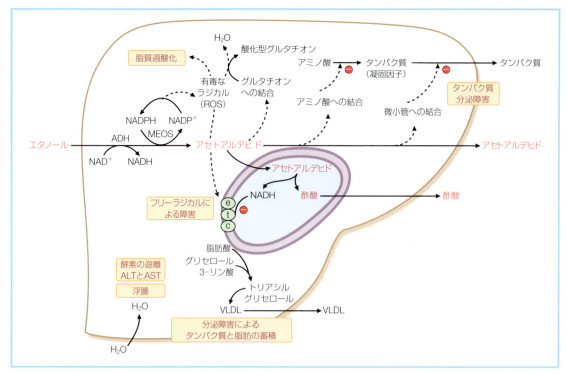

図 7.24 アルコールによる肝炎の進行
アセトアルデヒドの影響はタンパク質分泌，脂質過酸化，フリーラジカルによる障害，肝臓浮腫，酵素の遊離，VLDL 分泌障害に及ぶ。ADH＝アルコールデヒドロゲナーゼ，MEOS＝ミクロソーム・エタノール酸化系，NAD＝ニコチンアミドアデニンジヌクレオチド，NADH＝還元型ニコチンアミドアデニンジヌクレオチド，NADP＝ニコチンアミドアデニンジヌクレオチドリン酸，NADPH＝還元型ニコチンアミドアデニンジヌクレオチドリン酸

される。

C. エタノールの毒性

① アルコール性肝疾患には，**脂肪肝**（fatty liver），**アルコール性肝炎**（alcohol-induced hepatitis）や**肝硬変**（cirrhosis）がある。
  a. 脂肪肝は，脂肪酸酸化のエタノールによる阻害およびその阻害による肝臓での脂肪酸合成によって引き起こされる。
  b. アルコール性肝炎は，肝臓におけるアセトアルデヒドの生成もしくは MEOS 酸化経路を介したフリーラジカルの生成によって引き起こされる。
  c. 肝硬変は，肝細胞の損傷の蓄積によって引き起こされ，線維症や肝機能の喪失にいたる。
② エタノールの急性効果はエタノール代謝による NADH/NAD$^+$ 比の上昇である。
  a. 高濃度の NADH によって脂肪酸の酸化が阻害され，脂肪酸代謝に変化が起こる。脂肪酸は肝臓に蓄積し，トリアシルグリセロールが産生され，VLDL の産生が向上する。慢性アルコール中毒では，肝機能障害によりタンパク質合成が阻害され，VLDL の排出が低下し，脂肪肝を引き起こす。
  b. **アルコール性ケトアシドーシス**（alcohol-induced ketoacidosis）は，エタノール代謝および脂肪酸酸化から生成する高濃度のアセチル CoA によって引き起こされる。高濃度の NADH は TCA サイクルを阻害し，ケトン体の合成を引き起こす。一方，組織ではケトアシドーシスを引き起こすケトン体の代わりに酢酸をエネルギー源としている。
  c. **乳酸アシドーシス**（lactic acidosis），**高尿酸血症**（hyperuricemia），**低血糖症**（hypoglycemia）は，肝臓の高い NADH 濃度によって引き起こされる。高 NADH 濃度によってピルビン酸が乳酸となり，乳酸濃度が高まると，腎臓による尿酸の排出が阻害される。低血糖も，高 NADH 濃度によって糖新生に必要な前駆体が失われることで起こる。NADH 濃度が高いと乳酸からピルビン酸，リンゴ酸からオキサロ酢酸，グリセロール 3-リン酸から DHAP への反応が起こらない。
③ **アセトアルデヒド毒性**はアルコール性肝炎を引き

起こすとともに，アセトアルデヒドがフリーラジカル除去酵素に結合することでフリーラジカルによる障害を引き起こす（図 7.24）。

❹ **フリーラジカルの生成**は MEOS の誘導によってエタノールにさらされている間中，高まる（図 7.24 参照）。

❺ **慢性エタノール中毒**になると，最終的に**肝硬変**と**肝機能停止**にいたる。

  a. 脂肪とコラーゲン組成が高まり，肥大化する。

  b. 肝機能が失われ，正常な代謝機能が失われる。

   1）生合成系と解毒作用が失われる。

   2）血液タンパク質の合成量が低下する。

   3）尿素の合成が低下し，高アンモニア血症となる。

   4）ヘムの分解物であるビリルビンの抱合と排出が低下し，黄疸が現れる。

   5）肝臓の細胞が細胞膜を維持できなくなると，肝臓に特異的な酵素，例えばアミノトランスフェラーゼ（AST や ALT）が血中で測定できるようになる。これらの酵素は肝機能を測定するための良いバイオマーカーとなる。

   6）線維芽細胞が肝臓に入り，コラーゲンを産生すると，肝線維症を引き起こし，最終的にすべての肝機能が停止する。

第8章

窒素代謝──アミノ酸，プリン，ピリミジン，アミノ酸代謝産物

この章ではタンパク質，窒素，アミノ酸代謝を説明する。タンパク質代謝経路によって生成する物質は酵素，DNA，RNAおよびホルモンであり，この経路の異常や欠損は，貧血，肝臓病，腎臓病，先天異常などの病気を進行させる。

臨床との関連

多くの窒素代謝に重要な反応は肝臓で行われる。**肝臓病が重度の場合，尿素の合成が低下する。血中尿素窒素**（blood urea nitrogen：BUN）**濃度が低下すると，毒性のあるアンモニア濃度が上昇する。**また通常，肝臓はビリルビンをジグルクロニドにして胆汁酸とするが，**肝臓疾患では体内のビリルビン濃度が上昇し黄疸となる。**肝細胞に障害を受けると，**アスパラギン酸アミノトランスフェラーゼ**（aspartate aminotransferase：AST）**やアラニンアミノトランスフェラーゼ**（alanine aminotransferase：ALT）のような酵素が血中に流入する。解熱剤の1つ，アセトアミノフェンの中毒症状は肝臓にあらわれる。過剰のアセトアミノフェンはシトクロムP450によって毒性のある中間体に代謝されるが，トリペプチドのグルタチオン（γ-グルタミルシステイニルグリシン）によって解毒される。アセトアミノフェン中毒の治療には N-アセチルシステインの投与がある。この薬は，毒性中間体の解毒に必要なグルタチオンの合成を促進する。

概　説

■ 窒素は主として食餌中のタンパク質が，胃，膵臓，小腸上皮細胞で産生される消化酵素の複合作用によりアミノ酸に分解されることから得られる。

■ アミノ酸は小腸上皮細胞で吸収され，血液を通じて体内の他の細胞に取り込まれる。

■ アミノ酸は細胞の中でタンパク質の合成に使われる。その過程は動的で，タンパク質は常に合成，分解されている。

■ 窒素がアミノ酸から除かれた後，炭素骨格は酸化されエネルギー源となる。

■ アミノ酸の窒素は肝臓で尿素に変換され，最終的に腎臓から排泄される。

■ 尿素は窒素排泄物の中で最も多いが，アンモニウムイオン（NH_4^+，尿酸，クレアチニン）のかたちでも排泄される。

■ 摂食時には，肝臓はアミノ酸の炭素骨格を脂肪酸やグリセロールに変換し，これらは超低密度リポタンパク質（VLDL）の中のトリアシルグリセロールとなる。

■ 絶食時には，筋タンパク質が分解され，血中にアミノ酸を供給する。肝臓はアミノ酸の炭素骨格をグルコースやケトン体に変える。

■ 必須アミノ酸（ヒスチジン，イソロイシン，ロイシン，リシン，メチオニン，フェニルアラニン，トレオニン，トリプトファン，バリン）は食餌から得る必要がある。成長期にはアルギニンも必須である。またヒスチジンの要求量増加分は食餌から得る必要がある。

■ 非必須アミノ酸は体内で合成される。

- 10種の非必須アミノ酸の炭素骨格はグルコースに由来する。しかし，システインの合成に必要な硫黄原子は必須アミノ酸のメチオニンから得られる。
- 非必須アミノ酸のチロシンは必須アミノ酸であるフェニルアラニンの水酸化により合成される。

■ アミノ酸はプリン塩基，ピリミジン塩基，ヘム，クレアチン，ニコチンアミド，セロトニン，チロキシン，エピネフリン（アドレナリン），メラニンやスフィンゴシンといった多くの含窒素化合物の合成に用いられる。

I．タンパク質の分解とアミノ酸の吸収

- タンパク質は消化酵素によりアミノ酸に分解される。
- 多くの消化酵素は不活性な酵素前駆体（チモーゲン）として産生，分泌される。これらの不活性型酵素前駆体は消化管腔でペプチド断片を除去することにより活性型になる。
- タンパク質の消化は胃で始まり，ペプシンが食餌由来のタンパク質をより小さなペプチドに分解する。
- 小腸管腔では膵臓で産生されるタンパク質分解酵素（トリプシン，キモトリプシン，エラスターゼやカルボキシペプチダーゼ）がペプチドをオリゴペプチド，アミノ酸に分解する。
- 小腸上皮細胞で産生される消化酵素（アミノペプチダーゼ，ジペプチダーゼやトリペプチダーゼ）は小さなペプチドをアミノ酸に分解する。
- アミノ酸はタンパク質分解の最終産物であり，小腸上皮細胞で吸収され，血液に入る。

A．タンパク質の消化（図8.1）

1. 毎日70～100 gの**食餌由来のタンパク質が消費**される。それと同じかそれ以上の**消化酵素**，あるいは小腸上皮から**剥離した細胞**のタンパク質が消化管の中に入り，タンパク質をアミノ酸に分解する。
2. **胃**では，ペプシンが主なタンパク質分解酵素である。ペプシンはタンパク質をより小さなペプチドに分解する。
   a. **ペプシン**（pepsin）は胃の主細胞で不活性型のチモーゲンである**ペプシノーゲン**（pepsinogen）として産生分泌される。
   b. 胃の壁細胞で産生される**塩酸**（HCl）はペプシノーゲンの構造変化を引き起こし，それ自身を切断（自己触媒）してペプシンとなる。
   c. ペプシンは広い**基質特異性**をもつが，主に芳香族アミノ酸やロイシンのカルボキシ基側ペプチド結合を切断する。

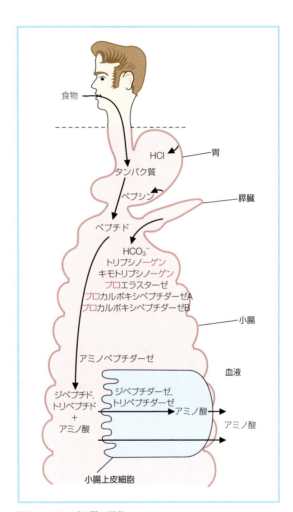

図8.1　タンパク質の消化
タンパク質分解酵素であるトリプシン，キモトリプシン，エラスターゼ，カルボキシペプチダーゼはチモーゲン（酵素名の前後につけられる，赤字で示した"プロ"および"ーゲン"）として生成し，胃腸内腔に入った後，部分分解により活性化される。ペプシノーゲンは胃の中で生成し，胃の中でHCl分泌によるpH低下によって活性化され，ペプシンとなる。

3. **小腸**において，胃で部分消化されたタンパク質は炭酸水素塩や数種のタンパク質分解酵素を含む膵臓からの分泌物と混合される。
   a. **炭酸水素塩**（bicarbonate）は胃酸を中和し，消化酵素がはたらくのに最適なpH範囲に，小腸

174　　第 8 章　窒素代謝

管腔の内容物の pH を上昇させる。
b. 膵臓の**エンドペプチダーゼ**（endopeptidase）は
　タンパク質内のペプチド結合を切断する。
　1) **トリプシン**（trypsin）は**アルギニン**または**リ
　　シン**（lysine）のカルボキシ側ペプチド結合を
　　切断する。
　　a) トリプシンは不活性型チモーゲンである**ト
　　　リプシノーゲン**（trypsinogen）として分泌
　　　される。
　　b) トリプシノーゲンは小腸細胞で産生される
　　　エンテロペプチダーゼ（enteropeptidase，エ
　　　ンテロキナーゼ enterokinase）により切断さ
　　　れトリプシンになる。トリプシノーゲンは
　　　自己触媒作用によってもトリプシンとなる。
　2) **キモトリプシン**（chymotrypsin）はふつう**芳
　　香族アミノ酸**（aromatic amino acid）や**ロイシ
　　ン**（leucine）のカルボキシ基側のペプチド結
　　合を切断する。不活性型チモーゲンである**キ
　　モトリプシノーゲン**（chymotrypsinogen）は
　　トリプシンにより分解され，キモトリプシン
　　になる。
　3) **エラスターゼ**（elastase）は**アラニン，グリシ
　　ン，セリン**などの小さな無電荷側鎖をもつア
　　ミノ酸のカルボキシ基側を切断する。不活性
　　型チモーゲンである**プロエラスターゼ**（pro-
　　elastase）はトリプシンにより分解され，エラ
　　スターゼになる。
c. 膵臓の**エキソペプチダーゼ**（exopeptidases，カ
　ルボキシペプチダーゼ A と B）は，ペプチドの
　C 末端アミノ酸残基を一度に 1 残基ずつ分解す
　る。
　1) カルボキシペプチダーゼは**プロカルボキシペ
　　プチダーゼ**（procarboxypeptidase）として産
　　生され，トリプシンにより活性型酵素に変換
　　される。
　2) **カルボキシペプチダーゼ**（carboxypeptidase）
　　A はペプチドの C 末端にある**芳香族**アミノ酸
　　を切断する。
　3) **カルボキシペプチダーゼ B** はペプチドの C 末
　　端にある**塩基性**アミノ酸（リシンとアルギニ
　　ン）を切断する。
d. 小腸上皮細胞が産生した**プロテアーゼ**（prote-
　ase）は食餌由来のタンパク質を完全にアミノ酸
　へ分解する。
　1) **アミノペプチダーゼ**は小腸細胞でつくられる
　　エキソペプチダーゼで，ペプチドの N-末端側
　　アミノ酸残基を一度に 1 残基ずつ切断する。
　2) 小腸細胞にある**ジペプチダーゼ**（dipeptidase）

とトリペプチダーゼ（tripeptidase）はジペプ
チドとトリペプチドをアミノ酸に分解する。

B. 小腸管腔から血液へのアミノ酸の輸送

1 アミノ酸は 2 つの輸送系により，小腸上皮細胞から
　吸収され，血液に放出される。
2 少なくとも 8 種の輸送タンパク質が，異なる性質の
　アミノ酸を輸送する。
　a. **ナトリウム-アミノ酸輸送系**
　　1) 多くの輸送系は，管腔側の細胞表面にある細
　　　胞によって同じ輸送タンパク質で**ナトリウム
　　　イオンとアミノ酸を同時に取り込む。**
　　2) ナトリウムイオンは Na^+-K^+-ATPase により
　　　細胞から血液に汲み出されるが，**アミノ酸は
　　　濃度勾配により血液へ運ばれる。**
　　　a) このように，小腸管腔から血液への輸送は
　　　　ATP の加水分解により駆動される（二次能
　　　　動輸送）。
　b. アミノ酸輸送の**L-システムは共輸送のための
　　ナトリウムを必要としない。**よって，L-システ
　　ムは分枝アミノ酸や芳香族アミノ酸を運ぶの
　　で，フェニルケトン尿症（phenylketonuria：
　　PKU）の治療に利用されている。

臨床との関連

　アミノ酸の膜輸送系の欠損によって，腸管からのア
ミノ酸吸収が低下するとともに，腎臓によるアミノ酸
の再吸収が低下し尿への排出が増加する。**シスチン尿
症**（cystinuria）ではシスチン輸送が欠損する。体内で
合成されたシステインはシスチンに酸化され，結晶化
し，腎結石を形成する。**ハートナップ**（Hartnup）病で
は，中性アミノ酸の輸送が止まり，食餌から摂取できな
いので，**必須アミノ酸が欠乏する。**トリプトファンは
ハートナップ病に関わるアミノ酸の 1 つで，**ナイアシ
ン欠乏症**（niacin deficiency）と同様の一過性の症状を
引き起こす。これはトリプトファンからニコチンアミ
ドアデニンジヌクレオチド（NAD）のニコチンアミド
環が生成するからである。

Ⅱ. アミノ酸窒素の付加と除去

● アミノ酸が合成される時，窒素は炭素骨格をもつ前
　駆体に付加される。
● アミノ酸が酸化されエネルギー産生に使われる時，
　窒素は除かれ主に尿素に変えられる。

Ⅱ．アミノ酸窒素の付加と除去　175

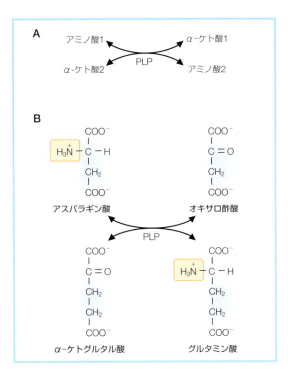

図 8.2　アミノ基転移反応
A：一般式。　B：アスパラギン酸アミノトランスフェラーゼの反応。　PLP＝ピリドキサールリン酸

- 窒素はアミノ基転移反応により，アミノ酸から別のアミノ酸になる。アミノ基転移ではアミノ酸とα-ケト酸の組み合わせと，それに対応する（もう1つのアミノ酸とα-ケト酸の）組み合わせの2組が関与する。
  - ふつうグルタミン酸とα-ケトグルタル酸がその1組である。
  - ピリドキサールリン酸（PLP）が補酵素である。
- 窒素はアンモニウムイオンとして除去される。例えば，グルタミン酸にはグルタミン酸デヒドロゲナーゼ，グルタミンにはグルタミナーゼ，ヒスチジンにはヒスチダーゼ，セリンとトレオニンにはデヒドラターゼ，アスパラギンにはアスパラギナーゼがはたらく。アンモニウムイオンはプリンヌクレオチドサイクルによっても除去される。
- グルタミン酸はアミノ酸代謝において重要な化合物である。

A．アミノ基転移反応（図8.2）

アミノ基転移反応は，アミノ酸（対応するα-ケト酸になる）から別のα-ケト酸（対応するアミノ酸になる）にアミノ基を転移する反応である。その結果，1つのアミノ酸からの窒素は別のアミノ酸の窒素となる。
① アミノ基転移反応を触媒する酵素をトランスアミナーゼまたはアミノトランスフェラーゼという。
② グルタミン酸（glutamate）とα-ケトグルタル酸（α-ketoglutarate）は，それぞれアミノ酸とα-ケト酸の組み合わせとして，アミノ基転移反応に関与することが多い。
③ アミノ基転移反応は可逆で，アミノ酸の合成や分解に関わる。
④ ほとんどのアミノ酸はアミノ基転移反応を受けるが，リシン（lysine）は例外で，アミノ基転移を受けない。
⑤ ピリドキサールリン酸（pyridoxalphosphate：PLP）はアミノ基転移反応の補酵素としてはたらく。PLPはビタミンB_6から合成される。

臨床との関連

ビタミンB_6はPLPの生合成に必要であり，窒素代謝において重要な補酵素である。**ビタミンB_6欠乏**は，食餌中のビタミンが欠乏，あるいはPLPの代謝を阻害する結核の薬イソニアジドの投与で起こる。神経伝達物質，ニコチンアミドアデニンジヌクレオチド（NAD）およびヘムの合成が低下すると，**神経性でペラグラ（pellagra）様の症状や貧血**（anemia）が起こる。

B．アミノ酸窒素のアンモニアとしての除去

多くのアミノ酸はアンモニアまたはアンモニウムイオン（NH_4^+）として窒素を放出する。
① グルタミン酸デヒドロゲナーゼ（glutamate dehydrogenase）は酸化的脱アミノ反応を触媒する。アンモニウムイオンが遊離し，α-ケトグルタル酸がつくられる。グルタミン酸デヒドロゲナーゼの反応は可逆で，NAD^+あるいは$NADP^+$を補酵素として必要とする。
② ヒスチジン（histidine）はヒスチダーゼによる脱アミノ反応でNH_4^+とウロカニン酸を産生する。
③ セリン（serine）とトレオニン（threonine）はPLPを要求するセリンデヒドラターゼにより脱アミノされる。セリンはピルビン酸に，トレオニンはα-ケト酪酸になり，アンモニウムイオンを放出する。
④ グルタミンとアスパラギン（asparagine）のアミド基は加水分解によりアンモニウムイオンを放出する。グルタミナーゼはグルタミンをグルタミン酸とNH_4^+に，アスパラギナーゼはアスパラギンをアスパラギン酸とNH_4^+に変える。
⑤ プリンヌクレオチドサイクル（purine nucleotide cycle）は特に筋肉で，アミノ酸からNH_4^+を遊離するのにはたらく。

a. グルタミン酸は他のアミノ酸から窒素を集め，アミノ基転移反応によりアスパラギン酸に運ぶ。

b. アスパラギン酸はイノシン一リン酸（inosine monophosphate：IMP）と反応してアデノシン一リン酸（adenosine monophosphate：AMP）とフマル酸を生じる。

c. AMPからNH_4^+が放出され，IMPを再生する。

C. グルタミン酸の役割

1. グルタミン酸（glutamate）は多くのアミノ酸の合成のための窒素を供給する。

   a. NH_4^+はアミノ酸合成の窒素を提供する。グルタミン酸デヒドロゲナーゼの反応で，NH_4^+はα-ケトグルタル酸と反応してグルタミン酸となる。

   b. グルタミン酸はアミノ基転移反応により，α-ケト酸に窒素を転移して対応するアミノ酸をつくる。

2. グルタミン酸はアミノ酸から窒素を除去するのに中心的役割を果たす。

   a. グルタミン酸は，アミノ基転移反応により，他のアミノ酸から窒素を集める。

   b. グルタミン酸の窒素はグルタミン酸デヒドロゲナーゼが触媒する反応により，NH_4^+として遊離される。

   c. NH_4^+とアスパラギン酸は尿素サイクルを介して，尿素合成のための窒素を供給する。アスパラギン酸はオキサロ酢酸へのアミノ基転移によりグルタミン酸から窒素を得て生成する。

Ⅲ. 尿素サイクル

● アンモニアはヒトにとって非常に有毒であり，尿素に変換される。尿素は無毒で，水への溶解度が高く，腎臓から容易に排出される。

● 尿素は，尿素サイクルでNH_4^+，CO_2とアスパラギン酸の窒素から合成される。このサイクルは主に肝臓で起こる。窒素はアラニン（主に筋肉から）やグルタミンのかたちで各組織から肝臓に移動する。

● NH_4^+，CO_2，ATPが反応してカルバモイルリン酸となる。この反応を触媒するカルバモイルリン酸シンターゼⅠはN-アセチル-グルタミン酸により活性化される。

● カルバモイルリン酸はオルニチンと反応してシトルリンとなる。

● シトルリンはアスパラギン酸と反応してアルギニノコハク酸となり，生成したアルギニノコハク酸はフマル酸を放出してアルギニンとなる。

● アルギニンはアルギナーゼのはたらきで，尿素を放出してオルニチンが再生される。

● 高タンパク質食が数日間続くと，尿素サイクルの酵素は誘導される。

● アミノ酸の窒素は肝臓で尿素に変換され，アミノ酸の炭素骨格は空腹時にはグルコースに，満腹時には脂肪酸に変換される。

臨床との関連

体内から排出される窒素は主に尿素である。腎不全（renal failure）では尿素が排出されず，BUN，クレアチニンおよび尿酸濃度が上昇する。

A. 窒素の肝臓への輸送

アンモニア（ammonia：NH_3）は特に中枢神経系に対して毒性が強い。

1. 通常アンモニアとアンモニウムイオンの血中濃度は非常に低い（$NH_3 + H^+ = NH_4^+$）。

2. アンモニアは主にアラニン（alanine）とグルタミン（glutamine）のかたちで，様々な組織から肝臓に運ばれる。肝臓においてアンモニアは，アミノ基転移反応と脱アミノ反応により，アミノ酸から放出される。

3. アンモニアは消化管で細菌によっても産生され，肝門脈を経て肝臓に運ばれる。

B. 尿素サイクルの反応（図8.3）

NH_4^+とアスパラギン酸は尿素を形成する窒素を，CO_2は炭素を供給する。オルニチンは尿素サイクルで運搬役として使われ再生される。

1. カルバモイルリン酸（carbamoyl phosphate）は尿素サイクルの最初の反応でNH_4^+，CO_2と2分子のATPから合成され，無機リン酸と2分子のADPが生成する（図8.3の反応①）。酵素としてカルバモイルリン酸シンテターゼⅠ（carbamoyl phosphate synthetase Ⅰ：CPS Ⅰ）はミトコンドリアに局在し，N-アセチル-グルタミン酸で活性化される。

2. オルニチン（ornithine）はカルバモイルリン酸と反応してシトルリンとなり，無機リン酸が生成する。酵素としてオルニチントランスカルバミラーゼ（ornithine transcarbamylase：OTC）はミトコンドリアに局在する（図8.3の反応②）。生成物のシト

III. 尿素サイクル

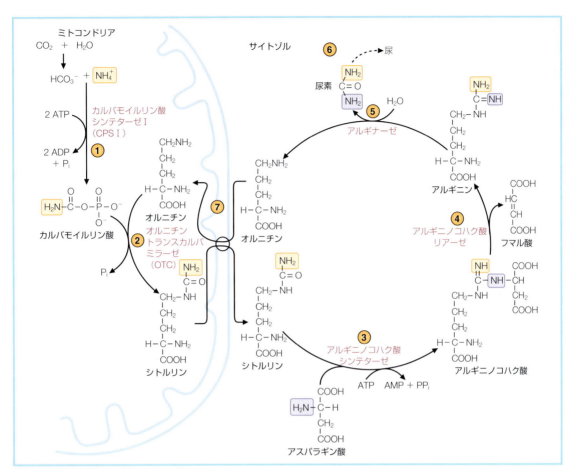

図 8.3 尿素サイクル
色のかかった四角い囲み（オレンジ色，うす紫色）は尿素分子の窒素になる官能基を示す．図中の①～⑦は本文III節Bの①～⑦に対応している． Pi＝無機リン酸

ルリンは，サイトゾルのオルニチンと引き換えに，サイトゾルに運ばれる．

③ シトルリン（citrulline）はアスパラギン酸と縮合し，アルギニノコハク酸となる（図8.3の反応③）．この反応はATPがAMPと無機リン酸に加水分解で生まれるエネルギーを利用している．酵素はアルギニノコハク酸シンテターゼ（argininosuccinate synthetase）．

④ **アルギニノコハク酸**はアルギニンとフマル酸に分解される（図8.3の反応④）．酵素として**アルギニノコハク酸リアーゼ**（argininosuccinate lyase）がはたらく．この反応はサイトゾルで起こる．
  a. フマル酸の炭素は，図8.3の反応③で付加されたアスパラギン酸に由来し，リンゴ酸に変換される．
  b. 絶食時，肝臓においてリンゴ酸はグルコース，もしくはオキサロ酢酸に変換される．生成したオキサロ酢酸はアミノ基転移で反応③に必要なアスパラギン酸に再生される．

⑤ アルギニンの分解で尿素が生成し，オルニチンが再生される（図8.3の反応⑤）．酵素として**アルギナーゼ**は主に肝臓に局在し，オルニチンで阻害される．

⑥ **尿素**は血液に入り腎臓から排泄される（図8.3の反応⑥）．なお，健常な成人は1日に30gの尿素を排出，これは窒素廃棄物の約90％に相当する．

⑦ オルニチンはシトルリンと交換でミトコンドリアに戻され，次の尿素サイクルに使われる（図8.3の反応⑦）．
  a. オルニチンが細胞でさらに必要となると，グルコースからグルタミン酸を経て合成される（図8.7 参照）．
  b. **アルギニン**は成人にとって非必須アミノ酸である．アルギニンはグルコースからオルニチンを経て尿素サイクルの最初の4段階の反応で合成される．

表 8.1 尿素サイクルの酵素が欠損する遺伝病

欠損酵素	血液や尿に蓄積する代謝産物	症状
カルバモイルリン酸シンテターゼ I	アンモニア	非常にまれな病気で，治療法はなく，致命的である。
オルニチントランスカルバミラーゼ（OTC）	アンモニア，オルニチン酸	X連鎖性遺伝病で，尿素サイクルの遺伝病の中で最も一般的である。ミトコンドリアで生成したカルバモイルリン酸が細胞質に拡散したり，ピリミジン合成系を活性化させるので，オロト酸が蓄積する。
アルギニノコハク酸シンテターゼ	アンモニア，シトルリン	尿素サイクルの遺伝病で2番めに多い。OTC欠損と同様に，速やかな治療を行わなければ精神遅延を引き起こす。
アルギニノコハク酸リアーゼ	アンモニア，アルギニノコハク酸	他の欠損と比較してアンモニア蓄積は重度でない。アルギニノコハク酸に存在する2つの窒素原子が排出されるためである。アルギニンが必須アミノ酸となる。
アルギナーゼ	アンモニア，アルギニン	アルギニノコハク酸リアーゼの欠損を伴う場合，上記の欠損に比べ，アンモニア蓄積は重度でない。アルギニンの窒素原子が排出されるためである。

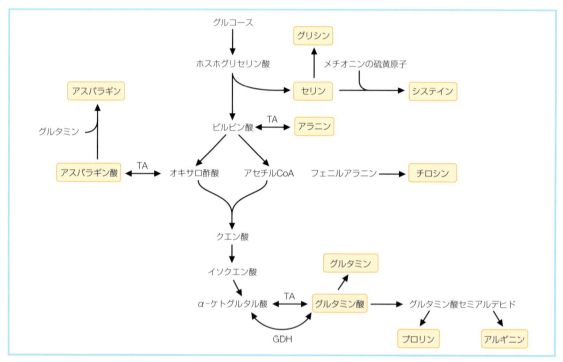

図 8.4 非必須アミノ酸生合成の概要
10種のアミノ酸はグルコースから解糖系やTCAサイクルの中間体を経て合成される。11番目の非必須アミノ酸チロシンは，必須アミノ酸フェニルアラニンの水酸化によって生成する。システインは硫黄のみが必須アミノ酸のメチオニンに由来し，炭素と窒素はセリンに由来する。　GDH＝グルタミン酸デヒドロゲナーゼ，TA＝アミノ基転移

C. 尿素サイクルの調節

1. N-アセチルグルタミン酸（N-acetylglutamate）は尿素サイクルの初発酵素であるカルバモイルリン酸シンテターゼ I を活性化する。
   a. **アルギニン**はアセチルCoAとグルタミン酸から N-アセチルグルタミン酸を合成する N-アセチル-グルタミン酸シンテターゼを活性化する。
2. 肝臓は平常でも非常に高い尿素合成能をもつが，高タンパク質食を4日以上続けると尿素サイクルの酵素が誘導される。

> **臨床との関連**
>
> 尿素サイクルの酵素の変異によって尿素サイクル異常症となる。尿素サイクルの酵素の1つでも活性が失われると**高アンモニア血症**（hyperammonemia）となり，欠損した酵素の基質が蓄積する。尿素サイクル異常疾患を**表 8.1** にまとめる。

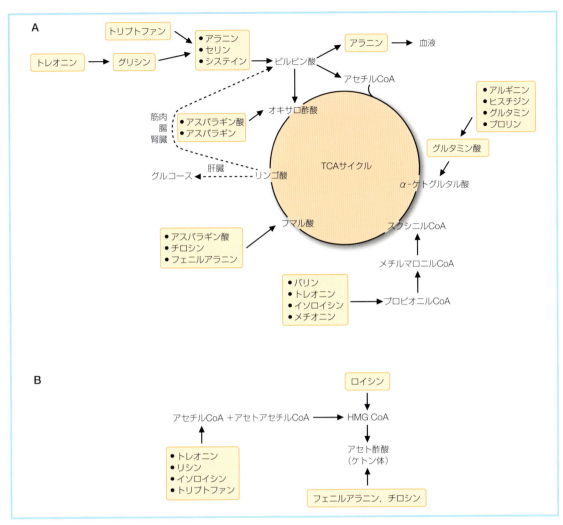

図 8.5 アミノ酸の分解
A：ピルビン酸や TCA サイクルの中間体となるアミノ酸グループ。肝臓においてそれらの炭素骨格からグルコースがつくられるので，これらのアミノ酸は糖原性と考えられている。　B：アセチル CoA やケトン体となるアミノ酸グループ。これらのアミノ酸はケト原性である。　HMG CoA＝ヒドロキシメチルグルタリル CoA

Ⅳ．アミノ酸の合成と分解

- タンパク質に通常含まれる 20 種のアミノ酸のうち，11 種は生体で生合成されるので成人にとって非必須アミノ酸である。
- 10 種の非必須アミノ酸の炭素骨格はグルコースから合成することができる（図 8.4）。
- チロシンは必須アミノ酸であるフェニルアラニンの水酸化により合成される。
- アミノ酸の炭素骨格の分解から得られる主な代謝物は，ピルビン酸，TCA サイクルの中間体，アセチル CoA，アセト酢酸である（図 8.5）。

A．アミノ酸の合成

　メッセンジャー RNA（mRNA）は 20 種のアミノ酸に対するコドンをもつ。これらアミノ酸のうち 11 種は生体でつくられる。これらの中で 10 種のアミノ酸の炭素骨格は**グルコース**（glucose）から合成することができる。

1 解糖系中間体に由来するアミノ酸（図 8.6）

　a. 解糖系の中間体はセリン，グリシン，システイン，アラニンの前駆体になる。

　1）**セリン**（serine）は解糖系の中間体である 3-ホスホグリセリン酸から酸化，グルタミン酸からのアミノ基転移，および脱リン酸によって合成される。

　2）**グリシン**（glycine）と**システイン**（cysteine）

はセリンから合成される。
  a) **グリシン**はセリンのメチレン基をテトラヒドロ葉酸（FH₄）に転移して合成される。FH₄は様々な酸化度の一炭素基を転移する補酵素である。
  b) **システイン**（cysteine）の炭素と窒素はセリンに由来し，硫黄は必須アミノ酸の**メチオニン**から供給される。
 3) **アラニン**（alanine）はピルビン酸のアミノ基転移で合成される。

> **臨床との関連**
>
> 原発性高シュウ酸尿Ⅰ型（primary hyperoxaluria type 1）はグリシントランスアミナーゼの欠損によるもので，**グリオキシル酸**（glyoxylate）が蓄積する。グリシントランスアミナーゼはグリオキシル酸からグリシン，もしくはその逆反応のグリシンからグリオキシル酸のアミノ基転移を触媒する。グリオキシル酸はシュウ酸に酸化され，シュウ酸は水にやや難溶なので腎臓でカルシウム塩を形成し，沈殿して結石を形成する。腎不全はこの障害によって起こる。

❷ **TCAサイクル中間体に由来するアミノ酸**（図8.4参照）
  a. **アスパラギン酸**（aspartate）はオキサロ酢酸へのアミノ基転移でつくられる。
   1) **アスパラギン**（asparagine）はアスパラギン酸のアミド化により合成される。
  b. **グルタミン酸**（glutamate）はα-ケトグルタル酸からグルタミン酸デヒドロゲナーゼによるNH₄⁺の付加反応またはアミノ基転移反応により合成される。**グルタミン**（glutamine），**プロリン**（proline），**アルギニン**（arginine）はグルタミン酸からつくられる（図8.7）。
   1) グルタミンはグルタミン酸のアミド化により合成される。
   2) プロリンとアルギニンはグルタミン酸の還元で生成する**グルタミン酸セミアルデヒド**（glu-

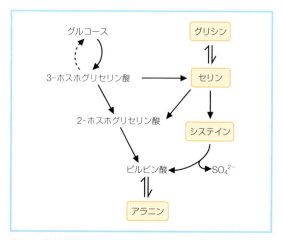

図8.6 解糖系中間体に由来するアミノ酸
これらのアミノ酸はグルコースから合成され，肝臓でグルコースに戻される。

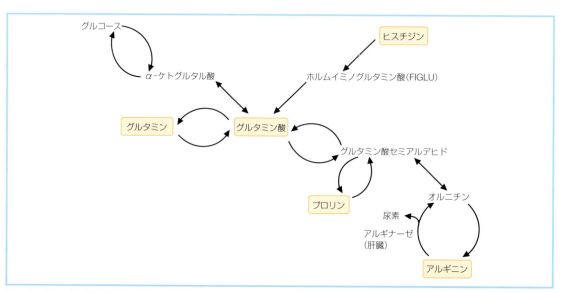

図8.7 グルタミン酸に関連するアミノ酸グループ
このグループのアミノ酸はグルタミン酸に変換される炭素骨格を含み，肝臓でグルコースに変換できる。ヒスチジンを除いた，関連するアミノ酸はグルコースから合成される。

tamate semialdehyde）に由来する。

a) プロリン（proline）はグルタミン酸セミアルデヒドの環化により合成される。

b) アルギニンは，グルタミン酸セミアルデヒドのアミノ基転移でつくられるオルニチンから，尿素サイクルの3段階の反応を経て合成される。

3 チロシン（tyrosine）は11番目の非必須アミノ酸で，必須アミノ酸であるフェニルアラニンの水酸化反応により合成される。この反応には芳香環水酸化反応に必要なテトラヒドロビオプテリンを補酵素として用いる。

B. アミノ酸の分解

1 アミノ酸の炭素骨格の主な分解産物はピルビン酸，TCAサイクル中間体，アセチルCoAおよびアセト酢酸である（図8.5参照）

2 肝臓でピルビン酸やTCAサイクル中間体に変換されるアミノ酸を糖原性アミノ酸という。すなわち炭素骨格が糖新生に用いられるアミノ酸である（図8.5A参照）。

3 アセチルCoAやアセト酢酸に変換されるアミノ酸はケト原性アミノ酸という。すなわちケトン体となるアミノ酸である（図8.5B参照）。

4 イソロイシン，トリプトファン，フェニルアラニン，チロシンといったアミノ酸は糖原性かつケト原性アミノ酸である。

臨床との関連

ペラグラ（pellagra）はビタミンであるナイアシン（niacin）もしくはトリプトファン（tryptophan）の欠乏によって起こる。ナイアシンはNAD$^+$とNADP$^+$の合成に必要である。これらの物質はトリプトファンから合成される。ペラグラは4つの"D"，すなわち皮膚炎（dermatitis），下痢（diarrhea），認知症（dementia）および死（death）にいたる。

a. ピルビン酸に転換されるアミノ酸（図8.6参照）。

1) 解糖系の中間体から合成されるアミノ酸（セリン，グリシン，システイン，アラニン）はピルビン酸に分解される。

a) セリンは解糖中間体の2-ホスホグリセリン酸に変換されるか，PLPを補酵素とするセリンデヒドラターゼにより直接ピルビン酸とNH$_4^+$に分解される。

b) グリシンは生合成系の逆反応で，メチレン-

FH$_4$と反応してセリンになる。

1. グリシンはまた，FH$_4$とNAD$^+$と反応してCO$_2$とNH$_4^+$となる（グリシン開裂酵素）。

2. グリシンはグリオキシル酸に変換され，さらに酸化されCO$_2$とH$_2$Oになるか，シュウ酸に変換される。

c) システインはピルビン酸に変換される。メチオニンに由来する硫黄はH$_2$SO$_4$となり，腎臓から尿に排泄される。

d) アラニンはアミノ基転移でピルビン酸となる。

b. TCAサイクルの中間体になるアミノ酸（図8.5参照）

1) 4つのグループのアミノ酸の炭素骨格から，TCAサイクル中間体のα-ケトグルタル酸（α-ketoglutarate），スクシニルCoA（succinyl-CoA），フマル酸（fumarate），オキサロ酢酸oxaloacetate）が生成する。

a) α-ケトグルタル酸となるアミノ酸グループ（図8.7参照）

1. グルタミン酸はグルタミン酸デヒドロゲナーゼあるいはアミノ基転移反応によりα-ケトグルタル酸となる。

2. グルタミンはグルタミナーゼによりアミド窒素をNH$_4^+$として遊離し，グルタミン酸となる。

3. プロリンは酸化的に開環してグルタミン酸セミアルデヒドとなり，さらに酸化されグルタミン酸になる。

4. アルギニンは肝臓のアルギナーゼにより尿素とオルニチンに分解される。オルニチンはアミノ基転移でグルタミン酸セミアルデヒドとなり，さらに酸化されグルタミン酸となる。

5. ヒスチジンはホルムイミノグルタミン酸（formiminoglutamate：FIGLU）に変換される。ホルムイミノ基はテトラヒドロ葉酸に転移され，残りの5個の炭素はグルタミン酸となる。

臨床との関連

ヒスチジン血症（histidinemia）は，ヒスチジンからウロカニン酸を生成するヒスチジダーゼが欠損している。初期には精神遅滞が報告されていたが，最近は悪影響がないとされている。この欠損は良性の常染色体潜性遺伝障害である。

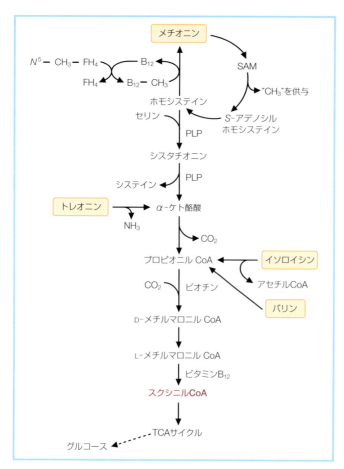

図 8.8　スクシニル CoA に変換されるアミノ酸群
メチオニン，トレオニン，イソロイシン，バリンはすべて必須アミノ酸で，メチルマロニル CoA を経てスクシニル CoA となる。スクシニル CoA はグルコースを合成するので，これらのアミノ酸は糖原性である。セリンの炭素はシステインになるので，この経路ではスクシニル CoA にならない。シスタチオニンシンターゼの欠損はホモシスチン尿症となる。シスタチオナーゼの欠損はシスタチオニン尿症となる。B_{12}-CH_3=メチルコバラミン，N^5-CH_3-FH_4=N^5-メチルテトラヒドロ葉酸，PLP=ピリドキサールリン酸，SAM=S-アデノシルメチオニン

b) **スクシニル CoA**（succinyl-CoA）になるアミノ酸群（図 8.8）

1. 4種のアミノ酸は**プロピオニル CoA**（propionyl-CoA）に変換された後，ビオチンを補酵素とするカルボキシ化反応でメチルマロニル CoA になる。さらにビタミン B_{12} を必要とする反応でスクシニル CoA に変換される（第7章IX節 D を参照）。

    a) **トレオニン**（threonine）はデヒドラターゼにより NH_4^+ と α-ケト酪酸に分解される。さらに酸化的脱炭酸反応によりプロピオニル CoA となる。別の一連の反応により，トレオニンはグリシンとアセチル CoA に変換される。

    b) **メチオニン**（methionine）は様々な化合物の合成で**メチル基**を供給する。硫黄はシステインに取り込まれ，残りの炭素骨格は**スクシニル CoA** となる。

        i．メチオニンと ATP から **S-アデノシルメチオニン**（S-adenosylmethionine：SAM）が合成され，SAM はメチル基を供給してホモシステインになる。

        ii．**ホモシステイン**（homocysteine）はメチル基がビタミン B_{12} を介して FH_4 プールから受け取り，メチオニンに戻る。

        iii．**ホモシステイン**はセリンと反応してシスタチオニンとなる。シスタチオニンの分解でシステイン，NH_4^+ と α-ケト酪酸を生成し，α-ケト酪酸はプロピオニル CoA に変換される。

臨床との関連

ホモシスチン尿症（homocystinuria）ではシスタチオニンシンターゼが欠損しているため，ホモシステインがセリンと反応せず，システインが生成しなくなる（図8.8参照）。ホモシステインは蓄積してホモシスチンに酸化され，尿に排出される。このシスタチオニンシンターゼの補酵素であるPLPを生成するビタミンB_6を大量に投与することで症状がおさまる場合もある。血液

Ⅳ．アミノ酸の合成と分解　183

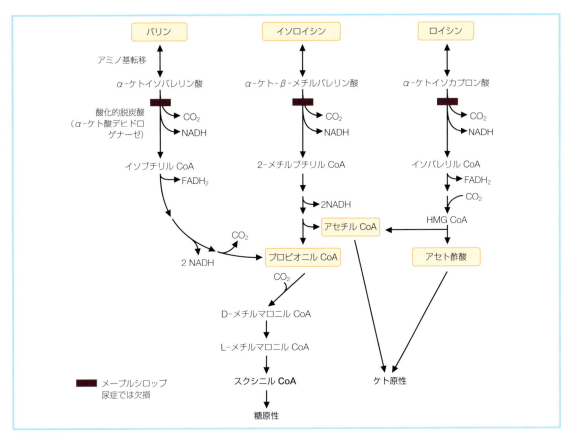

図 8.9　分枝アミノ酸の分解
バリンはプロピオニル CoA に，イソロイシンはプロピオニル CoA とアセチル CoA になる．ロイシンはアセト酢酸とアセチル CoA になる．　$FADH_2$＝還元型フラビンアデニンジヌクレオチド，HMG CoA＝ヒドロキシメチルグルタリル CoA，NADH＝還元型ニコチンアミドアデニンジヌクレオチド

や尿においてホモシステインやホモシスチン濃度が上昇する他の症例では，ホモシステインをメチオニンに変換する酵素であるメチオニンシンターゼが欠損している，もしくはこの酵素の補酵素の前駆体である葉酸とビタミン B_{12} が食餌に不足している．未解明な部分もあるが，ホモシステインやホモシスチン濃度が高いと**冠動脈疾患**の危険がある．

c) **バリン**（valine）と**イソロイシン**（isoleucine）は，3つある分枝アミノ酸の2つで，スクシニル CoA となる（図 8.8 参照）．
　　ⅰ．3種すべての分枝アミノ酸の分解は**アミノ基転移反応**で始まり，分枝 α-ケト酸デヒドロゲナーゼ複合体による**酸化的脱炭酸**が続く（図 8.9）．この酵素はピルビン酸デヒドロゲナーゼや α-ケトグルタル酸デヒドロゲナーゼと同じように，チアミンピロリン酸，リポ酸，補酵素 A，FAD と NAD^+ を必要とする．
　　ⅱ．**バリン**はプロピオニル CoA やメチルマロニル CoA を経て，最終的にスクシニル CoA となる．
　　ⅲ．**イソロイシン**も2炭素がアセチル CoA として放出された後，スクシニル CoA になる．

臨床との関連

メープルシロップ尿症（maple syrup urine disease：MSUD）では，分枝アミノ酸のアミノ基を転移したケト酸を脱炭酸する α-ケト酸デヒドロゲナーゼが欠損している（図 8.9 参照）．バリン，イソロイシンおよびロイシンが蓄積し，尿はメープルシロップ様の匂いとなり，**精神遅滞**となる．MSUD では食餌に含まれるこれら3つの必須アミノ酸を制御する必要があるので，フェニルケトン尿症（PKU）より治療が難しくなる．

c) **フマル酸**（fumarate）になるアミノ酸群
　1．フェニルアラニン，チロシン，アスパラ

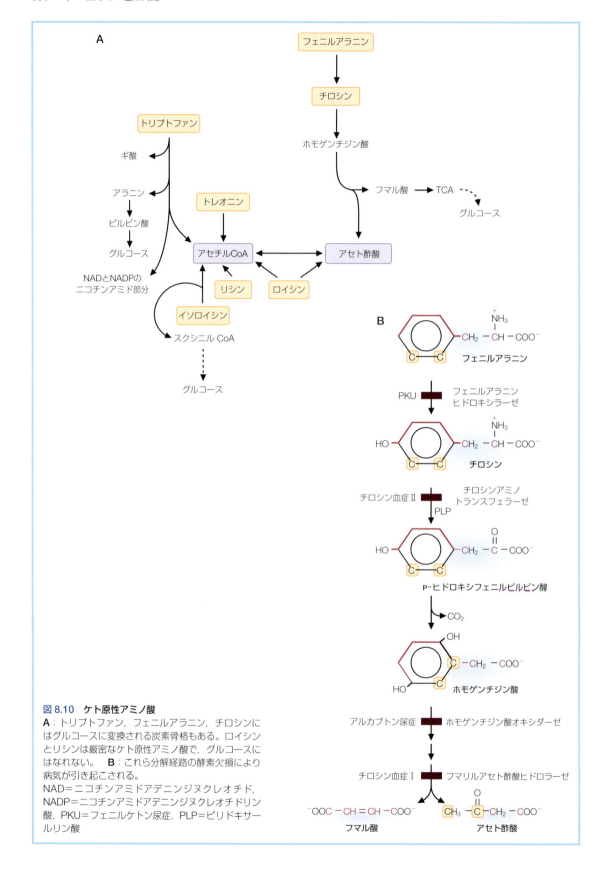

図 8.10 ケト原性アミノ酸
A：トリプトファン，フェニルアラニン，チロシンにはグルコースに変換される炭素骨格もある。ロイシンとリシンは厳密なケト原性アミノ酸で，グルコースにはなれない。 B：これら分解経路の酵素欠損により病気が引き起こされる。
NAD＝ニコチンアミドアデニンジヌクレオチド，NADP＝ニコチンアミドアデニンジヌクレオチドリン酸，PKU＝フェニルケトン尿症，PLP＝ピリドキサールリン酸

ギン酸の3種のアミノ酸はフマル酸になる（図8.5参照）。

a) **フェニルアラニン**（phenylalanine）はテトラヒドロビオプテリンとO_2を必要とするフェニルアラニンヒドロキシラーゼが触媒する反応で，**チロシン**になる（図8.10）。

b) **チロシン**（tyrosine）は，食餌あるいはフェニルアラニンの水酸化反応により得られ，ホモゲンチジン酸になる。芳香環は開環の後，**フマル酸**（fumarate）と**アセト酢酸**（acetoacetate）に開裂する。

c) **アスパラギン酸**は，尿素サイクル（urea cycle）もしくは**プリンヌクレオチドサイクル**（purine nucleotide cycle）を経てフマル酸となる。プリンヌクレオチドサイクルで，アスパラギン酸はIMPと反応してAMPとフマル酸になる。

臨床との関連

　フェニルアラニンとチロシン代謝に関連する疾患は多い。**フェニルケトン尿症**（PKU）ではフェニルアラニンからチロシンを生成する酵素が欠損している。PKUにはフェニルアラニンヒドロキシラーゼが欠損している場合や，**テトラヒドロビオプテリン**（tetrahydro-biopterin）を合成する酵素が欠損している場合もある。フェニルアラニンは蓄積して**フェニルケトン**（phenylk-etone）の類似化合物に変換され，尿がカビ臭くなり，**精神遅滞**をまねく。PKUの治療は食餌中のフェニルアラニンの制限である。**アルカプトン尿症**（alcaptonuria）ではホモゲンチジン酸オキシダーゼが欠損している（図8.10）。ホモゲンチジン酸は自動酸化により重合して黒い色素となり，様々な組織に蓄積し，**変形性関節症**（degenerative arthritis）となる場合もある。チロシン代謝の欠損は**チロシン血症**（tyrosinemia）**Ⅰ型**および**Ⅱ型**となる。チロシン血症Ⅰ型はフマリルアセト酢酸をフマル酸とアセト酢酸に加水分解するフマリルアセト酢酸ヒドロラーゼの欠損による。フマリルアセト酢酸の蓄積によって肝不全や腎不全，神経系疾患およびキャベツ類似臭を引き起こし，肝臓がんの危険を高める。チロシン血症Ⅱ型はチロシンアミノトランスフェラーゼの欠損によるもので，眼と皮膚の病変および精神発達の遅れが生じる。チロシンアミノトランスフェラーゼはチロシンから4-ヒドロキシフェニルピルビン酸を生成するアミノ基転移を触媒する。

---

d) **オキサロ酢酸になるアミノ酸群**（図8.5参照）

1. **アスパラギン酸**はアミノ基転移反応でオキサロ酢酸になる。
2. **アスパラギン**は，アスパラギナーゼによる加水分解でアミド基の窒素をNH_4^+として失い，アスパラギン酸になる。

c. **アセチルCoAもしくはアセト酢酸になるアミノ酸群**（図8.10参照）

1) リシン，トレオニン，イソロイシン（isoleu-cine），トリプトファン（tryptophan）の4種のアミノ酸はアセチルCoAに変換され，フェニルアラニンとチロシンはアセト酢酸になる。ロイシンは分解されアセチルCoAとアセト酢酸の両方になる。

Ⅴ. アミノ酸代謝における組織間の相互関係

- 食事後，食餌由来のタンパク質は分解され，アミノ酸となり肝臓に運ばれ，タンパク質，グルコースおよびトリグリセリド合成に用いられる（図8.11A）。
- 空腹（絶食）時には，筋タンパク質からアミノ酸が主にアラニンとグルタミンのかたちで血液に放出される（図8.11B）。
- 分枝アミノ酸は筋肉でエネルギー産生のため，酸化される。その炭素骨格の一部はグルタミンとアラニンに変換される。アラニンはグルコース-アラニンサイクルでもつくられる。
- 腸管は血中からグルタミンを取り込み，アラニン，シトルリンとアンモニアに変換し，血中に放出する。
- 腎臓は血中からグルタミンを取り込み，アンモニアを尿中へ，アラニンとセリンを血中に放出する。
- 肝臓は血中からアラニンや他のアミノ酸を取り込み，アミノ酸の窒素を尿素に，炭素骨格をグルコースとケトン体に変換し，血中に放出する。グルコースとケトン体は他の組織で酸化されエネルギーに変えられる。
- このようにして筋タンパク質からのアミノ酸はエネルギー源として多くの組織で使われる。

A. 筋肉でのアミノ酸代謝

　絶食時，筋タンパク質からアミノ酸が放出される。アミノ酸の一部は筋肉で部分的に酸化され，残りの炭素骨格はアラニンやグルタミンに変換される。このように筋肉から血中に放出されるアミノ酸の約50%はアラニンとグルタミンであるが，筋タンパク質を構成する全アミノ酸の中で，これら2つのアミノ酸の比率

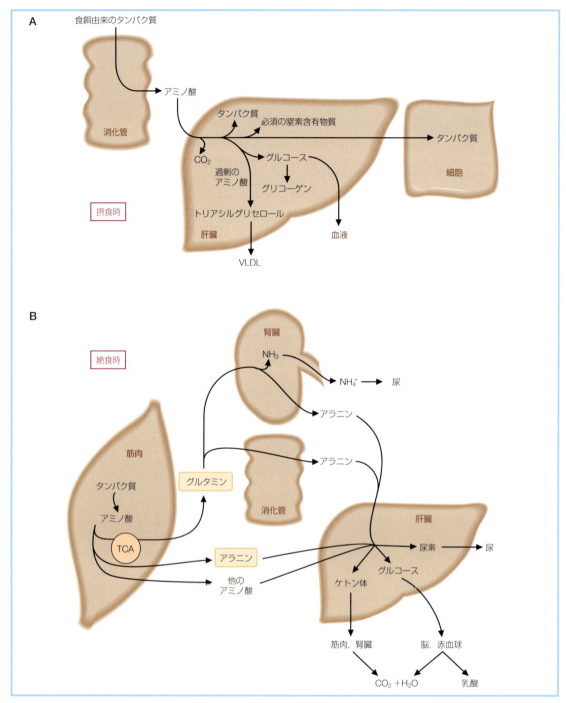

図 8.11　アミノ酸代謝における組織間の相互関係
絶食時，筋肉はアミノ酸，特にアラニンとグルタミンを放出する。グルタミンは腎臓でアラニンとセリンに，消化管でアラニンに変換される。アラニンは肝臓に取り込まれる。肝臓はアラニンや他のアミノ酸の炭素骨格をグルコースとケトン体の合成に使い，窒素を尿素に変える。グルコースとケトン体は他の組織で酸化される。筋肉はグルコースを酸化してアラニンを生成し，肝臓はアラニンを再びグルコースに変換する（グルコース-アラニンサイクル）。

は50%よりずっと低い。

❶ **分枝アミノ酸**は筋肉で酸化され，炭素骨格の一部はグルタミンとアラニンに変換されて血中に放出される（図8.12）。

a. バリンとイソロイシンはスクシニル CoA となり，TCAサイクルに入ってリンゴ酸となりエネルギーを産生する。

b. リンゴ酸（malate）はリンゴ酸酵素によりピル

Ⅴ．アミノ酸代謝における組織間の相互関係　187

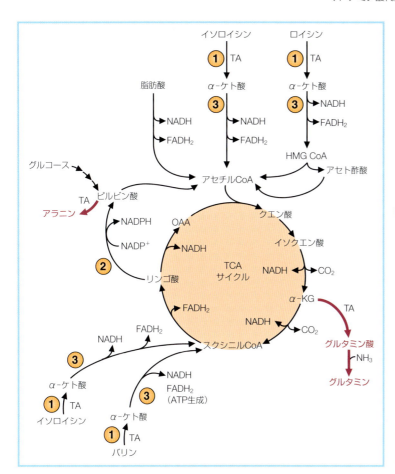

図 8.12　骨格筋における分枝アミノ酸の炭素骨格の代謝

①これらアミノ酸代謝の第1段階はアミノ基転移（TA）である。②バリンとイソロイシンの炭素は，スクシニル CoA となって TCA サイクルに入り，リンゴ酸酵素によってピルビン酸となる。③炭素骨格がTCA サイクルに入る前にも酸化経路によって還元型ニコチンアミドアデニンジヌクレオチド（NADH）と水素原子2つをもった還元型フラビンアデニンジヌクレオチド（FADH$_2$）が生成する。炭素骨格は窒素を肝臓に運ぶために，グルタミン酸やアラニンにもなる。
α-KG＝α-ケトグルタル酸，HMG CoA＝ヒドロキシメチルグルタリル CoA，NADP＝ニコチンアミドアデニンジヌクレオチドリン酸，NADPH＝還元型ニコチンアミドアデニンジヌクレオチドリン酸，OAA＝オキサロ酢酸

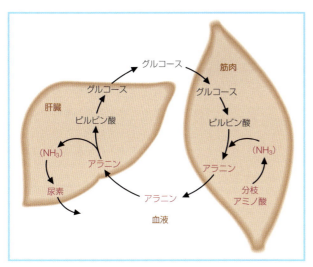

図 8.13　グルコース-アラニンサイクル
骨格筋の分枝アミノ酸のアミノ基が運ばれて，肝臓で尿素になる経路を赤字で示す。　NH$_3$＝アンモニア

ビン酸に変換され，アミノ基転移によりアラニンになるか，酸化的脱炭酸によりアセチル CoAになる。
c．リンゴ酸は TCA サイクルに入ったまま α-ケトグルタル酸となり，エネルギーを産生する。
d．α-ケトグルタル酸（α-ketoglutarate）はグルタミン酸になり，グルタミンとなる。

② 筋肉から放出される**アラニン**は**グルコース-アラニンサイクル**でも合成される。グルコース-アラニンサイクルでは肝臓から筋肉にグルコースを運び，筋肉はその炭素骨格をアラニンとして肝臓に返す（図 8.13）。

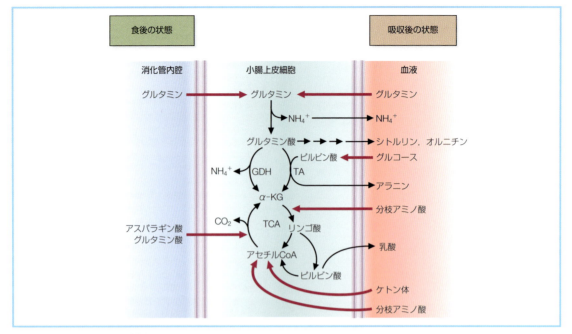

図 8.14　消化管でのアミノ酸代謝
消化管におけるグルタミン代謝経路は食物から摂取しても，吸収後に血液から得ても，同じである．消化管の細胞はアスパラギン酸，グルタミン酸，分枝アミノ酸も代謝する．　α-KG＝α-ケトグルタル酸，GDH＝グルタミン酸デヒドロゲナーゼ，NH_4^+＝アンモニウムイオン，TA＝アミノ基転移

a. 筋肉において，グルコースは**ピルビン酸**に酸化されエネルギーを産生する．
b. ピルビン酸はアミノ転移で**アラニン**となり，肝臓に運ばれ，窒素は尿素合成に，炭素骨格は糖新生に使われる．

B. 腸管でのアミノ酸代謝（図 8.14）

腸管は**グルタミン**を取り込み，アラニン，シトルリンとアンモニアを放出する．

❶ 腸管で**グルタミン**は NH_4^+ とグルタミン酸に，グルタミン酸はさらにα-ケトグルタル酸になる．
❷ **α-ケトグルタル酸**はリンゴ酸になり，エネルギー産生を行う．リンゴ酸はサイトゾルでリンゴ酸酵素により脱炭酸されピルビン酸になり，さらにアミノ基転移で**アラニン**になる．
❸ **グルタミン酸**はオルニチンにも変換され，さらにシトルリン（citrulline）になる．

C. 腎臓でのアミノ酸代謝（図 8.15）

腎臓は**グルタミン**を取り込み，グルタミナーゼで脱アミノしてアンモニアとグルタミン酸を生成する．グルタミン酸はアラニンとセリンに変えられる．

❶ **アンモニア**（NH_3）は**尿**に排出され，リン酸，硫酸（システインからつくられる），様々な代謝性酸（例：乳酸，ケトン体であるアセト酢酸や β-ヒドロキシ酪酸）由来の水素イオンを**中和**して NH_4^+ となる．
❷ **アラニンとセリン**は，グルタミン酸から生成し，血中に放出される．
a. **グルタミン酸**は脱アミノかアミノ基転移でα-ケトグルタル酸となり，TCAサイクルに入り，リンゴ酸に変換される．
b. **リンゴ酸**はサイトゾルでオキサロ酢酸に酸化され，さらにホスホエノールピルビン酸カルボキシキナーゼによりホスホエノールピルビン酸に変換される．
c. **ホスホエノールピルビン酸**（phosphoenolpyruvate：PEP）は解糖系に入り，アラニンとセリンになって血中に放出される．

D. 肝臓でのアミノ酸代謝（図 8.11 参照）

肝臓はアラニン，セリン，その他のアミノ酸を血中から取り入れ，アミノ酸の**窒素を尿素**に，**炭素骨格を****グルコースやケトン体**（ketone body）**に変換**し，血中に放出する．グルコースとケトン体は他の組織で酸化される．

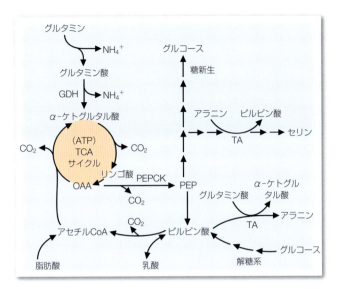

図 8.15 腎臓におけるグルタミンや他のエネルギー源の代謝
GDH＝グルタミン酸デヒドロゲナーゼ，OAA＝オキサロ酢酸，PEP＝ホスホエノールピルビン酸，PEPCK＝ホスホエノールピルビン酸カルボキシキナーゼ，TA＝アミノ基転移

VI. テトラヒドロ葉酸，ビタミン B_{12}，S-アデノシルメチオニン

- C_1 単位（一炭素単位の担体）を含む官能基は，化合物間を転移する。
- 二酸化炭素より酸化度の低い C_1 単位はテトラヒドロ葉酸（FH_4），ビタミン B_{12} と S-アデノシルメチオニン（SAM）により運搬される。CO_2 はビオチンにより転移される。
- FH_4 はビタミンの一種である葉酸から合成され，セリン，グリシン，ヒスチジン，ホルムアルデヒドやギ酸から C_1 単位を受け取る。これらの C_1 単位は FH_4 に結合したまま酸化還元される。しかし最も還元型のメチル-FH_4 は酸化されない。
- FH_4 が運搬する C_1 単位は dUMP から dTMP の合成，グリシンからセリンの合成，プリン塩基前駆体にプリン環の C2 位と C8 位の炭素の供給に用いられ，ビタミン B_{12} にも移される。
- ビタミン B_{12} は生体で 2 つの反応に関わる。メチルマロニル CoA からスクシニル CoA を合成するメチル基転移，および 5-メチル-FH_4^+ のメチル基をホモシステインに渡してメチオニンを合成する反応に使われる。
- SAM はメチオニンと ATP から合成され，メチル基転移によりクレアチン，ホスファチジルコリン，エピネフリン（アドレナリン），メラトニン，メチル化されたポリヌクレオチドを生合成する。

A. テトラヒドロ葉酸（FH_4）

① テトラヒドロ葉酸（tetrahydrofolate：FH_4）とその誘導体の性質

a. FH_4 は体内ではつくられない。ビタミンの葉酸から合成される。
  1) NADPH とジヒドロ葉酸レダクターゼ（dihydrofolate reductase）により，葉酸はジヒドロ葉酸（FH_2）に変換され，同じ酵素による第 2 の還元反応で FH_4 が合成される（図 8.16A）。
b. FH_4 の C_1 単位は酸化あるいは還元される（図 8.16B）。
  1) 最も還元された N^5-メチル-FH_4 は生理条件下では再酸化されない。

② FH_4 により運搬される C_1 単位の由来

a. セリンとグリシン，ホルムアルデヒド，ヒスチジンとギ酸は C_1 単位を FH_4 に移す（図 8.17 の反応①〜④）。
  1) セリンとグリシンは N^5,N^{10}-メチレン-FH_4 をつくる。
    a) セリンは可逆反応で FH_4 に C_1 単位を渡しグリシンになる。セリンはグルコースに由来するので，この C_1 単位は食餌中の炭水化物から得る。
    b) グリシンは C_1 単位を FH_4 に渡し，NH_4^+ と CO_2 ができる。
  2) ヒスチジンはホルムイミノグルタミン酸（FIGLU）に分解される。FIGLU のホルムイミノ基は FH_4 と反応して NH_4^+ を遊離し，グルタミン酸と N^5,N^{10}-メテニル-FH_4 を産生する。
  3) ギ酸（formate）はトリプトファンに由来し，

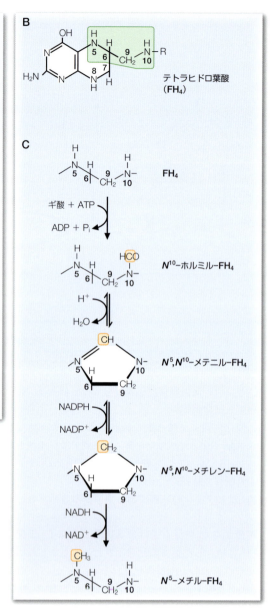

図 8.16 テトラヒドロ葉酸（FH$_4$）
A：ジヒドロ葉酸レダクターゼによる葉酸の還元。　B：FH$_4$の構造。
C：FH$_4$によって運ばれるC$_1$単位。C$_1$単位を黄色で示す。FH$_4$の5，6，9，10位の炭素だけを示す。
NADP＝ニコチンアミドアデニンジヌクレオチドリン酸，NADPH＝還元型ニコチンアミドアデニンジヌクレオチドリン酸，PABA＝p-アミノ安息香酸

N^{10}-ホルミル-FH$_4$をつくる。

❸ C$_1$単位の受容体

a. FH$_4$が受け取ったC$_1$単位は，様々な化合物に転移される（図 8.17 の反応⑤〜⑧）。

1) プリン塩基の前駆体はFH$_4$からC2位とC8位の炭素を受け取る。プリン塩基はDNAとRNAの合成に必要である。
2) dUMPはFH$_4$からC$_1$単位を受け取り，dTMPになる（図 8.18）。この反応によって，DNA合成に必要なチミンが産生する。
   a) この反応でメチレン基はメチル基に還元され，FH$_4$は酸化されFH$_2$になる。
   b) FH$_2$はジヒドロ葉酸レダクターゼのはたらきで，NADPHにより還元されFH$_4$になる。
3) グリシンはFH$_4$からC$_1$単位を受け取ってセリンとなる。
4) ビタミンB$_{12}$はN^5-メチル-FH$_4$からメチル基を得る。メチル基はメチル-ビタミンB$_{12}$からホモシステインに渡され，メチオニンになる（図 8.17 の反応⑧）。この反応はN^5-メチル-FH$_4$がFH$_4$に戻る唯一の経路である。

臨床との関連

化学療法薬の多くは窒素代謝に影響を与える（図 8.18）。5-フルオロウラシル（5-fluorouracil：5-FU）

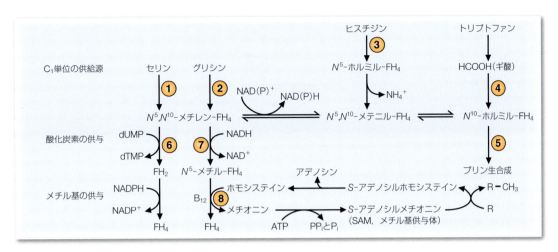

図 8.17 FH₄のC₁単位の供給源（反応①〜④）とC₁単位の受容体（反応⑤〜⑧）
FH₂＝ジヒドロ葉酸，FH₄＝テトラヒドロ葉酸

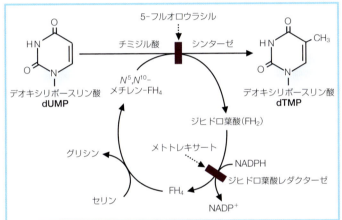

図 8.18 セリンからデオキシウリジン―リン酸（dUMP）へのC₁単位の転移によるデオキシチミジン―リン酸（dTMP）の合成
この反応でテトラヒドロ葉酸（FH₄）はジヒドロ葉酸（FH₂）に酸化される。FH₂はジヒドロ葉酸レダクターゼによりFH₄に還元される。エンジ色の棒は代謝拮抗剤のメトトレキサートと5-フルオロウラシル（5-FU）の作用を示す。

はヌクレオチドとなりチミジル酸シンテターゼに結合し，dUMPからdTMPの変換を阻害する。このチミン合成の阻害によって**DNA合成を阻害し**，細胞増殖を阻害する。**メトトレキサート**（methotrexate）は，FH₂からFH₄への還元を触媒するジヒドロ葉酸レダクターゼを阻害する。dUMPからdTMPを生成する時にN^5,N^{10}-メチレン-FH₄はFH₂となる。ジヒドロ葉酸レダクターゼがFH₂をFH₄に還元することで，チミン合成が継続する。このため，この酵素がメトトレキサートに阻害されるとチミン合成も阻害され，**DNA合成が阻害される**。これに加え，ジヒドロ葉酸レダクターゼによって食餌由来の葉酸がFH₄に還元されなくなるので，FH₄の欠乏が起こる。

B. ビタミン B₁₂

❶ ビタミン B₁₂の起源

a. ビタミン B₁₂は微生物で産生されるが，植物ではつくられない。

b. 動物は腸内細菌，食品に含まれる細菌，他の動物組織からビタミン B₁₂を得る。

c. **内因子**は胃壁細胞で合成され，小腸でのビタミン B₁₂の吸収に必要である。

d. ビタミン B₁₂は貯蔵され体内で効率よく再利用される。

臨床との関連

葉酸（folate）と**ビタミン B₁₂欠乏**によってDNAとRNA合成が低下し，**巨赤芽球性貧血**（megaloblastic anemia）となる。FH₄はDNA合成に必要なチミン合成および，DNAとRNA合成に必要なプリン合成（図 8.23 参照）の炭素の供給に直接関与する。葉酸欠乏では正常細胞の増殖は起こらず，赤芽球が巨大になる。N^5-メチル-FH₄からメチル基を受け取るビタミン B₁₂が欠乏すると，N^5-メチル-FH₄が蓄積する。これにより，他のFH₄誘導体に再生しないので，二次的に葉酸欠乏となる（メチルトラップ理論）。ビタミン B₁₂はメチルマロニル

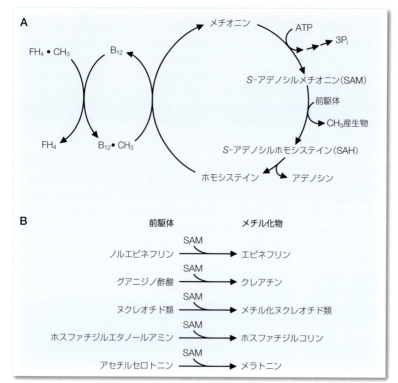

図 8.19 テトラヒドロ葉酸（FH₄），ビタミン B₁₂ と S-アデノシルメチオニン(SAM) の関係
A：反応の全体像。　B：SAM をメチル化試薬として用いる特殊な反応。

CoA のスクシニル CoA への変換に関与する（図 8.8 参照）。葉酸欠乏は新生児の神経管閉鎖障害も引き起こす。この相関関係が明らかにされてから，妊娠を望む女性に葉酸摂取が勧められた結果，新生児の神経管閉鎖障害が有意に減少した。**ビタミン B₁₂ 欠乏**では，メチルマロニル酸が尿に排出され，巨赤芽球性貧血とともに，葉酸投与によっても緩和されない**神経症状**を引き起こされる。これらは神経の脱髄によるもので，不可逆性の疾患である。胃で産生され，腸管での**ビタミン B₁₂ 吸収に必要な内因子の欠損**によって**悪性貧血**（pernicious anemia）となる。ビタミン B₁₂ 欠乏によるメチルマロニル CoA の蓄積によって，その前駆体であるプロピオニル CoA の蓄積も引き起こされる。プロピオニル CoA 濃度が高まると，クエン酸シンターゼはアセチル CoA の代わりにプロピオニル CoA を基質とした反応も触媒するようになり，メチルクエン酸を蓄積させる。メチルクエン酸濃度の上昇はビタミン B₁₂ 欠乏もしくはプロピオニル CoA カルボキシラーゼ活性の欠損の指標となる。メチルクエン酸はクエン酸シンターゼを阻害するので，その濃度が高まると，TCA サイクルのはたらきを低下させ，ケトン症と低血糖症を引き起こす。

❷ ビタミン B₁₂ の機能
　a. ビタミン B₁₂はポルフィリン環に似たコリン環にコバルト（cobalt）を含む。
　1）ビタミン B₁₂ はメチルマロニル CoA をスクシニル CoA へ異性化させるメチルマロニル CoA ムターゼの補因子である（図 8.8 参照）。
　a) この反応はバリン，イソロイシン，トレオニン，メチオニン，チミン，および奇数炭素鎖脂肪酸の酸化で生じるプロピオニル CoA からのスクシニル CoA の産生に関与する。
　2）ビタミン B₁₂ は FH₄ からホモシステインへメチル基を転移して**メチオニンを合成する反応**に関わる（図 8.8 参照）。

C. S-アデノシルメチオニン（SAM）

❶ *S*-アデノシルメチオニン（*S*-adenosylmethionine：SAM）は**メチオニンと ATP から合成される**。
❷ **SAM からのメチル基は次の反応で使われる**（図 8.19）。
　a. グアニジノ酢酸から**クレアチン**（creatine）。
　b. ホスファチジルエタノールアミンから**ホスファチジルコリン**（phosphatidylcholine）。
　c. ノルエピネフリンから**エピネフリン**（epinephrine）。
　d. アセチルセロトニンから**メラトニン**（melatonin）。
　e. ポリヌクレオチドから**メチル化ポリヌクレオチド**（methylated polynucleotide）。

③ SAM は受容体にメチル基を転移して，S-アデノシルホモシステイン（SAH）となる。
④ SAH はアデノシンを遊離し，ホモシステインになる。ホモシステインはビタミン B_{12} からメチル基を得てメチオニンとなる。メチオニンは ATP と反応して SAM を再生する（図 8.8 と図 8.17 参照）。

VII. アミノ酸に由来する特殊生成物

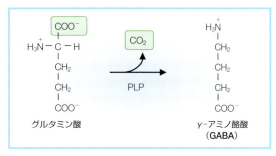

図 8.20　グルタミン酸の脱炭酸による γ-アミノ酪酸（GABA）の生成
PLP＝ピリドキサールリン酸

- 生体内で多くのアミノ酸は含窒素化合物の合成に使われる。
- クレアチンはグリシン，アルギニンのグアニジノ基，S-アデノシルメチオニン（SAM）のメチル基から合成される。
  - ホスホクレアチン（クレアチンリン酸）はクレアチンと ATP からつくられる。ホスホクレアチンは自発的に環化してクレアチニンとなり尿中に排出される。
- γ-アミノ酪酸（GABA）はグルタミン酸の脱炭酸，ヒスタミンはヒスチジンの脱炭酸により生じる。
- スフィンゴ脂質の合成に使われるセラミドは，セリンとパルミトイル CoA から合成される。
- セロトニンとメラトニンはトリプトファンに由来する。またビタミンのナイアシンに由来する NAD^+ のニコチンアミド部分はトリプトファンからもつくられる。
- 甲状腺ホルモン，3,4-ジヒドロキシフェニルアラニン（ドーパ dopa），メラニン，ドーパミン，ノルエピネフリンとエピネフリンはチロシンから合成される。
- プリン環の生合成で，グリシンの全構造が前駆体の環構造に取り込まれ，グルタミンは N3 と N9，アスパラギン酸は N1 の窒素を供給する。
  - プリンは分解され含窒素排出物である尿酸となる。
- ピリミジン生合成ではカルバモイルリン酸とアスパラギン酸から環が形成される。
- ヘムはグリシンとスクシニル CoA から数種のポルフィリンを経て合成される。
  - ヘムはビリルビンに分解され，胆汁中に分泌される。

A. クレアチン

① **クレアチン**（creatine）はグリシン，アルギニンと SAM から合成される。
  a. 腎臓でグリシンは，アルギニンと反応してオルニチンとグアニジノ酢酸になる。肝臓でグアニジノ酢酸は，SAM からメチル化されクレアチンになる。
② クレアチンは肝臓から他の臓器に移り，**クレアチンリン酸**（creatine phosphate）となる。
  a. クレアチンは，**クレアチンキナーゼ**（creatine kinase）により，ATP でリン酸化され，**クレアチンリン酸**になる。
    1) 筋肉と脳には大量の**クレアチンリン酸**が含まれる。
    2) **クレアチンリン酸**は，ADP から ATP を容易に再生できる高エネルギーリン酸を少し貯蔵できる。クレアチンリン酸は運動の初期段階で重要な役割をし，筋肉には大量のクレアチンリン酸が貯えられている。
    3) クレアチンはミトコンドリアからアクトミオシン線維に高エネルギーリン酸を運ぶ。
③ クレアチンリン酸は自発的に環化して**クレアチニン**（creatinine）となり，**腎臓**から排出される。
  a. 1 日に体外に排出される**クレアチニン**の量は，**体筋肉量**と**腎機能**によるが，一定で，健常人では約 15 mmol（約 1.7 g）である。

B. アミノ酸の脱炭酸により合成される生成物

　アミン類はピリドキサールリン酸（PLP）を補因子とするアミノ酸の脱炭酸により合成される。
① **γ-アミノ酪酸**（γ-aminobutyric acid：GABA）は，抑制性神経伝達物質で，**グルタミン酸の脱炭酸**によりつくられる（図 8.20）。
② ヒスタミンはヒスチジンの脱炭酸によりつくられる。
  a. ヒスタミンは血管拡張と気管収縮を引き起こす。胃では HCl の分泌を促進する。
③ セラミド（ceramide）合成の初発段階は**パルミトイル CoA**（palmitoyl-CoA）と**セリン**の縮合に続く自発的脱炭酸反応である。

a. セラミドからスフィンゴミエリン，ガラクトセレブロシド，ガングリオシドなどのスフィンゴ脂質が生成する（図7.19参照）。

④ トリプトファンからの**セロトニン**（serotonin）合成やチロシンからの**ドーパミン**（dopamine）合成にはアミノ酸の脱炭酸が関与する。

C. トリプトファンに由来する生成物

セロトニン，メラトニン（melatonin），NADとNADPのニコチンアミド部分はトリプトファンから合成される（図8.10参照）。

① **トリプトファン**（tryptophan）は，フェニルアラニンの水酸化反応と同様，**テトラヒドロビオプテリン**（tetrahydrobiopterin）を補酵素とする反応で水酸化される。生成物の5-ヒドロキシトリプトファンは脱炭酸され**セロトニン**（serotonin）になる。

② セロトニンは松果体において，アセチルCoAによるアセチル化，SAMによるメチル化を受け，**メラトニン**になる。

③ トリプトファンはNADとNADPのニコチンアミドにもなるが（図8.10参照），ニコチンアミドの前駆体は主にビタミンのナイアシン（ニコチン酸）である。よって，量は限られるが食餌中のナイアシン要求量を下げることができる。

D. フェニルアラニンとチロシンに由来する生成物

フェニルアラニンはテトラヒドロビオプテリンを補酵素とする反応で水酸化され，チロシンになる。チロシンはさらに水酸化され，**ドーパ**（3,4-ジヒドロキシフェニルアラニン）になる（図8.21）。

① 甲状腺ホルモン（thyroid hormone）の**トリヨードチロニン**（triiodothyronine：T_3）と**チロキシン**（thyroxine：T_4）は，甲状腺で**チログロブリン**（thyroglobulin）のチロシン残基から合成される（第9章参照）。

② 皮膚や毛髪の色素である**メラニン**（melanin）は，ドーパ酸化物（ドーパキノン）の重合により生じる。

　a. この場合ドーパは，テトラヒドロビオプテリンではなく銅を利用する酵素によって，チロシンの水酸化により産生される。

臨床との関連

先天性白皮症（albinism）では，チロシナーゼが欠損しているので，チロシンが皮膚の色素であるメラニン

に変換されない。非常に薄い色の皮膚，体毛および眼が特徴である。

③ ドーパミン，ノルエピネフリンやエピネフリンなどの**カテコールアミン**（catecholamine）は一連の反応によりチロシンから合成される（図8.21参照）。

　a. カテコールアミンの合成

　1）フェニルアラニンからチロシン，チロシンからドーパが合成される。この水酸化にはどちらも**テトラヒドロビオプテリン**を必要とする。

　2）ドーパの脱炭酸により神経伝達物質**ドーパミン**（dopamine）となる。

臨床との関連

パーキンソン（Parkinson）**病**では，ドーパからドーパミンを生成できないので，ドーパミン濃度が低下する（図8.21参照）。共通する症状は**体の震え**，随意運動の困難，**仮面様顔貌での凝視，および引きずり歩行**がある。

　3）ドーパミンは銅とビタミンCを必要とする酵素により水酸化され，**ノルエピネフリン**（norepinephrine）になる。

　4）ノルエピネフリンは，副腎髄質においてSAMによるメチル化により，ホルモンの**エピネフリン**（epinephrine，アドレナリン）となる。

臨床との関連

褐色細胞腫（pheochromocytoma）はがんの一種で偶発的にノルエピネフリンやエピネフリンを産生し，分泌する。このような神経ペプチドの過剰な分泌によって，一過性の**高血圧**（hypertension）を発症する。

　b. カテコールアミン類の不活性化（図8.22）

　1）カテコールアミン類は，**モノアミンオキシダーゼ**（monoamine oxidase：MAO）によるNH_4^+と過酸化水素を生成する反応でアルデヒドとなり不活性化する。また3位の水酸基をメチル化する**カテコールアミン-O-メチルトランスフェラーゼ**（catecholamine O-methyltransferase：COMT）によっても不活性化される。

　2）カテコールアミン類の脱アミノとメチル化で生じる**バニリルマンデル酸**（vanillylmandelic acid：VMA，すなわち3-メトキシ-4-ヒドロ

VII. アミノ酸に由来する特殊生成物

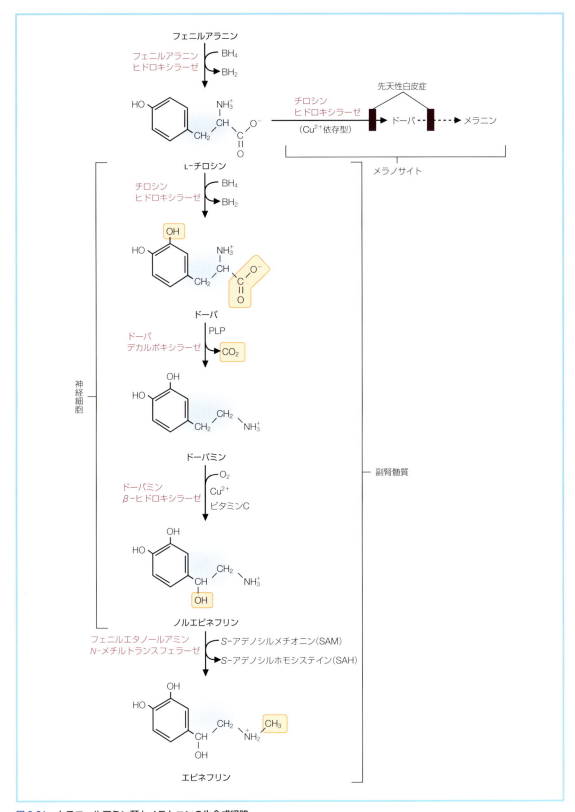

図 8.21　カテコールアミン類とメラトニンの生合成経路
BH$_2$＝ジヒドロビオプテリン，BH$_4$＝テトラヒドロビオプテリン，PLP＝ピリドキサールリン酸

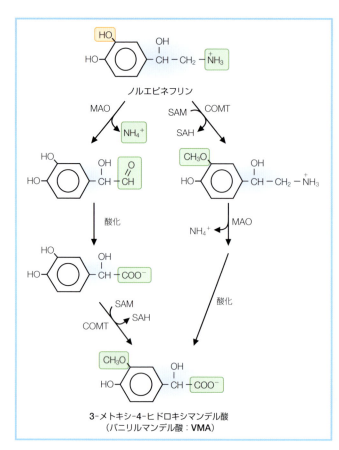

図 8.22　カテコールアミン類の不活性化
メチル化と酸化は順不同である。最終産物は尿に排出される。
COMT＝カテコールアミン-O-メチルトランスフェラーゼ，MAO＝モノアミンオキシダーゼ，SAH＝S-アデノシルホモシステイン，SAM＝S-アデノシルメチオニン

キシマンデル酸）は主な尿中排泄物である。

臨床との関連

一酸化窒素（NO）は強力な二次メッセンジャーで，酵素である硝酸シンターゼによってアルギニンからオルニチンとともに生成する。NOは強力な血管拡張薬であり，胸の痛みを伴う狭心症（angina）の治療ではニトログリセリン錠剤を用いる。この薬剤は細胞内に取り込まれ，ミトコンドリアのアルデヒドデヒドロゲナーゼによってNOが生成し，症状が緩和される。

E．プリンとピリミジン代謝

① プリンとピリミジンは肝臓で新規合成 de novo される。限られた量ではあるが，脳でも合成される。
② 肝臓で合成されたヌクレオチドはヌクレオシドと塩基に変換され，赤血球で他の組織に運ばれ，再度ヌクレオチドに変えられ代謝される。
　a．プリンの生合成（図 8.23）
　　1）プリン（purine）塩基はリボース部分（ribose moiety）と結合して合成される
　　　a）5′-ホスホリボシル1′-ピロリン酸（5′-phosphoribosyl 1′-pyrophosphate：PRPP）はリボース部分を提供し，グルタミンと反応してホスホリボシルアミンをつくる。なお，プリン生合成の初発段階はプリン環のN9位の合成で，AMPとGMPで阻害される。
　　　b）すべてのグリシン（glycine）分子がプリン環の前駆体に付加される。さらにC8位がホルミル-FH₄（formyl-FH₄），N3位がグルタミン，C6位がCO₂，N1位がアスパラギン酸，C2位がホルミル-FH₄によって付加される（図 8.23A 参照）。
　　　c）ヒポキサンチン塩基を含むイノシン一リン酸（IMP）がつくられる。IMPは肝臓で開裂する。その遊離塩基もしくはヌクレオシドは様々な組織に運ばれ，そこでヌクレオチドに変えられる。
　　2）IMPはAMPとGMP両方の前駆体である。
　　　a）AMPとGMPは，フィードバック阻害により，この合成の初発段階とそれぞれを合成する段階を阻害する。
　　　b）AMPとGMPは三リン酸レベル（ATP，GTP）にリン酸化される。
　　　c）ATPやGTPのヌクレオシド三リン酸はエネルギーを要求する過程やRNA合成に用い

VII. アミノ酸に由来する特殊生成物　197

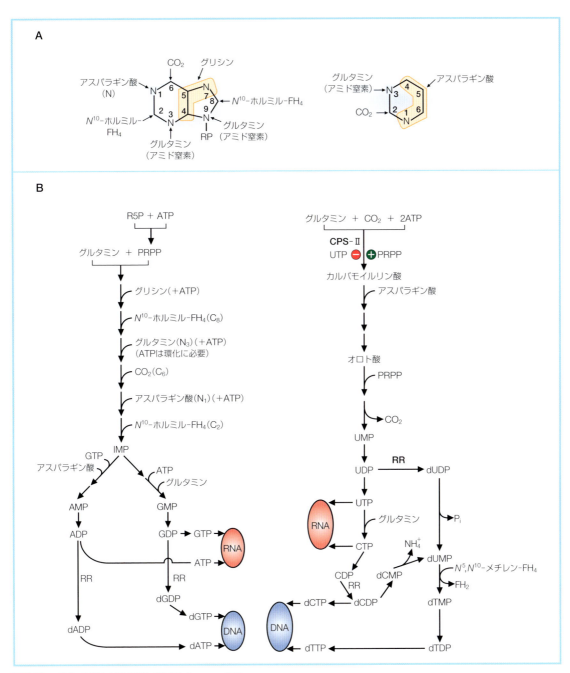

図 8.23　プリン塩基とピリミジン塩基の de novo 合成
リボヌクレオチドレダクターゼ（RR）は ADP，GDP や CDP のリボース部分を還元してデオキシリボースにする。A にそれぞれの原料分子に由来する原子が示されている。遺伝性オロチン酸尿症はオロチン酸をウリジン一リン酸（UMP）に変換する酵素の欠損による。　CPS II＝カルバモイルリン酸シンターゼ II，FH_2＝ジヒドロ葉酸，FH_4＝テトラヒドロ葉酸，IMP＝イノシン一リン酸，PRPP＝5′-ホスホリボシル 1′-ピロリン酸，RP＝5′-ホスホリボシル基，RR＝リボヌクレオチドレダクターゼ

られる。

3) リボース部分のデオキシリボースへの還元は，二リン酸のかたちで起こり，タンパク質であるチオレドキシンを必要とするリボヌクレオチドレダクターゼ（ribonucleotide reductase：RR）により触媒される。

a) 二リン酸がリン酸化された dATP と dGTP は DNA 合成に用いられる。

4) プリン塩基は，図 8.24 に示すとおり，遊離の塩基，ヌクレオチド，ヌクレオシドに変換され，回収される。

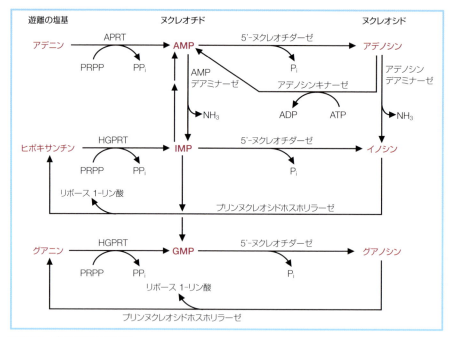

図8.24 プリン塩基の再利用
ホスホリボシルトランスフェラーゼ，5′-ヌクレオチダーゼ，アデノシンデアミナーゼ，プリンヌクレオシドホスホリラーゼは調節酵素である。　APRT＝アデニンホスホリボシルトランスフェラーゼ，HGPRT＝ヒポキサンチングアニンホスホリボシルトランスフェラーゼ，PRPP＝5′-ホスホリボシル 1′-ピロリン酸

> **臨床との関連**
>
> プリンサルベージ経路の酵素変異による疾患は数多く存在する。**重症複合免疫不全症**（severe combined immunodeficiency disease：SCID）は**アデノシンデアミナーゼ**（adenosine deaminase）活性の喪失によって起こる。この他のSCIDはX染色体連鎖型で，様々なサイトカイン受容体に共通するサブユニットの欠損によって起こる。アデノシンデアミナーゼ欠損ではデオキシアデノシン誘導体が蓄積し，免疫細胞の前駆体におけるDNA合成が阻害される。胸腺が見かけ上失われ，T細胞とB細胞をつくれなくなる。**プリンヌクレオシドホスホリラーゼ**（purine nucleoside phosphorylase）活性の欠損では，**部分的な免疫不全**が起こる。この疾患ではB細胞は正常に機能するが，T細胞のはたらきが失われる。**レッシュ・ナイハン**（Lesch-Nyhan）**症候群**は**ヒポキサンチングアニンホスホリシルトランスフェラーゼ**（hypoxanthine guanine phosphoribosyltransferase：HGPRT）の欠損によって起こる。プリン塩基はヌクレオチドに再利用されない。その代わりプリンは尿酸に変換されるので，その血中濃度が上昇し痛風となる。**精神遅滞**と**自傷**がこの障害の特徴である。

b. **プリン塩基の分解**（図8.25）
1) プリンヌクレオチドの分解では，リン酸とリボースが最初に除かれ，含窒素塩基が酸化される。

a) グアニン（guanine）は**キサンチン**（xanthine）に分解される。
b) **アデニン**（adenine）の分解により生成した**ヒポキサンチン**（hypoxanthine）はキサンチンオキシダーゼで酸化され**キサンチン**となる。この酵素はモリブデンを要求する。

> **臨床との関連**
>
> **痛風**（gout）はプリン塩基の尿酸への変換の増加，もしくは腎臓による**尿酸**（uric acid）排出の低下により起こる。鉛および乳酸，アセト酢酸や3-ヒドロキシ酪酸などの有機酸は，尿酸の排出を低下させる。非常に難溶性の尿酸が蓄積することで，関節に尿酸の結晶が蓄積し，**急性炎症性関節炎**（acute inflammatory arthritis）となる。慢性患者にはアロプリノールによる治療を行う。アロプリノールはヌクレオチドとなって，ヒポキサンチンとキサンチンを尿酸に変換するキサンチンオキシダーゼを阻害する（図8.25 参照）。

c) キサンチンはキサンチンオキシダーゼで尿酸に酸化される。
d) 尿酸はあまり水に溶けず，腎臓から排出される。

c. **ピリミジンの生合成**（図8.23 参照）
1) ピリミジン（pyrimidine）塩基はリボース部分

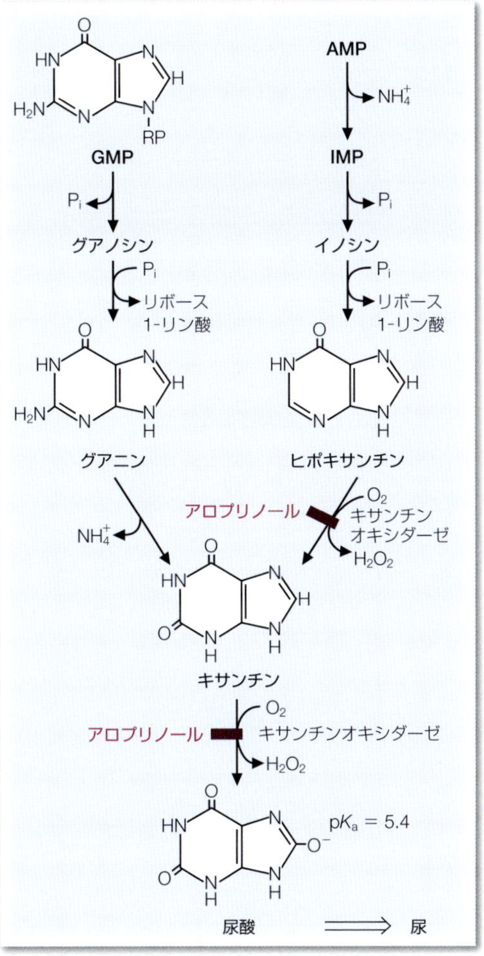

VII. アミノ酸に由来する特殊生成物 | 199

図 8.25　プリン塩基の分解
アロプリノールはキサンチンオキシダーゼの阻害剤で，痛風の治療に使われる。痛風は血中の尿酸濃度が上昇し，その結晶が関節に沈殿することで起こる。　AMP＝アデノシン一リン酸，GMP＝グアノシン一リン酸，IMP＝イノシン一リン酸

を付加する前に合成される。

a) 最初の反応で，グルタミンは CO_2 と 2 分子の ATP と反応して**カルバモイルリン酸**(carbamoyl phosphate)になる。この反応は尿素サイクルの最初の反応と似ている。しかしピリミジン合成では，グルタミンが窒素を供給し，反応は UTP により阻害されるサイトゾルの**カルバモイルリン酸シンテターゼ Ⅱ**（carbamoyl phosphate synthetase：CPS–Ⅱ）により触媒される。

b) すべての**アスパラギン酸**がカルバモイルリン酸に付加し，生じた分子は環を形成し，酸化され，オロト酸になる。

c) **オロト酸**（orotate）は PRPP と反応し，オロチジン 5′–リン酸，さらに脱炭酸でウリジ

ン一リン酸（UMP）となる。

> **臨床との関連**
>
> **遺伝性オロチン酸尿症**（hereditary orotic aciduria）では，オロチン酸ホスホリボシルトランスフェラーゼやオロチジン 5′–リン酸デカルボキシラーゼ等のオロチン酸を UMP に変換する酵素が欠損しており，オロチン酸は尿に排出される。ピリミジンが生合成されないので，**発育遅滞**となる。**ウリジン**（uridine）の経口摂取によってピリミジンの原料を供給することで，この代謝疾患を回避できる。

2) UMP はリン酸化で UTP になり，さらにグルタミンのアミノ基を受け取って CTP になる。UTP と CTP は RNA の合成に用いられる。

3) CDP のリボース部分は，**リボヌクレオチドレダクターゼ**によりデオキシリボースに還元され，dCDP となる。

　　a) dCDP は脱アミノ，脱リン酸化して dUMP になる。

　　b) dUMP は**メチレン–FH_4** により dTMP に変換される。

　　c) リン酸化で dCTP と dTTP となり，DNA 合成の前駆体となる。

d. ピリミジンの分解

1) ピリミジン塩基の分解で，炭素は CO_2 に，窒素は尿素となる。

F. ヘム代謝

　ヘム（heme）は鉄が配位した**ポルフィリン環**からなり，主として**ヘモグロビン**（hemoglobin）に存在するが，**ミオグロビン**（myoglobin）や**シトクロム**（cytochrome）にも存在する。

①ヘムの合成（図 8.26）

a. ヘム合成の初発段階では，**グリシン**と**スクシニル CoA** が縮合し，**δ–アミノレブリン酸**（δ–ALA）になる。PLP が δ–ALA シンテターゼの補酵素である。グリシンはこの反応で脱炭酸される。

b. **δ–ALA** の 2 分子が縮合して，ピロール環をもつ**ポルホビリノーゲン**になる。

> **臨床との関連**
>
> **鉛中毒**においては，鉛が δ–ALA デヒドラターゼを阻害するので，δ–ALA とプロトポルフィリンⅨが蓄積する。ヘム生成が低下し，ヘモグロビンの不足による貧血が起こる。

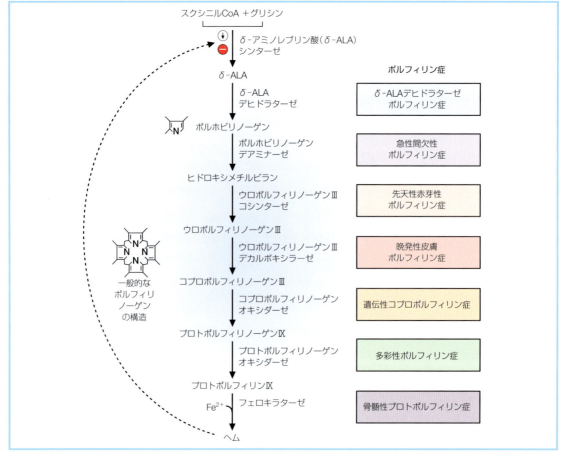

図 8.26 ヘムの合成
ヘム1分子を合成するために8分子ずつのグリシンとスクシニル CoA が必要である．ヘムは δ-ALA シンターゼの発現を抑制するとともに，その活性も阻害する．ヘム生合成経路の酵素の欠損によって，ポルフィリン症として知られる数々の疾患（欠損酵素の右側にそれぞれ示す）が引き起こされる．

c. 4分子の**ポルホビリノーゲン**（porphobilinogen）から最初のポルフィリンが合成される．

d. 最初の**ポルフィリン**（porphyrin）は脱炭酸や酸化によってプロトポルフィリンIXを生じる．

臨床との関連

ポリフィリン症（porphyria）は珍しい遺伝病で，ヘム生合成系の酵素の欠損によって起こる．この経路の中間体の蓄積は神経系に毒性を及ぼし，精神神経症状を引き起こす．**光線過敏症**（photosensitivity）は，ポルフィリノーゲンの蓄積による．この物質は光と反応しポルフィリンとなり，酸素ラジカルを生成し，皮膚を損傷する．

e. **プロトポルフィリン**（protoporphyrin）IXは鉄と結合し，ヘムになる．
   1) 鉄は食餌から得られ，タンパク質である**トラ**ンスフェリン（transferrin）により血中を移動し，肝臓や脾臓などの組織に**フェリチン**（ferritin）として貯えられる（図 8.27）．
   2) ビタミン C は腸管での鉄の取込みを増加させる．
   3) **セルロプラスミン**（ceruloplasmin）は銅含有タンパク質で，鉄の酸化に関係する．
   4) 過剰の鉄はヘモジデリン（hemosiderin）として貯えられる．

臨床との関連

食餌由来の鉄またはビタミン B_6 が不足すると，小さく色の薄い赤血球が生成し，小球性低色素性貧血となる．

f. ヘムは肝臓における δ-ALA シンターゼの合成を抑制してヘム自身の産生を**制御**する．

VII. アミノ酸に由来する特殊生成物　　201

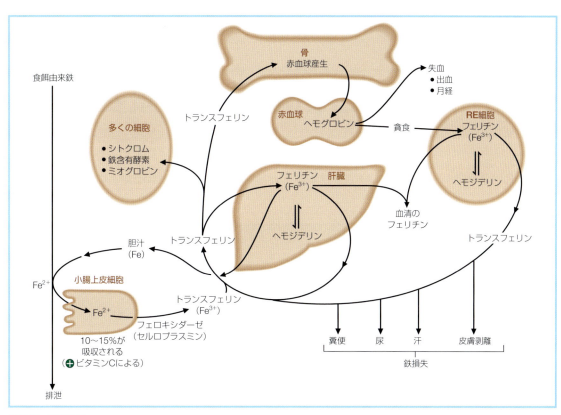

図 8.27　鉄の代謝
鉄は食餌から吸収され，トランスフェリンと結合して血液で運ばれ，フェリチンとして貯蔵される。鉄はシトクロム合成，および鉄含有酵素，ヘモグロビン，ミオグロビンの合成に用いられる。　RE細胞＝細網内皮系細胞

g. エリスロポエチン（erythropoietin）は骨髄でヘムの合成を誘導する。

h. ヘムはリボソーム上の転写開始複合体を活性化状態に保つことでグロビン（globin）タンパク質の合成を促進する。

2 ヘムの分解

a. ヘモグロビンを含む赤血球は，約120日の寿命に達すると，細網内皮系の細胞により貪食される。遊離したグロビンはアミノ酸に分解される。ヘムはビリルビン（bilirubin）に分解され，胆汁に排出される。

1) ヘムは酸化，切断され，一酸化炭素と緑色色素ビリベルジンを生じる。
2) 鉄は遊離，酸化され，トランスフェリンにより体内の鉄貯蔵体に戻る。
3) ビリルビンはビリベルジンの還元で生じ，アルブミンにより肝臓に運ばれる。
4) ビリルビンは肝臓で UDP-グルクロン酸（UDP-glucuronate）と反応してビリルビンモノグルクロニドに，さらにビリルビンジグルクロニドに変換される。
5) ビリルビンがジグルクロニド抱合体になると水溶性が増す。ビリルビンジグルクロニド（bilirubin diglucuronide）は胆汁に分泌される。
6) 腸内細菌はビリルビンをウロビリン（urobilin）とステルコビリン（stercobilin）に変え，便を褐色にする。

> **臨床との関連**
>
> ビリルビンやジグルクロン酸ビリルビンが過剰に存在すると体の様々な組織が黄色に変色する黄疸となる。黄疸は特に白眼に現れる。黄疸は，溶血性貧血（hemolytic anemia）によるビリルビンの過剰産生，肝疾患による肝臓でのビリルビンの排泄能の低下，ジグルクロン酸ビリルビンを肝臓から腸へ運ぶ胆管の閉塞によって起こる。通常，新生児はビリルビンを抱合し排泄する経路が未熟なので，新生児黄疸（neonatal jaundice）をきたす。この経路の酵素が産生されると，この状態は改善する。ビリルビンを尿に排出できる他の物質に変換する光線療法は，慢性的な神経系細胞の破壊（核黄疸）を防ぐために行われる。

第9章

分子内分泌学と組織代謝の概要

この章では，内分泌疾患のプロセス，内分泌腫瘍，それらの治療の論理的根拠，それぞれの背景にある基礎について説明する。また，これまでの章ではあまり深く掘り下げてこなかった組織代謝の調節の基礎を再検証する。

概　説

- 細胞間のコミュニケーションは，ヒトの生存にとって必須であり，主に神経系や内分泌系を担う。

- 内分泌腺はホルモンを産生する。ホルモンは，作用する他の組織へ血液によって運ばれる（表9.1）。

- 分子レベルのホルモンの作用には，受容体が関与している（第4章参照）。

- ホルモンは，しばしば化学メッセンジャーの連鎖をもたらす。例えば，視床下部で産生されたホルモンは下垂体前葉での別のホルモン産生を促進し，産生されたホルモンは内分泌腺での別のホルモンの産生を引き起こし，最終的に標的細胞で作用する。

- 人体の様々な組織は種々の生化学的機能をもつ。

- それらの機能は，生理的な状態（摂食，空腹，飢餓，運動など）や病気の状態で変化する。

- 生化学的検査は，身体が正常または異常かどうかを判断することができる。

Ⅰ．ホルモンの合成

- アミノ酸は，エピネフリン，甲状腺ホルモンなどのホルモンになる化合物に変換される。あるいは，アミノ酸はペプチド結合で連結し，例えばインスリンやプロラクチンなどのペプチドホルモンとなる。

- ステロイド骨格は，化学的に修飾され，プロゲステロンやコルチゾールのような多くのホルモンとなる。

A．エピネフリン（図8.21 参照）

① チロシン（tyrosine）は，必須アミノ酸のフェニルアラニンの水酸化によって産生される。さらに，チ

表9.1	ホルモンと関連物質の略語			
ACTH	副腎皮質刺激ホルモン	IGF	インスリン様成長因子
ABP	アンドロゲン結合タンパク質	LH	黄体形成ホルモン
ADH	抗利尿ホルモン（VIP ともいう）	LPH	リポトロピン
ANP	心房性ナトリウム利尿ペプチド	MSH	メラニン細胞刺激ホルモン
CRH	コルチコトロピン放出ホルモン	POMC	プロオピオメラノコルチン
1,25-DHC	1,25-ジヒドロキシコレカルシフェロール	PRH	プロラクチン放出ホルモン
DHEA	デヒドロエピアンドロステロン	PRIH	プロラクチン放出抑制ホルモン（PIH）
DHT	ジヒドロテストステロン	PRL	プロラクチン
E_2	エストラジオール	PTH	副甲状腺ホルモン
FSH	卵胞刺激ホルモン	T_3	トリヨードチロニン
GH	成長ホルモン	T_4	チロキシン（テトラヨードチロニン）
GRH	成長ホルモン放出ホルモン（GHRH）	TRH	チロトロピン放出ホルモン
GnRH	ゴナドトロピン放出ホルモン	TSH	甲状腺刺激ホルモン
hCG	ヒト絨毛性ゴナドトロピン	VP	バソプレッシン（ADH ともいう）

図9.1 甲状腺ホルモン T₃, T₄
T₄はチロキシンともよぶ。

ロシンは水酸化され，ジヒドロキシフェニルアラニン（dihydroxyphenylalanine：dopa〔ドーパ〕）を産生し，続く脱炭酸化によりドーパミン（dopamine）になる。

② ドーパミンはさらに水酸化され，ノルエピネフリン（norepinephrine）となり，主に副腎髄質でメチル化を受け，エピネフリン（epinephrine）を産生する。

B. 甲状腺ホルモン（図9.1）

① 甲状腺の濾胞細胞は**チログロブリン**（thyroglobulin）**タンパク質**を産生し，コロイド中に分泌する（図9.2）。

② **ヨウ素**（iodine）は，細胞膜に存在するポンプによって濾胞細胞で濃縮され，ペルオキシダーゼによって酸化される。チログロブリンの**チロシン残基**はヨウ素化され，モノヨードチロシン（monoiodotyrosine：MIT）とジヨードチロシン（diiodotyrosine：DIT）となり，**カップリング反応**により 3,5,3′-トリヨードチロニン（T₃）と 3,5,3′,5′-テトラヨードチロニン（T₄）となる。T₄はチロキシンともいう。

③ **甲状腺刺激ホルモン**（thyroid-stimulating hormone：TSH）は，チログロブリンの**ピノサイトーシス**（pinocytosis）を促進する。リソソームのプロテアーゼがペプチド結合を切断し，チログロブリンから遊離の T₃ と T₄ を放出する。これらのホルモンは血液に入る。

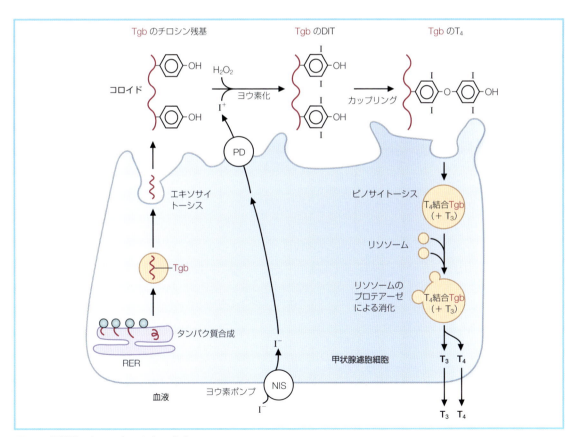

図9.2 甲状腺ホルモン（T₃, T₄）の合成
DIT＝ジヨードチロシン，NIS＝ナトリウム-ヨウ素共輸送体，PD＝ペンドリン（ナトリウム非依存性のヨウ素輸送体），RER＝粗面小胞体，Tgb＝チログロブリン

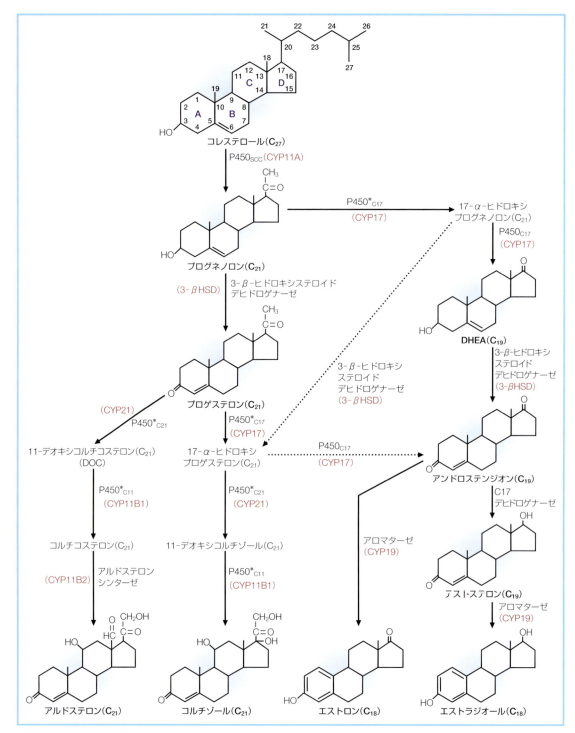

図 9.3 ステロイドホルモンの合成
前駆体のコレステロール環に番号を示す。ジヒドロテストステロンはテストステロンの A 環の C-C 二重結合の還元によってつくられる。点線は実線で示した主経路内の副経路を示す。＊を付した酵素は先天性副腎皮質過形成症で欠損している。　DHEA＝デヒドロエピアンドロステロン

C. ペプチドホルモン

❶ ペプチドホルモンは**遺伝子産物**である。

❷ 遺伝子から mRNA が転写され，粗面小胞体 (RER) に付いているリボソームで翻訳される。一般的に，活性型ホルモンよりも大きいペプチド**前駆体**（プレ

プロホルモン）がつくられる。

③ RER でシグナルペプチドが除去され，プロホルモンとなる。

④ ゴルジ体でホルモンの修飾が起こり，**成熟ホルモン**はエキソサイトーシス（exocytosis）経路によって細胞から分泌される。

D. ステロイドホルモン

ステロイドホルモンは，**コレステロール**に由来し，側鎖が切断され，**プレグネノロン**（pregnenolone）となる（図 9.3）。

① **プロゲステロン**（progesterone）は，プレグネノロンの A 環の酸化によってつくられる。

② **テストステロン**（testosterone）は，プロゲステロンから D 環の側鎖の除去によってつくられる。また，テストステロンは，プレグネノロンからデヒドロエピアンドロステロン（dehydroepiandrosterone：DHEA）を経てつくられる。

③ **17-β-エストラジオール**（17-β-estradiol, E_2）は，テストステロンから A 環の芳香化によってつくられる。

④ 副腎ステロイドの**コルチゾール**（cortisol）と**アルドステロン**（aldosterone）は，プロゲステロンからつくられる。

⑤ **1,25-ジヒドロキシコレカルシフェロール**（1,25-dihydroxycholecalciferol：1,25-DHC またはカルシトリオール）は**ビタミン D_3 の活性化型**であり，**食餌由来のビタミン D_3**（コレカルシフェロール）の 2 回の水酸化で産生される。最初の 25 位の水酸化は肝臓で，次の 1 位の水酸化は腎臓で起こる。一方，アセチル CoA からつくられるコレステロール前駆体の 7-デヒドロコレステロールは，**皮膚**において**紫外線**によって変換されコレカルシフェロールになり，水酸化を受け 1,25-DHC となる。

Ⅱ．ホルモン作用の一般的なメカニズム

（第 4 章ですでに網羅されているので，ここでは概要だけを示す）

- ホルモンは，細胞内または細胞膜に存在する**受容体**と結合する。
- 細胞は多くのホルモンにさらされる。あるホルモンが，特定の細胞で作用するかどうかは，細胞のもつ受容体による。
- ペプチドホルモンであるインスリンは，細胞膜のイ

ンスリン受容体に結合すると，受容体自身の**チロシン残基**がリン酸化される。次に，細胞内のタンパク質をリン酸化し，細胞応答を引き起こす一連の反応を開始する。

- 一般に，ペプチドホルモンやエピネフリンは**二次メッセンジャー**を介して作用する。ホルモン（一次メッセンジャー）は，細胞膜の受容体と結合し，サイクリック AMP（cAMP），サイクリック GMP（cGMP），イノシトール三リン酸（inositol trisphosphate：IP_3），ジアシルグリセロール（diacylglycerol：DAG）や Ca^{2+} などの二次メッセンジャーとして知られている化合物の細胞内濃度を変化させる。これらの二次メッセンジャーは，ホルモンからの細胞外のシグナルが細胞内の効果をもたらすことを可能にする。

- ステロイドホルモン，甲状腺ホルモン，1,25-DHC，レチノイン酸は細胞膜を通過し，**細胞内受容体**に結合する。遺伝子を活性化，あるいは不活性化する複合体を形成し，**転写因子**として作用する。

Ⅲ．ホルモンレベルの調節

- ホメオスタシスの維持や性周期などの生理プロセスを繰り返すために，ホルモンレベルは調節されなければならない。

A. ホルモン合成と分泌の調節

① **ホルモンの放出**は環境や生理的状態の変化，あるいはホルモンを放出する細胞に作用する他の組織からの刺激ホルモンによって促進される。例えば，

　a. **血圧の低下**は，最終的に副腎から**アルドステロン**（aldosterone）を放出する一連の反応を引き起こす。

　b. **ストレス**に反応して，視床下部は**コルチコトロピン放出ホルモン**（corticotropin-releasing hormone：CRH）を放出し，下垂体前葉から**副腎皮質刺激ホルモン**（adrenocorticotropic hormone：ACTH）の放出を促進する。ACTH は副腎から**コルチゾール**（cortisol）の放出を促進する（図 9.4）。

② ホルモンの生理作用やホルモンそのものが，最初にホルモンの合成や放出を促進した**シグナルを減少**させる。例えば，

　a. **アルドステロン**は，腎臓の細尿管からの Na^+ の再吸収を上昇させ，その結果として水も再吸収されて血圧を上昇させる。

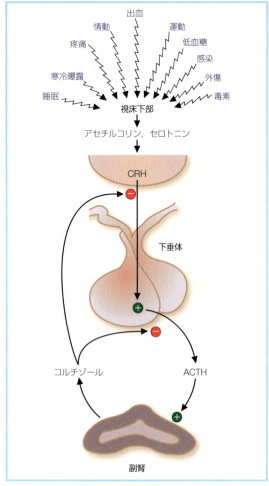

図9.4 コルチゾール分泌の調節
様々な因子が視床下部に作用し，コルチコトロピン放出ホルモン（CRH）の放出を促進する。CRHは下垂体前葉から副腎皮質刺激ホルモン（ACTH）の放出を促進し，ACTHは副腎脂質からコルチゾールを放出する。コルチゾールはネガティブフィードバックループを介してCRHとACTHの放出を抑制する。

　　b. **コルチゾール**は，視床下部や下垂体前葉にフィードバックし，CRHやACTHの放出を抑制する（図9.4参照）。

B. ホルモンの不活性化

① ホルモンは，生理作用を発揮した後，不活性化され，排出されるか分解される。
② いくつかのホルモンは不活性な物質に変換され，体内からすぐに排出される。
　　a. ステロイドホルモンのコルチゾールは還元され，グルクロン酸や硫黄と抱合し，尿や便から排出される。
③ 特にペプチドなどのいくつかのホルモンは，エンドサイトーシス経路によって細胞に取り込まれ，

その後リソソーム酵素によって分解される。
　　a. **受容体**は，ホルモンとともに細胞内へ移行し，リソソームのプロテアーゼによって**分解**されるか，細胞膜へ**再利用**される。

Ⅳ. 特定のホルモンの作用

● ホルモンを産生する組織は，視床下部，下垂体前葉と後葉，副腎皮質と髄質，性腺，甲状腺と副甲状腺，心臓，脳，消化管の細胞，膵臓である。

A. 視床下部ホルモン（図9.5）

視床下部は，バソプレッシン（vasopressin：VP）やオキシトシン（oxytocin：OT）を産生する。また，視床下部は，その他のホルモン（主にペプチドやポリペプチド）を産生し，下垂体前葉のホルモンの産生や放出を調節する。

B. 下垂体後葉ホルモン（図9.5参照）

VP（抗利尿ホルモン antidiuretic hormone：ADHともいう）とOTは視床下部で合成され，ニューロフィジンと複合体を形成し，神経軸索を通って下垂体後葉に運ばれ貯蔵される。VPやOTは適切な刺激に応答して血液へ放出される。
① VPは，血液量減少やNa^+濃度上昇に応答し，腎臓の尿細管での水の再吸収を促進する。
② OTは，吸乳に応答しての乳腺からの乳汁の放出や，出産時の子宮収縮を促進する。

C. 下垂体前葉ホルモン（図9.5参照）

① **プロラクチン**（prolactin：PRL）は，乳児の吸乳による視床下部からのプロラクチン放出ホルモン（PRH）に応答して放出され，授乳中の乳汁タンパク質の合成を促進する。視床下部からのドーパミンはPRLの放出を抑制する。
② **成長ホルモン**（growth hormone：GH）は，インスリン様成長因子（insulin-like growth factor：IGF）の放出を促進し，糖代謝や脂質代謝におけるインスリンの作用と拮抗する。GHの放出は，成長ホルモン放出ホルモン（growth hormone-releasing hormone：GHRH）により促進され，視床下部からのソマトスタチンによって抑制される。

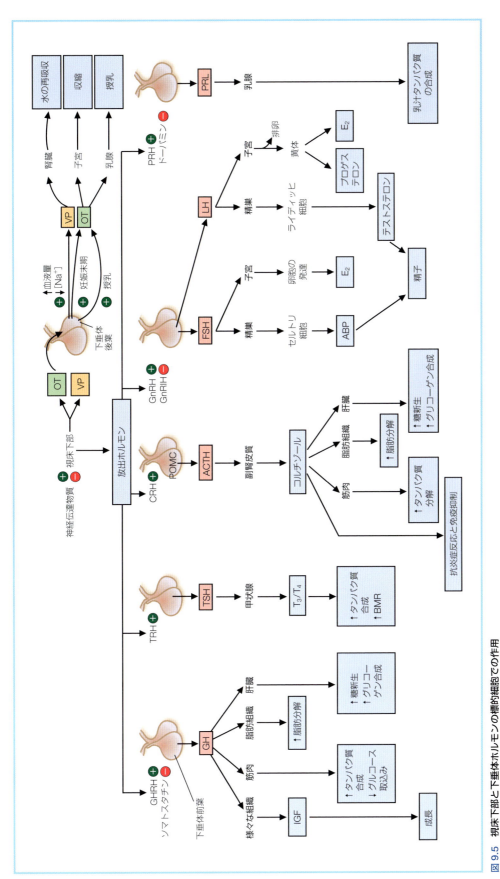

図 9.5 視床下部と下垂体ホルモンの標的細胞での作用
ABP＝アンドロゲン結合タンパク質，ACTH＝副腎皮質刺激ホルモン，BMR＝基礎代謝率，E_2＝エストラジオール，FSH＝卵胞刺激ホルモン，GH＝成長ホルモン，GHRH＝成長ホルモン放出ホルモン，GnRH＝ゴナドトロピン放出ホルモン，GnRIH＝ゴナドトロピン放出抑制ホルモン，IGF＝インスリン様成長因子，LH＝黄体形成ホルモン，POMC＝プロオピオメラノコルチン，PRH＝プロラクチン放出ホルモン，PRL＝プロラクチン，OT＝オキシトシン，TRH＝チロトロピン放出ホルモン，TSH＝甲状腺刺激ホルモン，T_3＝3,5,3'-トリヨードチロニン，T_4＝3,5,3',5'-テトラヨードチロニン，VP＝抗利尿ホルモン（バソプレッシン）

臨床との関連

GHの過剰分泌は，下垂体前葉腺の良性腫瘍をもたらす。長管骨の成長中心（骨端線）の閉鎖前にGHの過剰分泌が生じると，異常な伸長の高さ（巨人症 gigantism）になる。過剰分泌が骨端線閉鎖後に起こると，骨は太くかつ幅広くなり，末端肥大とよばれる状態になる。軟組織の過成長は，臓器の肥大，皮膚の肥厚化，顔貌の変化を引き起こす。GHは糖新生を促進し，筋肉でのグルコースの取込みを遅くするので，慢性的な過剰のGHは，グルコース不耐性や糖尿病（diabetes mellitus：DM）をもたらす。下垂体腫瘍がトルコ鞍を超えて大きくなると，腫瘍は視神経系を侵害し，視覚障害をもたらす。また，腫瘍は他の神経の機能障害，進行性頭痛，最終的には頭蓋内圧亢進症状を引き起こす。

③ TSHは視床下部からのチロトロピン放出ホルモン（TRH）に応答して産生され，甲状腺からT_3とT_4の放出を促進する。

④ 黄体ホルモン（luteinizing hormone：LH）と卵胞刺激ホルモン（follicle-stimulating hormone：FSH）は性腺を刺激し，生殖に関与するホルモンを放出する。LHとFSHの放出は，視床下部のゴナドトロピン放出ホルモン（gonadotropin-releasing hormone：GnRH）によって促進され，ゴナドトロピン放出抑制ホルモン（GnRIH）によって抑制される。

⑤ 視床下部からのCRHに応答して産生されるプロオピオメラノコルチン（pro-opiomelanocortin：POMC）遺伝子のタンパク質産物は，切断されていくつかのポリペプチドになる。

　a. ACTHは副腎皮質でコルチゾール産生を促進し，アルドステロン産生にも効果を示す。

　b. リポトロピン（lipotropin：LPH）は切断され，メラニン細胞刺激ホルモンとエンドルフィンになる。

　c. メラニン細胞刺激ホルモン（melanocyte-stimulating hormone：MSH）は，ACTHとLPHの一部分であり，皮膚のメラニン細胞によるメラニン色素の産生を促進する。

　d. エンドルフィン（endorphin）は鎮痛作用をもたらす。

D. 甲状腺ホルモン

① T_3はT_4よりも代謝活性が高い。

　a. 甲状腺はT_3を少し分泌するが，T_3の大部分は甲状腺以外の組織で起こるT_4の脱ヨウ素化によって生成する。

　b. 飢餓状態では，T_4は不活性なリバースT_3（rT_3）に変換される。

② 甲状腺ホルモンは，核内受容体に結合し，多くの遺伝子の発現を調節する。

③ 甲状腺ホルモンは，生体のほとんどすべての組織の増殖，成長，維持に必要である。甲状腺ホルモンは，酸化的代謝を亢進し，基礎代謝率（basal metabolic rate：BMR）を上昇させる。

臨床との関連

過剰の甲状腺ホルモンは甲状腺機能亢進症（hyperthyroidism）を，甲状腺ホルモンの不足は甲状腺機能低下症（hypothyroidism）を引き起こす。甲状腺機能低下症の患者では，燃料分子の酸化における甲状腺ホルモンの促進効果が減少する。結果として，ATP産生が減少し，脱力，疲労，運動量低下におちいる。BMRの減少は，熱産生の減少を伴い，寒冷不耐性（cold intolerance）や低発汗（decreased sweating）となる。末梢組織へ燃料分子や酸素の輸送の需要が減ると，体循環は減速し，心拍数が減少する。さらに進行すると，血圧が低下する。甲状腺機能低下症では，TSHレベルが上昇し，甲状腺肥大（甲状腺腫 goiter）が生じる。甲状腺が甲状腺ホルモンを過剰量分泌すると，筋肉や他の組織での燃料分子の酸化量が上昇する。つまり，BMRが上昇する。酸化代謝の亢進に伴って熱産生が上昇し，熱不耐性（heat intolerance）となり，発汗上昇による熱の放散が必要となる。過剰の甲状腺ホルモンは，アドレナリン作動性交感神経系の緊張を高め，心拍数と収縮期血圧が上昇する。それに加えて，しばしば震え，焦燥感，不眠が生じる。筋肉や脂肪組織に貯蔵されている燃料分子が急速に使われるので，カロリー摂取が上昇しているにもかかわらず，体重減少が起こる。甲状腺機能亢進症では，TSHレベルが低く，甲状腺肥大（甲状腺腫）が生じる。

E. 成長促進ホルモン

① インスリン（insulin）とGHは，成長を促進し，タンパク質合成を促進する。

② しかしながら，GHはインスリンの多くの代謝作用に拮抗し，糖新生や脂肪分解を促進する。その結果，代替の燃料分子が産生でき，筋タンパク質が維持される。

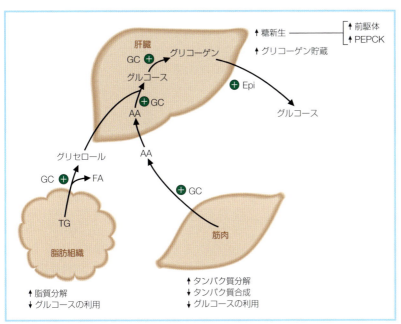

図9.6　燃料分子の代謝におけるグルココルチコイド（GC）の作用

GCは脂肪組織の脂肪分解と筋タンパク質からのアミノ酸の放出を促進する。肝臓ではGCは糖新生とグリコーゲン合成を促進する。急性のストレスはエピネフリン（Epi）の放出をもたらし，"闘争か逃走"反応（本文，Ⅳ節F-②を参照）の燃料分子として肝臓のグリコーゲンの分解を促進し，血中グルコースを上昇させる。エピネフリンは，筋肉でグリコーゲン分解も促進し，筋収縮のためのATPを産生する。エピネフリンは，脂肪組織の脂質分解，肝臓の糖新生も促進する。
AA＝アミノ酸，FA＝脂肪酸，PEPCK＝ホスホエノールピルビン酸カルボキシキナーゼ，TG＝トリグリセリド

臨床との関連

インスリン分泌性膵腫瘍やインスリンを不注意に過剰量投与された患者のように，血中の**インスリン値が**慢性的に**上昇**すれば，血中から骨格筋や脂肪組織などへのグルコース輸送が亢進され，**低血糖症**（hypoglycemia）をもたらす。**血糖値低下**の臨床症状としては，低血糖による交感神経系の亢進と関連する**発汗，心臓の動悸，震え**などがみられる。また，**神経低糖症後遺症**（neuroglycopenic sequelae）という脳へのグルコースの供給不足に起因する易怒性，不明瞭な発言，錯乱，眠気がみられ，最終的には昏睡にいたる。

F. ストレス応答ホルモン

グルココルチコイド（glucocorticoid），特に**コルチゾール**と**エピネフリン**は，ストレスに対応するためのエネルギーを産生できるように，協調的に血液に燃料分子を供給する。

① **グルココルチコイド**（図9.6）

a. ACTHに応答して，副腎皮質はグルココルチコイドを産生する。**コルチゾール**（cortisol）はヒトの主要なグルココルチコイドである。

  1) グルココルチコイドは**抗炎症作用**をもつ。

  a) グルココルチコイドは**リポコルチン**（lipocortin）の合成を誘導する。リポコルチンはプロスタグランジン，トロンボキサン，ロイコトリエン合成の律速酵素であるホスホリパーゼA_2を抑制するタンパク質である

（図7.20参照）

  2) グルココルチコイドは，リンパ球を溶解して**免疫反応を抑制**する。

  3) グルココルチコイドは，末梢組織から肝臓へ燃料分子を移動させ，糖新生やグリコーゲン合成を促進することで**代謝に影響を与える**（図9.5，図9.6参照）。

  a) **アミノ酸**は筋タンパク質から放出される。
  b) **脂質分解**は脂肪組織で起こる。
  c) 炭素源としてのアミノ酸やグリセロールの供給に加えて，**ホスホエノールピルビン酸カルボキシキナーゼ**（phosphoenolpyruvate carboxykinase：PEPCK）の合成を**誘導**することで，グルココルチコイドは**糖新生を促進**する。
  d) グルココルチコイドによる糖新生によって産生された**グルコース**（glucose）は，肝臓で**グリコーゲン**（glycogen）**として貯蔵**される。
  e) グルココルチコイドはストレス状態の生体に備え，エピネフリンによる警告反応，すなわち"闘争か逃走"反応のための貯蔵燃料分子を準備している。

臨床との関連

グルココルチコイドが過剰に産生する**高コルチゾール血症**（hypercortisolemia）は，生体のすべての組織に有害な作用をもたらす。中枢神経系では，**過敏症**

(hyperirritability）からうつ状態までの症状を示す。タンパク質を含む組織の異化反応により骨の基底質が減少し，最終的には**骨粗鬆症**（osteoporosis）をもたらす。また，**脱力の原因となる筋タンパク質の減少**もみられる。皮膚や表皮組織が薄く裂傷を引き起こし，下腹部，胸郭側面など皮膚の張力が高いところでは，赤みがかった縞，**線条**が現れる。血管壁のエラスチンにおける同様の異化反応は，血管の脆弱性をもたらし，**皮膚のあざができやすく大量出血**を生じる。免疫力が低下し，感染しやすくなる。コルチゾールによる糖尿病誘発作用は，**グルコース不耐性**（glucose intolerance）や顕著な糖尿病（DM）をもたらす。脂肪は，顔（**満月様顔貌moon face**），後頸部（**野牛肩 buffalo hump**），胸部，腹部にみられるが，四肢遠位部は細く，顕著な"**中心性肥満**"をもたらす。慢性の高コルチゾール血症に起因する臨床症状の徴候は**クッシング**（Cushing）**症候群**とよばれる。これは**副腎腫瘍**（adrenal tumor）による**コルチゾールの過剰産生**や**外来性グルココルチコイド**の摂取による。**クッシング病**は，**下垂体腫瘍**による**ACTHの過剰分泌**が原因の高コルチゾール血症である。ATCHは副腎皮質からのコルチゾールの放出を促進する。

❷ エピネフリン

a. エピネフリンは，**肝臓のグリコーゲン分解を促進**し，血糖値を上昇させる（**図 9.6** 参照）。また，エピネフリンは，**脂肪組織で脂肪分解，筋肉でグリコーゲン分解を促進**する。総体的にエピネフリンは"闘争か逃走か"反応のための燃料分子を産生する。

G. 塩と水のバランスを制御するホルモン

バソプレッシン（VP；Ⅳ節 B 参照）と心房性ナトリウム**利尿ホルモン**（ANP）に加えて，**アルドステロン**（aldosterone）は塩と水のバランスを調節する。

❶ アルドステロンの合成

a. **レニン**（renin）は，血圧，血流，Na^+濃度の減少に応答して腎臓の傍糸球体細胞で産生される。レニンは，**アンジオテンシノーゲン**（angiotensinogen）を切断，**アンジオテンシンⅠ**（angiotensin Ⅰ）をつくる。

b. **アンジオテンシンⅠ**は，肺でつくられる**アンジオテンシン変換酵素**（angiotensin-converting enzyme：ACE）によって切断され，**アンジオテンシンⅡ**になる。

　1）さらに切断されアンジオテンシンⅢができる。

c. **アンジオテンシンⅡ**は，直接血管平滑筋細胞に作用し，**血管収縮**を引き起こし，血圧を上昇させる。

d. **アンジオテンシンⅡとⅢ**（血清の Na^+ 濃度の減少と K^+ 濃度の上昇）は，副腎皮質の球状帯細胞を**刺激**し，**アルドステロンを産生，分泌**する。

　1）ACTH は許容作用をもつ。すなわち，ACTH はアンジオテンシンⅡに反応できるように細胞を維持する。

❷ アルドステロンの作用

a. アルドステロンは，腎臓の遠位尿細管と集合管の細胞でタンパク質の産生を引き起こす。

　1）**パーミアーゼ**（permease）が産生され，Na^+ を管腔から細胞に取り込ませる。

　2）**クエン酸シンターゼ**が誘導され，ATP 産生のためのトリカルボン酸（tricarboxylic acid：TCA）サイクルの能力を増加させる。

　3）エネルギーは，Na^+-K^+-ATPase を駆動するために供給され，さらなる Na^+-K^+-ATPase も誘導される。

b. 全体としては，K^+ と H^+ は排除される。Na^+ が保持され，水は再吸収される。血液量と血圧は上昇する。

臨床との関連

アルドステロンの副腎皮質からの分泌欠損は，一般的に他の副腎ステロイドホルモンの分泌減少も伴う。副腎皮質ステロイドホルモンの欠失は**アジソン**（Addison）**病**として知られている。ミネラルコルチコイドの欠損は，尿へのナトリウムイオンと水の喪失，カリウムイオン（**高カリウム症 hyperkalemia**）と水素イオンの相反的な貯留（**軽度の代謝性アシドーシス**）を伴う。有効血漿用量の減少が**血圧の低下**を起こす。血液量の減少が顕著ならば，脳などの生命維持の組織への循環が滞り，意識が朦朧となったり，意識を失ったりする可能性がある。

H. 生殖を調節するホルモン（図9.5 参照）

視床下部で産生した GnRH は下垂体前葉から FSHと LH の放出を引き起こし，それらは**卵巣と精巣**の両方に作用する。

❶ 卵巣における FSH と LH の作用

a. 性周期

　1）最初に，FSH は卵胞に作用し，卵の成熟，エストラジオール（estradiol：E_2）の産生と分泌を促進する。

　2）エストラジオールは子宮内膜に作用し，受精卵の着床準備のために，内膜の肥厚化と血管化を進める。

3) 性周期の中間点でのLHサージは，成熟した卵胞からの排卵を促進し，残った卵胞は黄体を形成し，プロゲステロンとエストラジオールを分泌する。
4) プロゲステロンは子宮内膜の肥厚化と血管化を維持し，分泌能を上昇させる。

b. 受精がない場合の現象
1) LHレベルの低下により黄体は退縮する。黄体退縮はプロゲステロンとエストラジオール量を減少させる。
2) ステロイドホルモンレベルの低下により，細胞死が起こり，変性した子宮内膜は子宮内腔へ脱落し，排出される（月経 menstruation）。
3) 低レベルのエストラジオールとプロゲステロンにより，フィードバック抑制は解除され，再び視床下部からGnRHが放出され，新しい性周期が始まる。

c. 受精後の現象
1) 黄体は，初期段階では胎児の栄養膜から産生されるヒト絨毛性ゴナドトロピン（human chorionic gonadotropin：hCG）によって維持される。
2) 引き続いて，胎盤はhCGとプロゲステロンを産生する。
3) 黄体がなくなった後，胎盤は大量のプロゲステロンを産生し続ける。
4) 出産が近づくと，hCG，ついでプロゲステロンレベルが低下する。
5) 胎児のコルチゾールは，プロゲステロンの低下を引き起こす。
6) プロスタグランジン $F_{2\alpha}$（prostaglandin $F_{2\alpha}$：$PGF_{2\alpha}$）とオキシトシン（OT）は，子宮の収縮を促進し，胎児は分娩される。OTは母体と胎児の下垂体の両方から放出される。

② 精巣でのFSHとLHの作用
a. LHはライディヒ（Leydig）細胞を刺激，テストステロンを産生分泌する。
b. FSHは精細管のセルトリ（Sertoli）細胞に作用し，アンドロゲン結合タンパク質（androgen binding protein：ABP）の合成を促進する。
c. ABPはテストステロンと結合し，テストステロンを精子形成部位へ輸送する。そこで，テストステロンは還元され，より強力なアンドロゲンであるジヒドロテストステロン（dihydrotestosterone：DHT）となる。
d. テストステロンは，成人男性の精子形成に関与する。
1) テストステロンは発生初期の男性化に重要で

ある。
2) 思春期では，テストステロンは男性の性成熟を促進する。

臨床との関連

　先天性副腎過形成（congenital adrenal hyperplasia：CAH）は，コルチゾール合成に必要な酵素群の1つの遺伝的欠損による疾患群である。最も頻度の高い欠損は，21-α-ヒドロキシラーゼ（21-α-hydroxylase：CYP21）である。CYP21は，プロゲステロンの11-デオキシコルチコステロンへの変換と，17-α-ヒドロキシプロゲステロンの11-デオキシコルチゾールへの変換に必要である。したがって，CYP21の欠損は，アンドロゲンの産生には影響を及ぼさず，アルドステロンとコルチゾールの産生を低下させる。酵素欠損により，アルドステロンとコルチゾール産生の前駆体物質はアンドロゲン合成へ回され，アンドロゲンが過剰産生する。この結果，新生女児の外器官の男性化や，男性の出生後の急な成長促進や思春期早発などを引き起こすこともある。この疾患群の他の酵素欠損は，11-β-ヒドロキシラーゼ（CYP11B1）で，11-デオキシコルチコステロンの蓄積をもたらす。11-デオキシコルチコステロンのアルドステロン受容体への結合を介して，過剰のミネラルコルチコイドにより高血圧となる。このCAHでは，11-デオキシコルチゾールも蓄積するが，その生理活性はごくわずかであるので，特異的な臨床徴候や症状はない。アンドロゲン経路は影響を受けず，上昇したACTHレベルは血中の副腎アンドロゲンのレベルを上昇させるかもしれない。第3の酵素欠損は，17-α-ヒドロキシラーゼ（CYP17）である。CYP17の欠損は，過剰のアルドステロンと高血圧をもたらす。しかしながら，CYP17は副腎のアンドロゲン合成に必要であるので，この患者では男性化はみられない。

I. 授乳促進ホルモン（図9.5参照）

多くのホルモンが思春期の乳腺の発育に必要である。

❶ 授乳のための乳腺の準備
a. 妊娠中，PRL，グルココルチコイド，インスリンは，乳腺の腺房細胞の乳汁産生分泌細胞への分化を担う主要なホルモンである。
b. PRLは，乳汁タンパク質群の合成，特にカゼインやα-ラクトアルブミンの合成を促進する。
1) α-ラクトアルブミン（α-lactalbumin）は，ヒト乳汁の主要なタンパク質であり，栄養分となる。
2) α-ラクトアルブミンは，ガラクトース転移酵素と結合し，グルコースに対するK_mを減少させる。その結果，乳汁の糖ラクトースの合成

が促進する。

  c. プロゲステロンは，妊娠中の乳汁タンパク質の産生と分泌を抑制する。

  d. 妊娠末期に，プロゲステロンレベルが減少すると，乳汁タンパク質合成の抑制は解除される。

❷ 授乳中の乳汁分泌の調節

  a. PRL は乳汁タンパク質群を産生させ，腺房管腔へ分泌させる。

  b. OT が腺房細胞と管腔を取り囲む筋上皮細胞の収縮を引き起こすと，乳汁が乳頭から出る。

  c. 乳児の哺乳行動や他の因子によって，下垂体からの PRL と OT の分泌は促進される。

臨床との関連

最も多い下垂体前葉の分泌性腫瘍は，**プロラクチン分泌腺腫（プロラクチノーマ prolactinoma）**である。プロラクチン過剰による初期症状は，**乳房からの乳汁漏出（乳汁漏出症 galactorrhea）**である。高プロラクチン血症は LH や FSH などの性腺刺激ホルモンの分泌を阻害するので，女性では**生理不順，無月経，不妊**が起こる。男性では，性腺刺激ホルモンの機能不全は性欲減退，性的インポテンツ，不妊を起こす。

J. 増殖と分化に関与するホルモン

❶ レチノイド（retinoid）は，食餌中のビタミン A から**生体内で産生**される。食餌の β-カロテンが分解され，2 分子のレチナールとなる。

❷ アルデヒド型の**レチナール**（retinal）とアルコール型の**レチノール**（retinol）は，酸化と還元反応により相互に交換される。**レチノイン酸**（retinoic acid）は，レチナールの酸化によって産生されるが，還元はされない。

❸ 輸送型のレチノールは，レチニルエステルとして貯蔵される。

❹ レチナールは，視覚サイクルの反応における機能構成分子である。

❺ レチノイン酸は，上皮組織の増殖，分化，維持に関与する。**レチノイン酸**は，ステロイドホルモンの作用と同様に，**遺伝子を活性化**する機能をもつ。

K. Ca^{2+} 代謝を調節するホルモン

カルシウム（calcium）は多くの重要な機能をもつ。カルシウムは，血液凝固，筋ホスホリラーゼの活性化，分泌プロセスに関与する。また，カルシウムはリン酸と結合し，骨のヒドロキシアパタイトを形成する。副

甲状腺ホルモン（parathyroid hormone：PTH），1,25-DHC，カルシトニン（calcitonin）は，Ca^{2+} 代謝の主な調節因子である。

❶ PTH は低カルシウムレベルに応答して産生され，細胞外液の Ca^{2+} レベルを上昇させる。

  a. PTH は，骨から Ca^{2+} とリン酸の動員を促進する。

  b. PTH は，尿細管で Ca^{2+} を再吸収し，リン酸を排出する。

  c. PTH は，25-ヒドロキシコレカルシフェロール（25-hydroxycholecalciferol）の水酸化を促進し，活性型ホルモン 1,25-DHC を産生させる。

❷ 1,25-DHC は，小腸上皮細胞で Ca^{2+} 吸収に関与するタンパク質の合成を促進する。1,25-DHC は PTH と協調的に骨の再吸収を行い，尿細管細胞での Ca^{2+} の再吸収を促進する。

❸ カルシトニンは，骨からの Ca^{2+} 放出を抑制し，尿への Ca^{2+} 排出を促進することで，Ca^{2+} レベルを低下させる。

臨床との関連

PTH の過剰分泌（**副甲状腺機能亢進症 hyperparathyroidism**）では，腸，骨格，腎臓の尿細管における PTH の生理作用が亢進する。血液循環へ吸収される食餌中のカルシウムの割合が増加すると，カルシウムイオンは骨から放出され，直ちに血中に入る。また，尿細管は，通常以上のカルシウム量を管腔内の尿から再吸収する。これらすべてが**高カルシウム血症（hypercalcemia）**をもたらす。慢性的な高カルシウム血症は，全身の鈍い筋肉痛，疲労，最後には思考力の低下を伴う。過剰 PTH による溶骨性作用は，骨格の脱ミネラル化（**骨粗鬆症 osteoporosis**）と骨折をもたらす。カルシウム豊富な血液を慢性的に腎臓で濾過すると，尿細管がカルシウム塩で飽和し，**腎結石（renal calculus）**が起こる。

L. 栄養分の利用を調節するホルモン

❶ 消化管ホルモン（詳細は**表 9.2** 参照）

  a. 胃噴門や十二指腸からの**ガストリン**（gastrin）は，胃酸とペプシンの分泌を促進する。

  b. 十二指腸と空腸からの**コレシストキニン**（cholecystokinin：CCK）は，胆嚢の収縮と膵臓酵素群の分泌を促進する。

  c. 十二指腸と空腸からの**セクレチン**（secretin）は，膵臓からの炭酸水素イオンの分泌を促進する。

  d. 中枢神経系，胃，小腸，結腸の**グレリン**（ghrelin）は，空腹状態で GH の放出を促進する。

Ⅳ. 特定のホルモンの作用　213

表 9.2　消化器系由来ホルモンの燃料分子の代謝への直接的影響

ホルモン	初代細胞/起源の組織	作用	分泌性の刺激や抑制
アミリン	膵臓 β 細胞，胃と小腸の内分泌細胞	1. 食後やアルギニン刺激性のグルカゴン分泌の抑制 2. インスリン分泌の抑制	経口栄養素に反応してインスリンと一緒に分泌
カルシトニン遺伝子関連ペプチド（CGRP）	腸管神経細胞や直腸の腸内分泌細胞	インスリンの分泌抑制	経口のグルコース取込みと胃酸分泌
ガラニン	神経系，下垂体，腸管神経細胞，膵臓，甲状腺，副腎	インスリン，ソマトスタチン，エンテログルカゴン，膵ポリペプチドなどの分泌抑制	腸の膨満
胃抑制ポリペプチド（GIP）/グルコース依存性インスリン分泌刺激ポリペプチド	十二指腸と近位空腸の神経内分泌 K 細胞	1. インクレチンの作用によるインスリン放出の上昇 2. グルコース代謝と脂質代謝の調節	経口栄養素，特に長鎖脂肪酸の摂取
ガストリン放出ペプチド（GRP）	腸管神経系と膵臓	コレシストキニン，GIP，ガストリン，グルカゴン，GLP-1，GLP-2，ソマトスタチンの放出促進	
グレリン	中枢神経系，胃，小腸，大腸	GH 放出促進	空腹
グルカゴン	膵臓 α 細胞，中枢神経系	低血糖状態のグルコースレベルを回復する一次拮抗作用ホルモン（グリコーゲン分解，糖新生，肝臓と筋肉のタンパク質-脂質動員の亢進）	低血糖に反応して放出される神経性因子，液性因子
グルカゴン様ペプチド 1（GLP-1）	回腸，大腸，中枢神経系の腸内分泌 L 細胞	1. 食後のグルカゴン分泌抑制やインスリン分泌促進によるグルコース処理の亢進 2. β 細胞のグルコース感受性を上げるための二次メッセンジャーを介した作用（インクレチン）	1. 経口栄養素摂取 2. 迷走神経 3. GRP，GIP 4. ソマトスタチンによる分泌抑制
グルカゴン様ペプチド 2（GLP-2）	GLP-1 と同じ	小腸へキソース輸送体の促進	GLP-1 と同じ
ニューロペプチド Y	中枢神経系，末梢神経系，膵島細胞	グルコース刺激性インスリン分泌の抑制	経口栄養素摂取，交感神経系の活性化
ニューロテンシン（NT）	小腸 N 細胞（特に回腸），腸内神経系，副腎，膵臓	脳でドーパミン神経伝達と下垂体前葉分泌の調節	1. 管腔脂質栄養素 2. GRP 3. ソマトスタチンによる分泌抑制
下垂体アデニル酸シクラーゼ活性化ペプチド（PACAP）	脳，肺，腸内神経系	インスリンとカテコールアミンの放出促進	中枢神経系の活性化
ソマトスタチン	中枢神経系，膵臓 δ 細胞，腸内分泌 δ 細胞	1. 膵島からのインスリン，グルカゴン，PP の分泌抑制，腸からのガストリン，セクレチン，GLP-1，GLP-2 の分泌抑制 2. 腸管内腔からの糖質吸収の低下	1. 管腔栄養素 2. GLP-1 3. GIP 4. PACAP 5. VIP 6. β アドレナリン作動性刺激
血管作動性腸管ポリペプチド（VIP）	中枢神経系と末梢神経系に広範囲に発現	インスリンの放出と膵臓のグルカゴンの調節	1. 回腸の機械的刺激 2. 中枢神経系と末梢神経系の活性化

e. 小腸からの**胃抑制ポリペプチド**（gastric inhibitory polypeptide：**GIP**，またはグルコース依存性インスリン分泌刺激ポリペプチド）は，インスリンの放出を促進し，胃酸の分泌を抑制する。

f. 回腸，結腸，中枢神経系の神経内分泌細胞からの**グルカゴン様ペプチド 1**（glucagon-like peptide 1：**GLP-1**）は，グルカゴンの分泌を抑制し，インスリンの分泌を促進することで，食後のグルコース処理を促進する。GIP と GLP-1 の

グルコース調節に対する作用は**表 9.3** と**図 9.7**に要約する。

g. 膵臓からの**血管作動性腸管ポリペプチド**（vasoactive intestinal polypeptide：**VIP**）は，平滑筋を弛緩し，膵臓からの炭酸水素イオンの分泌を促進する。

h. 中枢神経系，膵臓 δ 細胞，腸内分泌 δ 細胞からの**ソマトスタチン**（somatostatin）は，膵臓からのインスリンとグルカゴンの分泌を抑制する。

また，ソマトスタチンは，腸からのガストリン，セクレチン，GLP-1の放出を抑制し，腸管内腔からの糖質の吸収を低下させる。

❷ **インスリンとグルカゴン**
　a. 燃料分子の代謝を調節する2つの主要ホルモンは，膵臓で産生されるインスリンとグルカゴンである。これらの作用は，第6, 7, 8章で説明されているが，表9.4に要約する。

V．組織の生化学的機能

A．病態診断に用いる生化学的測定

体液や組織を用いた測定は，臨床的問題の結論を導き出すのに利用される。

❶ 測定対象物：
　a. 体内に入る化合物（糖質，脂肪，タンパク質など）
　b. 血液，尿，便，様々な分泌物などの試料
　c. 血液，擦過物，組織の生検から得られる細胞

❷ 測定方法の例
　a. 化合物の量を測定する（血中グルコース，血中尿素窒素，尿中クレアチンなど）。
　b. 酵素測定を行う（クレアチンキナーゼ，アスパラギン酸やアラニンのトランスアミラーゼ，アルカリホスファターゼなど）。
　c. DNA, RNA, タンパク質を同定する（DNAプローブによるハイブリダイゼーションによりDNAやRNAを，抗体反応によってタンパク質を同定する）。また，DNA, RNA, タンパク質の配列を決める。
　d. 酵素の基質などの生体関連物質を患者に投与

表9.3　グルコース調節に関するGLP-1とGIPの作用

	GLP-1	GIP
膵臓		
グルコース依存性インスリン分泌促進	+	+
インスリン合成上昇	+	+
グルカゴン分泌抑制	+	−
ソマトスタチン分泌促進	+	−
β細胞増殖誘導	+	+
β細胞アポトーシス抑制	+	+
消化管		
胃排出抑制	+	−
胃酸分泌抑制	+	+
中枢神経系		
食物と水の摂取抑制	+	−
満腹感と体重減少の促進	+	−
循環器系		
虚血後の心血管機能の改善	+	−
脂肪組織		
インスリン様脂質生成作用	−	+
脂質貯蔵	−	+

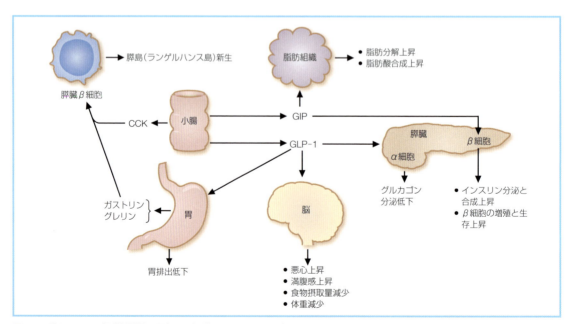

図9.7　グルコースの恒常性維持に関与する組織における分泌ペプチドの重要な作用
グルカゴン様ペプチド1（GLP-1）と小腸の胃抑制ポリペプチド（GIP）はともにインスリンの分泌とβ細胞の生存を上昇させる。GLP-1はグルコース代謝にも関連する作用をもつ。一方，ガストリンとコレシストキニン（CCK）は急性的には血糖値を調節しないが，β細胞増殖を促す。

表 9.4　インスリンとグルカゴンの作用

インスリン	グルカゴン
摂食時に上昇	空腹時に上昇
燃料分子貯蔵（グリコーゲン，トリアシルグリセロール）の促進	血中で燃料分子（グルコースと脂肪酸）の利用促進
促進:	
肝臓と筋肉のグリコーゲン合成	肝臓のグリコーゲンは分解するが，筋肉のグリコーゲンは分解しない
肝臓のトリアシルグリセロール合成，超低密度リポタンパク質（VLDL）への変換	糖新生
脂肪組織のトリアシルグリセロール貯蔵	脂肪組織で脂質分解（トリアシルグリセロールの分解）
筋肉と脂肪細胞へのグルコース輸送	
タンパク質合成と成長	

し，体内で正常に**処理**されているかを測定する（グルコース耐性試験，甲状腺の放射性ヨードの取込みなど）。

③ **測定からの結論**

a. 生化学的測定の結果から，患者の状態について結論を導き出す。病歴や身体検査を総合して**診断を下し，追加の検査**が必要か否かを決める。

b. 有用な結論を導くためには，**組織間の生化学的関係**，生理的状態（摂食，空腹，飢餓，運動時など）による変化，病態変化による影響を，医師は理解しなければならない。

1) 個体組織間の関係は第1章に要約し，詳細については本書全体を通して示した。

2) 病態変化の影響は，各章の中で「臨床との関連」として記載した。

B. 組織の生化学的機能

① 機能を組織ごとに概観するため，口から始まり腎臓にいたるまでの体内の生化学的機能をまとめてみる。これによって，これまでの章でみてきた生化学全般を復習することになる。

② 様々な組織や器官の主要な生化学的機能を考察する。また，物理的損傷，化学的損傷，感染，栄養不足，栄養過多，遺伝子変異などによる機能異常についても考察する。

③ それに加え，生化学的測定からどのようにして疾患を特定し，不適切に機能している酵素を1つに特定することができるのかを説明する。

a. **口**

1) **唾液腺**は，*α*-**アミラーゼ**（*α*-amylase）を産生し，食餌中のデンプンの*α*-1,4 グリコシド結合を切断する。膵臓の*α*-アミラーゼも同じ反応を触媒する。

b. **胃**

1) **主細胞**はタンパク質分解酵素の**ペプシン**（pepsin）を，不活性型前駆体ペプシノーゲンとして産生する。ペプシンはタンパク質を消化する。

2) **壁細胞**は**塩酸**（HCl）と**内因子**（intrinsic factor）を産生する。

a) HCl は，ペプシン前駆体のペプシノーゲンの自己消化を起こし，ペプシンを産生する。

b) **内因子**は，直接ビタミン B_{12} と結合し，その吸収を助ける。

c) **ビタミン B_{12}** は，**ホモシステイン**（homocysteine）の**メチオニン**（methionine）への**変換**と，**メチルマロニル CoA**（methylmalonyl-CoA）の**スクシニル CoA**（succinyl-CoA）への**変換**反応の補因子である。

臨床との関連

　内因子の欠損は，ビタミン B_{12} が充分に吸収されないため体内で欠乏し，**悪性貧血**（pernicious anemia）の状態を起こす。**ビタミン B_{12} の欠乏**では，二次的な葉酸欠乏による**巨赤芽球性貧血**（megaloblastic anemia）や神経の脱髄による**神経的異常**がみられる。

c. **胆嚢**

1) **胆汁酸塩**（bile salt）は，肝臓でコレステロールから合成され，胆嚢を経て小腸に入る。小腸では脂質消化を助ける。

2) **抱合型ビリルビン**（bilirubin diglucuronide）は，肝臓でヘム分解物質であるビリルビンから生成され，胆嚢を経て小腸に入る。

臨床との関連

　胆汁酸塩の低下は，肝臓での**胆汁酸塩の産生異常**や胆嚢からの**分泌阻害**による。その結果，脂肪の分解と吸収が減少するので，便の脂肪分が上昇する（**脂肪便**

steatorrhea）。また、**カロリー不足、脂溶性ビタミンや必須脂肪酸の欠乏**が起こる。胆汁の小腸への流入障害は、**黄疸**（jaundice）の原因の１つである。組織にビリルビンが蓄積することにより、黄色になり、特に眼の白眼において顕著である。

d. 膵臓

1) 膵臓は**炭酸水素イオン**（HCO_3^-）**を産生**し、小腸管腔に入った胃酸を中和する。その後の管腔のpH上昇は、胆汁酸塩のイオン化をさらに進め、優れた乳化剤となり、**消化酵素の活性を上昇**させる。
2) 膵臓は、トリプシン、キモトリプシン、カルボキシペプチダーゼ、エステラーゼ、α-アミラーゼ、リパーゼなどの**消化酵素を産生**する。
3) 膵島のB（β）**細胞はインスリン**を、A（α）**細胞はグルカゴンを産生**する。インスリンは摂食時に燃料分子の貯蔵を促進するホルモンで、グルカゴンは空腹時に貯蔵燃料分子の放出を促進するホルモンである。

> **臨床との関連**
>
> 炭酸水素イオン放出の減少に起因する**膵臓の障害**は、消化酵素の活性を低下させる。また、胆汁酸塩のイオン化が減少するので、簡単に排出され、糞便の胆汁酸塩が増加する。そのため、糞便への脂肪成分の排出が上昇し、**脂肪便**となる。小腸管腔への膵分泌の異常は、膵頭がんや嚢胞性線維症などに起因し、栄養分の**消化が減少**する。それによって、体内のカロリー、ビタミンや他の必須栄養素が不足する。**インスリンの産生減少**は、一般的には膵臓β細胞の自己免疫による破壊に起因し、**1型糖尿病（1型DM）**になる。1型糖尿病は高血糖症（hyperglycemia）を特徴とし、血中ではインスリンレベルが低くグルカゴンレベルは高いので、細胞のグルコースの取込みが低下し、肝臓からのグルコースの放出が上昇する。膵臓からの**インスリンの放出減少**、組織の**インスリン感受性低下**（インスリン抵抗性）は**2型糖尿病**をもたらす。この疾患も高血糖を特徴とする。膵臓のインスリン分泌性腫瘍（インスリノーマ insulinoma）や過剰量のインスリン投与による**インスリン過剰**は、**低血糖症**（hypoglycemia）をもたらす。

---

e. 小腸

1) **膵外分泌の酵素群**は、小腸管腔で**食餌を消化**する。
2) アミノペプチダーゼ、ジペプチダーゼ、トリペプチダーゼ、ラクターゼ、スクラーゼ、マ

ルターゼ、イソマルターゼなどの**消化酵素**は、小腸上皮細胞の刷子縁に結合している。

3) **消化産物の吸収**は、小腸上皮細胞を経る。
4) 小腸上皮細胞は、食餌の脂肪の消化産物（脂肪酸と2-モノアシルグリセロール）から**キロミクロン**（chylomicron）を産生し、リンパ系に分泌する。
5) 大部分の胆汁酸塩は回腸で**再吸収**され、肝臓で再利用される。わずか5%は糞便に排出される。この胆汁酸塩の排出には、肝臓から胆嚢を経て腸へ分泌されたコレステロールを伴い、コレステロール環状構造（ステロール核）の体外排出の主な手段である。

> **臨床との関連**
>
> 小腸に関連する疾患は多様である。小腸管腔内で**細菌が異常繁殖**すると、**胆汁酸塩の脱抱合や脱水酸化**が上昇、胆汁酸塩の排出が増加し、脂肪便をもたらす。**ラクターゼの欠損症**が最も多く、乳製品を摂取すると、腸の管腔で過剰のラクトースの浸透圧効果により**下痢**（diarrhea）を起こす。また、腸内細菌によるラクトース代謝により過剰の**ガス**を生成するため腹部膨満が起こる。輸送体タンパク質の欠損により**中性アミノ酸の吸収**が減少すると、**ハートナップ**（Hartnup）病が起こる。小児の**セリアック病**（celiac disease）や成人の**非耐熱性スプルー**（nontropical sprue）は、アレルギー反応を起こすタンパク質断片の吸収による。**コレラ**（cholera）は、G-タンパク質をADP-リボシル化する

表9.5　肝臓の代謝変化のフローチャート

血糖上昇時：	血糖低下時：
インスリンの放出による脱リン酸化：	**グルカゴンの放出によるリン酸化：**
・PFK-2（キナーゼ活性の活性化）	・PFK-2（ホスファターゼ活性の活性化）
・ピルビン酸キナーゼ（活性化）	・ピルビン酸キナーゼ（不活性化）
・グリコーゲンシンターゼ（活性化）	・グリコーゲンシンターゼ（不活性化）
・ホスホリラーゼキナーゼ（不活性化）	・ホスホリラーゼキナーゼ（活性化）
・グリコーゲンホスホリラーゼ（不活性化）	・グリコーゲンホスホリラーゼ（活性化）
・ピルビン酸デヒドロゲナーゼ（活性化）	・ピルビン酸デヒドロゲナーゼ（不活性化）
・アセチルCoAカルボキシラーゼ（活性化）	・アセチルCoAカルボキシラーゼ（不活性化）
インスリン放出による活性化	**グルカゴン放出による活性化**
・解糖系	・グリコーゲン分解
・脂肪酸合成	・脂肪酸酸化
・グリコーゲン合成	・糖新生

エンテロトキシンの産生により引き起こされる。アデニル酸シクラーゼの活性化が持続し，上昇した cAMP は輸送タンパクのリン酸化を上昇させ，小腸細胞への Na^+ 輸送活性を抑制する。その結果，腸に水が蓄積し，ひどい下痢となる。

f. 肝臓（肝臓の酵素調節機能については，表 9.5，表 9.6 参照）

1）肝臓の機能：

a）食餌中の糖から産生された**グリコーゲン**を貯蔵する。

b）主に食餌の糖に由来する**超低密度リポタンパク質**（very low density lipoprotein：VLDL）を合成する。

c）高密度リポタンパク質（high-density lipoprotein：HDL）を産生する。HDL は，アポタンパク質 C-II とアポタンパク質 E をキロミクロンと VLDL に渡し，レシチンコレステロールアセチルトランスフェラーゼ（LCAT）反応を経て，コレステロールをコレステロールエステルに変換する。コレステロールやコレステロールエステルが組織から肝臓へ輸送されるプロセス（コレステロール逆輸送）によって，血中コレステロール値は低下する。

d）グリコーゲン分解や糖新生により空腹時の**血糖値を維持**する。

e）空腹時に，糖新生を介してアミノ酸をグルコースに変換する時に，アミノ酸由来の窒素部分から**尿素**（urea）を生成する。

f）空腹時に，脂肪のトリグリセリドの分解によって生じた脂肪酸から**ケトン体**（ketone body）を合成する。

g）他の組織でも合成されるが，**コレステロール**（cholesterol）を合成する。

表 9.6　グリコーゲン，血糖，トリアシルグリセロールの合成と分解に関わる肝臓の酵素の調節

活性化/抑制化によって調節される肝臓の酵素

酵素	活性化分子	活性化する状態
ホスホフルクトキナーゼ 1	フルクトース 2,6-ビスリン酸，AMP	摂食時
ピルビン酸カルボキシラーゼ	アセチル CoA	摂食時，空腹時
アセチル CoA カルボキシラーゼ	クエン酸	摂食時
カルニチン：パルミトイルトランスフェラーゼ I	阻害剤（マロニル CoA）の減少	空腹時

リン酸化/脱リン酸化によって調節される肝臓の酵素

酵素	活性型	活性化する状態
グリコーゲンシンターゼ	脱リン酸化	摂食時
ホスホリラーゼキナーゼ	リン酸化	空腹時
グリコーゲンホスホリラーゼ	リン酸化	空腹時
ホスホフルクトキナーゼ 2/フルクトース 2,6-ビスホスファターゼ（キナーゼとして作用し，フルクトース 2,6 ビスリン酸レベルを上昇させる）	脱リン酸化	摂食時
ホスホフルクトキナーゼ 2/フルクトース 2,6-ビスホスファターゼ（ホスファターゼとして作用し，フルクトース 2,6 ビスリン酸レベルを減少させる）	リン酸化	空腹時
ピルビン酸キナーゼ	脱リン酸化	摂食時
ピルビン酸デヒドロゲナーゼ	脱リン酸化	摂食時
アセチル CoA カルボキシラーゼ	脱リン酸化	摂食時

誘導/抑制によって調節を受ける肝臓の酵素

酵素	誘導される状態	影響される過程
グルコキナーゼ	摂食時	グルコース→TG
クエン酸リアーゼ	摂食時	グルコース→TG
アセチル CoA カルボキシラーゼ	摂食時	グルコース→TG
脂肪酸シンターゼ	摂食時	グルコース→TG
リンゴ酸酵素	摂食時	NADPH の産生
グルコース-6-リン酸デヒドロゲナーゼ	摂食時	NADPH の産生
グルコース-6-ホスファターゼ	絶食時	血中グルコースの産生
フルクトース 1,6 ビスホスファターゼ	絶食時	血中グルコースの産生
ホスホエノールピルビン酸カルボキシキナーゼ	絶食時	血中グルコースの産生

AMP＝アデノシン一リン酸，TG＝トリアシルグリセロール

h) コレステロールを**胆汁酸塩**へ変換する。

i) アルブミンや血液凝固タンパク質など多くの**血液タンパク質群**を産生する。

j) **プリン**（purine）と**ピリミジン**（pyrimidine）を産生する。プリンとピリミジンは赤血球を介して他の組織に運搬される。

k) プリンとピリミジンを分解する。プリンは尿酸に，ピリミジンはCO_2，H_2O，尿素へ分解される。

l) シトクロム P450 システムを介し，**薬剤や他の毒性化合物を酸化**する。

m) **ビリルビン**（bilirubin）を抱合し，胆汁へビリルビンジグルクロニドを排出する。

n) アルコールデヒドロゲナーゼ，アセトアルデヒドデヒドロゲナーゼ，ミクロソームのエタノール酸化システム（MEOS）により**アルコールを酸化**する。

o) グアニジノ酢酸から**クレアチン**（creatine）を合成する。クレアチンは，主に筋肉と脳でクレアチンリン酸の合成に使われる。

p) 食餌中の**フルクトース**（fructose）を解糖系中間体へ変換する。

2) ウイルス性肝炎やアルコール性肝炎による**肝細胞の機能障害**：

a) 特に中枢神経系に**毒性**をもつNH_4^+が血中で上昇する。

b) 肝臓の尿素産生能力が低下するので，**血中尿素窒素**（blood urea nitrogen：BUN）値が**低下**する。

c) グルコース合成と糖新生が低下するため，**血糖値が低下**する。

d) VLDL の産生と分泌ができないので，**血中コレステロール値が低下**する。

e) 胆汁酸塩の産生が**減少**する。

f) グルクロン酸抱合が低下するため，体内の**ビリルビン値が上昇**し，黄疸になる。

g) 損傷した肝細胞の溶解は，血中へ**酵素を漏出**させる。

 1. 乳酸デヒドロゲナーゼ（lactate dehydrogenase：LDH）が増加する。

 2. アラニンアミノトランスフェラーゼ（alanine aminotransferase：ALT）が増加する。

 3. アスパラギン酸アミノトランスフェラーゼ（aspartate aminotransferase：AST）が増加する。

 4. アルカリホスファターゼ（alkaline phosphatase）が増加する。

h) 慢性の肝障害は**タンパク質合成の減少**をも

たらす。

 1. アルブミンなどの**血清タンパク質群**が減少する。

 2. アポタンパク質 B-100 の減少により VLDL の産生が低下し，肝臓にトリアシルグリセロールが蓄積し，脂肪肝になる。

臨床との関連

　肝臓に影響を及ぼす特定疾患は多い。ここでは，その中からいくつかの疾患について概説する。

　糖原病（glycogen storage disease）の 1 つに，グルコース-6-ホスファターゼの欠損による**フォン・ギールケ**（von Gierke）病（糖原病 I 型）がある。血中のグルコースはグリコーゲン分解や糖新生によって供給できず，空腹時には重篤な低血糖をもたらす。**ハース**(Hers)病（糖原病VI型）は，肝臓のホスホリラーゼの欠損による。グリコーゲンは血中のグルコースへ変換されないので，血中グルコースは糖新生のみで維持される。**ポンペ**（Pompe）病（糖原病 II 型）は，リソソームのα-グリコシダーゼの欠損による。グリコーゲンが膜に囲まれた小胞（残余小体）に蓄積し，肝機能を障害する。

　アルコール代謝は肝臓で行われ，**アルコール依存症**（alcoholism）が主な疾患である。エタノールの酸化により肝臓内で **NADH が産生**する（**図 7.24** 参照）。長時間にわたり食物とアルコールを経口摂取すると，NAD^+に対する NADH の比が高くなる。その結果，ピルビン酸の乳酸への変換が上昇し，**乳酸アシドーシス**（lactic acidosis）を起こす。また，糖新生が抑制され，**低血糖**をもたらす。さらに，グリセロール 3-リン酸が増加し，脂肪組織のトリアシルグリセロール由来の脂肪酸と結合して VLDL を形成し，**高脂血症**（hyperlipidemia）を引き起こす。最後には，慢性のアルコール依存症で，肝臓の**タンパク質合成が減少**し，VLDL 分泌が減少，トリアシルグリセロールの蓄積による**脂肪肝**（fatty liver）をもたらす。

　糖尿病（DM）も肝臓に影響を及ぼす。インスリン低値の 1 型，インスリン抵抗性の 2 型では，グリコーゲン分解と糖新生が上昇し，**血糖値の増加**をもたらす。特に，1 型糖尿病では，ケトン体の産生上昇が**糖尿病性ケトアシドーシス**（diabetic ketoacidosis：DKA）を引き起こす。脂肪組織のトリアシルグリセロールからの脂肪酸の放出が増加するのでケトン体合成が上昇する。脳はエネルギー源としてグルコースを使うので，ケトン体は血中に蓄積される。肝臓では，**アルドース B の欠損によるフルクトース不耐性**も起こる。フルクトース経口摂取後に，フルクトース 1-リン酸が増加し，無機リン酸（P_i）が減少する。解糖も同じアルドラーゼが関与するが，影響を受けない。グリコーゲン分解と糖新生が抑制され，**低血糖**となる。

g. 脳

1) グルコースは脳の主要な燃料分子である。
2) 脳はケトン体を使うこともできるが，それは絶食3〜5日後に血中ケトン体レベルが上昇した時にのみである。
3) 脳がエネルギーを必要とするのは，思考（例：記憶にはRNA合成が関与する），神経インパルスの伝達や神経伝達物質の合成などのためである。

臨床との関連

脳の代謝障害は有害な影響をもたらす。血糖値の急激な低下は，ATP欠乏から昏睡（coma）におちいる。高く上昇した血糖値は，高浸透圧性昏睡（hyperosmolar coma）を引き起こす。GABA，セロトニン，ドーパミンなどの神経伝達物質の合成にはアミノ酸の脱炭酸反応が関与し，ビタミンB_6由来のピリドキサールリン酸を必要とする。ビタミンB_6の欠乏はけいれん（convulsion）を起こす。

h. 赤血球

1) 赤血球にはミトコンドリアがなく，そのため，TCAサイクル，脂肪酸のβ酸化，電子伝達系，その他のミトコンドリアで起こる経路をもたない。
2) グルコースが赤血球の主な燃料分子である。
   a) グルコースはピルビン酸と乳酸に変換される。
3) 赤血球は，肝臓から他の組織に，塩基とヌクレオシドを運ぶ。
4) 赤血球の主要な機能は，肺から組織へのO_2運搬と，組織から肺へのCO_2の戻しである。

臨床との関連

赤血球は代謝的な機能としては単純な細胞であるけれども，重要な機能をいくつももち，多くの疾患が赤血球と関連している。

最初に紹介する疾患は，異常ヘモグロビン症（hemoglobinopathy）である。鎌状赤血球貧血（sickle cell anemia）は，β-グロビン鎖の6番目グルタミン酸がバリンへ置換することに起因する。バリンは疎水性アミノ酸で，ヘモグロビン分子とグロビン鎖間で相互作用を起こす。細胞は鎌状に変形し，毛細血管の血流が阻害され，有痛性血管閉塞発作が起こる。変形細胞は脾臓で貪食され，貧血になる。サラセミア（thalassemia）は，α-グロビン鎖とβ-グロビン鎖の遺伝子の多数の異なった変異による欠損に起因し，グロビン鎖合成が不

均衡になる。ヘモグロビンが減少し，貧血をもたらす。鉄欠乏性貧血では，赤血球の前駆体細胞が正常なヘムの量を産生できない。細胞は小球で，低色素で蒼白である。ビタミンB_6の欠乏も貧血を引き起こす。ビタミンB_6は，赤血球前駆体細胞のヘム合成の最初の反応（グリシン＋スクシニルCoA→δ-ALA）に必要である。ヘム産生の減少は，成熟赤血球のヘモグロビンレベルの低下をもたらし，低色素性小赤血球貧血を起こす。

巨赤芽球性貧血（megaloblastic anemia）は，葉酸とビタミンB_{12}のいずれかの欠損による。葉酸は，チミンの産生（dUMPのdTMPへの変換）やプリン塩基の産生（プリン塩基のC2位とC8位はテトラヒドロ葉酸のC_1単位に由来する）に必要である。葉酸欠乏では，DNA合成のためのチミンやプリン塩基が不足するので，赤血球前駆細胞は分裂できない。巨赤芽球となり，巨赤芽球性貧血症をもたらす。ビタミンB_{12}の欠乏では，メチル基がビタミンB_{12}へ転移できない（メチル基捕捉理論）ので，葉酸はメチルテトラヒドロ葉酸として蓄積する。このように，DNA合成のためのチミンが減少し，DNAとRNA合成のためのプリン塩基が減少する。細胞の成長や分裂が低下すると，赤血球前駆細胞は巨赤芽球となる。葉酸が欠乏しなくてもビタミンB_{12}が欠乏すると，メチルマロニルCoAのスクシニルCoAへの変換が低下し，結果として神経障害となる。葉酸あるいはビタミンB_{12}の欠乏は，ホモシステインのメチオニンへの変換が低下する。食餌中のメチオニンが増加しているにもかかわらず，低値のメチオニンによりS-アデノシルメチオニン（S-adenosylmethionine：SAM）の合成が低下し，ノルエピネフリンのエピネフリンへの変換，ホスファチジルエタノールアミンのホスファチジルコリンへの変換，グアニジノ酢酸からクレアチンへの変換などが低下する。

解糖系の重要な酵素であるピルビン酸キナーゼ（pyruvate kinase）の欠損は，解糖系からのATP産生の減少をもたらす。赤血球はエネルギーを解糖系に依存しているので，細胞膜を維持できない。赤血球は円鋸歯状に縮み，貪食されて貧血となる。しかし，一部の患者は赤血球内の2,3-ビスホスホグリセリン酸の蓄積によって無症状である。グルコース-6-リン酸デヒドロゲナーゼ（glucose-6-phosphate dehydrogenase）の欠損は，ある条件下で，溶血性貧血（hemolytic anemia）をもたらす。グルコース-6-リン酸デヒドロゲナーゼはペントースリン酸回路の最初の酵素で，NADPHを産生する。グルコース-6-リン酸デヒドロゲナーゼの欠損では，NADPHの産生が減少し，グルタチオン（glutathione）は正常の速度で還元されない。そのため，例えば，マラリヤに対するプリマキン（Primaquine）のような薬剤の代謝にはNADPHを必要とするので障害が起こる。ヘモグロビン（Fe^{2+}）はゆっくり酸化されメトヘモグロビン（Fe^{3+}）になると，スーパーオキシド（O_2^-）が産生される。スーパーオキシドジスムターゼは，スーパーオキシドを過酸化水素（H_2O_2）とO_2に変換する。グルタチオンペルオキシダーゼは，H_2O_2を

H_2O に変換し，酸化型グルタチオン（GS-SG）を産生する。還元型グルタチオン（GSH）への変換には NADPH が必要である。還元が急速に起こらなければ，酸化的損傷は赤血球を溶解させ，**溶血性貧血**となる。溶血性貧血では，**ビリルビンや乳酸デヒドロゲナーゼ**（lactate dehydrogenase）が血中に放出される。ビリルビンが肝臓での抱合や排出により速く産生されると，**黄疸**が起こる。腸内細菌によってビリルビンから産生される色素の**ステルコビリン**（stercobilin）が糞便に増加し，便は濃褐色になる。

i. 脂肪組織

1) 脂肪組織の主要な燃料分子は**グルコース**である。
2) **インスリン**（insulin）は，脂肪細胞への**グルコースの輸送**を促進する。
3) 脂肪組織の機能は，摂食時の**トリアシルグリセロール**（triacylglycerol）の**貯蔵**と，空腹時の脂肪分解によるトリアシルグリセロールの**放出**である。
   a) **摂食時**，インスリンはリポタンパク質リパーゼ（LPL）の合成と分泌を促進する。LPL は，毛細血管でキロミクロンや VLDL のトリアシルグリセロールを分解する。これらリポタンパク質の脂肪酸は脂肪細胞へ入り，トリアシルグリセロールに変換され，貯蔵される。グルコースはグリセロールの部分を供給する。しかし，脂肪細胞ではグリセロールキナーゼが欠損しているので，グリセロールを利用できない。
   b) **空腹時**，脂肪細胞でホルモン感受性リパーゼが脂肪分解を始める。ホルモン感受性リパーゼは，cAMP を介するメカニズムを経てリン酸化され，活性化される。

臨床との関連

　糖尿病（DM）には，低インスリンレベルの1型，インスリン抵抗性の2型があり，LPL の減少によりキロミクロンや VLDL のトリアシルグリセロールの分解が低下し，**高トリグリセリド血症**（hypertriglyceridemia）となる。さらなる脂肪分解が起こると過剰量の脂肪酸とグリセロールが肝臓に入り，VLDL を産生し，高トリグリセリド血症が悪化する。また，低インスリンレベルの1型やインスリン抵抗性の2型では，脂肪組織の**グルコースの取込み**は低い。グルコースの取込み低下は，筋肉のグルコース取込みの減少と協同して，糖尿病状態でみられる血糖値の上昇をもたらす。

j. 筋肉

1) 筋肉は，貯蔵グリコーゲンと血中からの脂肪酸，グルコース，ケトン体，乳酸，アミノ酸の**すべての燃料分子**を利用する。
2) 空腹時，筋タンパク質は分解され，アミノ酸（特にアラニン）を**糖新生**（gluconeogenesis）へ供給する。
3) **クレアチンリン酸**（creatine phosphate）は，ミトコンドリアからの高エネルギーのリン酸をアクトミオシン線維へ輸送し，筋収縮のための ATP を供給する。
4) **クレアチニン**（creatinine）は，非酵素的にクレアチンリン酸から産生される。生体の筋肉量に応じた**一定量のクレアチニン**が，毎日血中へ放出され，腎臓で排出される。
5) **筋グリコーゲンホスホリラーゼ**（muscle glycogen phosphorylase）は，肝臓のホスホリラーゼとは異なるが，同じ反応（グリコーゲン＋ P_i ↔ グルコース 1-リン酸）を触媒する。
6) **インスリン**は，筋細胞への**グルコースの輸送**を促進する。

臨床との関連

　筋損傷では，血中に**クレアチンキナーゼ**（creatine kinase：CK）が放出される。CK は，"クレアチン＋ATP ↔ クレアチンリン酸" の可逆反応を触媒する。よって，CK の心臓アイソザイムの放出は，心臓発作が起こっていることを確認できる。**マッカードル**（McArdle）**病**は，筋ホスホリラーゼの欠損によるグリコーゲン貯蔵病である。筋グリコーゲンは正常の速さで分解されないので，グリコーゲンの貯蔵が上昇し，運動中に乳酸が産生されない。激しい運動ですぐに疲労するが，軽い運動なら血中の脂肪酸やグルコースを利用し，耐えることができる。**1型と2型の糖尿病**では，筋肉のグルコースの取込みが低く，これが脂肪組織のグルコース減少に加えて，高血糖をもたらす1つの要因となっている。

k. 心臓

1) 心臓は血中の**すべての燃料分子**を利用する特殊化した筋組織である。
2) CK の**筋-脳（MB）アイソザイム**（MB isozyme）が心筋に存在する。その放出は心臓発作のモニターに用いられる。

臨床との関連

心臓疾患は様々な発作に起因する。**アテローム性動脈硬化巣**（atherosclerotic plaque）は血管壁が閉塞し，栄養分や O_2 の流れが遮断される。遮断より遠位の筋組織はエネルギー不足になり壊死する。残った機能的な心筋組織量が，通常の速度で全身に血液を送り出すのに不充分であると，**心不全**を起こす。損傷細胞は血中へCKの**MBアイソザイム**を放出する。**高値の血中コレステロール**では，心臓発作のリスクや，脳では脳卒中のリスクが上昇する。コレステロールは血中リポタンパク質で運ばれ，**高脂血症**として知られる一連の状態が上昇する。

Ⅰ型：キロミクロンが上昇し，トリアシルグリセロールが高い。
Ⅱ型：LDL受容体が欠損しており，コレステロールが高い。
Ⅲ型：VLDLの部分分解物のスペクトラム（幅広い β バンド）が血中で見える。
Ⅳ型：VLDLが上昇し，トリアシルグリセロールが上昇する。Ⅳ型はしばしば糖尿病を伴う。
Ⅴ型：キロミクロンとVLDLが上昇する。

高コレステロールの治療には，**低脂肪食**（特に飽和脂肪酸），VLDLを下げるための食餌の**糖質制限**，血中コレステロールレベルを減少させるためコレステロール合成を抑制する **HMG-CoA レダクターゼ阻害剤**（スタチン statin）を用いる。細胞のコレステロール値の減少は，LDL受容体の合成を上昇させる。その結果，血中からのLDL（約50% コレステロールとコレステロールエステルで構成）取込みが増す。**胆汁酸塩捕捉剤**も，胆汁酸塩の排出を増やすことによって，上昇したコレステロールレベルを低下させるのに用いる。これは，コレステロール環を体内から除去する主な手段である。薬理的用量の**ナイアシン**（niacin）も脂肪組織の脂肪分解と肝臓のVLDL合成を低下させる。

I. 腎臓

1) 腎臓は尿として体から**物質を排出**する。尿には，肝臓で尿素回路によって産生される尿素，プリン分解による**尿酸**，クレアチンリン酸からの**クレアチニン**，グルタミナーゼによるグルタミンからの NH_4^+，システインとメチオニンの硫黄からつくられる H_2SO_4，リン酸が含まれる。

2) 毎日の**クレアチニンの排出は一定**であり，体筋肉量に依存する。クレアチニンのクリアランス速度は腎機能の測定に用いられる。

3) **グルタミナーゼ**（glutaminase）の作用は，アシドーシス（acidosis）で上昇し，NH_3 が産生する。NH_3 が尿に入り，H^+ と反応して NH_4^+

をつくる。NH_4^+ は尿を緩衝し，体内から酸（H^+）を除く。

4) **尿酸の排出**は，鉛（Pb）やケトン体や乳酸などの代謝性酸によって抑制される。高血中尿酸は**痛風**になる。痛風は尿酸の産生上昇または排出低下のいずれかによる。ヌクレオチド代謝のサルベージ酵素であるヒポキサンチングアニンホスホリボシルトランスフェラーゼ（hypoxanthine guanine phosphoribosyltransferase：HGPRT）の欠損は，尿酸の産生が上昇し，**レッシュ・ナイハン**（Lesch-Nyhan）**症候群**になる。

5) **腎臓の機能不全**は，血中のBUN，クレアチニン，尿酸が上昇し，尿ではこれらの化合物が減少する。

6) ケトアシドーシスでは**ケトン体**は腎臓から排出され，乳酸アシドーシスでは**乳酸**が排出される。

7) 糖尿病の高血糖（180 mg/dL 以上）は，**過剰のグルコースが尿に排出**される。

臨床との関連

生体の様々な組織に影響を及ぼす**酵素欠損疾患群**は，結果として**尿に物質の排出**をもたらすことがある。このような疾患には，フェニルアラニンヒドロキシラーゼの欠損や，テトラヒドロビオプテリン産生の欠損による**フェニルケトン尿症**（phenylketonuria：PKU）がある。フェニルアラニンのチロシンへの変換が減少し，尿にフェニルアラニンやその分解産物であるフェニルケトンが現れる。**メープルシロップ尿症**（maple syrup urine disease：MSUD）は，α-ケト酸デヒドロゲナーゼ欠損による。バリン，イソロイシン，ロイシンの分枝アミノ酸が排出される。**アルカプトン尿症**（alcaptonuria）は，ホモゲンチジン酸オキシダーゼの欠損による。ホモゲンチジン酸が酸化され，尿が暗色になる。しばしば，関節炎を伴う。**シスチン尿症**（cystinuria）は，小腸と腎臓のシステインの輸送体タンパク質の欠損による。システインは尿に排出されずに蓄積し，腎結石をつくる。**ホモシスチン尿症**（homocystinuria）は，メチオニンシンターゼ（ホモシステインからメチオニンへ），シスタチオニンシンターゼ（ホモシステイン＋セリン→シスタチオニン），これらの酵素の補因子（メチオニンシンターゼには葉酸とビタミン B_{12}，シスタチオニンシンターゼにはビタミン B_6）のいずれかの欠損による。蓄積したホモシステインは，酸化されホモシスチンになり排出される。血中のホモシステインが高値の**ホモシスチン血症**は，アテローム硬化性血管疾患を伴う。**シスタチオニン尿症**（cystathionuria）は，シスタチオナーゼの欠損による。シスタチオニンが排出され

る。酵素の補因子（ピリドキサールリン酸）の前駆体であるビタミン B_6 の高濃度投与が有効なこともある。**良性フルクトース尿症**（benign fructosuria）は，フルクトキナーゼの欠損による。フルクトースはリン酸化されず，蓄積し排出される。有害な症状はない。**ガラクトース血症**（galactosemia）は，ガラクトキナーゼまたはガラクトース-1-リン酸ウリジルトランスフェラーゼの欠損による。ガラクトキナーゼの欠損では，ガラクトースが蓄積し，白内障が生じる。ガラクトースは尿へ溢流する。ウリジルトランスフェラーゼの欠損（古典的ガラクトース血症）では，白内障と尿中ガラクトースに加え，低血糖，黄疸，その他の症状をもたらす。**MCAD 欠損症**は，中鎖脂肪酸アシル-CoA デヒドロゲナーゼの欠損による。脂肪酸が完全に酸化されることはない。結果的に，エネルギー産生のためにグルコースがさらに酸化され低血糖となる。脂肪酸の ω-酸化が進むと，ジカルボン酸が産生し，尿に排出される。

第10章

ヒトの遺伝学

　この章では，特定の疾患の子どもが生まれる確率を理解するために遺伝様式を，また，流産をまねく状況を理解するために配偶子形成等を説明する。

概　説

■ ヒト細胞は二倍体であり，染色体の半分を父親から，残りの半分を母親から受け継ぐ。

■ 核型（生物種固有の染色体構成）は，細胞の染色体すべてで異なっている。

■ メンデルの遺伝学では，減数分裂期における染色体の独立組合わせを基礎に，顕性（以前は優性と表記）表現型，潜性（以前は劣性と表記）表現型，また顕性も潜性も含むX連鎖表現型で分類される。

■ ミトコンドリアの遺伝は常に母親からである。

■ アレル（対立遺伝子）は染色体の特定の遺伝子座にある。

■ 変異はアレルの中の変化であり，疾患をまねく。

■ 減数分裂期あるいは有糸分裂期の染色体不分離（一対だけ正常に分離しない）は異数性を導き，たびたび疾患をまねく。

■ 遺伝子量は重要であり，過剰あるいは過少な遺伝子によって，トリソミーあるいはモノソミーとなり，コピー数の変化により疾患をまねく。

■ 染色体構造の異常は染色体内の逆位，重複，挿入，同腕染色体の形成，欠失や転座を含む。

■ ハーディ・ワインバーグ（Hardy-Weinberg）式は与えられた集団のアレルや異型接合体（ヘテロ接合体）の現れる頻度の推定に使われる。

■ 多因子性疾患は遺伝子と環境因子の関係によって発症する。

■ 遺伝子付近のトリプレットリピート（3塩基繰返し）が伸長しすぎると疾患をまねく。次世代においてもトリプレットリピートの増加が予想され，次世代における疾患の重症化と関係する。

■ インプリンティング（刷込み）は，アレルの塩基配列を変えることなく，その遺伝子発現量を変化させることをさす。インプリンティングは性特異的で，男性と女性では異なるアレルにインプリンティングされる。このインプリンティングは細胞の一生，その子孫まで継代される。ただし，インプリンティングは生殖細胞ではリセットされる。

■ 家系を分析すると，腫瘍抑制は常染色体顕性遺伝の様式であらわれるが，その分子機構は潜性である。機能的なアレルの欠損はヘテロ接合体の喪失と考えられるが，種々のメカニズムで引き起こされる。

＊なお，本章はできるだけ日本遺伝学会の最新の遺伝学用語集にしたがって翻訳した。

I．メンデルの遺伝の様式

① ヒトは二倍体（diploid）の生物であり，体細胞には両親から1つずつ授かった染色体の2コピーをもつ。

② ヒトの体細胞には46本の染色体がある。染色体1番から22番までの常染色体の2コピーと，XX（女性），XY（男性）の2コピーの性染色体である。

③ 核型（karyotype）は中期染色体の形状を示す（図10.1）。

④ 生殖細胞（卵や精子）は減数分裂期につくられ，常

223

第 10 章　ヒトの遺伝学

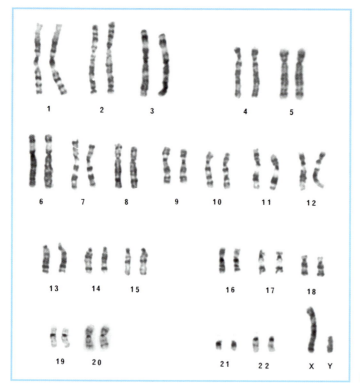

図 10.1　ヒト男性の染色体の数と形態

染色体および性染色体の各々 1 コピーを含む単数体（一倍体 haploid，以前は半数体と表記）である。

⑤ メンデル（Mendel）の遺伝学の重要な点は，減数分裂期染色体の**独立組合わせ**（independent assortment）である。各々の染色体は娘細胞で不規則に組合わさる。染色体は減数期に分離され，そのつながりには決まりがない。

⑥ 独立組合わせの原理をもとに，変異のアレルの伝達の確率は家系図の中で算出できる。

⑦ 病気の遺伝様式は多世代にわたり家系図を通じて追跡できる。家系図で使われる共通の記号を図 10.2 に示す。

II．遺伝子

① 遺伝子は特定の場所にある。染色体上の**遺伝子座**は複数の場合は loci，単数の場合は locus という。

② 与えられた遺伝子座が**アレル**（対立遺伝子 allele）であり，各々の遺伝子座には，染色体の 1 つに 2 つのアレルがある。

　a. 同型接合あるいは**ホモ接合**（homozygous）は 2 つのアレルが同じである。

　b. 異型接合あるいは**ヘテロ接合**（heterozygous）は異なる核酸配列の 2 つのアレルのことであり，

変異によって引き起こされる。

③ **表現型**（phenotype）とは，個体を識別することのできる特徴で，遺伝子と環境の関わりの中でつくり出される。

④ **遺伝子型**（genotype）とは，個体における遺伝子構成である。

⑤ **遺伝率**（heritability）とは，両親から受け継がれた形質における 2 つの重要な因子，すなわち遺伝要因と環境要因の比率である。

　a. 遺伝要因が 100％ ということは，個体の表現型の遺伝に対して環境要因が全くないことをさす。

　b. 遺伝要因が 10％ ということは，個体の表現型を主に決めるのは遺伝要因より環境要因が大きいことをさす。

⑥ **顕性**（dominant）とは，ヘテロ接合の状態においてアレルが明白に 1 つの表現型を示す性質をさす。

⑦ **共顕性**（codominant）とは，ヘテロ接合状態においてアレルの両方が表現型として現れることをさす（例：血液型）。

⑧ **潜性**（recessive）とは，ホモ接合状態においてアレルが明白に 1 つの表現型を示す性質をさす。

⑨ **伴性**（性連鎖 sex-linked）とは，変異したアレルが X 染色体上にある時，男性には X 染色体が 1 つしかないので，一般に男性が疾患を発症することをさす。X 染色体に変異したアレルをもつ女性は疾患

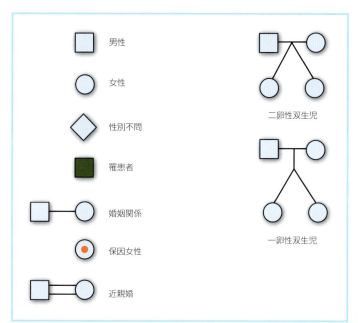

図10.2 家系図で使われる記号

の保因者であり，一般に正常なアレルをもつことから発症しない。

10 **浸透度**（penetrance）とは，特定の変異したアレルが遺伝した個体に現れる表現型の割合をさす。100%の浸透度なら，変異のアレルを受け継いだすべての人が疾患を発症する。

11 **可変表現度**（variable expressivity）とは，変異アレルによって現れる表現型の重症度をさす。浸透度が100%であっても，アレルを受け継いだ同じ家系の一員において，同じ変異によって異なる表現型を示す可能性がある。これを可変表現度という。

III. 変 異

1 アレルのDNA配列の変化（変異 mutation）は，機能を失った，あるいは機能を制御できない遺伝子産物をつくることになる（第3章参照）。
2 変異は下記のように分類できる。
   a. **点変異**（point mutation；DNAの1塩基の置換）
   b. **欠失**（deletion；DNAの塩基の脱落）
   c. **挿入**（insertion；DNA中に新しいDNA配列が加わる）
   d. **染色体の脱落**
   e. **アレルの余分なコピー**（常染色体のトリソミー trisomy が疾患をまねく）
   f. **3塩基繰返し**（trinucleotide repeat，遺伝子中に特定の3塩基配列繰返しが伸長することで，疾患をまねく）

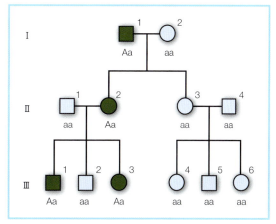

図10.3 常染色体顕性遺伝の家系図の例
大文字のAは変異したアレル，小文字のaは正常なアレルをさす。●および■は疾患をもつ個体を示す。

   g. **エピジェネティック**（epigenetic）とは，塩基配列の変更はないが，DNAあるいはヒストンの化学修飾により起こる現象。例えばメチル化やアセチル化パターンの脱着をさす。

IV. 遺伝の形態

1 **常染色体顕性遺伝**（autosomal dominant inheritance）
   a. 常染色体顕性遺伝の家系図の例を図10.3に示す。
   1）罹患者は罹患者の両親をもつ。ただし，新し

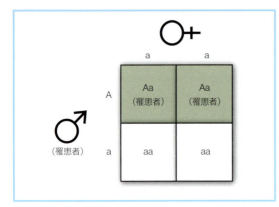

図 10.4　常染色体顕性障害のパネットスクエア解析
疾患関連遺伝子を大文字 A で示す。疾患は子孫の 50％ に遺伝する。

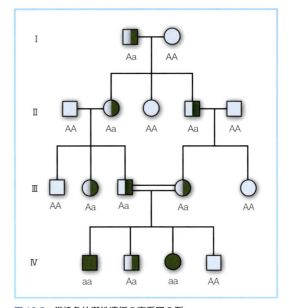

図 10.5　常染色体潜性遺伝の家系図の例
小文字 a は疾患のアレルを示す。遺伝子型 aa の個体は疾患を発症。一方、遺伝子型 Aa は疾患の保因者となる。

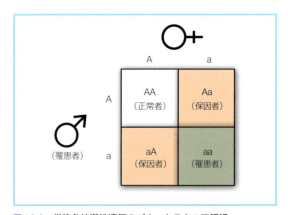

図 10.6　常染色体潜性遺伝のパネットスクエア解析
子孫の 4 人に 1 人には両方の変異アレルが遺伝され、疾患を発症する。

い変異で罹患が発症しないこともある。
2) 罹患者はヘテロ接合体であり、それらの形質に対してホモ接合性は統計的にほとんどない。
3) 罹患した親が、罹患したアレルを子孫に伝える可能性は 50％ である。
4) 形質の伝達は性別に無関係であり、男性も女性も疾患を発症する可能性がある。

b. パネットスクエア解析（Punnet square analysis）は、罹患に関わるアレルが子どもに伝わる可能性を算出する（図 10.4）。

c. 常染色体の顕性遺伝様式によれば、50％ の子どもは罹患するが、50％ は罹患しない。つまり変異したアレルの遺伝は 1/2 の確率である。

> **臨床との関連**
>
> 　常染色体顕性障害の例として、以下のものがある。**軟骨発育不全症**（achondroplasia）の 1 つ、**小人症**（dwarfism）がある。本症は FGF 受容体の変異による。**ハンチントン病 2 型**（Huntington disease, type 2）は *HTT* 遺伝子中の 3 塩基繰返し伸長による。**高コレステロール血症**（hypercholesterolemia）は LDL 受容体の変異、**マルファン**（Marfan）**症候群**は線維状タンパク質フィブリリンの変異、**多発性嚢胞腎**（polycystic kidney disease）は一連の膜タンパク質の変異による。**結節性硬化症**（tuberous sclerosis）には多くの例があるが、*TSC1* と *TSC2* 遺伝子の変異による。**神経線維腫症 1 型**（neurofibromatosis, type-1：NF-1）は GTPase 活性化タンパク質の *NF1* 遺伝子の変異、あるいは *NF1* 遺伝子の他の変異による。

❷ **常染色体潜性遺伝**（autosomal recessive inheritance）
　a. 図 10.5 は常染色体潜性遺伝の家系図を示す。
　　1) 男性、女性も等しく罹患する。

2) 形質の伝達は両親から受け継がれる。
3) もしすべての子孫がヘテロ接合体なら、数世代は疾患を発症しない可能性がある。
4) 図 10.6 は常染色体潜性遺伝のパネットスクエア解析を示す。4 人の子どものうち 1 人は罹患者、2 人は疾患の保因者である。

> **臨床との関連**
>
> 　常染色体潜性障害の例として、以下のものがある。**アルビノ**（先天性白皮症 albinism）は 2 万人に 1 人の割合で誕生、メラニン細胞チロシナーゼの欠失による。**嚢胞性線維症**（cystic fibrosis）は北ヨーロッパに祖先を

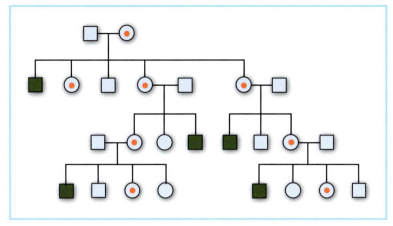

図 10.7　X 連鎖潜性遺伝の家系図の例
1 つの変異アレルをもつ女性は疾患の保因者である。

もつ 2,500 人に 1 人の割合で誕生，cystic fibrosis transmembrane conductance regulator（*CFTR*）遺伝子にコードされた膜タンパク質とイオンチャンネルの変異により起こる。**フェニルケトン尿症**（phenylketonuria）は 1 万 4,000 人に 1 人の割合で誕生，フェニルアラニンヒドロキシラーゼの変異による。**ヘモクロマトーシス**（hemochromatosis）は鉄過剰症の一種であり，600 人に 1 人の割合で誕生し，鉄の吸収と輸送に関する遺伝子群の変異による。**鎌状赤血球貧血症**（sickle cell disease）はアフリカ系アメリカ人，アフリカ人の 400 人に 1 人の割合で誕生し，その原因はグロビン β 鎖の 6 番目の Glu のアミノ酸が Val に変異したことによる。

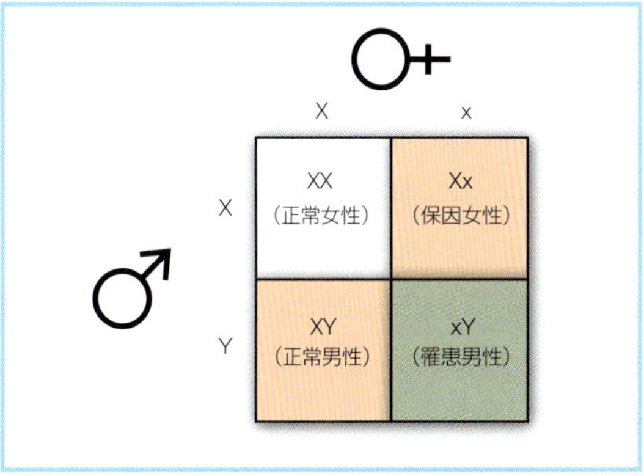

図 10.8　X 連鎖潜性遺伝障害におけるアレル伝達のパネットスクエア解析

3 X 連鎖遺伝（伴性遺伝 X-linked inheritance）

a. 男性は X 染色体上の遺伝子が**半接合**（ヘミ接合 hemizygous）である。よって二倍体細胞でも 1 コピーである。

b. **X 連鎖潜性遺伝障害**
  1) **図 10.7** に示すように，この遺伝障害の家系において，男性から男性の伝達はない。
  2) 女性は常に無症状であるが，ライアン仮説によれば，例外はある。
  3) 息子と娘が母親から変異アレルを受け継ぐ確率はともに 50% で，息子は発症するが，娘は発症しない。
  4) X 連鎖潜性遺伝障害に関するパネットスクエア解析を**図 10.8** に示す。

臨床との関連

X 連鎖潜性遺伝障害の例として，以下のものがある。

血友病 A（hemophilia A）は 1 万 2,500 人に 1 人の割合で誕生するが，これは血液の凝固に必要な第Ⅷ因子遺伝子の変異による。**デュシェンヌ型筋ジストロフィー**（Duchenne muscular dystrophy：DMD）は 1 万人に 1 人の割合で誕生し，*DMD* 遺伝子の大きな欠失による。**赤-緑色の色弱**は北ヨーロッパに祖先をもつ 20 人の男性に 1 人の割合でみられ，光受容体のコーンの変異による。**アルポート**（Alport）**症候群**は 1～複数のコラーゲン遺伝子変異に起因し，腎不全にいたる。**オルニチントランスカルバミラーゼ欠損症**（ornithine transcarbamylase deficiency）は 10 万人に 1 人の割合でみられ，尿素サイクルの不全による。

c. 遺伝子量と**ライアンの仮説**（Lyon hypothesis）
  1) 染色体の付加による遺伝子発現の増加（トリソミー），あるいは染色体の欠失による遺伝子発現の損失（モノソミー）はヒトの発育・発達に重篤な影響を与える（Ⅵ節参照）。しかし

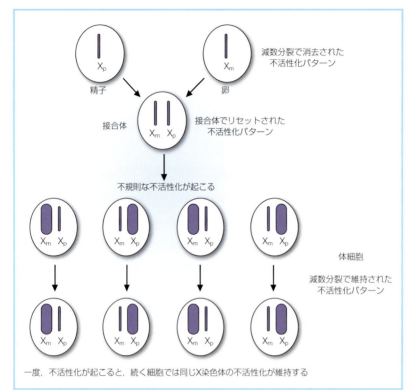

図10.9 ライアンの仮説
紫色のバーは不活性化された染色体を表す。ライアンの仮説は男性と女性において，同じ遺伝子数の活性化がどのように保持されるかを説明する。細胞第16周期に不活性化が不規則に起こるが，一度，細胞内でX染色体が不活性化すると，すべての連続する娘細胞でもX染色体の不活性は同じになる。接合体において，母性 X_m と父性 X_p のX染色体は活性である。

ながら，性染色体での変化は許容される。
2) X染色体はY染色体のおよそ5倍の大きさである。もし女性が両方のX染色体よりすべての遺伝子を発現すれば，男性より多くの遺伝子が発現される。
3) 両性で遺伝子量を同じにするための補正として，X遺伝子の不活性化が起こる。
   a) 各々の細胞のX染色体の1つは不活性化され，バール小体（Barr body）とよばれる凝集体を形成する（図10.9）。不活性化は染色体の母性，父性を問わず不規則に起こる。
   b) バール小体の一部分のみが転写活性をもつ。
   c) 女性が3つのX染色体を受け継いだ場合（核型はXXX），2つのX染色体が不活性化される。女性にX染色体を3コピーもつことによる表現型の違いはない。
   d) X染色体の不活性化はMary Lyonによって提案されたので，ライアン（Lyon）の仮説という。
4) X染色体の不活性化が不均等の場合，つまり母性X染色体と，対照的に父性X染色体が不活性化された細胞では，女性はX染色体潜性遺伝による障害がより顕著になるかもしれない。

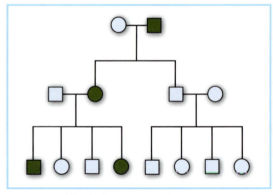

図10.10 X連鎖顕性遺伝の家系図の例
第1世代の男性がX連鎖顕性障害であると，その障害は娘には伝わるが，息子には伝わらない。娘の変異アレルは娘の息子と娘に伝わる。

d. **X連鎖顕性遺伝障害**（図10.10）
1) X連鎖顕性遺伝障害をもつ女性は，疾患を発症する可能性が高い。
2) 罹患者の男性から生まれた娘は100%罹患するが，息子は罹患しない。
3) 女性は対応する非変異アレルが存在するので，男性よりも重篤にはならない。

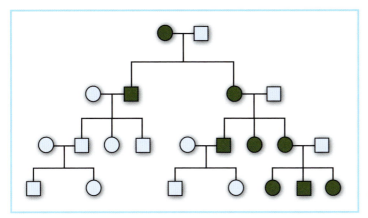

図 10.11
ミトコンドリア遺伝の家系図の例

臨床との関連

X連鎖潜性遺伝障害の例として，以下のものがある。**低リン血症性くる病**（hypophosphatemic rickets）は *PHEX* 遺伝子の変異による。**色素失調症 1 型**（incontinentia pigmenti type 1）は多くの場合，男性胎児は致死だが，女性胎児はそうではない。これは転写因子ファミリーの 1 つである *IKBKG* 遺伝子の変異による。

❹ ミトコンドリア遺伝

a. ミトコンドリア（mitochondria）は 16,569 bp のゲノムであり，一連のタンパク質群と tRNA 分子群をコードしている。タンパク質群は酸化的リン酸化に必要であり，tRNA はミトコンドリア内でミトコンドリアがコードするタンパク質合成に必要である。

b. ミトコンドリアゲノムの変異は**酸化的リン酸化**（oxidative phosphorylation）の欠陥をもたらし，変異遺伝子を含むミトコンドリアのエネルギー産生を減少させる。

c. 細胞はいくつものミトコンドリアのコピーをもっている。**ヘテロプラズミー**（heteroplasmy）とは，1 個の細胞内に正常ゲノムと変異ゲノムを含むミトコンドリアが混在すること。もし細胞内のすべてのミトコンドリアが同じゲノムならば**ホモプラズミー**（homoplasmy）という。

d. ミトコンドリアは精子にはなく，卵子にのみあるので，母親のものが受け継がれる。よって，ミトコンドリア遺伝は母系遺伝である。

e. ミトコンドリア遺伝の家系図の例を図 10.11 に示す。
 1) 罹患した母親から生まれた子どもはすべて発症する（浸透度 100%）。しかし，それぞれの子どもによって，変異したミトコンドリア遺伝子の割合に応じて，発症の程度は異なる。
 2) 罹患した男性の子どもは罹患しない。
 3) 疾患の重篤度は，筋肉や神経系といったエネルギー消費の高い組織ほど深刻である。

臨床との関連

ミトコンドリア遺伝障害の例として以下のものがある。**レーバー遺伝性視神経萎縮症**（Leber's hereditary optic neuropathy：LHON）はタンパク質をコードしているタンパク質の変異による。**赤色ぼろ線維・ミオクローヌスてんかん症候群**（myoclonic epilepsy with ragged red fibers：MERRF）はミトコンドリア tRNA の変異による。**ミトコンドリア脳筋症・乳酸アシドーシス・脳卒中様発作症候群**（mitochondrial encephalomyopathy, lactic acidosis, and stroke-like episodes：MELAS）は複数のミトコンドリア tRNA の変異により起こり，**カーンズ・セイヤー症候群**（Kearns-Sayre syndrome：KSS）はミトコンドリアゲノムの部分的欠失により，筋力低下，小脳の機能低下，心機能低下などの症状を呈する。

V. 遺伝様式

遺伝様式を表 10.1 にまとめる。

VI. 細胞遺伝学

❶ 染色体異常は多くの疾患に関係し，その変化は顕微鏡で十分に観察できる。150 人に 1 人の頻度で誕生する。

a. 精神遅滞の主な原因である。
b. 自然流産の主な原因である。
 1) 初めての妊娠での流産の 50% で染色体異常がみられる。

230　第 10 章　ヒトの遺伝学

表 10.1　遺伝様式のまとめ（系統解析）

	特性を継承する子どもの頻度	罹患者の性別	家族の系統パターン	その他
常染色体が顕性	50%	両方	垂直伝播，世代を飛び越さない。	父親から息子への伝達が起こる。
常染色体が潜性	25%	両方	水平伝播，世代を飛び越す。	血族関係
性連鎖（伴性），X 連鎖潜性	保因女性の息子は 50%，娘が保因者になるのは 50%。罹患男性の娘は 100% 保因者だが，息子は 0%。	男性	水平伝播，世代を飛び越す。	父親から息子への伝達はないが，娘は罹患することがある。
性連鎖（伴性），X 連鎖顕性	罹患女性の息子の 50%，娘の 50% は罹患。罹患男性の息子は 0%，娘は 100% 罹患。	両方	水平伝播，疾患の表現型は次々世代に現れる。	父親から息子への伝達はない。異型（ヘテロ）接合体の女性は罹患男性より重症度が低い。
ミトコンドリア障害	母親が罹患者ならば子は 100% 罹患，父親なら 0%。	両方	垂直伝播，母親からの伝達のみ。	父親から子どもへの伝達はない。

2）第 2 子流産の 20% で染色体異常がみられる。

❷ 有糸分裂（mitosis）と細胞分裂

　a. ヒト細胞には 46 の染色体が，22 本の常染色体（染色体番号 1～22 番）と 2 本の性染色体（XX は女性，XY は男性）を含む。

　b. 単数体（一倍体）の数は 23 であり，n で示される。

　c. 二倍体の染色体の総数は 46 であり，$2n$ で示される。

　d. 有糸分裂期には DNA は複製され，$4n$ の状態となり，細胞分裂とともに DNA の中身が $2n$ となった 2 つの娘細胞ができる。

❸ 減数分裂（meiosis）と配偶子

　a. 減数分裂は $2n$ DNA の中身が n となる。

　b. これは 2 つの減数分裂を通じて起こる。

　c. 初め，細胞は DNA を複製，DNA の中身が $4n$ となる。

　d. 減数分裂第 I 期では，細胞は娘細胞が DNA の中身が $2n$ になるように分裂する。しかし反対に有糸分裂の $2n$ 状態の細胞は，相同染色体の間で交差を起こす領域を除き，正確に染色体内に重複遺伝子をもつ。

　e. 減数分裂第 II 期では，細胞は再び分裂し DNA の中身 n の生殖細胞となる。

　f. 相同染色体間の遺伝子物質の交差は減数分裂第 I 期で起こる。

❹ 染色体構造と記述法

　a. 染色体には細胞分裂期において相同染色体が結合する場所があり，それが**セントロメア**（centromere，以前は動原体と表記）である。

　　1）**中部セントロメア**（metacentric，以前は中部動原体と表記）**染色体**は染色体の中央に位置

表 10.2　染色体と核型の記述法

略語	意味
1-22	常染色体の数
X,Y	性染色体
p	染色体の短腕
q	染色体の長腕
del	染色体上の欠失
der	派生染色体は構造的に再配置化された染色体
dup	染色体のある部分が重複
ins	染色体内への DNA の挿入
inv	染色体内での DNA の逆位
/	1 つの染色体に 2 つの異なる型が存在するモザイクをさす。/の前が第 1 の核型，/の後が第 2 の核型
t	転座。シンボル t の後は転座した領域
ter	終止。特定の腕部分の終止点を表すとき，pter や qter と表示
r	環状染色体。2 つの終止点が結合し環状構造を形成
+/-	染色体番号の前に付けてその染色体全体の付加（＋）や欠失（－）を表示。染色体番号の後ろに付くと染色体への部分的な付加と欠失を表す。つまり「5p-」なら 5 番染色体の短腕の部分的な欠失を表し，del（5p）なら染色体全体の欠失を表す。

An International System for Human Cytogenetic Nomenclature. Mitelman F, ed. Basel, Switzerland : S. Karger ; 1995. ISCN より許諾を得て掲載。

するセントロメアである。

　　2）**次中部セントロメア**（submetacentric）**染色体**は染色体先端と中央部の間に位置するセントロメアである。

　　3）**無セントロメア**（acrocentric，以前は無動原体と表記）**染色体**とは染色体先端に位置するセントロメアである。

　b. **テロメア**（telomere）は染色体の末端である。

　c. 染色体の短腕を"p"で，長腕を"q"で表す。

　d. 染色体を適切な方法で染色することで，染色体をさらに細かい領域に分類できる。例えば，

VI. 細胞遺伝学　231

表10.3　主な生存する染色体の異数性症候群

症候群	異常な染色体	主な症状
パトー（Patau）症候群	13トリソミー	口唇裂，重度の中枢神経系の異常など。1万人に1人の割合で出生，12か月以内に90%は死亡。
エドワード（Edward）症候群	18トリソミー	低体重で出産，重度の中枢神経の異常，心疾患など，6,000人に1人の割合で出生，12か月以内に90%は死亡。
ダウン（Down）症候群	21トリソミー	特徴的な顔つき，成長の遅延，軽中度の知的障害，先天的心疾患，白血病のリスク増大など。800人に1人の割合で出生。
ターナー（Turner）症候群	Xモノソミー	低身長，無月経，第二次性徴の遅れなど。5,000人に1人の割合で女児として出生。
クラインフェルター（Klinefelter）症候群	性染色体XXY	男性器の未成熟，高身長，学習問題など。1,000人に1人の割合で男児として出生。
トリプルX	性染色体XXX	学習障害，主な精神異常はなし。1,000人に1人の割合で女児として出生。
XYY	性染色体XYY	個体差はあるが，学習，行動に問題。1,000人に1人の割合で男児として出生。

Korf BR. *Human Genetics : A Problem-Based Approach*. 2nd ed. Boston, MA : Blackwell Science ; 2000.　より許諾を得て改変して引用。

14q32とは14番染色体の長腕の3番目の領域の2つ目のバンド示す。

e. 核型の記述法を表10.2にまとめる。

5 染色体数の異常

a. **正倍数体**（euploid）とは23個の染色体の整数倍の細胞をさす（23は単数体〔一倍体〕，46は二倍体，69は三倍体，92は四倍体）。

b. 三倍体，四倍体は植物ではよくみられるが，ヒトにはない。

c. **異数体**（aneuploidy）とは総染色体数が23の整数倍ではない状態をさす。

1) 異数体には**モノソミー**（monosomy，1染色体が1コピー）あるいは**トリソミー**（trisomy，1染色体が3コピー）がある。

2) 常染色体のモノソミーは致死である。

3) 常染色体のトリソミーはいくつかの例外はあるが，ほとんどの場合，致死である（表10.3）。性染色体の異数体は許容される。

d. 異数体は**不分離**（nondisjunction）を経て起こる。

1) 不分離は通常，減数分裂第Ⅰ期，第Ⅱ期において，間違った数の染色体が娘細胞に伝わらないようはたらく選別システムである。

2) 図10.12は減数分裂期を通じて不分離が起こることを示している。

3) 適正な染色体のマーカーを用いれば，不分離が減数分裂第Ⅰ期，第Ⅱ期のどちらで起こるか決定できる。

6 染色体構造の異常

a. **逆位**（inversion）：1本の染色体が2つに切断され，遺伝物質が逆転し再結合する。

b. **重複**（duplication）：染色体の一部が重複し，同じ染色体に挿入される。

c. **挿入**（insertion）：1本の染色体の断片が他の染色体に挿入され，遺伝物質が失われる。

d. **同腕染色体**（isochromosome）：セントロメア分裂異常により，相同染色体間で腕全体が交換された染色体がつくられる。よって，同腕染色体では特定の染色体の2つのコピーから2つのp腕とq腕を含んでいる。

e. **転座**（translocation）

1) 2つの非相同染色体が切断され，その切断片が交換して**相互転座**（図10.13）が起こる。

a) 相互転座では遺伝物質は失われない（均衡型相互転座）。

b) 均衡型相互転座をもつ個体は正常な表現型を示すが，配偶子形成に損害を受けた胎児染色体にモノソミーやトリソミーが生じ，流産を繰り返す。

臨床との関連

　染色体転座により疾患を発症するのは，転座された染色体が融合タンパク質をつくった場合や，遺伝子発現が適切に制御されない場合などである。例えば，**慢性骨髄性白血病**（chronic myelogenous leukemia：CML）は9番染色体と22番染色体の間の転座により，チロシンキナーゼを調節できない融合タンパク質 bcr-abl ができる。**バーキットリンパ腫**（Burkitt lymphoma）は8番染色体と14番染色体の間の転座により，*c-myc* 遺伝子の発現が調整不能となり細胞増殖を制御できなくなる。

2) **ロバートソン型転座**（Robertsonian transloca-

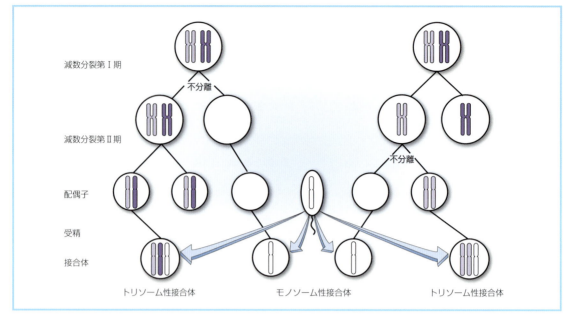

図 10.12 減数分裂第Ⅰ期と第Ⅱ期における不分離の例
(Gelehrter TD, Collins FS. *Principles of Medical Genetics*. Baltimore, MD：Williams & Wilkins；1990：165. より改変して引用)

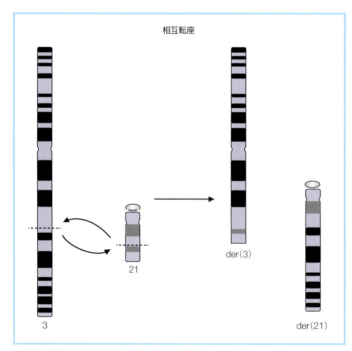

図 10.13 3 番染色体と 21 番染色体との間の相互転座
この場合，3 番染色体の一部が 21 番染色体と結合，21 番目の染色体の一部は 3 番染色体の長腕と結合する。(Gelehrter TD, Collins FS. *Principles of Medical Genetics*. Baltimore, MD：Williams & Wilkins；1990：167. より改変して引用)

tion；図 10.14)

a) ロバートソン型転座は無セントロメア，染色体（13，14，15，21，22 番）の間で起こり，短腕が失われ，長腕が 2 つの染色体間で融合する。

b) 短腕から遺伝子が失われるが，欠失遺伝子は主に rRNA でゲノムの中に多重に存在することから，問題を引き起こすことはない。

c) ロバートソン型転座をもつ個体には 45 本しか染色体がないが，表現型は正常である。

d) 均衡型相互転座と同様に，配偶子形成が損害を受け，胎児染色体にモノソミーやトリソミーが生じ流産を繰り返す。

f. **染色体微細欠失症候群**（microdeletion syn-

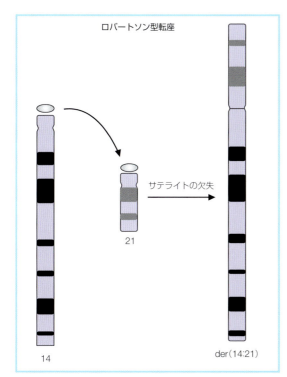

図10.14 14番染色体と21番染色体の間のロバートソン型転座
(Gelehrter TD, Collins FS. *Principles of Medical Genetics*. Baltimore, MD：Williams & Wilkins；1990：168. より改変して引用)

drome)：一貫性のある症状を示す症候群だが，染色体上の少なくとも5 Mb（メガベース，メガとは10^6，よって500万塩基数）以下の欠失により複雑な表現型を示す。
1) FISH（蛍光 in situ ハイブリダイゼーション = fluorescent in situ hybridization）法は染色体微細欠失の検出に有効である。
2) 染色体微細欠失症候群の一部を表10.4に示す。

⑦ 出生前細胞遺伝学
a. 出生前の細胞遺伝学は，母体が35歳以上の高齢の場合，染色体障害をもつ子どもが家族内にいる場合，そして出生前異常に関わる研究のために適用される。
b. 羊水検査（amniocentesis）（世界標準）
1) 妊娠15〜16週で実施できる。
2) 羊水から胎児の細胞を得て，培養，核型を確認する。
3) この検査による，流産等を含む妊娠損失の可能性は0.5%である。
c. 絨毛採取（chorionic villus sampling：CVS）
1) 妊娠10〜12週目で実施できる。
2) 胎盤細胞を採取，胎児の細胞を精製，核型を確認する。
3) この検査による，流産等を含む妊娠損失の可能性は0.5%である。
d. 臍帯穿刺（cordocentesis）
1) 妊娠18週以降，臍帯血を（へその緒より）得る。
2) 旧来のように核型の確認として用いる場合は曖昧な結果しか得られないが，遺伝子診断には有効である。
3) この検査による，流産等を含む妊娠損失の可能性は1〜2%である。

Ⅶ. 集団遺伝学

① ハーディ・ワインベルグ式（Hardy-Weinberg equilibrium）は1,000人以上の集団に対し5つの仮定をもとに導かれる。
a. 個人間で任意の交配が起こる。
b. 大きな集団である。
c. 野生型アレルと疾患型アレルの間での変異の比率は無視できる。
d. 集団の出入りは無視できる。
e. 選択，淘汰はなく，すべての遺伝子型は生存，

表10.4　染色体微細欠失症候群の例

症候群	表現型	欠失部分
ランガー・ギデオン（Langer-Giedion）	細い毛髪，球根状の鼻，円錐骨端，軟骨外骨症，精神遅延など	8q24.1
WAGR	ウィルムス腫瘍，無虹彩，泌尿生殖器の異常，精神遅滞	11p13
網膜芽細胞腫	網膜芽細胞腫，精神遅滞，異形の顔貌	13q14.1
プラダー・ウィリ（Prader-Willi）	筋緊張低下，摂食障害，肥満，精神遅滞	15q11（父性）
エンジェルマン（Angelman）	筋緊張低下，けいれん発作，意味のない笑い，落ち着きがない	15q11（母性）
ミラー・ディッカー（Miller-Dieker）	滑脳症，異形の顔貌	17p13.3
スミス・マゲニス（Smith-Magenis）	特徴的な顔，精神遅滞	17p11.2
アラジール（Alagille）	胆汁鬱滞，肺動脈弁狭窄，蝶形椎体，異形の顔貌	20p11
ディジョージ（DiGeorge）	心血管異常，副甲状腺や胸腺の低形成，顔面異常	22q11

Jorde C, White M. *Medical Genetics*. 1995. より［表6-3］. および Korf BR. *Human Genetics : A Problem-Based Approach*. 2nd ed. Boston, MA：Blackwell Science：2000. より［表5-3］を改変して引用。
WAGR=Wilms' tumor, aniridia, genito-urinary anomalies, mental retardation

繁殖できる。

2 特定の遺伝子座の2つのアレルをAとaとし，aaは常染色体潜性遺伝障害をもつ疾患を表現型とする。

a. Let p =個体に現れるアレルAの頻度

b. Let q =個体に現れるアレルaの頻度

c. $p + q = 1$

d. 仮に，パネットスクエア解析であらわされる1つの対象群において，$p + q = 1$ なら，ハーディ・ワインベルグ式は $p^2 + 2pq + q^2 = 1$ となる。

  1) p^2 は野生型個体のAAホモ接合体の頻度を表す。

  2) q^2 は常染色体潜性遺伝障害の個体のaaホモ接合体の頻度を表す。

  3) $2pq$ は個体におけるヘテロ接合体の保因者の頻度を表す。

3 これらのことを下記の例で確認してみる。

a. 囊胞性線維症（CF）の個体の頻度は，北ヨーロッパ人を祖先とする人では 1/2,500 である。では，集団における保因者の出現頻度は？

b. $q^2 = 1/2,500$ であり，よって q（疾患のアレルの出現頻度）= 1/50 である。

c. $p + q = 1$ であるから，$p = 49/50$ となり，およそ1である。

d. 保因者の頻度（ヘテロ接合体）は $2pq$，または $2 \times 1/50 \times 1$，つまりこの集団では25人に1人となる。

VIII. 多因子疾患（複雑形質）

1 多因子疾患は多くの遺伝子型と環境要因の相関の結果である。それらは，単に1つのアレルのみが関わるものに比べ，その表現型の原因遺伝子の相関をつきとめるのは容易ではない。

> **臨床との関連**
>
> 複雑形質障害の例として，循環器疾患，がん，喘息，気腫，高血圧，2型糖尿病，先天性異常などがある。

2 リスク 対 相対リスク

a. リスクとは特定の形質で子どもが生まれる可能性である。

b. 相対リスクは，集団において，対象となる特定の形質で生まれるリスクと，特定の形質をもたないで生まれるリスクの比である。相対リスクが高ければ高いほど，あるカップルから特定の形質で子どもが生まれる確率は高い。

c. 子宮の中は重要な環境要因である。

  1) 同じ遺伝子型をもつ双生児において，一方の子どもが口蓋裂で生まれた場合，他方の子どもが口蓋裂で生まれる可能性は40%である。

  2) 口蓋裂となる一卵性双生児の相対リスクは，他の場合に比べて400倍である。よって，口蓋裂の頻度は0.1%であることから，二人とも口蓋裂で生まれる可能性は40%である。

d. 表現型に必要なアレルの変異の蓄積が原因となり，単純にいえば，先天性異常や複雑形質の子どもが生まれる。

  1) 口蓋裂（claft palate）の子どもをもつ夫婦の場合，例えば，次の子どもが口蓋裂になる相対リスクは一般の集団よりも高い。これは両親がこの表現型を生み出す原因となる充分な数の変異アレルをもっているからである。

  2) 他の先天性異常の例として**幽門狭窄症**（pyloric stenosis）は，女児より男児に多くみられる。幽門狭窄症の既往のある母親は，既往のある父親より，子どもに障害を与える相対リスクが高い。

IX. トリプレットリピート（3塩基繰返し）伸長

1 遺伝子の転写領域内に起こる3塩基繰返し伸長によって多くの疾患が引き起こされる。

2 遺伝する繰返し数は疾患の重症度に相関，疾患の発症状態を決める。

3 疾患は必ずしも100%の**浸透度**をもつことはない。ある家系内の個人に，ある繰返しは遺伝するかもしれないが，疾患を発症しないこともある。いずれの場合も3塩基繰返しは子どもに伝わり，やがてその子孫には発症することになる。

4 家系内における障害の伝達は，常染色体の顕性遺伝である。

5 サザンブロット法は，適当な制限酵素断片長の多型を通じて，伸長の長さを決定できる。同様に適切なプライマーを用いたPCR法でも繰返し伸長は決定できる。

6 3塩基繰返し伸長に伴う疾患でみられる重要な点は，伸長の長さがすべての世代で増加，次世代において，疾患がより重篤になる点である。つまり初期発症すれば，より重度の症状となる。この現象は**予測可能**である。3塩基伸長はDNAの複製期に起こ

る異常であり，配偶子形成を通じて，付加する3塩基はDNA領域に加わる．

> **臨床との関連**
>
> 3塩基繰返し伸長による疾患として，**筋緊張性ジストロフィー**（myotonic muscular dystrophy : MMD），**脆弱X症候群**（fragile X syndrome），**ハンチントン病**（Huntington chorea），**脊髄小脳失調症**（spinocerebellar ataxia），**髄柱・球筋ジストロフィー**（spino and bulbar muscular dystrophy）などがある．MMDではプロテインキナーゼをコードする遺伝子の3'非翻訳領域にCTG繰返しができたことによる．この3塩基伸長は遺伝子の転写を抑制，または遺伝子からつくられたmRNAの翻訳を抑制する．50以上の繰返しコピーなら軽いMMD，100コピー以上なら典型的なMMD，さらに1,000コピー以上なら先天的なMMDである．

X. インプリンティング（刷込み）

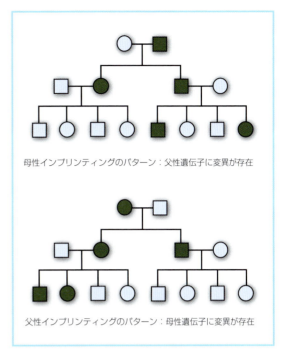

図10.15 **典型的なインプリンティングの家系図の例**
上図は母性インプリンティングの，下図は父性インプリンティングの家系図の例．

1. インプリンティングはDNAの塩基配列が変わらなくとも，遺伝子の表現型を変えることを意味する．
   a. インプリンティング可能なアレルはメンデルの法則で伝達される．
   b. インプリンティングされた遺伝子の発現はインプリンティングした親の性によって決定される．
      1) **母性インプリンティング**（maternal imprinting）は女性の配偶子形成を通じて修飾されたアレルをさすが，その子どもにおいて必ずしも発現するとはかぎらない．
      2) **父性インプリンティング**（paternal imprinting）は男性の配偶子形成を通じて修飾されたアレルをさすが，その子どもにおいて必ずしも発現するとはかぎらない．
      3) 本書では，すべてのインプリンティングされた遺伝子に対してインプリンティングがアレルの発現を抑えると仮定している．
2. 胎児が**父性染色体**の2セットをもつなら（**雄核発生** androgenetic：2つの精子が母性DNAのない卵子に受精した），その結果，**胞状奇胎** hydatidiform moleとなり，中絶あるいは流産する．
3. 胎児が2つの**母性染色体**の2セットをもつなら（**雌核発生** gynogenetic：女性減数分裂に問題がある），その結果，**卵巣奇形腫**（ovarian teratoma）となり，中絶あるいは流産する．
4. 母性および父性インプリンティングの例を家系図にして図10.15に示す．繰返しになるが，母性インプリンティングは，母親で不活性化されたアレルを意味し，父性インプリンティングは父親で不活性化されたアレルを意味する．
   a. 母性インプリンティングでは，卵子がつくられる時，あるアレルに印がつけられる．例えば，遺伝子のプロモーター内のCpGアイランドのアデニン塩基またはシトシン塩基のメチル化が印となる．この結果，受精卵やその子孫細胞で，その遺伝子は発現しなくなる．
   b. 父親からの対応するアレルは父性インプリンティングにより不活性化される．ただし，その遺伝子の不活性化は父性を示し，胎児のアレルはヘミ接合（半接合）である．
   c. 父性インプリンティングされた遺伝子に不活性化の変異が含まれていると，胎児は，その遺伝子を発現しなくなる．つまり母性遺伝子はインプリンティングされ，父性遺伝子の変異はそのままの状態であるため，疾患を発症するかもしれない．
   d. このような変異したアレルが子どもに伝わる可能性は50%である．父親は1つの正常の遺伝子と，インプリンティング遺伝子座に変異をもった遺伝子をもつ．
5. 同じ遺伝子座にインプリンティングをもつ疾患例として**プラダー・ウィリ**（Prader-Willi）**症候群**や

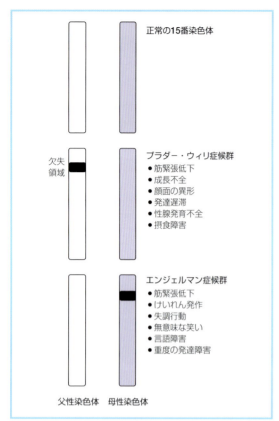

図10.16　プラダー・ウィリ症候群とエンジェルマン症候群
この2つの症候群は，15番染色体上の異なる領域の欠失によって引き起こされる。

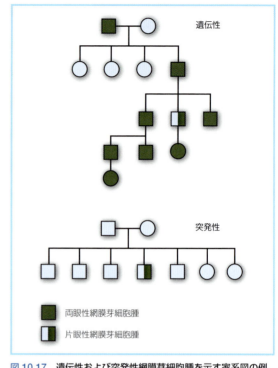

図10.17　遺伝性および突発性網膜芽細胞腫を示す家系図の例

エンジェルマン（Angelman）症候群がある。

a. プラダー・ウィリ症候群はおよそ1万人に1人の割合で出生する。
b. 核型は15番染色体の長腕（15q）のわずかな欠失であり，常に父性由来である。
c. エンジェルマン症候群は同じ欠失によるが，常に母性由来である。
d. 2つの疾患の症状は全く異なる（図10.16）。
e. このことは，母性，父性インプリンティング遺伝子がともに15番染色体の領域にあり，対応するアレルの欠失が疾患を引き起こすことを示している。その違いは，遺伝子の欠失か不活性化かに依存している。

臨床との関連

インプリンティングによる疾患の他の例として，特定のがんがあり，**ウィルムス腫瘍**（Wilms tumor）は11番染色体の母性誘導された欠失による。**網膜芽細胞腫**（retinoblastoma：Rb）は父性染色体上でたびたび起こる最初の変異による。**ハンチントン病**は父性誘導された3塩基繰返し伸長により約5〜10%の患者で重篤化するが，母性誘導された3塩基繰返し伸長では重篤化しない。

XI. 腫瘍抑制の遺伝学

① 第4章で説明したように，腫瘍抑制は潜性がん遺伝子であり，このような疾患の家系は顕性遺伝を示す（図10.17）。

a. 網膜芽細胞腫（Rb）を例にすれば，この疾患は遺伝性，あるいは突発性である。突発性網膜芽細胞腫の頻度は60%である。
b. 遺伝子座は13q14である。
c. 遺伝性Rbにおいて遺伝子発現は常染色体顕性遺伝であり，両眼性Rbが顕性（骨肉腫となる可能性あり）である。一方，突発性の場合，がんは片方の眼にしか起こらず，もう一方の眼には起こらない。

② 遺伝性Rbでは，*Rb*遺伝子に関わるアレルの1本はすべての細胞で変異し，そのため対応する正常なアレルの活性が失われる。腫瘍形成にいたる確率は100%である。

③ 突発性Rbでは，初期の変異と次の損傷から発生し

XI. 腫瘍抑制の遺伝学　237

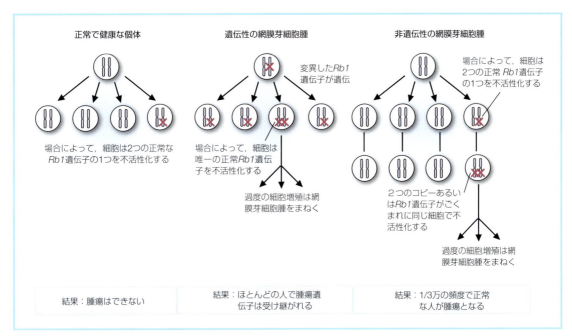

図 10.18　Rb（網膜芽細胞腫）の変異が腫瘍となる場合の模式図
遺伝的 Rb 伝達あるいは非遺伝的 Rb 伝達に違いはない。

た出来事による。頻繁ではないものの腫瘍ができるが、両眼性にならない（図 10.18）。

4. **クヌードソンの 2 ヒット（打撃）モデル（Knudson two-hit model）**は、これまでの結果を説明する。2つの出来事が同じ細胞の系統で起こり、遺伝子の両方のコピーをノックアウトすれば、腫瘍ができる。つまり 2 つのまれな出来事が起きたことで突発性腫瘍ができる。ただし、初めから変異をもって生まれた人は、1 つの変異が起こるだけで腫瘍になる。

5. 対応する正常なアレルの欠失は、**ヘテロ接合性の喪失（loss of heterozygosity）**として知られている。これは様々な過程で起こる。

   a. 細胞は、例えば、有糸分裂的な**不分離**で正常な Rb アレルを失う。
   b. 既存の染色体の**重複**による不分離により、細胞内の染色体の 2 つの Rb 遺伝子とともに変異し、同一のコピーとなる。
   c. **有糸分裂組換え（mitotic recombination）**により、Rb 遺伝子変異が 1 つの細胞に両方のアレルとして存在する。
   d. 有糸分裂期に起こる**遺伝子変換（gene conversion、ただし減数分裂期でよくみられる）**は、1 つの染色体の遺伝情報を他の染色体に移転させる。この場合、変異した Rb アレルをコピーし、対応する染色体の正常の Rb アレルと置き換える。
   e. 対応する染色体から機能している Rb 遺伝子を**欠失**させる。
   f. Rb 遺伝子の機能が**点変異**で失われる。

6. ここでは Rb を例に説明したが、この考え方は、例えば神経線維腫（*p53, APC, BRCA1, BRCA2, NF1*）、聴神経腫瘍の発症（*NF2*）、ウィルムス腫瘍（*WT1*）そしてメラノーマ（黒色腫）の発症（*p16*）など、すべての腫瘍抑制遺伝子に適用できる。

和文索引

数 字

1塩基多型（SNPs）　60
1型糖尿病　5, 216
1日のエネルギー消費量（DEE）　2
2型糖尿病　3, 21, 216, 234
3塩基繰返し　225
3塩基繰返し（トリプレットリピート）伸長　234
7回膜貫通ヘリックス型受容体　70, 74

あ

アイセル（I細胞）病　66, 109
アイソザイム（イソ酵素）　24
アイソフォーム構造　18
亜急性壊死脳症　99
悪性高熱症　96
悪性貧血　192, 215
アクチン　68
アコニターゼ　91
アジソン（Addison）病　210
アシドーシス　122, 221
アジドチミジン　54, 98
アシル-CoA：コレステロールアシルトランスフェラーゼ：ACAT）　156
アシルCoAデヒドロゲナーゼ　160
アシルグリセロール　140
アスコルビン酸（ビタミンC）　88, 100, 103, 200
アスパラギン　175, 180, 185
アスパラギン酸　94, 180, 185
アスパラギン酸アミノトランスフェラーゼ（AST）　172, 218
アセチルCoA　7, 89, 91, 93, 145, 150, 161, 185
アセチルCoAカルボキシラーゼ　145, 148
アセチルコリン受容体　70
アセトアセチルCoA　164
アセトアミノフェン　172
アセトアルデヒドデヒドロゲナーゼ　169
アセトアルデヒド毒性　170
アセト酢酸　7, 11, 163, 185
アセトン　163
アテニュエーション（転写減衰）　50
アデニル酸シクラーゼ　115
アデニン　26, 85, 198
アデノシン　85
アデノシン一リン酸（AMP）　85, 116, 176, 196
アデノシン三リン酸（ATP）　1, 10, 37, 85, 98, 123
アデノシンデアミナーゼ　198
アデノシンデアミナーゼ欠損　74
アテローム硬化性プラーク　98
アテローム性動脈硬化　153, 220
アドリアマイシン　36
アドレナリン　194
アドレノロイコ（副腎白質）ジストロフィー　67, 162

アナプレロティック反応　94

アノマー炭素　105
アポタンパク質　154
アポタンパク質C-Ⅱ　149
アポトーシス　81
アマドリ（Amadori）転位　107
α-アマニチン　40
アミノアシルtRNA　41
アミノアシルtRNAシンテターゼ　41
α-アミノ基　14
アミノ基転移　89, 175, 183
アミノ酸　5, 6, 11
　——吸収　173
　——合成　95, 179
　——代謝　185, 188
　——分解　179
アミノトランスフェラーゼ　175
アミノペプチダーゼ　5, 174
γ-アミノ酪酸（GABA）　193
α-アミラーゼ　4, 110, 215
アミロイドーシス　18
アミロイドタンパク質　18
アラキドン酸　168
アラジール（Alagille）症候群　233
アラニン　7, 125, 128, 180, 187
アラニンアミノトランスフェラーゼ（ALT）　172, 218
アルカプトン尿症　185, 221
アルカリホスファターゼ　218
アルギナーゼ　177
アルギニノコハク酸　177
アルギニン　3, 178, 181
アルコール　218
　——依存症　24, 218
　——過剰摂取　126
アルコール性肝炎　170
アルコール性ケトアシドーシス　170
アルコールデヒドロゲナーゼ　168
アルドース　105
アルドースB欠損　218
アルドステロン　205, 210
アルドースレダクターゼ　130
アルドラーゼ　118
アルドラーゼB　129
アルビノ（先天性白皮症）　194, 226
アルポート（Alport）症候群　20, 227
アレル（対立遺伝子）　224
アロステリック酵素　24
アロラクトース　48
アンキリン　20, 68
アンジオテンシノーゲン　210
アンジオテンシン　210
アンジオテンシン変換酵素（ACE）　210
アンチコドン　30, 29, 43
アンチマイシン　98
アンデルセン（Andersen）病　115
アンドロゲン結合タンパク質　211
アンドロゲン不応症候群　69
アンモニア　176, 188

い

胃　215
イオンチャネル型受容体　70
鋳型鎖　37
異常ヘモグロビン症　219
異数体　231
イソクエン酸　91
イソ酵素（アイソザイム）　24
イソペンテニルピロリン酸　150

イソマルターゼ　4, 110

イソロイシン　3, 94, 183, 186
一次構造　15
一次転写産物　38
一倍体（単数体）　230
一酸化炭素中毒　19
一酸化窒素（NO）　101, 196
遺伝暗号（遺伝コード）　40
遺伝学　223
遺伝子　25
　——型　224
　——組換え　35
　——座　224
　——治療　60
　——ノックアウト　60
　——変換　237
遺伝性オロチン酸尿症　199
遺伝性球状赤血球症　20, 68
遺伝性非ポリポーシス大腸がん　36, 78
遺伝様式　230
遺伝率　224
イノシトール1, 4, 5-トリスリン酸　72
イノシン一リン酸（IMP）　176, 196
イマチニブ　77
胃抑制ポリペプチド（GIP）　213
インスリノーマ　117
インスリン　5, 20, 117, 135, 208, 211, 214, 220
　——受容体　72, 205
　——様成長因子　206
インダクション（誘導）　47, 51
インターフェロン　53
イントロン　38, 50
インプリンティング（刷込み）　235

う

ウイルス　36, 54, 82
ウィルムス（Wilms）腫瘍　78, 236
ウエスタンブロット法　56
ウラシル　29
ウリジルトランスフェラーゼ欠損　131
ウリジン　199
ウリジン二リン酸ガラクトース　131
ウリジン二リン酸-グルコース　113
ウロビリン　201
ウロン酸　108

え

エイコサノイド　69, 167
エイズ（AIDS）　54, 98
エイノル期　146
エキソサイトーシス　45, 66, 205
エキソヌクレアーゼ　34
エキソペプチダーゼ　174
エキソン　38
エステル化反応　10
エステル結合型　138
エストラジオール　210
17-β-エストラジオール　205
エタノール代謝経路　169
エトポシド　36
エドワード（Edward）症候群　231
エナンチオマー　105
エネルギー交換　85
エノイルCoAヒドラターゼ　160
エノラーゼ　118
エピジェネティック　225
エピネフリン　115, 192, 194, 202, 210
エピマー　105

え

エライサ（酵素結合免疫吸着法＝エライザ，ELISA）　61
エーラース・ダンロス（Ehlers-Danlos）症候群　20
エラスターゼ　5, 174
エリスロポエチン　201
エリスロマイシン　44
塩基対形成　55
塩酸（HCl）　173, 215
エンジェルマン（Angelman）症候群　233, 236
塩素イオン輸送　65
エンテロキナーゼ　174
エンテロペプチダーゼ　174
エンドクリン（内分泌）　68
エンドサイトーシス　66, 108, 154
エンドヌクレアーゼ　34
エンドペプチダーゼ　174
エンドルフィン　208
エンハンサー　38

お

黄色腫　157
黄体　211
黄体ホルモン（LH）　208
黄疸　216, 220
岡崎フラグメント　33
オキサロ酢酸　91, 123, 125, 145, 185
オキシゲナーゼ　100
オキシダーゼ　100
オキシトシン　206
オートクリン（自己分泌）　68
オートファジー（自食）　66
オペレーター　47
オペロン　47
オリゴ糖　106
オリゴヌクレオチド　55, 60
オリゴマー　113
折りたたみ構造　17
オルニチン　176
オルニチントランスカルバミラーゼ　176, 227
オロト酸　199
オンコジーン（がん遺伝子）　36, 76, 79

か

壊血病　20
開始コドン　41
解糖系　114, 117, 119, 123, 129
解糖系中間体　179
解離定数　11
化学療法剤　23
核　67
核型　223, 230
核酸　25
核小体　67
角膜混濁　157
過酸化水素　100, 162
過食症　3
下垂体ホルモン　207
ガストリン　212
カスパーゼ　81
家族性 LCAT 欠損症　157
家族性アポリポタンパク質 C-Ⅱ（ApoC-Ⅱ）欠損症　155
家族性高コレステロール血症　157
家族性肥大性心筋症　20
家族性リポプロテインリパーゼ欠損症　154

カタボライト抑制　48
カタラーゼ　103
褐色細胞腫　78, 194
活性酸素種（ROS）　99, 101, 103
活性窒素-酸素種（RNOS）　100
カップリング反応　203
滑面小胞体（SER）　67
カテコールアミン（類）　194
カテコールアミン-O-メチルトランスフェラーゼ　194
カテニン　80
果糖（フルクトース）　5, 112, 129, 218
過敏症　209
可変表現度　225
鎌状赤血球貧血（症）　19, 41, 219, 227
ガラクチトール　107, 131
ガラクトキナーゼ　130
α-ガラクトシダーゼ　141
β-ガラクトシダーゼ　48
ガラクトシルトランスフェラーゼ　131
ガラクトース　112, 129, 130
ガラクトース 1-リン酸　130
ガラクトース-1-リン酸ウリジリルトランスフェラーゼ　130
ガラクトース血症　131, 222
ガラクトセレブロシド　166
カルシウム　4, 212
カルシウム代謝　90
カルシトニン　52, 212
カルシトリオール　205
カルニチン　158
カルニチンアシルトランスフェラーゼ I　149, 158
カルニチン欠乏症　158
カルバモイルリン酸　176, 199
カルボキシ化反応　10, 89
カルボキシ基　12
α-カルボキシ基　14
カルボキシペプチダーゼ　5, 174
カルボニル CO 基　16
カルモジュリン　117
加齢黄斑変性　101
カロテノイド　103
がん遺伝子（オンコジーン）　36, 76, 79
ガングリオシド　109, 140, 166
ガングリオシドーシス　109, 141
還元　10
がん原遺伝子（プロトオンコジーン）　36, 76
還元糖　107
肝硬変　170
カーンズ・セイヤー（Kearns-Sayre）症候群　99, 229
肝臓　172, 188, 216
冠動脈疾患　157
がん抑制遺伝子　36
寒冷不耐性　208

き

飢餓状態　7, 137, 164, 208
ギ酸　189
キサンチン　198
基質特異性　21
気腫　22, 234
奇数炭素鎖脂肪酸　128, 161
基礎代謝率（BMR）　2, 208
キナーゼ受容体　70
機能獲得変異　76
機能喪失変異　76
キモトリプシノーゲン　174

キモトリプシン　5, 174
逆位　231
逆転写酵素　36, 55
キャップ　29
急性呼吸促迫症候群　148
急性心筋梗塞　98
共顕性　224
凝固因子　89
競合阻害剤　22
狭心症　102, 196
鏡像異性体　105
共役輸送体　65
拒食症　3
巨人症　208
巨赤芽球性貧血　191, 215, 219
キロミクロン　6, 143, 149, 153, 155, 216
筋萎縮性側索硬化症（ALS）　103
筋緊張性ジストロフィー　235
筋グリコーゲンホスホリラーゼ　220
筋肉　220
筋-脳（MB）アイソザイム　220

く

グアニン　26, 198
グアノシン三リン酸（GTP）　37
偶数炭素鎖脂肪酸　128, 160
空腹時　6
クエン酸　91, 145
クエン酸回路 → TCA サイクル
クエン酸シンターゼ　91, 210
クエン酸リアーゼ　148
クッシング（Cushing）病　210
クヌードソン（Knudson）の 2 ヒット（打撃）モデル　237
クラインフェルター（Klinefelter）症候群　231
クラスリン被覆小胞　66
グリオキシル酸　180
グリコカリックス（糖衣）　64
グリコゲニン　113
グリコケノデオキシコール酸　151
グリコーゲン　2, 5, 112, 115, 209, 217
　　──分解　7, 126, 210
グリコーゲンシンターゼ　113, 117
グリコーゲンホスホリラーゼ　114
グリココール酸　151
グリコサミノグリカン　108
グリコシド　106
グリコシラーゼ　34
グリコシル 4：6 トランスフェラーゼ　114
グリコホスファチジルイノシトール（GPI）グリカンアンカータンパク質　64
グリシン　13, 151, 179, 181, 189, 196
クリステ　96
グリセルアルデヒド 3-リン酸　118
グリセロ脂質　63
グリセロリン酸シャトル　123
グリセロリン脂質　140, 164
グリセロール　63, 125, 128, 140, 158
グリセロールキナーゼ　148
グルカゴノーマ　117
グルカゴン　5, 115, 126, 135, 214
グルカゴン様ペプチド 1（GLP-1）　213
グルクロン酸　107
グルコアミラーゼ　110
グルコキナーゼ　113, 118, 120, 128, 134, 148
グルココルチコイド　209, 211
β-グルコシダーゼ　141

α–グルコシダーゼ　110
グルコース　5, 7, 106, 112, 134, 136, 145, 209
　　　——合成　94
　　　——濃度　137
　　　——輸送　117, 149
　　　——輸送タンパク質（GLUT）　118
グルコース 1–リン酸　114
グルコース 6–リン酸　118, 126
グルコース-6–ホスファターゼ　114
グルコース-6–リン酸デヒドロゲナーゼ　132, 149, 219
グルコース-アラニンサイクル　187
グルコセレブロシド　166
グルコン酸　106
グルタチオニン　219
グルタチオン　89, 133
グルタチオンペルオキシダーゼ　100, 103
グルタチオンレダクターゼ　103
グルタミナーゼ　221
グルタミン　7, 128, 181, 189
グルタミン酸　94, 175, 180, 188
グルタミン酸セミアルデヒド　180
グルタミン酸デヒドロゲナーゼ　175
クレアチニン　3, 193, 220
クレアチン　192, 218
クレアチンキナーゼ（CK）　24, 193, 220
クレアチンリン酸　137, 193, 220
クレブス回路 → TCA サイクル
グレーブス（Graves）病　2
グレリン　212
クローニング　56
クローバー葉構造　29
クロマチン　28
クロマチンリモデリング複合体　51
クワシオルコル　8

け

蛍光 in situ ハイブリダイゼーション（FISH）法　233
形質転換　56
血液タンパク質群　218
血管作動性腸管ポリペプチド（VIP）　213
欠失　34, 41, 225, 237
血清タンパク質　218
結節性硬化症　226
血中グルコース濃度　5
血中ケトン体　218
血中尿素窒素（BUN）　172, 218
血中リポタンパク質　153
血友病 A　227
ケトアシドーシス　136
β–ケトアシル基　146
α–ケトグルタル酸　91, 175, 187
α–ケトグルタル酸デヒドロゲナーゼ　88, 91, 93
ケト原性アミノ酸　181, 184
α–ケト酸　89
ケトース　105
ゲートチャネル　64
ケトン体　7, 158, 162, 217
ケノデオキシコール酸　150
ゲノム　50, 67
下痢　22, 217
ゲル電気泳動　56
原核生物　29, 39
減数分裂　230
顕性　224
原発性高シュウ酸尿 I 型　180

こ

高アンモニア血症　178
口蓋裂　234
高カリウム症　210
高カルシウム血症　212
高血圧　2, 194, 234
高血糖症　7, 21, 117, 136, 216
高コルチゾール血症　209
高コレステロール血症　226
高脂血症　7, 157, 221
甲状腺機能亢進症　2, 208
甲状腺機能低下症　2, 208
甲状腺刺激ホルモン（TSH）　203, 206, 208
甲状腺髄様癌　78
甲状腺ホルモン　2, 69, 194, 203, 208
高浸透圧性昏睡　219
抗生物質　39
光線過敏症　200
酵素　21
酵素結合免疫吸着法（エライサ, エライザ, ELISA）　61
酵素阻害剤　22
高タンパク質ダイエット　3
高トリグリセリド血症　155, 157, 220
高尿酸血症　170
高密度リポタンパク質（HDL）　153, 156, 217
呼吸性アシドーシス　11
呼吸性アルカローシス　11
コケイン（Cockayne）症候群　36
ゴーシェ（Gaucher）病　66, 141
骨粗鬆症　210, 212
コドン　40, 43
ゴナドトロピン放出ホルモン（GnRH）　208
コハク酸　92
コハク酸チオキナーゼ　91
コハク酸デヒドロゲナーゼ　92, 97
小人症　226
コラーゲン　19
コリプレッサー　48
コール酸　150
ゴルジ（Golgi）　45
ゴルジ複合体　68
コルチコトロピン放出ホルモン（CRH）　205
コルチゾール　205, 206, 209
コレシストキニン（CCK）　212
コレステロール　3, 63, 140, 150, 156, 167, 217, 221
コレラ　71, 75, 216
コンセンサス配列　37
コンフィギュレーション（三次元立体配置）　17
コンホメーション（三次元立体配座）　17

さ

サイクリック AMP（cAMP）　48, 115, 127, 137, 142, 205, 216, 220
サイクリン　78
サイクリン依存性キナーゼ　78
臍帯穿刺　233
サイトカイン　69
サイトカイン受容体　73
細胞遺伝学　229
細胞区画化　103
細胞骨格　68
細胞死受容体経路　81
細胞周期　31

細胞内キナーゼドメイン　70
細胞内受容体　205
細胞膜　63, 141
細胞膜受容体　70
サイレンサー　38
サイレンシング　53
サイレント変異　41
サザンブロット法　56, 59
サラセミア　41, 219
酸-塩基障害　11
酸化的脱炭酸　88, 183
酸化的リン酸化　95, 98, 229
三価鉄（Fe^{3+}）　97
サンガー法　57
三次元立体配座（コンホメーション）　17
三次元立体配置（コンフィギュレーション）　17
三次構造　17
三重ヘリックス　19
酸素毒性　99, 102

し

次亜塩素酸　102
ジアシルグリセロール　72, 165
シアン化物中毒　96
視覚サイクル　212
雌核発生　235
ジカルボン酸　162
色素失調症 1 型　229
色素性乾皮症　36, 76
シグナル伝達カスケード　78
シグナルペプチド　205
シグモイド曲線　24
ジグルクロン酸ビリルビン　201
シクロヘキシミド　44
自己分泌（オートクリン）　68
自己免疫疾患　70
脂質　3, 138
　　　——二重層　63
　　　——分解　209
自食（オートファジー）　66
シス型　139
シスタチオニン尿症　221
シスチン尿症　174, 221
システイン　179
ジスルフィド結合　17
次中部セントロメア　230
シッフ塩基　107
ジデオキシイノシン　54
ジデオキシヌクレオチド　56
シトクロム　86, 199
　　　—— b　97
　　　—— c　81, 97
　　　—— P450　100, 169, 218
シトクロムオキシダーゼ　97
シトシン　26
シトルリン　177
ジニトロフェノール　99
ジパルミトイルホスファチジルコリン　148
ジヒドロウリジン　29
ジヒドロキシアセトンリン酸（DHAP）　148
1, 25–ジヒドロキシコレカルシフェロール　205
ジヒドロキシフェニルアラニン　203
ジヒドロ葉酸レダクターゼ　189
ジフテリア毒　44
ジペプチダーゼ　5, 174

脂肪　5, 8
脂肪肝　170
脂肪酸　6, 94, 133, 138, 143, 149, 158
　　——酸化　158
　　——遊離　127
脂肪酸アシル CoA　158, 160
脂肪酸アシルカルニチン　158
脂肪酸シンターゼ複合体　145, 148
脂肪組織　220
脂肪便　144, 216
シャイン・ダルガーノ (Shine-Dalgarno) 配列　42
若年発症成人型糖尿病　136
ジャマイカ嘔吐病　160
終止コドン　41
重症筋無力症　70
重症複合免疫不全症/症候群　74, 198
集団遺伝学　233
重複　231, 237
絨毛採取　233
縮重 (縮退)　40
シュードウリジン　29
授乳促進ホルモン　211
受容体依存性エンドサイトーシス　66
腫瘍抑制　236
消化　110
消化管ホルモン　212
消化酵素　173, 216
脂溶性ビタミン　89, 90, 141
常染色体顕性遺伝　225
常染色体潜性遺伝　226
小腸　147, 216
　　——における糖の分解　110
小分子神経伝達物質　69
小胞 ATPase　66
小胞体 (ER)　45, 67
消耗症　8
食餌中タンパク質　3
食物繊維　112
食欲異常亢進症　3
ショ糖 (スクロース)　5, 107, 110
真核生物　29, 32, 38
心筋梗塞　154
神経インパルス　219
神経性食欲不振症　3
神経線維腫症　71, 226
神経伝達物質　219
神経ペプチド　69
腎結石　212
新生児黄疸　201
心臓　220
腎臓　188, 221
伸長因子　44
浸透度　225, 234
心不全　221
腎不全　157, 176, 180
心房性ナトリウム利尿ホルモン　210

す

膵機能不全症　65
水酸化反応 (ヒドロキシ化反応)　10
水酸基 (ヒドロキシ基)　13
膵臓　143, 216
膵臓酵素　110
水素結合　17
髄柱・球筋ジストロフィー　235
膵リパーゼ　5
スクアレン　150
スクシニル CoA　89, 91, 182, 215

スクラーゼ　5, 110
スクロース (ショ糖)　5, 107, 110
ステルコビリン　201, 220
ステレオアイソマー　105
ステロイドホルモン　69, 153, 205
ステロイドホルモン/甲状腺ホルモン受容体
　　スーパーファミリー　69
ストレス応答ホルモン　209
ストレプトマイシン　44
スーパーオキシド (O$_2^-$)　100
スーパーオキシドジスムターゼ (SOD)　100
スフィンゴ脂質　63, 109, 140, 164, 166
スフィンゴシン　166
スフィンゴミエリン　140, 166
スフィンゴリピドーシス　109, 141
スプライシング　38
スペクトリン　20, 68
スミス・マゲニス (Smith-Magenis) 症候群　233
刷込み (インプリンティング)　235
スルファターゼ　108
スルフヒドリル基　13

せ

制限酵素　55
制限断片長多型　57
脆弱 X 症候群　235
性周期　210
成熟ホルモン　205
生体膜　63
成長ホルモン (GH)　206, 208
成長ホルモン放出ホルモン (GHRH)　206
正倍数体　231
性連鎖遺伝 (X 連鎖遺伝, 伴性遺伝)　224, 227
赤色ぼろ線維・ミオクローヌスてんかん症候群 (MERRF)　67, 99, 229
脊髄小脳失調症　235
セクレチン　212
赤血球　5, 18, 20, 41, 50, 68, 107, 120, 132, 136, 201, 219, 227
摂食時　4
絶食時　6, 136, 157, 185
セラミド　109, 141, 193
セリアック病　216
セリン　166, 175, 179, 189, 191
セリン-トレオニンキナーゼ受容体　74
ゼルヴェーガー (Zellwager) 症候群　67, 162
セルトリ (Sertoli) 細胞　211
セルロプラスミン　200
セレニウム　12
セレブロシド　109, 140
セロトニン　194
先行鎖 (リーディング鎖)　33
染色体の異数性症候群　231
染色体微細欠失症候群　232
潜性　224
潜性がん遺伝子　79
喘息　234
選択的スプライス部位　51
選択的ポリアデニル化部位　51
先天性白皮症 (アルビノ)　194, 226
先天性副腎過形成　211
セントロメア (動原体)　230

そ

相互転座　231
相対リスク　234

相同組換え　35
挿入　34, 41, 225, 231
疎水性アミノ酸　13
ソマトスタチン　213
粗面小胞体 (RER)　45, 47, 67
ソルビトール　107
ソレノイド構造　29

た

胎児ヘモグロビン　19
代謝性アシドーシス　11, 164, 210
大腸がん　82
大腸腺腫症 (APC)　78
対立遺伝子 (アレル)　224
多因子疾患　234
タウリン　151
タウロケノコール酸　151
タウロコール酸　151
ダウン (Down) 症候群　231
唾液 α-アミラーゼ　110
唾液腺　110
多型 (ポリモルフィズム)　57
脱アミノ基　89
脱水反応　146
脱炭酸反応　10, 89
脱分枝酵素　114
脱リン酸　117, 121
多糖　106
ターナー (Turner) 症候群　231
多発性内分泌腫瘍症　78
多発性嚢胞腎　226
多不飽和脂肪酸　139
タモキシフェン　78
炭酸水素イオン (HCO$_3^-$)　216
炭酸水素塩　11, 110, 173
胆汁酸塩　5, 143, 151, 215, 218
　　——合成　150
胆汁酸塩捕捉剤　221
タンジール (Tangier) 病　157
炭水化物　3, 4, 104, 110
単数体 (一倍体)　230
タンデム反復配列　59
単糖　104
胆道閉塞　144
胆嚢　215
タンパク質　2, 5, 15
　　——合成　40, 45
　　——消化　173
　　——変性　17
　　——翻訳後修飾　46

ち

チアミン　88, 93, 122
チアミンピロリン酸　88, 93, 132
チオエステル　87, 145
チオラーゼ　160, 164
遅行鎖 (ラギング鎖)　33
窒素　174
窒素バランス　3
チミン　26, 190
チャネル　63
中間径フィラメント　68
中間密度リポタンパク質 (IDL)　153
中鎖アシル CoA デヒドロゲナーゼ　160
中心性肥満　210
中部セントロメア (中部動原体)　230
チューブリン　68
腸管　188
腸管閉塞症　19

長鎖アシル CoA　143
長鎖脂肪酸　146
超低密度リポタンパク質（VLDL）　134, 153, 217
腸内細菌　151, 201
超二次構造　17
貯蔵炭水化物　4
チロキシン（テトラヨードチロニン, T_4）　194, 203
チログロブリン　194, 203
チロシン　94, 181, 185, 202
チロシンキナーゼ受容体　71
チロシン血症　185

つ

痛風　23, 198, 221
ツェルウェーガー（Zellweger）症候群　67

て

低血糖症　7, 117, 126, 130, 160, 170, 209, 216
低ケトン低血糖症　158
テイ・サックス（Tay-Sachs）病　66, 141
ディジョージ（DiGeorge）症候群　233
低分子干渉 RNA　53
低分子リボ核タンパク質　38
低密度リポタンパク質（LDL）　153
低リン血症性くる病　229
デオキシウリジン一リン酸　191
デオキシチミジン一リン酸　191
デオキシヌクレオシド三リン酸　33
デオキシリボース　26
滴定曲線　13
テストステロン　205
鉄　4, 54, 199
鉄欠乏性貧血　87, 219
テトラサイクリン　44
テトラヒドロビオプテリン（BH_4）　185, 194, 221
テトラヒドロ葉酸（FH_4）　89, 189
テトラヨードチロニン（チロキシン, T_4）　194, 203
テトロース　104
デュシェンヌ（Duchenne）型筋ジストロフィー　227
テロメア　230
転位（トランスポジション）　36
転移 RNA（tRNA）　29, 39
電位依存性チャネル　64
電気化学的ポテンシャル　96
転座　231
電子運搬体　86
電子伝達系　86, 95, 97
転写　36, 205
転写共役修復　35
転写減衰（アテニュエーション）　50
デンプン　110
点変異　34, 225, 237
電離放射線　100

と

糖アルコール（ポリオール）　107
糖衣（グリコカリックス）　64
糖原性アミノ酸　181
動原体（セントロメア）　230
糖原病　115, 218
糖鎖　108
糖脂質　109
糖質消化　111

糖新生　7, 94, 124, 135, 158, 220
糖代謝　104
糖タンパク質　108, 109
等電点　17
糖尿病（DM）　3, 21, 73, 136, 157, 208, 210, 216, 218, 220
　1 型——　5, 216
　2 型——　3, 21, 216, 234
糖尿病性ケトアシドーシス　164, 218
糖ラクトース　211
同腕染色体　231
突然変異（変異）　34, 57, 82, 225
ドーパ　194, 203
ドーパミン　194, 203
トポイソメラーゼ　32
トランスアミナーゼ　175
トランスアルドラーゼ　132
トランスケトラーゼ　88, 132
トランスジェニック動物　60
トランス脂肪酸　157
トランスフェラーゼ　114
4：4 トランスフェラーゼ　114
トランスフェリン　54, 200
トランスポジション（転位）　36
トランスポゾン　36
トリアシルグリセロール　2, 5, 6, 134, 143, 145, 147, 149, 157, 220
トリオース　104
トリオースリン酸イソメラーゼ　118
トリカルボン酸サイクル → TCA サイクル
トリグリセリド　2
ドリコールリン酸　109
トリソミー　225, 231
トリプシノーゲン　174
トリプシン　5, 174
トリプトファン　3, 181
トリプル X　231
トリプレットリピート（3 塩基繰返し）伸長　234
トリペプチダーゼ　5, 174
トリヨードチロニン（T_3）　194, 203
トレオニン　3, 94, 175, 182
トロンボキサン（TX）　167
貪食バースト　103

な

ナイアシン　86, 93, 181, 221
ナイアシン欠乏症　174
内因子　215
内在性膜タンパク質　63, 142
内分泌（エンドクリン）　68
投げ縄構造（ラリアット構造）　39
ナトリウム-アミノ酸輸送系　174
生熱作用　2
鉛中毒　199
軟骨発育不全症　226
ナンセンス変異　41

に

二価鉄（Fe^{2+}）　97
ニコチンアミドアデニンジヌクレオチド（NAD）　86
ニコチン酸　86
二酸化窒素　102
二次元電気泳動　60
二次構造　15
二次性カルニチン欠乏症　158
二次メッセンジャー　71, 142, 205
二糖　106
ニトロサミン　77

ニトロニウム　102
二倍体　50, 223, 230
二方向性　31
ニーマン-ピック（Niemann-Pick）病　141
乳がん　78
乳酸　11, 122, 125, 128
乳酸アシドーシス　97, 122, 170, 218
乳酸デヒドロゲナーゼ　24, 218
乳汁タンパク質　206, 211
乳汁分泌　212
乳汁漏出（乳汁漏出症）　212
乳糖（ラクトース）　5, 107, 110, 112, 131
尿細管細胞　212
尿酸　3, 198, 221
尿素　8, 137, 217
尿素サイクル　176, 185

ぬ

ヌクレアーゼ　33
ヌクレオシド　27
ヌクレオソーム　28

ね

熱不耐性　208
燃料分子　1

の

脳梗塞　153
能動輸送　65
嚢胞性線維症　5, 60, 65, 226, 234
ノーザンブロット法　56
ノルエピネフリン　194, 203

は

肺がん　36
肺サーファクタント　148, 165
ハイブリダイズ/ハイブリダイゼーション　28, 55
バーキット（Burkitt）リンパ腫　77, 231
パーキンソン（Parkinson）病　194
白内障　131
ハース（Haworth）投影式　105
ハース（Hers）病　115, 218
ハーセプチン　78
バソプレッシン　206
パッキング　28
ハーディ・ワインベルグ（Hardy-Weinberg）式　233
パトー（Patau）症候群　231
ハートナップ（Hartnup）病　174, 216
バニリルマンデル酸　194
パネット（Punnet）スクエア解析　226
パーミアーゼ　210
パラクリン（傍分泌）　68
ハーラー（Hurler）症候群　66
バリン　3, 94, 183, 186
パリンドローム配列　55
バール（Barr）小体　228
パルミチン酸　146
パルミトイル CoA　166
伴性遺伝（X 連鎖遺伝, 性連鎖遺伝）　224, 227
半接合（ヘミ接合）　227
ハンチントン（Huntington）病　226, 235, 236
パントテン酸　87, 93
反応速度（v）　22
半保存性　31

ひ

ピアソン（Pearson）症候群　99
ヒアルロン酸　108
ビオチン　89, 94
非競合阻害剤　22
微小管　68
ヒスタミン　193
ヒスチジン　3, 14, 175, 181, 189
ヒスチジン血症　181
非ステロイド系抗炎症剤（NSAIDs）　167
ヒストン　28, 50
ヒストンアセチラーゼ　51
ヒストンアセチルトランスフェラーゼ　51
ヒストンデアセチラーゼ　51
1,3-ビスホスホグリセリン酸　118
2,3-ビスホスホグリセリン酸　19, 120
ヒ素中毒　94
非耐熱性スプルー　216
ビタミン　3, 89
　——A（レチナール）　89, 141, 212
　——B$_6$　89, 200
　——B$_6$欠乏　175, 219
　——B$_{12}$　89, 189, 191
　——B$_{12}$欠乏　215, 219
　——C（アスコルビン酸）　88, 100, 103, 200
　——D　90, 141
　——D$_3$　205
　——E　89, 100, 103, 141
　——K　89, 141
　——欠乏（症）　90
必須アミノ酸　3
必須脂肪酸　3
ヒト T 細胞白血病ウイルス 1 型（HTLV-1）　82
ヒトゲノム　60
ヒト絨毛性ゴナドトロピン（hCG）　211
3-ヒドロキシ-3-メチルグルタリル CoA（HMG-CoA）　150
3-ヒドロキシアシル CoA　160
L-3-ヒドロキシアシル-CoA デヒドロゲナーゼ　160
ヒドロキシ化反応（水酸化反応）　10
ヒドロキシ基（水酸基）　13
25-ヒドロキシコレカルシフェロール　212
3-ヒドロキシ酪酸（β-ヒドロキシ酪酸）　7, 11
D-β-ヒドロキシ酪酸　164
ヒドロキシラジカル（HO•）　100
11-β-ヒドロキシラーゼ　211
ヒドロペルオキシエイコサテトラエン酸（HPETE）　168
非熱帯性スプルー　5
ピノサイトーシス　66, 203
非必須アミノ酸　178
皮膚がん　36
ヒポキサンチン　198
ヒポキサンチングアニンホスホリボシルトランスフェラーゼ　198
肥満度指数（BMI）　2
百日咳菌　74
ピューロマイシン　44
表現型　224
表在性膜タンパク質　64
病態診断　214
ピラノース　105
ピリドキサールリン酸　88, 175
ピリドキシン　89
ピリミジン　26, 196, 218

ピリミジン二量体　36
ビリルビン　201, 218, 220
ビリルビンジグルクロニド　201
ピルビン酸　89, 125, 128, 145, 181
ピルビン酸カルボキシラーゼ　94, 123, 125, 127, 148
ピルビン酸キナーゼ　119, 122, 127, 148, 219
ピルビン酸デヒドロゲナーゼ　88, 122, 127, 148
ピルビン酸デヒドロゲナーゼ複合体　93
ピロリン酸　113
貧血症　19, 157

ふ

ファゴサイトーシス　66, 102
ファブリー（Fabry）病　141
ファンコニ-ビッケル（Fanconi-Bickel）病　115
ファンコニ（Fanconi）貧血　78
フィタン酸　162
フィッシャー（Fischer）投影式　105
フィブラート　167
フェニルアラニン　3, 94, 185
フェニルケトン尿症　22, 185, 221, 227
フェリチン　54, 200
フォン・ギールケ（von Gierke）病　115, 218
フォン・レックリングハウゼン（von Recklinghausen）病　71
不可逆的阻害剤　22
副甲状腺機能亢進症　212
副甲状腺ホルモン（PTH）　212
複雑形質　234
副腎白質（アドレノロイコ）ジストロフィー　67, 162
副腎皮質刺激ホルモン（ACTH）　205, 208
複製　30
複製フォーク　32, 35
ヌクレオチド　27, 35
父性インプリンティング　235
不斉炭素　105
不分離　231, 237
不飽和脂肪酸　161
フマラーゼ　92
フマリルアセト酢酸　185
フマル酸　92, 183
プライマー　33
プラダー・ウィリ（Prader-Willi）症候群　233, 235
フラノース　105
フラビンアデニンジヌクレオチド（FAD）　86, 160
フラビンモノヌクレオチド（FMN）　86
フラボノイド　103
プリオンタンパク質　18
プリオン病　17
フリーラジカル　99, 102, 171
プリン　26, 196, 218
プリンヌクレオシドホスホリラーゼ　198
プリンヌクレオチドサイクル　175, 185
5-フルオロウラシル　190
フルオロ酢酸　91
フルクトース（果糖）　5, 112, 129, 218
フルクトース 1-リン酸　129
フルクトース 1,6-ビスリン酸　118, 125
フルクトース-1,6-ビスホスファターゼ　126, 128
フルクトース 2,6-ビスリン酸　121
フルクトース 6-リン酸　118

フルクトース尿症　221
フルクトース不耐性　218
ブルーム（Bloom）症候群　36
プレグネノロン　205
フレームシフト変異　41
プロエラスターゼ　174
プロオピオメラノコルチン（POMC）　208
プロカルボキシペプチダーゼ　174
プロゲステロン　205, 211
プロスタグランジン（PG）　3, 140, 167
プロスタグランジン F$_{2\alpha}$（PGF$_{2\alpha}$）　211
プロスタサイクリン（PGI$_2$）　167
プロセッシング　38
プロテアーゼ　174
プロテインキナーゼ A　115, 122, 158
プロテインキナーゼ B（Akt）経路　72, 82
プロテインキナーゼ C　75
プロテオグリカン　108
プロテオミクス　60, 61
プロトオンコジーン（がん原遺伝子）　36, 76
プロトポルフィリン　200
プロトン勾配　67
プロピオニル CoA　89, 161
プローブ　55
プロホルモン　205
プロモーター　36, 39
プロモーター領域　47
プロラクチン（PRL）　206, 211
プロラクチン分泌腺腫（プロラクチノーマ）　212
プロリン　13, 181
分岐鎖脂肪酸　162
分枝アミノ酸　183, 186
分枝酵素　114

へ

平衡定数　84
ヘキソキナーゼ　118, 120
ヘキソサミン　108
ヘキソース　105
ヘテロ核 RNA　38
ヘテロクロマチン　51
ヘテロ三量体 G タンパク質　74
ヘテロ接合　224
ヘテロ接合性の喪失　237
ヘテロプラスミー　229
ヘパリン　155
ペプシノーゲン　173
ペプシン　5, 173, 215
ペプチジルトランスフェラーゼ　29, 44
ペプチド結合　11, 14
ペプチドホルモン　69, 204
ヘミ接合（半接合）　227
ヘム　53, 86, 199
ヘモグロビン　11, 18, 20, 40, 199
ヘモグロビンウェイン（Wayne）症　41
ヘモグロビン症　19
ヘモクロマトーシス　227
ペラグラ　175, 181
ヘリカーゼ　32
ヘリックス（らせん）　26
ヘリックス-ターン-ヘリックス　17
ペルオキシ亜硝酸　102
ペルオキシソーム　45, 67
　——合成障害　162
　——新生障害　67
ペルオキシダーゼ　100
ペルオキシナイトライト　102

変異（突然変異）　34, 57, 82, 225
変形性関節症　185
変性　28
変旋光　105, 106
ヘンダーソン・ハッセルバルヒ（Henderson-Hasselbalch）式　11
ペントース　105
ペントースリン酸経路　131, 145

ほ

ボーア（Bohr）効果　19
補因子　21
抱合型ビリルビン　215
抱合胆汁酸塩　151
胞状奇胎　235
傍分泌（パラクリン）　68
補酵素　83
　——A（CoASH）　87
　——A（CoA）　158
　——Q（CoQ）　86, 97, 100
ホスファターゼ　93
ホスファチジルイノシトール　164
ホスファチジルイノシトールリン酸　72
ホスファチジルエタノールアミン　165
ホスファチジルコリン　165, 192
ホスファチジルセリン　165
ホスファチジン酸　147, 164
ホスホエノールピルビン酸　118, 125, 188
ホスホエノールピルビン酸カルボキシキナーゼ（PEPCK）　125, 127, 209
3-ホスホグリセリン酸　118
ホスホグリセロムターゼ　118
6-ホスホグルコノ-δ-ラクトン　132
ホスホグルコムターゼ　113
6-ホスホグルコン酸　106, 132
6-ホスホグルコン酸デヒドロゲナーゼ　132, 149
ホスホジエステラーゼ　117
ホスホジエステル結合　26
ホスホフルクトキナーゼ（PFK）　118, 121, 128, 148
5′-ホスホリボシル 1′-ピロリン酸　196
ホスホリラーゼ　116
ホスホリラーゼキナーゼ　116
母性遺伝　67
母性インプリンティング　235
ポトサイトーシス　66
ホモシスチン尿症　182, 221
ホモシステイン　182, 215
ホモ接合　224
ホモプラズミー　229
ポリ（A）尾部　29
ポリオール（糖アルコール）　107
ポリオール経路　130
ポリシストロン性 mRNA　47
ポリシストロン性転写物　37
ポリソーム　44
ポリヌクレオソーム　29
ポリヌクレオチド鎖　27
ポリフィリン症　200
ポリペプチド鎖の伸長　43
ポリメラーゼ連鎖反応（PCR）　56, 58
ポリモルフィズム（多型）　57
ポルフィリン　200
ポルホビリノーゲン　200
ホルモン　202
ホルモン感受性リパーゼ　158
本態性フルクトース尿症　130

ポンペ（Pompe）病　66, 115, 218
翻訳　41
翻訳開始因子　42
翻訳後修飾　17, 68

ま

マイクロアレイ　60
マススペクトル　60
マッカードル（McArdle）病　115, 220
マトリックス　96
マルターゼ　4, 110
マルトース　107
マルファン（Marfan）症候群　20, 226
マロニル CoA　145
慢性エタノール中毒　171
慢性骨髄性白血病　36, 76, 231
慢性肉芽腫症　102
マンノース 6-リン酸　66, 109

み

ミエロペルオキシダーゼ　102
ミオグロビン　19, 199
ミカエリス・メンテン（Michaelis-Menten）式　22
ミクロソーム・エタノール酸化系（MEOS）　169
ミスセンス変異　41
ミスマッチ修復　34, 78
ミセル　143
ミトコンドリア　67, 96
　——遺伝　229
　——完全性経路　81
　——障害　67
　——マトリックス　91
ミトコンドリア脳筋症・乳酸アシドーシス・脳卒中様発作症候群（MELAS）　99, 229
ミネラル　3
ミラー・ディッカー（Miller-Dieker）症候群　233

む

無益サイクル　127, 158
無月経　212
ムコ多糖症　109, 110
無セントロメア（無動原体）　230

め

メチオニン　3, 94, 182, 215
メチル化ポリヌクレオチド　192
メチルトラップ理論　191
メチルマロニル CoA　89, 192, 215
メッセンジャー RNA（mRNA）　29, 37
メトトレキサート　36, 191
メバロン酸　150
メープルシロップ尿症　183, 221
メラトニン　192, 194, 195
メラニン　194
メラニン細胞刺激ホルモン（MSH）　208
メンデル（Mendel）　223, 235

も

毛細血管拡張性運動失調症　78
網膜芽細胞腫（Rb）　79, 236
網膜芽細胞腫症候群　233
モノアシルグリセロール　140
2-モノアシルグリセロール　5
モノアミンオキシダーゼ　194
モノソミー　231

ゆ

雄核発生　235
有糸分裂　230, 237
誘導（インダクション）　47, 51
幽門狭窄症　234
遊離型　138
ユークロマチン　51
輸送体　63, 142
輸送タンパク質　112, 118
ユビキノン　86

よ

溶血性貧血　19, 41, 119, 132, 201, 219
葉酸　89, 191, 219
羊水検査　233
ヨウ素　203
抑制（リプレッサー）　47
四次構造　17

ら

ライアン（Lyon）の仮説　227
ライディヒ（Leydig）細胞　211
ラインウィーバー・バーク（Lineweaver-Burk）式　22
ラギング鎖（遅行鎖）　33
ラクターゼ　5, 22, 112
ラクターゼ欠損症　112, 216
α-ラクトアルブミン　131, 211
ラクトース（乳糖）　5, 107, 110, 112, 131
ラジカル一酸化窒素　100
らせん（ヘリックス）　26
ラノステロール　150
ラリアット構造（投げ縄構造）　39
ランガー・ギデオン（Langer-Giedion）症候群　233
卵巣奇形腫　235
卵胞刺激ホルモン（FSH）　208, 210

り

リガンド依存性チャネル　64
リー（Leigh）症候群　99
リシン（lysine）　3
リシン（ricin）　44
リソソーム　45, 66, 108, 156
リソソーム蓄積症　66
立体異性体　105
リーディング鎖（先行鎖）　33
リノール酸　3, 147, 161
α-リノレン酸　3, 147
リパーゼ　143
リファンピシン　39
リ・フラウメニ（Li-Fraumeni）症候群　78
リプレッサー（抑制）　47
リブロース 5-リン酸　132
リポコルチン　209
リボザイム　29
リポ酸　88
リボース　26, 85
リボース 5-リン酸　133
リボソーム RNA（rRNA）　29, 37, 39
リボソームサブユニット　41
リポタンパク質　6, 154
リボチミジン　29
リポトロピン　208
リボヌクレアーゼ　29
リボヌクレオシド三リン酸　37
リボヌクレオチドレダクターゼ　197
リボフラビン　86, 93
リポプロテインリパーゼ　6, 149, 153, 156

硫酸　　11
硫酸基　　108
良性フルクトース尿症　　221
リンゴ酸　　92, 145, 186
リンゴ酸-アスパラギン酸シャトル　　123
リンゴ酸酵素　　145
リンゴ酸デヒドロゲナーゼ　　92
リン酸　　11
リン酸塩　　4
リン酸化依存性チャネル　　64
リン脂質　　63, 142, 148, 164

る

ルイス（Lewis）式血液型　　108
ルー・ゲーリック（Lou Gehrig）病　　103

れ

レシチン　　165
レシチンコレステロールアシルトランスフェラーゼ（LCAT）反応　　156, 165
レチナール（ビタミンA）　　89, 141, 212
レチノイド　　212
レチノイン酸　　212
レチノール　　212
レッシュ・ナイハン（Lesch-Nyhan）症候群　　198, 221
レトロウイルス　　36, 54
レニン　　210
レーバー（Leber）遺伝性視神経萎縮症（LHON）　　67, 99, 229

ろ

ロイコトリエン　　140, 168
ロイシン　　3
ロイシンジッパー　　17
ロテノン　　98
ロバートソン（Robertson）型転座　　231, 233

欧文索引

ギリシャ文字

α ヘリックス　15
β カテニン　78, 80
β 細胞　20
β 酸化　160
β シート　16
γ-アミノ酪酸（GABA）　193
ρ 因子非依存型の終結　37
σ 因子　37, 50
ω-酸化　162

A

ABO 式血液型　108
ACAT（acyl-CoA：cholesterol acyltransferase）　156
ACE（angiotensin-converting enzyme）　210
acetaldehyde dehydrogenase　169
acetoacetate（acetoacetic acid）　7, 11, 163
acetone　164
acetyl CoA　7, 91
acetyl-CoA carboxylase　148
achondroplasia　226
acid-base disturbance　11
acidosis　122, 221
aconitase　91
acrocentric　230
ACTH（adrenocorticotropic hormone）　205, 208
actin　68
acute myocardial infarction　98
acute respiratory distress syndrome　148
acyl-CoA：cholesterol acyltransferase（ACAT）　156
Addison 病　210
adenine　85, 190
adenomatous polyposis coli（APC）　78
adenosine　85
adenosine deaminase　198
adenosine monophosphate（AMP）　85, 116, 176, 196
adenosine triphosphate（ATP）　1, 10, 37, 84, 98, 123
ADP-リボシル化　71, 74
adrenocorticotropic hormone（ACTH）　205, 208
adrenoleukodystrophy　67, 162
adriamycin　36
age-related macular degeneration　101
AIDS　54, 98
Akt（プロテインキナーゼ B）経路　72, 82
Alagille 症候群　233
alanine　7, 180
alanine aminotransferase（ALT）　172, 218
albinism　194, 226
alcaptonuria　185, 221
alcohol dehydrogenase　169
alcohol-induced hepatitis　170
alcohol-induced ketoacidosis　170

alcoholism　218
aldolase　118
aldose　105
aldosterone　205, 210
alkaline phosphatase　218
allele　224
allolactose　48
allosteric enzyme　24
Alport 症候群　20, 227
ALS（amyotrophic lateral sclerosis）　103
ALT（alanine aminotransferase）　172, 218
Amadori rearrangement　107
amino acid　5, 6, 11
aminopeptidase　5
ammonia　176
amniocentesis　233
AMP（adenosine monophosphate）　85, 116, 176, 196
AMP 活性化プロテインキナーゼ　146
amyloidosis　18
amyotrophic lateral sclerosis（ALS）　103
anaplerotic reaction　94
Andersen 病　115
androgen binding protein　211
androgen insensitivity syndrome　69
androgenetic　235
anemia　19, 157
angina　102, 196
angiotensin　210
angiotensin-converting enzyme（ACE）　210
angiotensinogen　210
anomeric carbon　105
anorexia nervosa　3
anticodon　29
antimycin　98
APC（adenomatous polyposis coli）　78
ApoC-Ⅱ　153, 156
ApoE　153
apoptosis　81
arginine　3
argininosuccinate lyase　177
argininosuccinate synthetase　177
arsenic poisoning　94
asparagine　175, 180
aspartate　94, 180
aspartate aminotransferase（AST）　172, 218
asymmetric carbon　105
ataxia telangiectasia　78
atherosclerosis　153
atherosclerotic plaque　98, 220
ATP（adenosine triphosphate）　1, 10, 37, 85, 98, 123
ATP-ADP 交換輸送　98
ATP シンターゼ　96
attenuation　50
autocrine　68
autophagy　66
autosomal dominant inheritance　225
autosomal recessive inheritance　226
azidothymidine　54, 98

B

Barr body　228
basal metabolic rate（BMR）　2, 208
Bcl-2 ファミリータンパク質　81
bcr-abl 融合タンパク質　76
benign fructosuria　221

BH$_4$（tetrahydrobiopterin）　185, 194, 221
bicarbonate　11, 110, 173
bidirection　31
bile salt　5, 143, 215
bilirubin　201, 218
bilirubin diglucuronide　201, 215
biotin　89
blood urea nitrogen（BUN）　172, 218
Bloom 症候群　36
BMI（Body Mass Index）　2
BMR（basal metabolic rate）　2, 208
Body Mass Index（BMI）　2
Bohr effect　19
Bordetalla pertussis　74
bulimia　3
BUN（blood urea nitrogen）　172, 218
Burkitt lymphoma　77, 231

C

C$_1$単位　189
CAAT ボックス　38
calcitonin　212
calcium　4, 212
calmodulin　117
cAMP（サイクリック AMP）　48, 115, 127, 137, 142, 205, 216, 220
cAMP カスケード　116
cAMP ホスホジエステラーゼ　74
carbamoyl phosphate　176, 199
carbohydrate　104
carboxyl group　12
carboxypeptidase　5, 174
carnitine　158
carnitine acyltransferase Ⅰ（CAT Ⅰ）　158
caspase　81
catabolite repression　48
catalase　103
catecholamine　194
catecholamine *O*-methyltransferase　194
CCK（cholecystokinin）　212
celiac disease　216
centromere　230
ceramide　109, 193
cerebroside　109, 140
ceruloplasmin　200
chenodeoxycholic acid　150
cholecystokinin（CCK）　212
cholera　216
cholesterol　63, 140, 217
cholic acid　150
chorionic villus sampling　233
chromatin remodeling complex　51
chronic granulomatous disease　102
chronic myelogenous leukemia　36, 76, 231
chylomicron　6, 143, 153, 216
chymotrypsin　5, 174
cirrhosis　170
citrate　91, 145
citrate lyase　148
citrate synthase　91
citrulline　177
claft palate　234
clathrin coated vesicle　66
CMP-NANA　166
CoA　158
CoASH　87
Cockayne 症候群　36
codominant　224
codon　40

α～glu 247

coenzyme Q（CoQ） 86, 97, 100
congenital adrenal hyperplasia 211
CoQ（coenzyme Q, C_1オキシドレダクターゼ）
　86, 97, 100
cordocentesis 233
corepressor 48
corneal opacity 157
corticotropin-releasing hormone（CRH）
　205
cortisol 205, 209
COX2-選択的阻害剤 167
creatine 192, 218
creatine kinase（CK） 24, 193, 220
creatine phosphate 193, 220
creatinine 3, 193, 220
CRH（corticotropin-releasing hormone）
　205
cristae 96
Cushing 病 210
cyanide poisoning 96
cyclin 78
cyclin-dependent kinase 78
cycloheximide 44
cystathionuria 221
cysteine 179
cystic fibrosis 5, 65, 226
cystinuria 174, 221
cytochrome 86, 199
── b 97
── c 81
cytokine 69
cytoskeleton 68

D

daily energy expenditure（DEE） 2
degenerative arthritis 185
deletion 34, 41, 225
denaturation 17, 28
deoxyribonucleoside triphosphate 33
DHAP（dihydroxyacetone phosphate） 148
diabetes mellitus（DM） 3, 21, 73, 136, 157,
　208, 210, 216, 218, 220
──, type 1 5, 216
──, type 2 3, 21, 216, 234
diabetic ketoacidosis 218
dicarboxylic acid 162
dietary fiber 112
DiGeorge 症候群 233
dihydrouridine 29
dihydroxyacetone phosphate（DHAP） 148
dihydroxyphenylalanine 203
dinitrophenol 99
dipalmitoylphosphatidylcholine 148
dipeptidase 5, 174
diphtheria toxin 44
diploid 223
disaccharide 106
DM（diabetes mellitus） 3, 21, 73, 157,
　208, 210, 216, 218, 220
DNA 26
──ウイルス 82
──合成 30
──シークエンシング 56
──ジャイレース 32
──セグメント 50
──損傷 101
──フィンガープリント技術 58
──フラグメント 55
──ベクター 56

──ポリメラーゼ 32, 34
──リガーゼ 34
dolichol phosphate 109
dominant 224
dopa 203
dopamine 194, 203
Down 症候群 231
Duchenne muscular dystrophy 227
duplication 231
dwarfism 226
D ループ 29

E

Edward 症候群 231
Ehlers-Danlos 症候群 20
eicosanoid 69
elastase 5, 174
emphysema 22
enantiomer 105
endocrine 68
endocytosis 66, 108, 154
endonuclease 34
endopeptidase 174
endoplasmic reticulum（ER） 45, 67
endorphin 208
enolase 118
enoyl group 146
enterokinase 174
enteropeptidase 174
enzyme-linked immunosorbent assay（ELISA）
　61
epigenetic 225
epimer 105
epinephrine 115, 192, 194, 203
ER（endoplasmic reticulum） 45, 67
erythromycin 44
erythropoietin 201
essential fructosuria 130
estradiol 210
etoposide 36
euchromatin 51
eukaryote 29
euploid 231
even-chain fatty acid 128
exocytosis 45, 66, 205
exon 38
exonuclease 34
exopeptidases 174

F

Fabry 病 141
FAD（flavin adenine dinucleotide） 86, 160
$FADH_2$ 96
familial apolipoprotein C-Ⅱ deficiency 155
familial hypercholesterolemia 157
familial hypertrophic cardiomyopathy 20
familial LCAT deficiency 157
Fanconi anemia 78
Fanconi-Bickel 病 115
fatty acid 6, 138, 143
fatty acyl-CoA 143
fatty liver 170
Fe^{2+}（二価鉄） 97
Fe^{3+}（三価鉄） 97
ferritin 200
Fe-S クラスター 97
fetal hemoglobin 19
FH_4（tetrahydrofolate） 89, 189
fibrate 167

Fischer projection 105
FISH（fluorescent in situ hybridization） 233
flavin adenine dinucleotide（FAD） 86, 160
flavin mononucleotide（FMN） 86
fluorescent in situ hybridization（FISH） 233
FMN（flavin mononucleotide） 86
folate 191
follicle-stimulating hormone（FSH） 208,
　210
formate 189
fragile X syndrome 235
frameshift mutation 41
fructose 218
fructose 1, 6-bisphosphatase 128
fructose 1, 6-bisphosphate 118, 121
FSH（follicle-stimulating hormone） 208,
　210
fumarase 92
fumarate 92, 183
furanose 105

G

GABA（γ-アミノ酪酸） 193
gain-of-function mutation 76
galactitol 107, 131
galactocerebroside 166
galactorrhea 212
galactose-1-phosphate uridylyl transferase
　130
galactosemia 131, 222
galactosyl transferase 131
ganglioside 109, 140, 166
gangliosidosis 109, 141
gastric inhibitory polypeptide（GIP） 213
gastrin 212
Gaucher 病 66, 141
GC リッチ領域 38
gene conversion 237
genome 67
genotype 224
GH（growth hormone） 206, 208
ghrelin 212
GHRH（growth hormone-releasing hormone）
　206
gigantism 208
GIP（gastric inhibitory polypeptide） 213
GLP-1（glucagon-like peptide 1） 213
glucagon 115, 126
glucagon-like peptide 1（GLP-1） 213
glucagonoma 117
glucoamylase 110
glucocerebroside 166
glucocorticoid 209
glucokinase 113, 148
gluconeogenesis 94, 124, 158, 220
gluconic acid 106
glucose 94, 145, 209
glucose 1-phosphate 114
glucose 6-phosphate 118
glucose-6-phosphate dehydrogenase 149
glucose transport protein（GLUT） 118
glucosyl 4:6 transferase 114
GLUT（glucose transport protein） 118
GLUT1 欠損症 118
glutamate 94, 175, 180
glutamate dehydrogenase 175
glutamate semialdehyde 180
glutaminase 221
glutamine 7

glutathione 133
glutathione peroxidase 103
glutathionine 219
glyceraldehyde 3-phosphate 118
glycerol 63
glycerol-based lipid 63
glycerol kinase 148
glycerol phosphate shuttle 123
glycine 13, 151, 179, 196
glycocalyx 64
glycochenodeoxycholic acid 151
glycocholic acid 151
glycogen 2, 113, 209
glycogen storage disease 115, 218
glycogen synthase 113
glycogenin 113
glycolipid 109
glycolysis 114
glycophosphatidylinositol（GPI）glycan-anchored protein 64
glycosaminoglycan 108
glycoside 106
glycosis 117
glycosylase 34
glyoxylate 180
GnRH（gonadotropin-releasing hormone）208
Golgi body 45
Golgi complex 68
gonadotropin-releasing hormone（GnRH）208
gout 198
GPI（glycophosphatidylinositol）glycan-anchored protein 64
Graves 病 2
growth hormone（GH） 206, 208
growth hormone-releasing hormone（GHRH）206
GTP（guanosine triphosphate） 37
GTPase 活性化タンパク質 71
guanine 198
guanosine triphosphate（GTP） 37
gynogenetic 235
G$_{\alpha i}$ タンパク質 74
G タンパク質共役型受容体 70
G タンパク質の G$_{\alpha q}$ ファミリ 75

H

haploid 224
Hardy-Weinberg equilibrium 233
Hartnup 病 174, 216
Haworth projection 105
hCG（human chorionic gonadotropin） 211
HCl 173, 215
HCO$_3^-$（炭酸水素イオン） 216
HDL（high-density lipoprotein） 153, 156, 217
helicase 32
helix 26
heme 86, 199
hemizygous 227
hemochromatosis 227
hemoglobin 11, 18, 199
hemoglobinopathy 19, 219
hemolytic anemia 119, 201, 219
hemophilia A 227
Henderson-Hasselbalch equation 11
herceptin 78
hereditary nonpolyposis colorectal cancer

78
hereditary orotic aciduria 199
hereditary spherocytosis 20, 68
heritability 224
Hers 病 115, 218
heterochromatin 51
heteroplasmy 229
heterotrimeric G-protein 74
heterozygous 224
hexosamine 108
hexose 105
high-density lipoprotein（HDL） 153, 156, 217
histidine 3, 175
histidinemia 181
histone 28, 51
histone acetylase 51
histone acetyltransferase 51
histone deacetylase 51
HIV 54
HMG-CoA 150
HMG-CoA レダクターゼ 150, 156, 167
HMG-CoA レダクターゼ阻害剤 221
hnRNA 38
HO・ 100
HOCl（hypochlorous acid） 102
homocysteine 182, 215
homocystinuria 182, 221
homoplasmy 229
homozygous 224
HPETE（hydroperoxyeicosatetraenoic acid） 168
HTLV-1（human T-cell lymphotropic virus type 1） 82
human chorionic gonadotropin（hCG） 211
Huntington chorea 235
Huntington disease, type 2 226
Hurler 症候群 66
hyaluronic acid 108
hybridization 28
hydatidiform mole 235
hydroperoxyeicosatetraenoic acid（HPETE） 168
hydroxyl group 13
hyperammonemia 178
hypercalcemia 212
hypercholesterolemia 226
hypercortisolemia 209
hyperglycemia 7, 21, 216
hyperirritability 210
hyperkalemia 210
hyperlipidemia 7, 157
hyperosmolar coma 219
hyperparathyroidism 212
hyperthyroidism 2, 208
hypertriglyceridemia 157, 220
hyperuricemia 170
hypochlorous acid 102
hypoglycemia 7, 126, 170, 209, 216
hypophosphatemic rickets 229
hypothyroidism 2
hypoxanthine 198
hypoxanthine guanine phosphoribosyltransferase 198

I

I-cell disease 66, 109
IDL（intermediate-density lipoprotein） 153
imatinib 77

IMP（inosine monophosphate） 176, 196
incontinentia pigmenti type 1 229
inosine monophosphate（IMP） 176, 196
insertion 34, 41, 225, 231
insulin 117, 208, 220
insulin-like growth factor 206
insulin receptor 72
insulinoma 117
interferon 53
intermediate-density lipoprotein（IDL） 153
intermediate filament 68
intrinsic factor 215
intron 38
inversion 231
iodine 203
iron 4
iron-deficiency anemia 87
isochromosome 231
isocitrate 91
isocitrate dehydrogenase 91
isoleucine 3, 94, 183
isomaltase 4, 110
isopentenyl pyrophosphate 150
I 細胞病（アイセル病） 66, 109

J

JAK-STAT タンパク質 73
Jamaican vomiting sickness 160
jaundice 216
jumping gene 36

K

karyotype 223
Kearns-Sayre 症候群 99, 229
ketoacidosis 136
ketone body 158, 217
ketose 105
Klinefelter 症候群 231
Knudson two-hit model 237
kwashiorkor 8

L

lactase 5, 112
lactase deficiency 112
lactate 122
lactate dehydrogenase（LDH） 24, 218
lactic acid 11
lactic acidosis 97, 170, 218
lactose 5, 110
lac オペロン 48
lagging strand 33
Langer-Giedion 症候群 233
lanosterol 150
lariat structure 39
LCAT（lecithin cholesterol acyltransferase）反応 156, 165
LDH（lactate dehydrogenase） 24, 218
LDL（low-density lipoprotein） 153
LDL 受容体 167
leading strand 33
Leber hereditary optic neuropathy（LHON） 67, 99, 229
lecithin 165
lecithin cholesterol acyltransferase（LCAT）反応 156, 165
Leigh 症候群 99
Lesch-Nyhan 症候群 198, 221
leucine 3
leukotriene 140

glu〜pho | 249

Lewis 式血液型　108
Leydig 細胞　211
LH（luteinizing hormone）　208
LHON（Leber hereditary optic neuropathy）　67, 99, 229
LH サージ　211
Li-Fraumeni 症候群　78
Lineweaver-Burk equation　22
linoleate　147
linoleic acid　3
lipase　143
lipocortin　209
lipoic acid　88
lipoprotein lipase　6, 149, 153
lipotropin　208
loss of heterozygosity　237
Lou Gehrig 病　103
low-density lipoprotein（LDL）　153
luteinizing hormone（LH）　208
Lyon hypothesis　227
lysine　3
lysosome　45, 66
lysosome storage disease　66
L 型立体配置（L-コンフィギュレーション）　13

M

malate　92, 145, 186
malate aspartate shuttle　123
malate dehydrogenase　92
malignant hyperthermia　96
malonyl-CoA　145
maltase　4, 110
mannose 6-phosphate　109
maple syrup urine disease　183, 221
MAP キナーゼ経路　71, 72, 82
marasmus　8
Marfan 症候群　20, 226
maternal imprinting　235
matrix　96
maturity onset of diabetes in the young　136
MB isozyme　220
MCAD 欠損症　160, 222
McArdle 病　115, 220
medullary thyroid carcinoma　78
megaloblastic anemia　191, 215, 219
meiosis　230
melanin　194
melanocyte-stimulating hormone（MSH）　208
MELAS（mitochondrial encephalomyopathy, lactic acidosis, and stroke-like episodes）　99, 229
melatonin　192, 194
membrane　63
Mendel の遺伝学　223
menstruation　211
MEOS（microsomal ethanol oxidizing system）　169
MERRF（myoclonic epilepsy with ragged red fibers）　67, 99, 229
metabolic acidosis　11
metacentric　230
methionine　3, 94, 182, 215
methotrexate　36, 191
methylated polynucleotide　192
methylmalonyl-CoA　89, 215
mevalonic acid　150
micelle　143

Michaelis-Menten kinetics　22
microdeletion syndrome　232
microsomal ethanol oxidizing system（MEOS）　169
microtubule　68
Miller-Dieker 症候群　233
miRNA　53
mismatch repair　34
missense mutation　41
mitochondria　67, 229
mitochondrial encephalomyopathy, lactic acidosis, and stroke-like episodes（MELAS）　99, 229
mitosis　230
mitotic recombination　237
monoacylglycerol　140
monoamine oxidase　194
monosaccharide　105
monosomy　231
mRNA　29, 37
　——合成　38
　——の翻訳　40
MSH（melanocyte-stimulating hormone）　208
muco-polysaccharidosis　109
multiple endocrine neoplasia　78
muscle glycogen phosphorylase　220
myasthenia gravis　70
myc　77
myoclonic epilepsy with ragged red fibers（MERRF）　67, 99, 229
myoglobin　199
myotonic muscular dystrophy　235

N

NAD（nicotinamide adenine dinucleotide）　86
NADH（還元型 NAD）　86, 93, 96, 218
NADH デヒドロゲナーゼ複合体　96
NADP（nicotinamide adenine dinucleotide phosphate）　123, 132
NADPH（還元型 NADP）　89, 133, 145, 189
NADPH オキシダーゼ　102
neonatal jaundice　201
neurofibromatosis　71, 226
niacin　86, 93, 181, 221
niacin deficiency　174
nicotinamide adenine dinucleotide（NAD）　86
nicotinamide adenine dinucleotide phosphate（NADP）　123, 132
nicotinic acid　86
Niemann-Pick 病　141
nitrogen dioxide　102
NO　101, 196
nondisjunction　231
nonsense mutation　41
nonsteroidal anti-inflammatory drugs（NSAIDs）　167
nontropical sprue　5, 216
norepinephrine　194, 203
NSAIDs（nonsteroidal anti-inflammatory drugs）　167
nucleus　67
N-グリコシド　106

O

O_2^-（スーパーオキシド）　100
OAA（oxaloacetate）　91, 123, 145

obesity　2
odd-chain fatty acid　128, 161
Okazaki（岡崎）フラグメント　33
oligomer　114
oligonucleotide　55
oligosaccharide　106
oncogene　76
operon　47
ornithine　176
ornithine transcarbamylase deficiency　176, 227
orotate　199
osteoporosis　210, 212
OT（oxytocin）　206
ovarian teratoma　235
oxaloacetate（OAA）　91, 123, 145
oxdative phosphorylation　229
oxidase　100
oxidation　10
oxidative decarboxylation　88
oxidative phosphorylation　98
oxygenase　100
oxytocin（OT）　206
O-グリコシド　106
O-結合糖タンパク質　109

P

p53　79
palindrome　55
palmitate　146
palmitoyl-CoA　166
pancreatic insufficiency　65
pancreatic lipase　5
pantothenic acid　87
paracrine　68
parathyroid hormone（PTH）　212
Parkinson 病　194
Patau 症候群　231
paternal imprinting　235
PCR（polymerase chain reaction）　56, 58
Pearson 症候群　99
pellagra　175, 181
penetrance　225
pentose　105
pentose phosphate　133
pentose phosphate pathway　145
PEPCK（phosphoenolpyruvate carboxykinase）　125, 127, 209
pepsin　5, 173, 215
pepsinogen　173
peptidyl transferase　29
permease　210
pernicious anemia　215
peroxidase　100
peroxisome　45, 67
peroxynitrite　102
peroxynitrous acid　102
PFK　118, 121, 128, 148
PG（prostaglandin）　3, 140, 167
$PGF_{2\alpha}$（prostaglandin $F_{2\alpha}$）　211
PGI_2（prostacyclin）　167
pH　10, 22
phagocytosis　66
phenotype　224
phenylalanine　3, 94, 185
phenylketonuria　22, 221, 227
pheochromocytoma　78, 194
phosphatase　93
phosphatidic acid　147, 164

phosphatidylcholine 165, 192
phosphatidylethanolamine 165
phosphatidylinositol 164
phosphatidylinositol phosphate 72
phosphatidylserine 165
phosphodiester bond 26
phosphodiesterase 117
phosphoenolpyruvate 118, 188
phosphoenolpyruvate carboxykinase（PEPCK）
127, 209
phosphofructokinase 1 118, 148
phosphoglucomutase 113
phosphoglyceride 140, 142
phosphoglyceromutase 118
phospholipase 166
phospholipid 63, 142
phosphoric acid 11
phosphorylase 114
phosphorylase kinase 116
photosensitivity 200
pinocytosis 66, 203
plasma membrane 63
point mutation 34, 225
polycistronic transcript 37
polycystic kidney disease 226
polymerase chain reaction（PCR） 56, 58
polyol 107
―― pathway 130
polysaccharide 106
polysome 44
polyunsaturated fatty acid 139
POMC（pro-opiomelanocortin） 208
Pompe 病 66, 115, 218
porphobilinogen 200
porphyria 200
porphyrin 200
posttranslational modification 17, 68
potocytosis 66
Prader-Willi 症候群 233, 235
pregnenolone 205
prion disease 17
PRL（prolactin） 206, 211
procarboxypeptidase 174
proelastase 174
progesterone 205
prokaryote 29
prolactin（PRL） 206, 211
prolactinoma 212
proline 13
promoter 37
pro-opiomelanocortin（POMC） 208
prostacyclin（PGI$_2$） 167
prostaglandin（PG） 3, 140, 167
prostaglandin F$_{2\alpha}$（PGF$_{2\alpha}$） 211
protease 174
protein kinase A 115
proteoglycan 108
proteomics 60
proto-oncogene 76
protoporphyrin 200
pseudouridine 29
PTH（parathyroid hormone） 212
Punnet square analysis 226
purine 26, 196, 218
purine nucleoside phosphorylase 198
purine nucleotide cycle 175, 185
puromycin 44
pyloric stenosis 234
pyranose 105

pyridoxalphosphate 175
pyrimidine 26, 198, 218
pyruvate 145
pyruvate carboxylase 94, 123, 148
pyruvate dehydrogenase 88, 123, 148
pyruvate kinase 122, 148, 219

R

Ras 71, 80
Rb（retinoblastoma） 79, 236
reactive nitrogen-oxygen species（RNOS）
101
reactive oxygen species（ROS） 99, 101, 103
recessive 224
recombination 35
reduction 10
renal calculus 212
renal failure 157, 176
renaturation 28
renin 210
replication 31
repressor 47
RER（rough endoplasmic reticulum） 45, 47,
67
respiratory acidosis 11
respiratory alkalosis 11
restriction fragment length polymorphism
57
retinal 212
retinoblastoma（Rb） 79, 236
retinoic acid 212
retinoid 212
retinol 212
riboflavin 86, 93
ribonuclease 29
ribonucleotide reductase 197
ribose 85
ribothymidine 29
ribozyme 29
ribulose 5-phosphate 132
ricin 44
rifampicin 39
RNA 29
――合成 36
――の構造 29
――編集（RNA エディティング） 53
――ポリメラーゼ 37, 39, 48
――レトロウイルス 82
RNOS（reactive nitrogen-oxygen species）
101
Robertsonian translocation 231, 233
ROS（reactive oxygen species） 99, 101, 103
rotenone 98
rRNA 29, 37, 39

S

S-adenosylmethionine（S-アデノシルメチオニ
ン：SAM） 182, 189, 192, 219
salivary α-amylase 110
scurvy 20
secretin 212
semiconservation 31
SER（smooth endoplasmic reticulum） 67
serine 166, 175, 179
serotonin 194
Sertoli 細胞 211
severe combined immunodeficiency disease
74, 198
sex-linked 224

Shine-Dalgarno 配列（Shine-Dalgarno seque-
ence） 42
sickle cell anemia 19, 219
sickle cell disease 227
silencer 38
silent mutation 41
single nucleotide polymorphisms（SNPs） 60
siRNA 53
Smad 受容体 74
Smith-Magenis 症候群 233
SNPs（single nucleotide polymorphisms） 60
SOD（superoxide dismutase） 100
somatostatin 213
sorbitol 107
sphingolipid 109, 140
sphingolipidosis 109, 141
sphingomyelin 140, 166
sphingosine 166
sphingosine-based lipid 63
spino and bulbar muscular dystrophy 235
spinocerebellar ataxia 235
splicing 38
squalene 150
starch 110
STAT シグナル 73
steatorrhea 144
stercobilin 201, 220
stereoisomer 105
streptomycin 44
submetacentric 230
succinate 92
succinate dehydrogenase 92
succinate thiokinase 91
succinyl-CoA 89, 182, 215
succinyl-CoA synthetase 91
sucrase 5, 110
sulfatase 108
sulfhydryl group 13
superoxide dismutase（SOD） 100

T

T$_3$（トリヨードチロニン） 194, 203
T$_4$（チロキシン，テトラヨードチロニン）
194, 203
tamoxifen 78
Tangier 病 157
TATA ボックス 38, 41
taurine 151
taurochenocholic acid 151
taurocholic acid 151
Tay-Sachs 病 66, 141
TCA（（tricarboxylic acid）サイクル 90, 92,
95
telomere 230
testosterone 205
tetracycline 44
tetrahydrobiopterin（BH$_4$） 185, 194, 221
tetrahydrofolate（FH$_4$） 89, 189
tetrose 105
TGF-β ファミリー受容体 74
thalassemia 41, 219
thiamine 88, 122
thiamine pyrophosphate 88, 132
thioester 87, 145
thiolase 160
threonine 3, 94, 175, 182
thromboxane（TX） 167
thyroglobulin 194, 203
thyroid hormone 194

pho~zn | 251

thyroid-stimulating hormone（TSH） 203, 206, 208
thyroxine 194
topoisomerase 32
transaldolase 132
transcription-coupled repair 35
transfer RNA（tRNA） 29, 39
transferrin 200
transketolase 132
translocation 231
transposition 36
transposon 36
triacylglycerol 2, 143, 220
triglyceride 2
triiodothyronine 194
trinucleotide repeat 225
triose 104
triose phosphate isomerase 118
tripeptidase 5, 174
trisomy 225, 231
tRNA（transfer RNA） 29, 39
trypsin 5, 174
trypsinogen 174
tryptophan 3, 181
TSH（thyroid-stimulating hormone） 203, 206, 208
tuberous sclerosis 226
tubulin 68

Turner 症候群 231
TX（thromboxane） 167
tyrosine 94, 181, 185, 202
tyrosine kinase receptor 71
tyrosinemia 185
TΨC ループ 30

U
ubiquinone 86
UDP-ガラクトース 131, 166
UDP-グルクロン酸 201
UDP-グルコース 113, 166
UDP-グルコースエピメラーゼ 130
UDP-グルコースピロホスホリラーゼ 113
unsaturated fatty acid 161
uracil 29
urea 217
urea cycle 185
uric acid 3, 198
urobilin 201
uronic acid 108

V
valine 3, 94, 183
vanillylmandelic acid 194
variable expressivity 225
vasoactive intestinal polypeptide（VIP） 213
vaso-occlusive crisis 19

vasopressin 206
very low density lipoprotein（VLDL） 154, 155, 217
VIP（vasoactive intestinal polypeptide） 213
vitamin deficiency 90
VLDL（very low density lipoprotein） 134, 153, 217
VNTR 58
von Gierke 病 115, 218
von Recklinghausen 病 71

W
WAGR 症候群 233
Wilms tumor 78, 236

X
xanthine 198
xanthoma 157
xeroderma pigmentosum 36, 76
X 連鎖遺伝（伴性遺伝，性連鎖遺伝） 224, 227
X 連鎖重症複合免疫不全症候群（X 連鎖 SCID） 74

Z
Zellweger 症候群 67
Zn フィンガー 17, 78

欧文索引

◆ 著

- マイケル・A・リーバーマン（Michael A. Lieberman, PhD）

  シンシナティ大学医学部 分子遺伝学・生化学・微生物学分野 教育担当教授。医学博士。

- リック・ライサー（Rick Ricer, MD）

  シンシナティ大学名誉教授。総合医学専門。医師。

◆ 監訳

- 近江谷克裕（おおみや よしひろ）　　[1～3, 10 章 訳]

  国立研究開発法人 産業技術総合研究所 首席研究員。大阪工業大学・鳥取大学・ブカレスト大学客員教授。医学博士。群馬大学大学院医学研究科 博士課程修了。ジマー著『生命ふしぎ図鑑 発光する生物の謎』（西村書店）をはじめ，訳書・著書多数。

◆ 訳

- 芦髙恵美子（あしたか えみこ）　　[4, 5, 9 章 訳]

  大阪工業大学工学部 生命工学科／大学院工学研究科 化学・環境・生命工学専攻 教授。博士（学術）。

- 吉宗一晃（よしむね かずあき）　　[6～8 章 訳]

  日本大学生産工学部 応用分子化学科／生産工学研究科 応用分子化学専攻 教授。博士（農学）。

リーバーマン　カラー　コア生化学

2018 年 7 月 2 日　初版第 1 刷発行
2024 年 9 月 9 日　初版第 2 刷発行

著	マイケル・A・リーバーマン　リック・ライサー
監　訳	近江谷克裕
訳	芦髙恵美子　吉宗一晃

発行人	西村正徳
発行所	西村書店
	東京出版編集部
	〒 102-0071 東京都千代田区富士見 2-4-6
	Tel.03-3239-7671　Fax.03-3239-7622
	www.nishimurashoten.co.jp
印　刷	三報社印刷株式会社
製　本	株式会社難波製本

本書の内容を無断で複写・複製・転載すると，著作権および出版権の侵害となることがありますので，ご注意下さい。　　　　ISBN978-4-89013-484-7